最新 臨床検査学講座

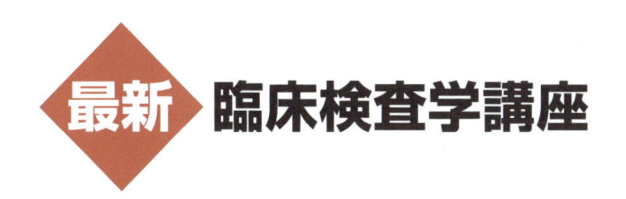

# 病理学／病理検査学

松原　　修
鴨志田伸吾
大河戸光章
小 松 京 子
古 田 則 行

医歯薬出版株式会社

# 「最新臨床検査学講座」の刊行にあたって

　1958年に衛生検査技師法が制定され，その教育の場からの強い要望に応えて刊行されたのが「衛生検査技術講座」であります．その後，法改正およびカリキュラム改正などに伴い，「臨床検査講座」(1972)，さらに「新編臨床検査講座」(1987)，「新訂臨床検査講座」(1996) と，その内容とかたちを変えながら改訂・増刷を重ねてまいりました．

　2000年4月より，新しいカリキュラムのもとで，新しい臨床検査技師教育が行われることとなり，その眼目である"大綱化"によって，各学校での弾力的な運用が要求され，またそれが可能となりました．「基礎分野」「専門基礎分野」「専門分野」という教育内容とその目標とするところは，従前とかなり異なったものになりました．そこで弊社では，この機に「臨床検査学講座」を刊行することといたしました．臨床検査技師という医療職の重要性がますます高まるなかで，"技術"の修得とそれを応用する力の醸成，および"学"としての構築を目指して，教育内容に沿ったかたちで有機的な講義が行えるよう留意いたしました．

　その後，ガイドラインが改定されればその内容を取り込みながら版を重ねてまいりましたが，2013年に「国家試験出題基準平成27年版」が発表されたことにあわせて紙面を刷新した「最新臨床検査学講座」を刊行することといたしました．新シリーズ刊行にあたりましては，臨床検査学および臨床検査技師教育に造詣の深い山藤　賢先生，高木　康先生，奈良信雄先生，三村邦裕先生，和田隆志先生を編集顧問に迎え，シリーズ全体の構想と編集方針の策定にご協力いただきました．各巻の編者，執筆者にはこれまでの「臨床検査学講座」の構成・内容を踏襲しつつ，最近の医学医療，臨床検査の進歩を取り入れることをお願いしました．

　本シリーズが国家試験出題の基本図書として，多くの学校で採用されてきました実績に鑑みまして，ガイドライン項目はかならず包含し，国家試験受験の知識を安心して習得できることを企図しました．国家試験に必要な知識は本文に，プラスアルファの内容は側注で紹介しています．また，読者の方々に理解されやすい，より使いやすい，より見やすい教科書となるような紙面構成を目指しました．本「最新臨床検査学講座」により臨床検査技師として習得しておくべき知識を，確実に，効率的に獲得することに寄与できましたら本シリーズの目的が達せられたと考えます．

　各巻テキストにつきまして，多くの方がたからのご意見，ご叱正を賜れば幸甚に存じます．

2015年春

医歯薬出版株式会社

# 序

 このたび，「最新臨床検査学講座」シリーズが刊行されることとなりました．1958（昭和33）年に「衛生検査技術講座」が刊行され，その後「臨床検査講座」，「新編臨床検査講座」，「新訂臨床検査講座」，「臨床検査学講座」とシリーズ名を変えながら，読者の方々の支持を得てきました．シリーズの名称は変わっても，昔から慣れ親しまれた赤本として，基礎的な事項を網羅し，最新の知見を取り入れつつ，実地に役立つことを目指すという基本的な方針に変わりはありません．

 このたび「最新臨床検査学講座」とするにあたり，「病理学/病理検査学」においては，第3章「病理学的検査法」および第4章「細胞学的検査法」で新たな執筆者に加わっていただきました．基本的な方針は従前の「病理学/病理検査学」を踏襲しつつ，国家試験出題基準の項目を網羅すること，トピックスや用語解説などは側注に解説することなど，シリーズの方針に添って構成しました．

 第1章「病理学総論」では，総論の基礎的なこと，大切なことを要領よく記述しました．病理学総論を理解していないと，種々の疾患のなりたちや病態の理解も進まないと思われます．

 第2章「病理学各論」は，全身の臓器・組織の疾患を取り上げており，多数の疾患名を理解しなくてはいけません．病理学総論と各論は縦糸と横糸の関係で，両者が編みあがることで理解が深まります．

 第3章は，検査現場の実情にあわせた記述を心掛けていただきました．また，シリーズの方針として，必要なカラー写真は本文内に掲載することとなりましたが，H-E染色と特殊染色はペアで確認できるように，新たな口絵写真を掲載しました．

 第4章も，最新情報に基づいて細胞学的検査法の基礎，検査手順や染色法，細胞の観察法などについて執筆いただきました．

 今回，執筆陣として，実際に教育に携わり，また現場の臨床検査業務に精通されている先生方をお迎えしました．ただ，内容的にはやや程度の高いものとなり，勉強するのが大変ではないかと心配もしていますが，学生諸君の学習におおいに役立てば，執筆者一同も幸せであります．

 今後，多くの方々からのご指摘，ご叱正をいただき，さらによいものにしていきたいと考えています．

2016年2月

著者を代表して　松原　修

●執筆者（執筆順）

**松原　修**　防衛医科大学校名誉教授
　　　　　　がん研究会がん研究所病理部/平塚共済病院

**鴨志田伸吾**　神戸大学大学院教授（保健学研究科病態解析学領域）

**大河戸光章**　杏林大学准教授（保健学部臨床検査技術学科）

**小松　京子**　つくば臨床検査教育・研究センター理事長

**古田　則行**　（株）ピーシーエルジャパン学術指導責任者

最新臨床検査学講座
# 病理学／病理検査学
CONTENTS

## 第1章 病理学総論 ……………… 1
### Ⅰ 病理学とは何か ……………… 1
1 病理学の意義 ……………… 1
2 病理学の中身 ……………… 1
3 疾病の成立 ……………… 2
4 病理解剖の役割——死の解明 ……… 3
### Ⅱ 染色体・遺伝子・発生の異常 ……… 3
1 染色体・遺伝子の異常 ……… 4
2 染色体異常症 ……………… 4
3 先天性形態異常（奇形） ……… 5
### Ⅲ 組織細胞傷害とその修復機構 …… 6
1 組織細胞傷害をきたす因子と傷害機序 … 6
　1) 組織細胞傷害をきたす因子　6
　2) 虚血, 低酸素による細胞傷害の機序　6
2 細胞傷害の形態像 ……………… 7
　1) 変性（可逆的変化）　7
　2) 細胞質の病変　7
　3) 細胞間質の変性　9
3 壊死 ……………… 10
4 アポトーシス ……………… 11
5 肥大 ……………… 12
6 過形成 ……………… 12
7 萎縮 ……………… 12
8 化生 ……………… 13
9 再生 ……………… 13
10 創傷の治癒と肉芽組織 ……… 13
### Ⅳ 物質代謝異常 ……………… 14
1 糖質代謝異常 ……………… 14
2 脂質代謝異常 ……………… 15
3 蛋白質・アミノ酸代謝異常 …… 17
4 生体色素代謝異常 ……………… 19
5 無機物代謝異常 ……………… 20
### Ⅴ 循環障害 ……………… 22
1 局所の循環障害 ……………… 22
　1) 虚血（貧血, 乏血, 疎血）　22
　2) 充血　22
　3) うっ血　22
　4) 血行静止　23
　5) 出血　23
　6) 血栓症　23
　7) 塞栓症　24
　8) 梗塞　24
2 全身の循環障害 ……………… 24
　1) 浮腫　24
　2) 傍側循環（側副循環, 短絡路）　25
　3) ショック　25
　4) 高血圧症　26
### Ⅵ 炎症 ……………… 26
1 炎症の形態的経過 ……………… 26
　1) 細胞・組織傷害　27
　2) 微小循環の変化　27
　3) 液性滲出物　27
　4) 炎症の転帰　27
　5) 炎症性細胞の浸潤　28
2 炎症性細胞 ……………… 28
3 炎症のケミカルメディエータ ……… 29
4 補体系 ……………… 30
5 急性炎症と慢性炎症 ……………… 31
6 炎症による全身症状 ……………… 31
7 炎症の諸型 ……………… 31
### Ⅶ 免疫異常 ……………… 35
1 免疫の機構 ……………… 35
　1) Tリンパ球（細胞）　36
　2) Bリンパ球（細胞）　36
　3) 形質細胞　37
　4) ナチュラルキラー細胞　37
　5) マクロファージ　37
2 免疫反応とアレルギーの型 ……… 37
3 免疫不全 ……………… 39
　1) 原発性免疫不全症候群　39
　2) 続発性免疫不全症候群　39

4 後天性免疫不全症候群（エイズ）......... 40
　　5 移植と拒絶反応 ................................ 41
　　6 自己免疫疾患 ................................... 41
　Ⅷ 腫瘍 ..................................................... 42
　　1 定義 ................................................... 42
　　2 組織学的分類 ................................... 43
　　3 良性腫瘍と悪性腫瘍 ........................ 44
　　4 異型性と組織学的分化度 ................ 44
　　5 多発がんと重複がん ........................ 46
　　6 がんの広がり方 ................................ 46
　　7 がんの進行度 ................................... 47
　　8 腫瘍随伴症候群 ................................ 48
　　9 腫瘍の生物学 ................................... 48
　　10 腫瘍発生の原因 ............................... 50
　　11 がん遺伝子とがん抑制遺伝子 ......... 51

# 第2章 病理学各論 ......... 55

　Ⅰ 循環器系 ............................................... 55
　　1 心臓 ................................................... 55
　　　1）心臓の発生と胎生循環　55
　　　2）先天性心疾患　55
　　　3）心肥大，拡張と心不全　57
　　　4）心臓の炎症　58
　　　5）虚血性心疾患　59
　　　6）心筋症　61
　　　7）心臓の腫瘍　61
　　　8）心嚢の病変　62
　　2 脈管系 ............................................... 62
　　　1）血管の変性病変　62
　　　2）動脈硬化症　62
　　　3）動脈炎　64
　　　4）動脈瘤　65
　　　5）静脈の病変　65
　　　6）リンパ管の病変　66
　　　7）血管の腫瘍　66
　Ⅱ 呼吸器系 ............................................... 67
　　1 上気道 ............................................... 67
　　　1）鼻腔と副鼻腔の病変　67

　　　2）鼻咽頭（上咽頭）の腫瘍　67
　　　3）喉頭・気管の病変　67
　　2 気管支・肺 ....................................... 68
　　　1）気管支の炎症　68
　　　2）無気肺と肺虚脱　68
　　　3）肺気腫　69
　　　4）肺の循環障害　69
　　　5）急性の肺炎　70
　　　6）慢性の肺炎　74
　　　7）肺線維症　76
　　　8）肺の腫瘍　77
　　3 胸膜および縦隔 ................................ 79
　　　1）胸膜の病変　79
　　　2）縦隔の病変　79
　Ⅲ 消化器系 ............................................... 80
　　1 口腔，歯牙と唾液腺 ........................ 80
　　2 食道 ................................................... 81
　　　1）食道の形成異常　81
　　　2）食道の循環障害，炎症と潰瘍　81
　　　3）食道がん　81
　　3 胃 ....................................................... 82
　　　1）胃の形成異常　82
　　　2）胃の炎症　82
　　　3）胃ポリープ　83
　　　4）胃潰瘍　83
　　　5）胃の腺腫　85
　　　6）胃がん　85
　　　7）その他の胃の腫瘍　87
　　4 小腸・大腸 ....................................... 87
　　　1）腸の形成異常　87
　　　2）腸の機能的障害　88
　　　3）虚血性腸疾患　88
　　　4）腸の消化性潰瘍　88
　　　5）腸の炎症性疾患　89
　　　6）腸の腫瘍様病変　91
　　　7）腸腺腫症　91
　　　8）腸のがん腫　91
　　　9）カルチノイド腫瘍　93
　　　10）肛門の疾患　93

5 肝臓 …………………………………… 93
　1) 肝の循環障害　93
　2) 肝の壊死　94
　3) 肝の炎症　94
　4) 薬剤性肝障害　97
　5) アルコール性肝障害　97
　6) 非アルコール性脂肪性肝炎　97
　7) 肝硬変症　98
　8) 肝の腫瘍　99
6 胆嚢，胆道系 ………………………… 101
　1) 胆嚢，胆道系の非腫瘍性病変　101
　2) 胆嚢，胆道系の腫瘍　101
7 膵臓 …………………………………… 102
　1) 膵臓の非腫瘍性病変　102
　2) 膵臓の腫瘍　102
8 腹膜 …………………………………… 102
　1) 腹膜の病変　102

## IV 内分泌系 …………………………… 103
1 内分泌腺 ……………………………… 103
2 視床下部と下垂体後葉 ……………… 104
　1) 視床下部・下垂体後葉産生ホルモン　104
　2) 視床下部の病変　105
　3) 尿崩症　105
　4) ADH異常分泌症　105
3 下垂体前葉 …………………………… 105
　1) 下垂体前葉産生ホルモン　105
　2) 下垂体前葉の発生異常，炎症など　105
　3) 下垂体前葉の循環障害　106
　4) 下垂体前葉の腫瘍　106
　5) 下垂体機能亢進症　107
　6) 下垂体前葉機能低下症　108
4 甲状腺 ………………………………… 108
　1) 甲状腺産生ホルモン　108
　2) 甲状腺腫　108
　3) 甲状腺の萎縮　109
　4) 甲状腺の過形成　109
　5) 甲状腺の炎症　110

　6) 甲状腺の腫瘍　111
5 副甲状腺（上皮小体）………………… 111
　1) 副甲状腺産生ホルモン　111
　2) 副甲状腺の過形成　112
　3) 副甲状腺の腫瘍　112
　4) 副甲状腺機能亢進症　113
　5) 副甲状腺機能低下症　113
6 副腎皮質 ……………………………… 113
　1) 副腎皮質産生ホルモン　113
　2) ストレス・外傷への反応　114
　3) 副腎皮質機能亢進症　114
　4) 副腎皮質機能低下症　115
7 副腎髄質と傍神経節 ………………… 116
　1) カテコラミンの代謝と機能　116
　2) 副腎髄質の腫瘍　117
8 膵臓ランゲルハンス島 ……………… 117
　1) 膵臓ランゲルハンス島ホルモン　117
　2) 糖尿病　117
　3) ランゲルハンス島構成細胞腫瘍　120

## V 泌尿器系 …………………………… 120
1 腎 ……………………………………… 120
　1) 腎の形成異常　120
　2) 腎血管系の病変　121
　3) 腎糸球体病変　121
　4) 尿細管病変　125
　5) 腎間質の病変　126
　6) 腎不全の病理　127
　7) 腎の腫瘍　127
2 下部尿路 ……………………………… 129
　1) 下部尿路の形成異常　129
　2) 下部尿路の炎症　129
　3) 下部尿路の腫瘍　129

## VI 生殖器および乳腺 ………………… 131
1 男性生殖器 …………………………… 131
　1) 男性生殖器の先天異常　131
　2) 男性生殖器の炎症　131
　3) 精巣腫瘍　131
　4) 前立腺肥大症（結節性増生）　132
　5) 前立腺がん　132

xi

2 女性生殖器 …… 133
　1) 外陰部, 腟　133
　2) 子宮　133
　3) 卵管, 卵巣　136
3 乳腺 …… 139
　1) 乳腺の炎症　139
　2) 乳腺症　139
　3) 女性化乳房　139
　4) 乳腺の良性腫瘍　139
　5) 乳がん　140

## VII 造血臓器系 …… 141
1 骨髄 …… 141
　1) 造血臓器の年齢変化　141
　2) 血球の分化　141
　3) 白血球数増減の病態像　141
　4) 白血病　142
　5) 形質細胞の障害　145
　6) 骨髄線維症　146
　7) 貧血　146
　8) 出血性素因　147
2 リンパ節 …… 149
　1) リンパ節の非腫瘍性疾患　149
　2) リンパ腫　150
3 脾臓 …… 155

## VIII 神経系 …… 156
1 中枢神経系 …… 156
　1) 中枢神経系組織の基礎的病変　156
　2) 中枢神経系の感染症　157
　3) 脳血管障害（循環障害）　160
　4) 頭蓋内圧亢進状態の脳変化　164
　5) 神経系の代謝異常　164
　6) 脱髄性疾患　166
　7) 中毒性疾患　166
　8) 変性疾患　167
　9) 脳腫瘍　168
2 末梢神経系 …… 172
　1) 末梢神経の病変　172
　2) 末梢ニューロパチー　172
　3) 末梢神経の腫瘍　172

## IX 運動器系 …… 172
1 骨格筋 …… 172
　1) 筋線維の各種病変　172
　2) 筋ジストロフィ　173
　3) ミオパチー　173
2 骨 …… 173
　1) 骨の先天性発育異常　173
　2) 骨折の治癒過程　174
　3) 骨髄炎　175
　4) 骨の無腐性壊死　175
　5) 骨粗鬆症　175
　6) 骨軟化症（クル病）　175
　7) 骨腫瘍と腫瘍類似疾患　176
3 関節 …… 177
　1) 関節の炎症性疾患　177
　2) 関節の非炎症性疾患　178
4 軟部腫瘍 …… 178
　1) 軟部組織の定義　178
　2) 軟部腫瘍　179

## X 感覚器系 …… 180
1 視覚器の腫瘍 …… 180
2 聴器の腫瘍 …… 182

## XI 皮膚系 …… 183

## XII 膠原病（自己免疫疾患）…… 189
　1) 関節リウマチ　190
　2) 全身性エリテマトーデス　191
　3) 全身性硬化症（強皮症）　192
　4) 多発性筋炎と皮膚筋炎　193
　5) リウマチ熱　195
　6) 壊死性血管炎　195
　7) その他の自己免疫疾患とその近縁疾患　198

# 第3章 病理学的検査法 …… 199

## I 病理学的検査の意義と概要 …… 199
1 病理学的検査の意義 …… 199
　1) 病理組織学的検査（組織診）　200
　2) 細胞学的検査（細胞診）　200

- 3）病理解剖学的検査（剖検） 200
- 2 病理組織標本作製の流れ…………200
- 3 検体の肉眼的観察………………201

## Ⅱ 固定法……………………202
- 1 固定の目的と原理………………202
- 2 固定の要点と実際………………202
  - 1）固定液の選択 202
  - 2）組織片の大きさ 202
  - 3）固定液の量 203
  - 4）固定に使う容器 203
  - 5）固定の温度 203
  - 6）固定の時間 203
  - 7）検体の変形防止 203
  - 8）固定促進法 204
  - 9）固定後の処理 204
- 3 各種固定液………………………204
  - 1）ホルマリン 204
  - 2）ホルマリン以外のアルデヒド系固定液 208
  - 3）アルコール系固定液 209
  - 4）酸を含む固定液 209
  - 5）重クロム酸カリウム，昇汞を含む固定液 211

## Ⅲ 切り出し………………………211
- 1 切り出しの目的…………………211
- 2 切り出しの準備…………………211
- 3 切り出しの要点…………………211
- 4 切り出しの実際…………………212

## Ⅳ 脱脂法……………………213
- 1 脱脂の目的………………………213
- 2 脱脂の要点と実際………………213
- 3 脱脂液の種類……………………213

## Ⅴ 脱灰法……………………213
- 1 脱灰の目的と原理………………213
- 2 脱灰の要点と実際………………214
  - 1）脱灰前の処置 214
  - 2）脱灰の実際 214
  - 3）脱灰完了を知る方法 214
- 3 各種脱灰液………………………215
  - 1）無機酸 215
  - 2）有機酸 215
  - 3）プランク・リクロ液（迅速脱灰液） 215
  - 4）エチレンジアミン四酢酸液 216
- 4 脱灰後の処理……………………216

## Ⅵ 包埋法……………………216
- 1 包埋の目的………………………216
- 2 パラフィン包埋法………………217
  - 1）脱水 218
  - 2）脱アルコール 219
  - 3）パラフィンの浸透 219
  - 4）自動固定包埋装置 219
  - 5）パラフィン包埋（包埋ブロック作製） 220

## Ⅶ 薄切法……………………221
- 1 薄切の目的………………………221
- 2 ミクロトームの種類……………222
  - 1）ユング型ミクロトーム 222
  - 2）ミノー型ミクロトーム 223
- 3 ミクロトーム刀の構造…………223
  - 1）刃角 223
  - 2）逃げ角と引き角 224
- 4 ユング型ミクロトーム（逆Ｖ字型）を用いた薄切の実際………………224
  - 1）用具の準備 224
  - 2）薄切 224
- 5 薄切後の処理（伸展，貼付，乾燥）……229
  - 1）用具の準備 229
  - 2）剥離防止スライドガラス 229
  - 3）伸展，貼付，乾燥の実際 230

## Ⅷ 凍結切片標本作製法……………232
- 1 目的………………………………232
- 2 凍結切片標本作製法の種類……233
- 3 固定前凍結切片作製法…………233
  - 1）切り出し 233
  - 2）凍結包埋 233
  - 3）薄切 235
  - 4）固定 236

4 固定後凍結切片作製法……………236
**IX 染色法**……………………………237
　1 染色の目的………………………237
　　1) 色素と染色機構　237
　　2) 染色方法および染色特性に関連する用語　238
　2 染色前と染色後の操作……………239
　　1) 用具・試薬の準備　240
　　2) 脱パラフィン　241
　　3) 脱キシレン　241
　　4) 親水　241
　　5) ホルマリン色素の除去　241
　　6) 脱水　242
　　7) 透徹　242
　　8) 封入　243
　3 自動染色装置………………………244
　4 染色法の選択………………………244
**X 一般染色（基本染色）**……………247
　1 hematoxylin-eosin 染色……………247
　　1) パラフィン切片を用いた H-E 染色　248
　　2) 術中迅速診断標本（凍結切片）の H-E 染色　251
**XI 特殊染色**…………………………252
　1 結合組織の染色法…………………252
　　1) 膠原線維の染色法　252
　　2) 弾性線維の染色法　256
　　3) 細網線維の染色法　260
　2 多糖類の染色法……………………262
　　1) PAS（過ヨウ素酸シッフ）反応　263
　　2) グリコーゲンの消化試験　265
　　3) Alcian blue 染色　266
　　4) mucicarmine 染色　267
　　5) toluidine blue 染色　268
　3 腎糸球体基底膜の染色法…………269
　　1) PAM（過ヨウ素酸メセナミン銀）染色（変法）　269
　　2) PAS（過ヨウ素酸シッフ）反応　271
　　3) Masson trichrome 染色および azan-Mallory 染色　271
　4 脂質の染色法………………………271
　　1) Sudan III 染色　272
　　2) oil red O 染色　273
　　3) Sudan black B 染色　274
　　4) Nile blue 染色　275
　5 核酸の染色法………………………276
　　1) Feulgen 反応　276
　　2) methyl green-pyronin 染色　277
　6 アミロイドの染色法………………278
　　1) Congo red 染色　279
　7 線維素の染色法……………………280
　　1) PTAH（リンタングステン酸ヘマトキシリン）染色　280
　8 組織中の無機物質の染色法………282
　　1) 鉄の検出法　282
　　2) カルシウム染色法　283
　9 生体内色素の染色法………………284
　　1) メラニン色素の染色法　285
　10 内分泌細胞の染色法………………287
　　1) Grimelius 染色　287
　　2) Masson-Fontana 染色　288
　11 組織内病原体の染色法……………288
　　1) 一般細菌の染色法　289
　　2) 抗酸菌の染色法　292
　　3) スピロヘータの染色法　294
　　4) 真菌の染色法　295
　　5) HBs 抗原の染色法　299
　12 神経組織の染色法…………………301
　　1) Nissl 小体の染色法　302
　　2) 髄鞘・Nissl 小体の染色法　302
　　3) 神経原線維の染色法　304
　13 酵素組織化学染色…………………305
　　1) アゾ色素法　306
　　2) ホルマザン色素法　306
　　3) 金属塩法　306
　　4) 酸化法　306
　14 免疫組織化学染色…………………306
　　1) 総論　306

2) 各論　311
15 遺伝子の染色法 ……………………321
　　1) in situ hybridization 法　321
　　2) fluorescence in situ hybridization 法　322

## XII 電子顕微鏡標本作製法 ………………324
1 透過型電子顕微鏡標本の作製法 ………324
　　1) 固定　325
　　2) 脱水〜熱重合　325
　　3) 超薄切　326
　　4) 電子染色　327
　　5) 注意点　328
2 走査型電子顕微鏡標本の作製法 ………328
　　1) 固定　329
　　2) 脱水〜乾燥　329
　　3) 金属イオン蒸着（コーティング）　329
　　4) 注意点　329

## XIII 病理解剖 ………………………………330
1 死体解剖について ……………………330
　　1) 系統解剖　330
　　2) 病理解剖　330
　　3) 司法解剖　330
　　4) 行政解剖　330
2 病理解剖の手続き ……………………330
　　1) 許可　331
　　2) 承諾　331
　　3) 場所　331
3 病理解剖における臨床検査技師の役割
　　……………………………………………331
4 病理解剖の実際 ………………………331
　　1) 解剖に携わる者の心構え　331
　　2) バイオハザード対策　332
　　3) 解剖の準備　332
　　4) 病理解剖の手順　332
　　5) 解剖後の作業　333
　　6) 標本の作製　333
　　7) 病理解剖報告書の作成　333
5 臓器標本の保存 ………………………333

## XIV 病理学的検査業務の管理 ……………333

1 検体の取り扱いと医療事故防止対策 … 333
　　1) 検体取り違いの防止　333
　　2) 感染と負傷の防止　334
2 試薬の管理 ………………………………336
3 廃棄物の処理 ……………………………336
4 標本・報告書の保守管理 ………………337

# 第4章 細胞学的検査法 ……………339

## I 細胞学的検査法の意義 …………………339
## II 検体採取法 ………………………………340
1 婦人科材料 ………………………………340
2 呼吸器材料 ………………………………341
3 体腔液 ……………………………………341
4 尿 …………………………………………342
5 穿刺吸引材料 ……………………………342
6 膵臓関連材料 ……………………………342
## III 細胞診検査手順 …………………………342
## IV 検体処理の方法 …………………………343
1 検体の種類 ………………………………343
2 塗抹法 ……………………………………345
　　1) 直接塗抹法　345
　　2) すり合わせ法　345
　　3) 遠心沈殿法（遠沈法）　347
　　4) 自動遠心塗抹法　348
　　5) ポアフィルタ法　348
　　6) セルブロック法　348
　　7) 捺印（スタンプ）法　349
　　8) 液体（液状）処理法　350
　　9) 細胞転写法　350
## V 固定法 ……………………………………350
1 湿固定法 …………………………………351
2 乾燥（後）固定法 ………………………351
3 コーティング固定法 ……………………352
4 固定液 ……………………………………352
## VI 染色法 ……………………………………353
1 Papanicolaou 染色 ………………………353
2 May-Grünwald-Giemsa（パッペンハイム）染色 ………………………………356

3 PAS 反応 ……………………… 357
4 Alcian blue 染色 ………………… 358
5 mucicarmine 染色 ……………… 358
6 oil red O 染色 …………………… 359
7 Shorr 染色 ………………………… 359
8 RNA 染色（methyl green-pyronin）染色 ……………………………………… 360
9 核小体染色（brilliant-cresyl-blue）染色 ……………………………………… 361
10 X 染色質（X-chromatin）染色 …… 361
11 免疫細胞化学染色 ………………… 361
12 自動染色装置 ……………………… 362

## VII 遺伝子解析 ……………………… 363
## VIII 細胞診各論 ……………………… 363
1 婦人科領域の細胞診 ……………… 363
　1) 解剖組織と細胞採取部位および主な出現細胞　363
　2) 非腫瘍性疾患と細胞診　365
　3) 子宮頸部の扁平上皮内病変　368
　4) 浸潤性扁平上皮がん　370
　5) 子宮頸部腺がん　370
　6) 類内膜腺がん（子宮体がん）　371
2 呼吸器領域の細胞診 ……………… 371
　1) 細胞診検体の採取法　371
　2) 検体の種類と出現細胞　372
　3) 非腫瘍性肺疾患と細胞診　372
　4) 肺がんの細胞診　373
3 消化器領域の細胞診 ……………… 375
　1) 細胞診検体の採取法　376
　2) 消化器領域の腫瘍と細胞診　376
4 泌尿器領域の細胞診 ……………… 377
　1) 細胞診検体の採取法　377
　2) 出現細胞　377
　3) 膀胱腫瘍の細胞診　377
5 体腔液の細胞診 …………………… 377
　1) 検体採取法と注意　378
　2) 体腔液中の良性細胞　378
　3) 体腔液中の悪性細胞　379
6 脳脊髄液の細胞診 ………………… 381
　1) 脳腫瘍，がん性髄膜炎と細胞診　381
7 穿刺細胞診 ………………………… 381
　1) 唾液腺　381
　2) 甲状腺　382
　3) リンパ節　382
　4) 乳腺　382
8 非上皮性腫瘍の細胞診 …………… 383
　1) 骨腫瘍　383
　2) 軟部腫瘍　383

## IX スクリーニングの目的と実際 …… 383
1 スクリーニングの実際 …………… 384
　1) 大型核　384
　2) 核形　384
　3) 核クロマチン　384
　4) 核小体　385
　5) 核分裂　385
　6) 多核細胞　385
　7) 対細胞と細胞相互封入　385
　8) 細胞集塊　385
2 細胞判定区分と細胞診断 ………… 385
　1) Papanicolaou 分類　386
　2) 3 段階の細胞判定区分　386
　3) ベセスダシステム　386
3 細胞検査士の責務 ………………… 386

索引 …………………………………… 387

---

側注マークの見方　国家試験に必要な知識は本文に，プラスアルファの内容は側注で紹介しています．

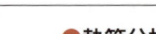 用語解説　　関連事項　　トピックス

●執筆分担
第 1，2 章　　松原　修　　　　　　　第 4 章 I〜VII　小松京子
第 3 章　　　鴨志田伸吾，大河戸光章　　　　VIII〜IX　　古田則行

カラー口絵

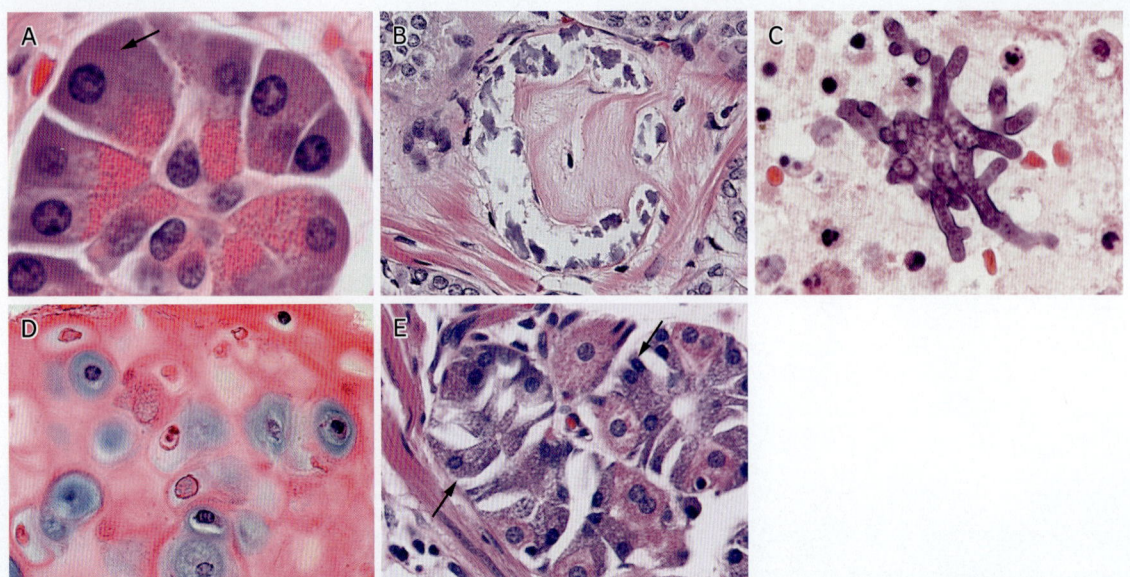

写真3-1　H-E染色（ヘマトキシリン好性（好塩基性）の細胞）
A：膵腺房細胞基底部細胞質（矢印）．B：石灰化小体（カルシウム）．C：真菌．D：軟骨細胞．E：胃主細胞（矢印）．

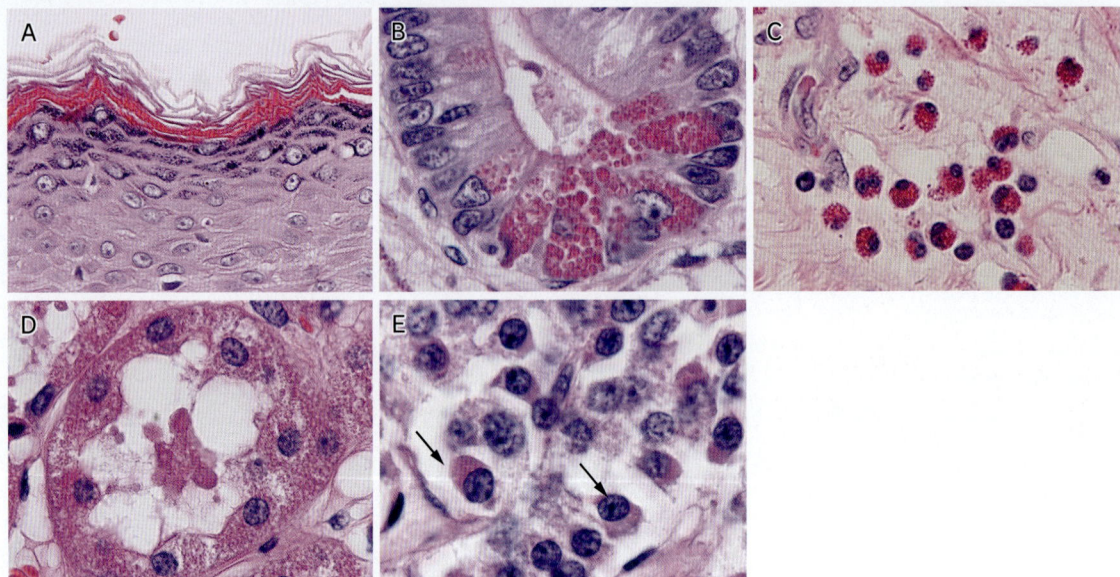

写真3-2　H-E染色（エオジン好性（好酸性）の細胞）
A：皮膚角質層（角化細胞）．B：小腸パネート細胞．C：好酸球．D：近位尿細管．E：膵ランゲルハンス島A細胞（矢印）．

xviii

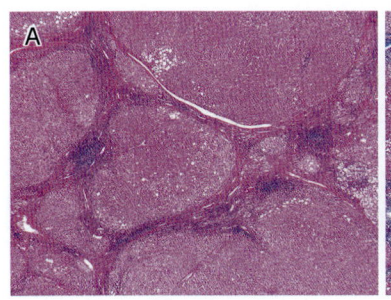 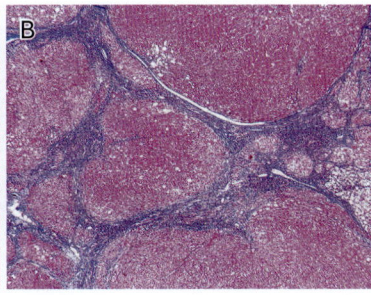 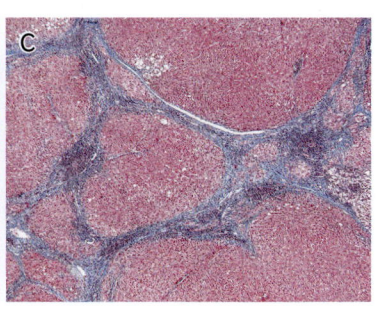

**写真 3-3　膠原線維の染色法**
A：H-E 染色．肝臓（病変）：膠原線維増生の確認を目的として B，C を実施．
B：azan-Mallory 染色．肝細胞が赤色に染色され，肝細胞の結節周囲に青色の膠原線維が増生している．本染色によって，再生結節（偽小葉）が明瞭化される．肝硬変の所見である．
C：Masson trichrome 染色．染色結果は azan-Mallory 染色と同様である．

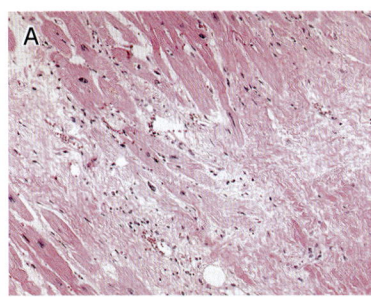 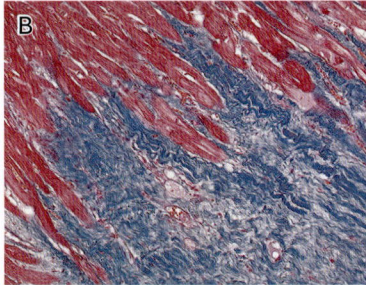 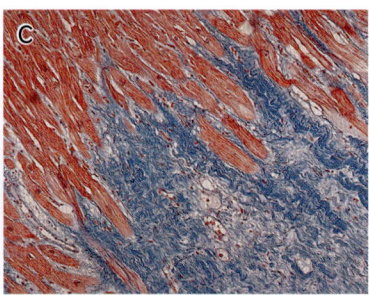

**写真 3-4　膠原線維の染色法**
A：H-E 染色．心臓（病変）：膠原線維増生の確認を目的として B，C を実施．
B：azan-Mallory 染色．赤色の正常心筋（筋線維）が少なく，青色の膠原線維が増生している．心筋梗塞の所見で，心筋虚血による壊死部が膠原線維に置き換わった結果である．
C：Masson trichrome 染色．染色結果は azan-Mallory 染色と同様である．

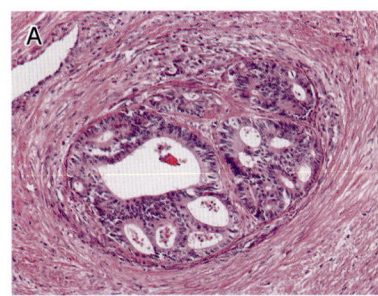 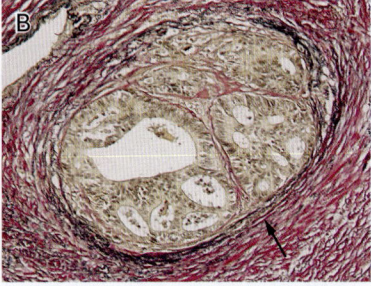 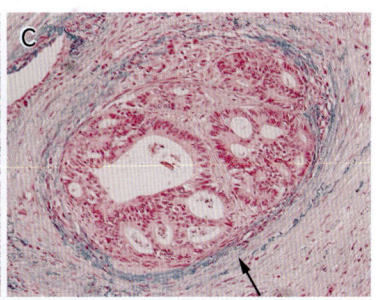

**写真 3-5　弾性線維の染色法**
A：H-E 染色．大腸（腺がん）：腫瘍細胞による脈管（静脈）侵襲の確認を目的として B，C を実施．
B：elastica van Gieson 染色．腺腔を形成する腺がん細胞の集塊周囲に，黒紫色の弾性線維（血管壁；矢印）が認められるため，腺がんの静脈侵襲と判断できる．
C：Victoria blue 染色．腺がん細胞の集塊周囲に青色の弾性線維（矢印）が認められる．腺がんの静脈侵襲を示している．

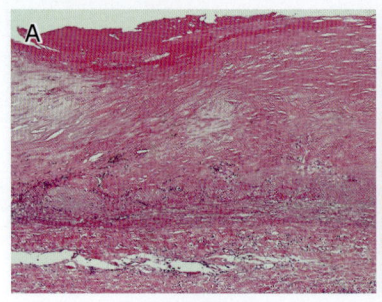 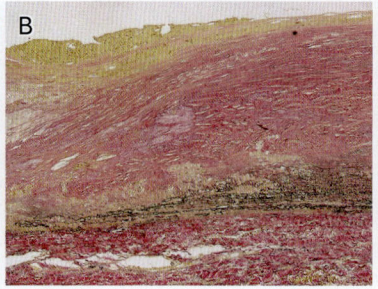 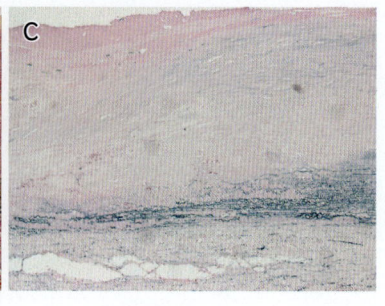

**写真 3-6　弾性線維の染色法**
A：H-E 染色．大動脈（病変）：大動脈壁の構造変化の確認を目的として B, C を実施．
B：elastica van Gieson 染色．動脈壁の外膜（最下部）は赤色に染まる膠原線維よりなる．中膜に豊富に存在するはずの弾性線維（黒紫色）はわずかに観察されるだけで，弾性線維の消失部分は膠原線維（赤色）に置き換わっている．すなわち，中膜は弾性線維の減少と平滑筋の変性によって血管弾性が低下している．また，内膜にはフィブリン（黄色）の沈着が認められる．粥状硬化症の所見である．
C：Victoria blue 染色．中膜に豊富に存在するはずの弾性線維（青色）がわずかしか観察されない．粥状硬化症の所見である．

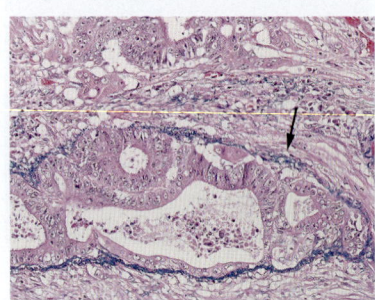

**写真 3-7　弾性線維の染色法（Victoria blue・H-E 染色）**
腺がん細胞の集塊周囲に，青色の弾性線維（血管壁；矢印）が認められる．H-E 染色のみでは困難ながんの脈管（静脈）侵襲の同定が容易になる．

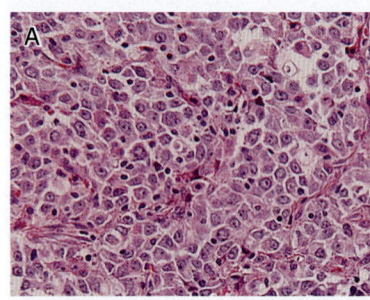 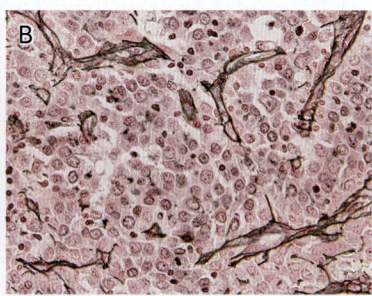

**写真 3-8　細網線維の染色法**
A：H-E 染色．胃粘膜下組織（悪性腫瘍）：上皮性腫瘍と非上皮性腫瘍の鑑別を目的として B を実施．
B：渡辺の鍍銀法．黒色の細網線維が個々の細胞間に入り込まず，細胞集団を取り囲んでいることから，上皮性腫瘍と判断できる．低分化腺がんの症例である．

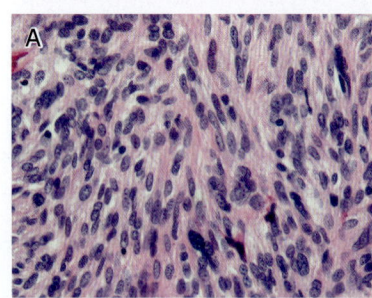 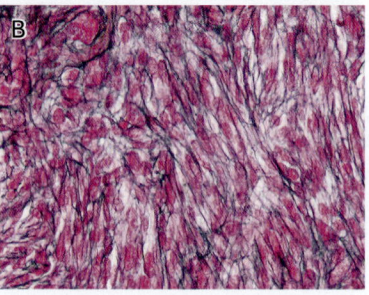

**写真 3-9　細網線維の染色法**
A：H-E 染色．胃粘膜下組織（悪性腫瘍）：上皮性腫瘍と非上皮性腫瘍の鑑別を目的として B を実施．
B：渡辺の鍍銀法．黒色の細網線維が個々の細胞を取り囲んでいることから，非上皮性腫瘍と判断できる．平滑筋肉腫の症例である．

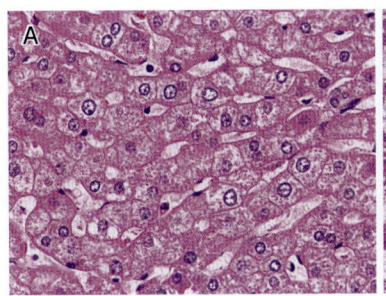 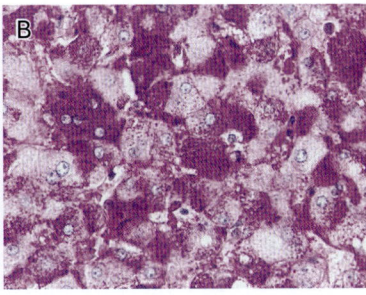 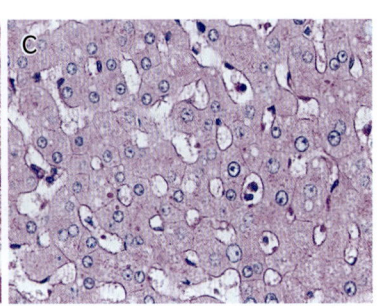

**写真 3-10　グリコーゲンの染色法**
A：H-E 染色．正常肝臓：グリコーゲンの証明を目的として B, C を実施．
B：PAS 反応．肝細胞内に赤紫色で顆粒状を示す PAS 陽性物質が認められるが，この所見だけではグリコーゲンと確定できない．
C：グリコーゲンの消化試験（PAS 反応）．消化後の PAS 反応が陰性であることから，グリコーゲンと確定できる．

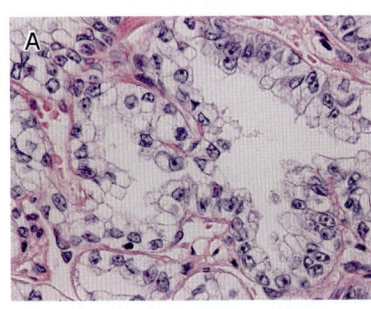 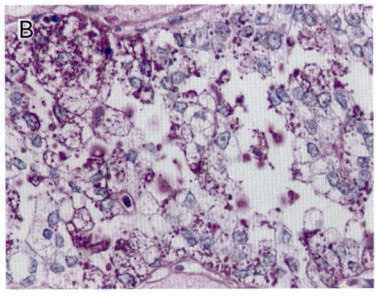

**写真 3-11　グリコーゲンの染色法**
A：H-E 染色．腎臓（腫瘍）：グリコーゲンの証明を目的として B を実施．
B：PAS 反応．淡明な細胞質内に赤紫色の顆粒状陽性物質が認められる．これは消化後 PAS 反応が陰性（未掲載）であることから，グリコーゲンと同定される．腎細胞がんの特徴である．

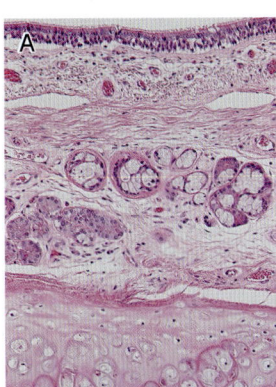 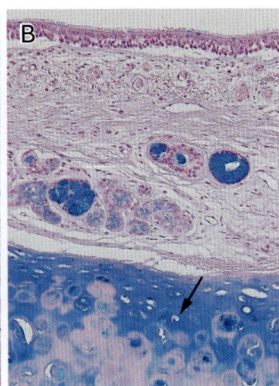 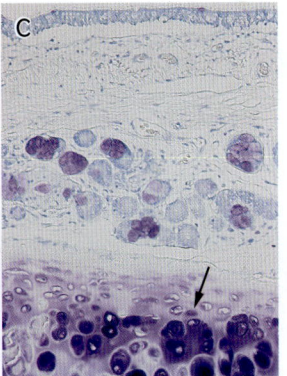

**写真 3-12　酸性粘液多糖類の染色法**
A：H-E 染色．正常気管支：多糖類の染色性確認を目的として B, C を実施．
B：Alcian blue 染色．気管軟骨の基質主成分であるコンドロイチン硫酸が，青色に染色されている（矢印）．
C：toluidine blue 染色．気管軟骨の基質主成分であるコンドロイチン硫酸が，メタクロマジーによって赤紫色に染色されている（矢印）．

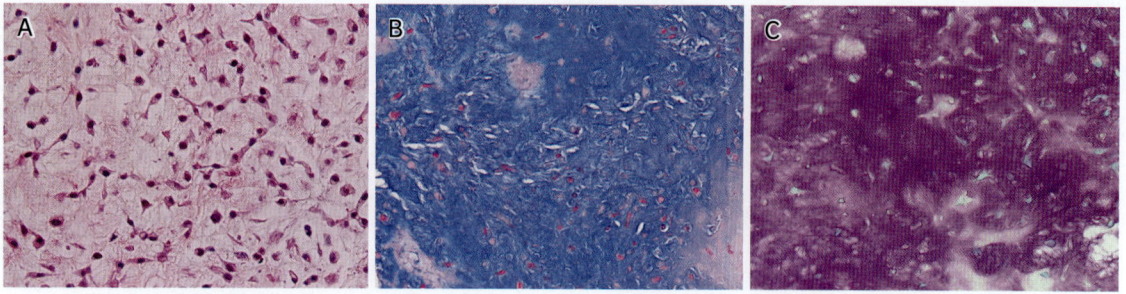

**写真 3-13　酸性粘液多糖類の染色法**
A：H-E 染色．大腿骨（腫瘍）：軟骨肉腫（酸性粘液多糖類を産生）の診断を目的として B，C を実施．
B：Alcian blue 染色．腫瘍細胞が産生する酸性粘液多糖類（軟骨基質）が青色に染色されている．軟骨肉腫の症例である．
C：toluidine blue 染色．軟骨基質がメタクロマジーによって赤紫色に染色されている．

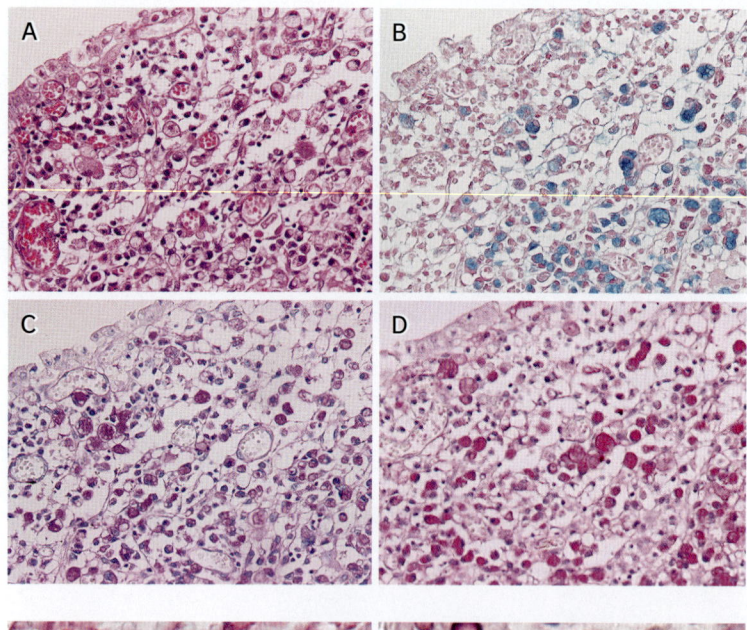

**写真 3-14　粘液の染色法**
A：H-E 染色．胃（腫瘍）：上皮性粘液の証明を目的として B，C，D を実施．
B：Alcian blue 染色．粘膜固有層に青色の粘液を有する印環状の腫瘍細胞が認められる．胃印環細胞がんの症例である．
C：PAS 反応．腫瘍細胞の細胞質に，赤紫色に染色された粘液が認められる．
D：mucicarmine 染色．腫瘍細胞の細胞質に，赤色に染色された粘液が認められる．

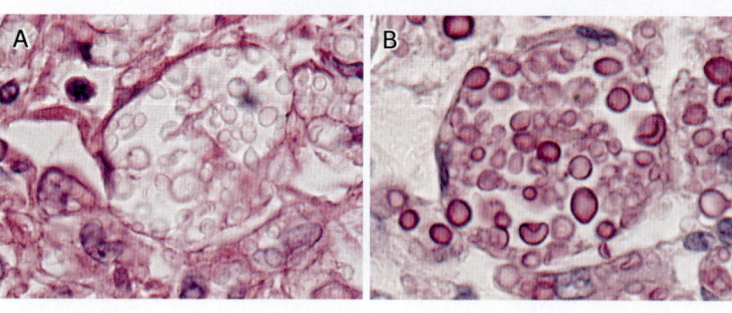

**写真 3-15　真菌の染色法**
A：H-E 染色．肺（病変）：酵母様真菌の検出を目的として B を実施．
B：mucicarmine 染色．菌体の莢膜が赤色に染色されていることから，*Cryptococcus neoformans* と推定される．肺クリプトコッカス症の症例である．

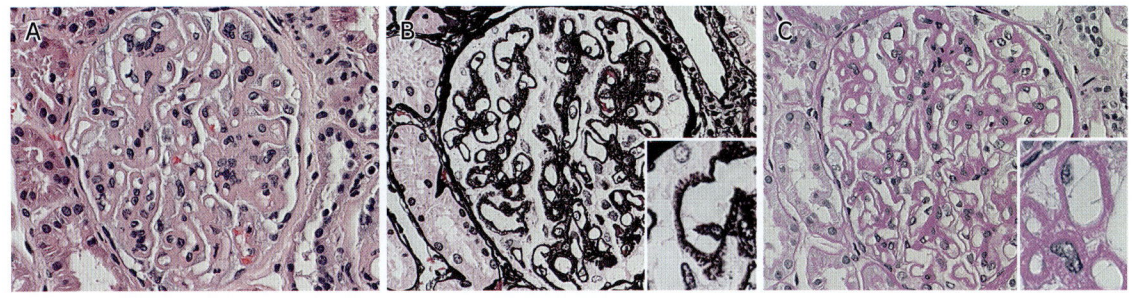

**写真 3-16 腎糸球体基底膜の染色法**
A：H-E 染色．慢性糸球体腎炎：糸球体基底膜の微細構造の確認を目的として B, C を実施．
B：PAM 染色．糸球体基底膜の肥厚が認められる．拡大写真ではスパイク状の突起が観察される．膜性糸球体腎炎（膜性腎症）の症例である．
C：PAS 反応．糸球体基底膜の肥厚が認められる．

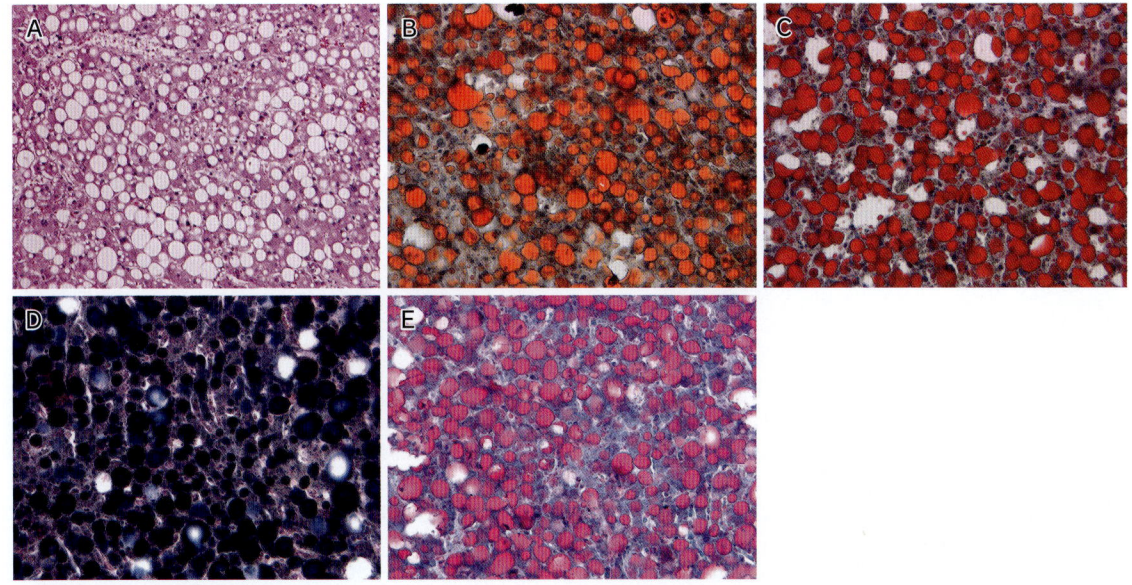

**写真 3-17 脂質の染色法**
A：H-E 染色．肝臓（病変）：脂肪の証明を目的として B, C, D, E を実施．
B：Sudan Ⅲ 染色．中性脂肪が橙赤色に染色されている．
C：oil red O 染色．肝細胞内に赤色で類滴状の中性脂肪が多く認められる．脂肪肝の症例である．
D：Sudan black B 染色．黒青～黒色で類滴状の中性脂肪が多く認められることに加えて，肝細胞内の脂肪酸が着色しているため，全体的に黒色にみえる．
E：Nile blue 染色．赤色で類滴状の中性脂肪が多く認められる．また，肝細胞内の脂肪酸が青色に染色されている．

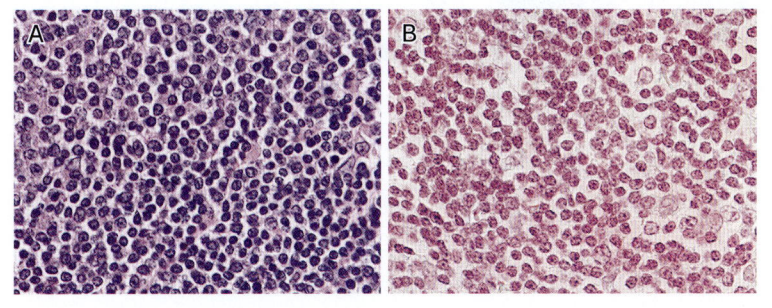

**写真 3-18 核酸の染色法**
A：H-E 染色．正常扁桃：DNA の染色性確認を目的として B を実施．
B：Feulgen 反応．核（DNA）が赤紫色に染色されている．

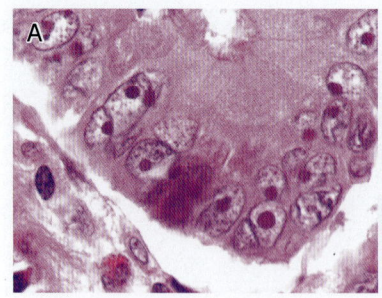 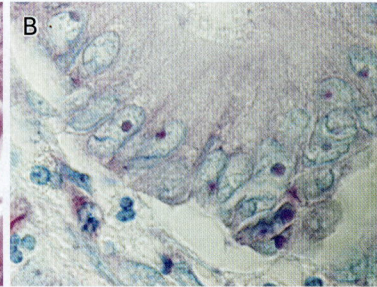

**写真 3-19　核酸の染色法**
A：H-E 染色．大腸（腺がん）：核小体の明瞭化を目的として B を実施．
B：methyl green-pyronin 染色．核小体（RNA）が赤色に染色されている．

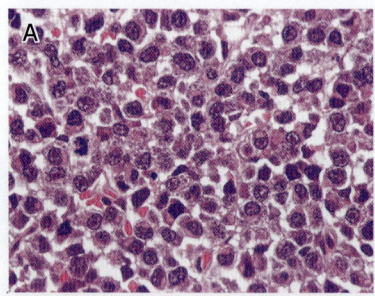 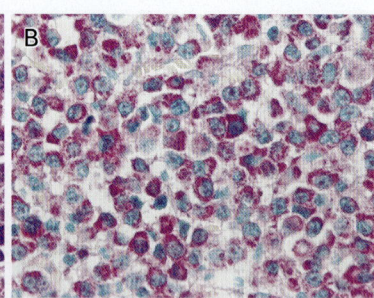

**写真 3-20　核酸の染色法**
A：H-E 染色．椎体（腫瘍）：形質細胞の同定を目的として B を実施．
B：methyl green-pyronin 染色．細胞質（RNA）が赤色に染色された細胞が多数認められ，形質細胞由来の腫瘍であることが推定される．多発性骨髄腫の症例である．

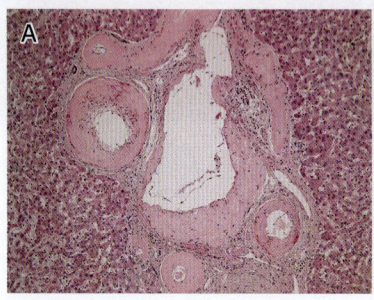 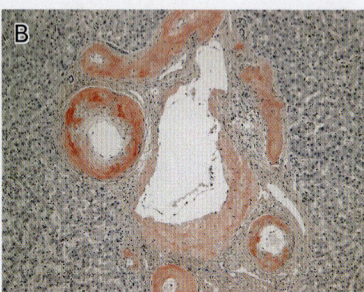 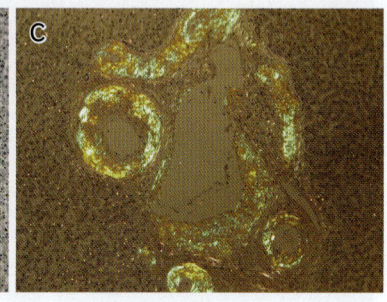

**写真 3-21　アミロイドの染色法**
A：H-E 染色．肝臓（病変）：血管壁における沈着物の鑑別を目的として B，C を実施．
B：Congo red 染色（光学顕微鏡観察）．血管壁が橙赤色に染色されており，アミロイドの沈着が推定される．
C：Congo red 染色（偏光顕微鏡観察）．中央写真の陽性部位に黄～黄緑色の複屈折光が認められるため，アミロイドと確定できる．全身性アミロイドーシスの症例である．

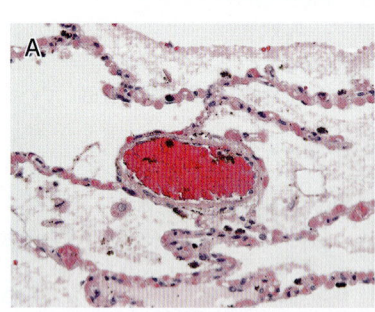 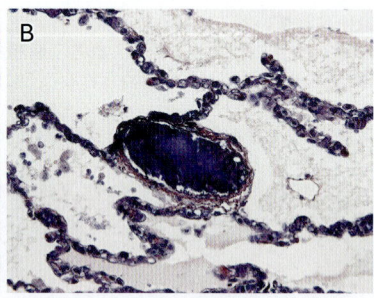

**写真 3-22　線維素の染色法**
A：H-E 染色．肺（病変）：血管内における沈着物の鑑別を目的として B を実施．
B：PTAH 染色．血管内に青紫色に染まるフィブリン（線維素）が観察される．播種性血管内凝固症候群（DIC）の症例である．

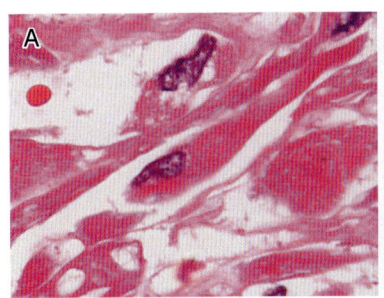 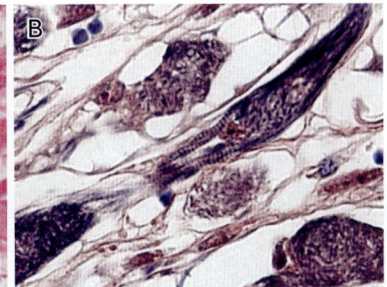

**写真 3-23　横紋の染色法**
A：H-E 染色．頭頸部（肉腫）：横紋の確認を目的としてBを実施．
B：PTAH 染色．腫瘍細胞の細胞質に横紋が認められる．横紋筋肉腫の症例である．

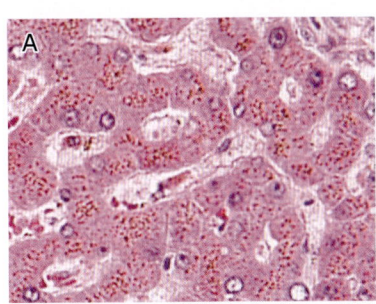 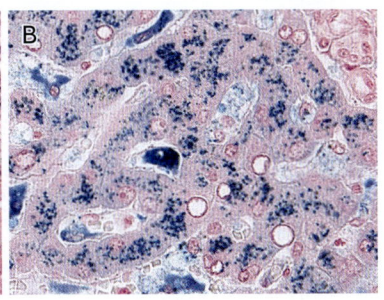

**写真 3-24　鉄の染色法**
A：H-E 染色．肝臓（病変）：肝細胞内における黄褐色顆粒物質の鑑別を目的としてBを実施．
B：Berlin blue 染色．肝細胞内に青色で顆粒状のヘモジデリンが多数観察される．ヘモジデローシスの症例である．

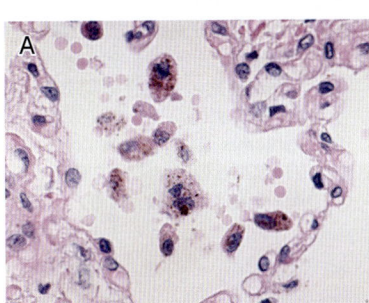 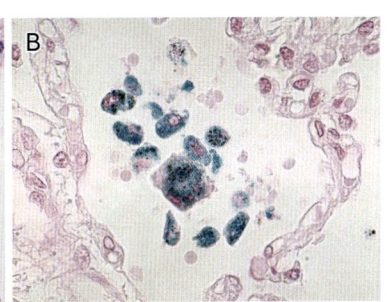

**写真 3-25　鉄の染色法**
A：H-E 染色．肺（病変）：塵埃細胞（マクロファージ）内における黄褐色顆粒物質の鑑別を目的としてBを実施．
B：Berlin blue 染色．肺胞内の塵埃細胞の細胞質に青色のヘモジデリンが認められることから，心臓病細胞と判断される．左心不全によって肺うっ血が生じ，肺胞内に漏出した赤血球の変性ヘモグロビンを塵埃細胞が貪食した結果である．

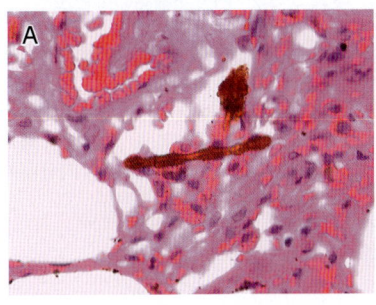 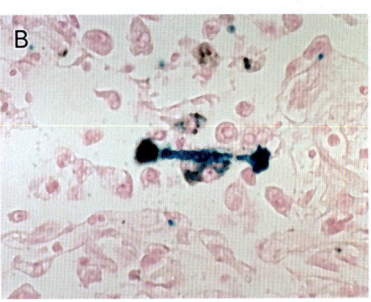

**写真 3-26　鉄の染色法**
A：H-E 染色．肺（病変）：ダンベル様小体の証明を目的としてBを実施．
B：Berlin blue 染色．ダンベル様の物質が青色に染色されている．アスベスト小体である．

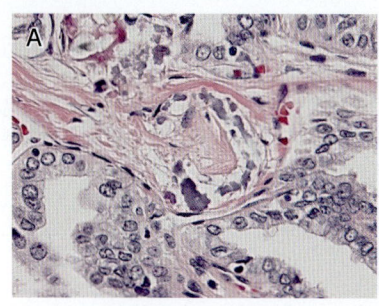 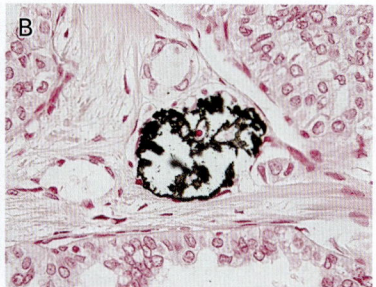

**写真 3-27　カルシウムの染色法**
A：H-E 染色．甲状腺乳頭がん：ヘマトキシリン好性物質の鑑別を目的としてBを実施．
B：Kossa 反応．黒色の陽性所見が認められる．石灰化小体（カルシウム）である．

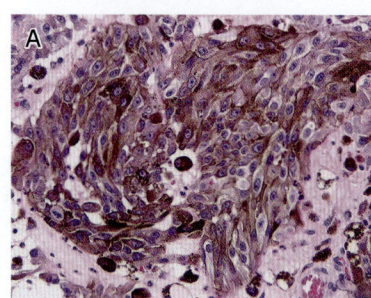 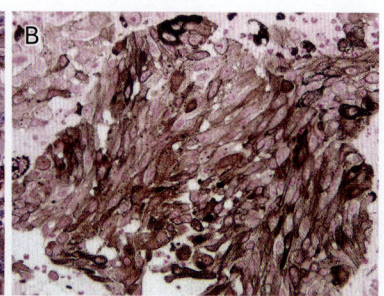

**写真 3-28　メラニン色素の染色法**
A：H-E 染色．皮膚（腫瘍）：メラニンの証明を目的としてBを実施．
B：Masson-Fontana 染色．胞体内が黒褐色に染色されていることから，メラニン産生細胞由来の腫瘍であると判断される．悪性黒色腫の症例である．

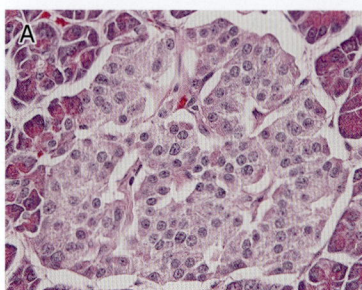 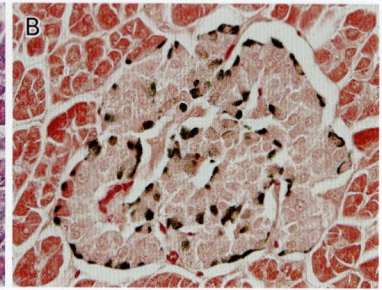

**写真 3-29　内分泌細胞の染色法**
A：H-E 染色．正常膵臓：ランゲルハンス島A細胞の染色性確認を目的としてBを実施．
B：Grimelius 染色．ランゲルハンス島内に黒褐色の内分泌顆粒を認める．陽性細胞はA細胞である．

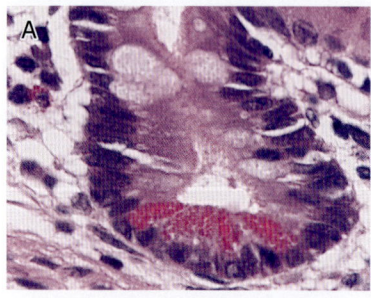 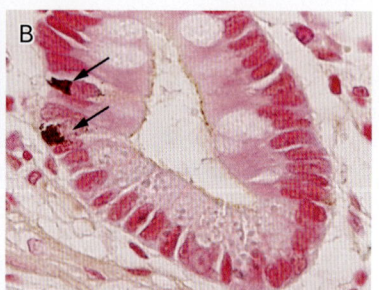

**写真 3-30　内分泌細胞の染色法**
A：H-E 染色．正常小腸：内分泌細胞（内分泌顆粒）の染色性確認を目的としてBを実施．
B：Grimelius 染色．腸陰窩に黒褐色の内分泌顆粒を認める（矢印）．陽性細胞は消化管好銀性細胞（内分泌細胞）である．

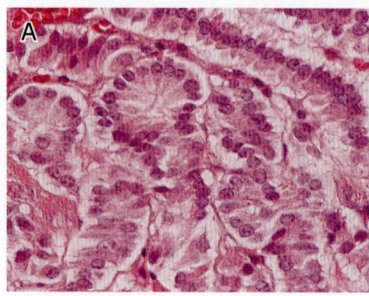 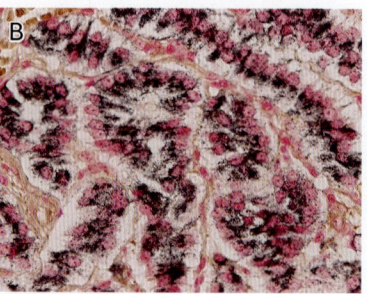

**写真 3-31　内分泌細胞の染色法**
A：H-E 染色．胃（腫瘍）：神経内分泌腫瘍（NET）の診断を目的としてBを実施．
B：Grimelius 染色．腫瘍細胞の胞体内が黒褐色に染色されていることから，神経内分泌腫瘍（NET）と判断される．胃カルチノイドの症例である．

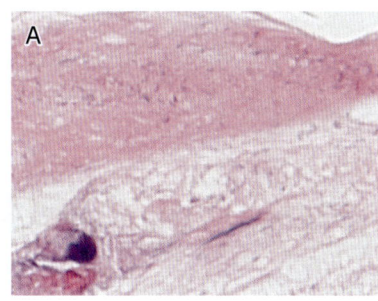 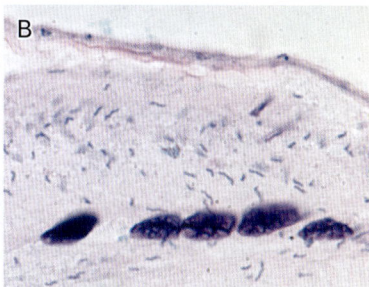 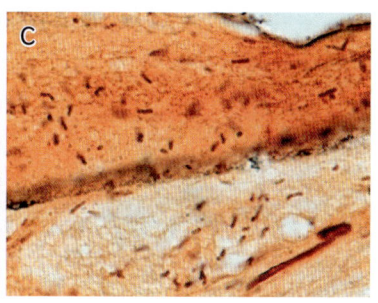

**写真 3-32　一般細菌の染色法**
A：H-E 染色．胃（慢性胃炎）：*Helicobacter pylori*（*H. pylori*）の検出を目的としてB，Cを実施．
B：Giemsa 染色．胃粘膜の粘液内に，青紫色を呈する螺旋状〜短紡錘形の細菌が認められる．強酸性下で生存している点から，*H. pylori* と判断される．
C：Warthin-Starry 染色．*H. pylori* が黒褐色を呈している．コントラストの点で，Giemsa 染色の方が観察しやすい．

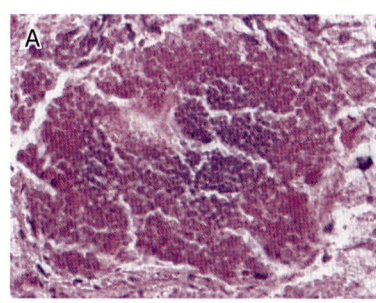 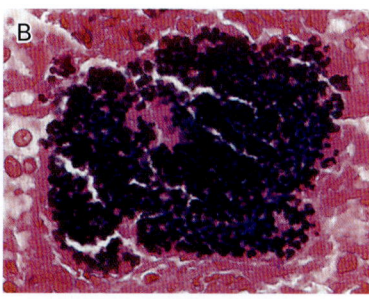

**写真 3-33　一般細菌の染色法**
A：H-E 染色．肺（病変）：グラム陽性菌・陰性菌の分類を目的としてBを実施．
B：Gram 染色．濃青色を呈するグラム陽性球菌の集塊が認められる．メチシリン耐性黄色ブドウ球菌（MRSA）による肺炎の症例である．

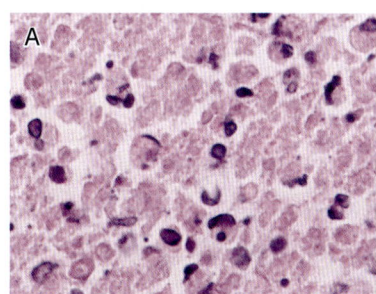 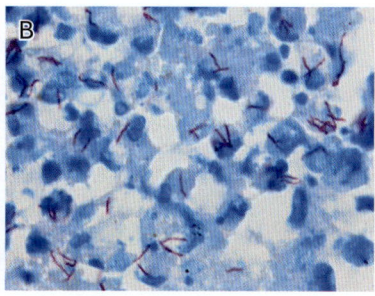

**写真 3-34　抗酸菌の染色法**
A：H-E 染色．肺（乾酪壊死巣）：結核菌の検出を目的としてBを実施．
B：Ziehl-Neelsen 染色．青色の背景に，赤色で桿菌状の結核菌が認められる．肺結核症の症例である．

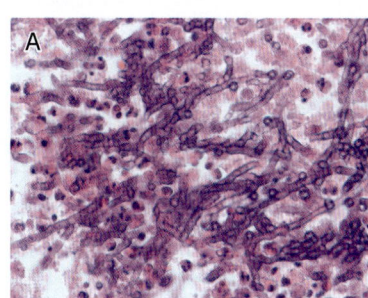 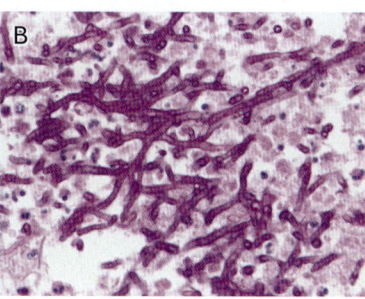 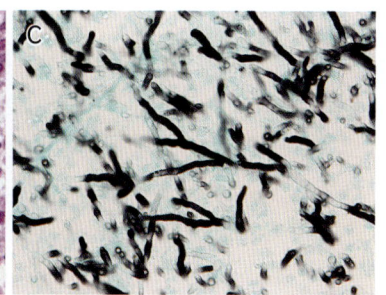

**写真 3-35　真菌の染色法**
A：H-E 染色．肺（病変）：菌糸状真菌の検出を目的としてB，Cを実施．
B：PAS 反応．隔壁を有する菌糸が 45°分岐していることから，*Aspergillus* spp. と推定される．肺アスペルギルス症の症例である．
C：Grocott 染色．黒色に染色された菌糸が認められる．

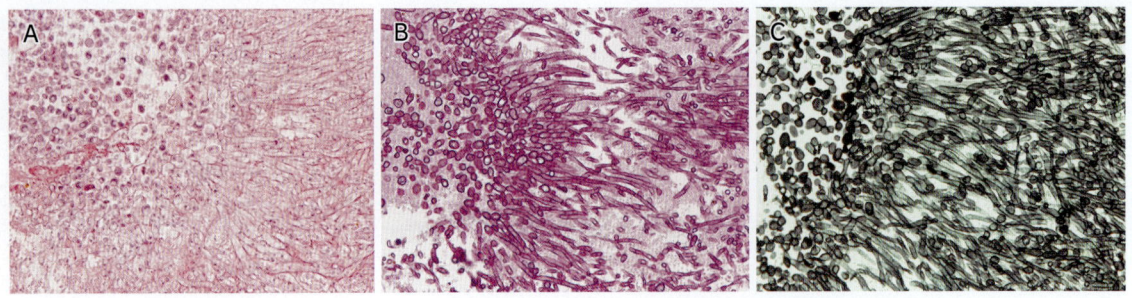

**写真 3-36 真菌の染色法**
A：H-E 染色．肺（病変）：菌糸状真菌の検出を目的として B，C を実施．
B：PAS 反応．写真左側に赤紫色の分芽胞子，右側に菌糸が認められることから，*Candida albicans* と推定される．肺カンジダ症の症例である．
C：Grocott 染色．黒色を呈する分芽胞子と菌糸が認められる．

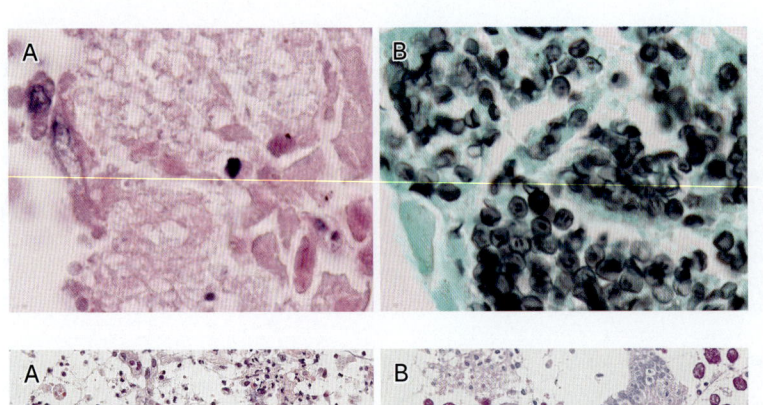

**写真 3-37 真菌の染色法**
A：H-E 染色．肺（病変）：酵母様真菌の検出を目的として B を実施．
B：Grocott 染色．ヘルメット状または類円形の菌体が観察される．一部にヘソ状に濃染する部分を有するため，*Pneumocystis jirovecii* と推定される．ニューモシスチス肺炎の症例である．

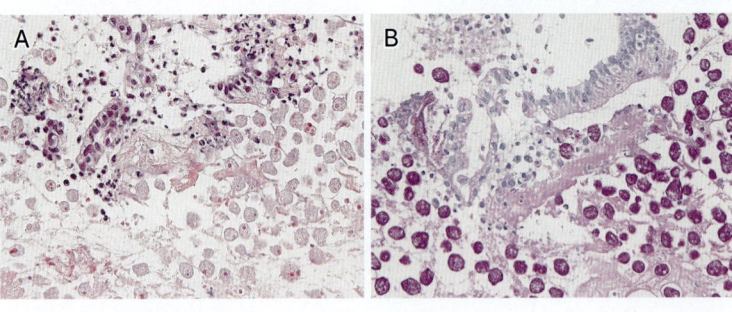

**写真 3-38 アメーバ原虫の染色法**
A：H-E 染色．大腸（病変）：赤痢アメーバの検出を目的として B を実施．
B：PAS 反応．赤紫色を呈する赤痢アメーバの虫体が多数観察される．アメーバ赤痢の症例である．

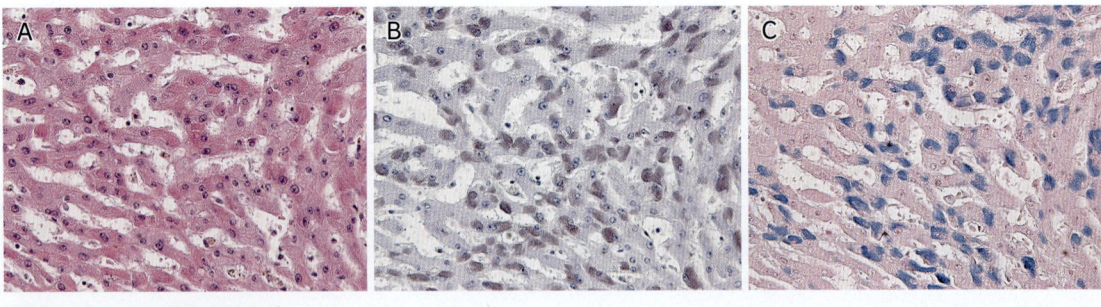

**写真 3-39 HBs 抗原の染色法**
A：H-E 染色．肝臓（病変）：B 型肝炎ウイルス感染の確認を目的として B，C を実施．
B：orcein 染色．肝細胞の細胞質内に茶褐色の封入体が認められる．HBs 抗原が染色された結果である．B 型肝炎の症例．
C：Victoria blue 染色．肝細胞の細胞質内に青色の封入体が認められる．

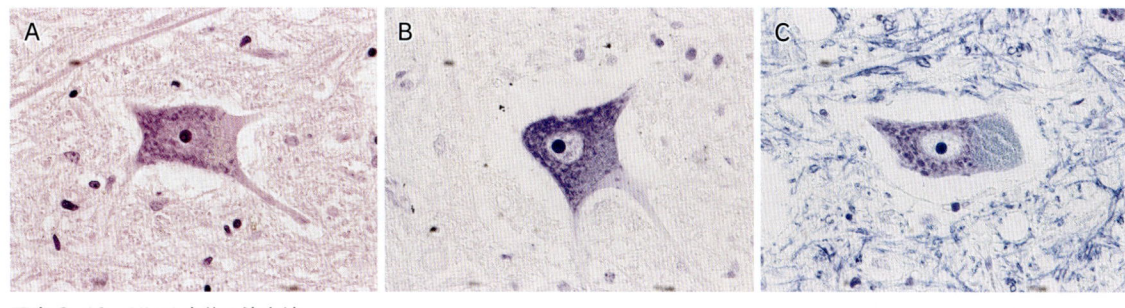

**写真 3-40　Nissl 小体の染色法**
A：H-E 染色．正常脊髄（前角）：ニッスル小体と髄鞘の染色性確認を目的としてB，Cを実施．
B：cresyl violet 染色．神経細胞（前角細胞）の細胞質に紫色のニッスル小体（顆粒）が認められる．
C：Klüver-Barrera 染色．神経細胞（前角細胞）の細胞質に紫色のニッスル小体（顆粒）が，またその周囲には青色の髄鞘が認められる．

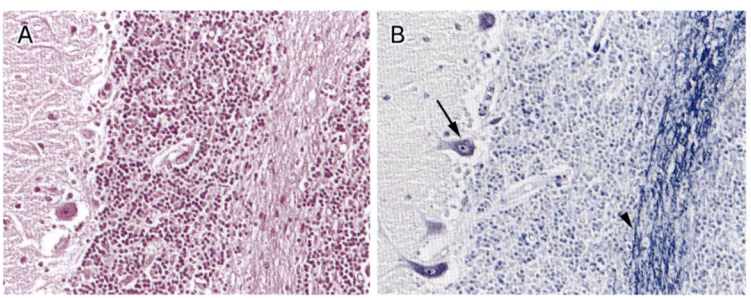

**写真 3-41　髄鞘・Nissl 小体の染色法**
A：H-E 染色．正常小脳：髄鞘および神経細胞の染色性と分布の確認を目的としてBを実施．
B：Klüver-Barrera 染色．紫色の神経細胞（矢印）と，青色の髄鞘（矢頭）が確認される．

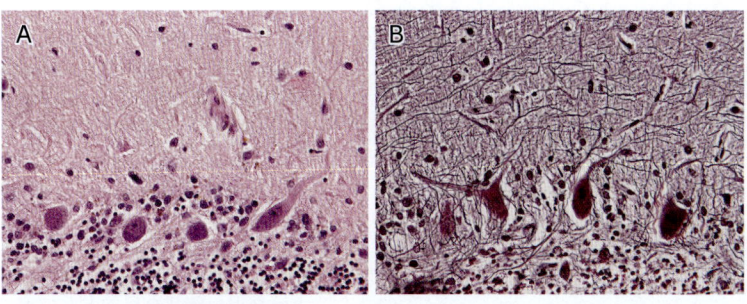

**写真 3-42　神経原線維の染色法**
A：H-E 染色．正常小脳（皮質）：神経原線維の染色性と分布の確認を目的としてBを実施．
B：Bodian 染色．プルキンエ細胞内とその周囲に，赤褐色〜黒褐色に染色された神経原線維（軸索）が確認される．

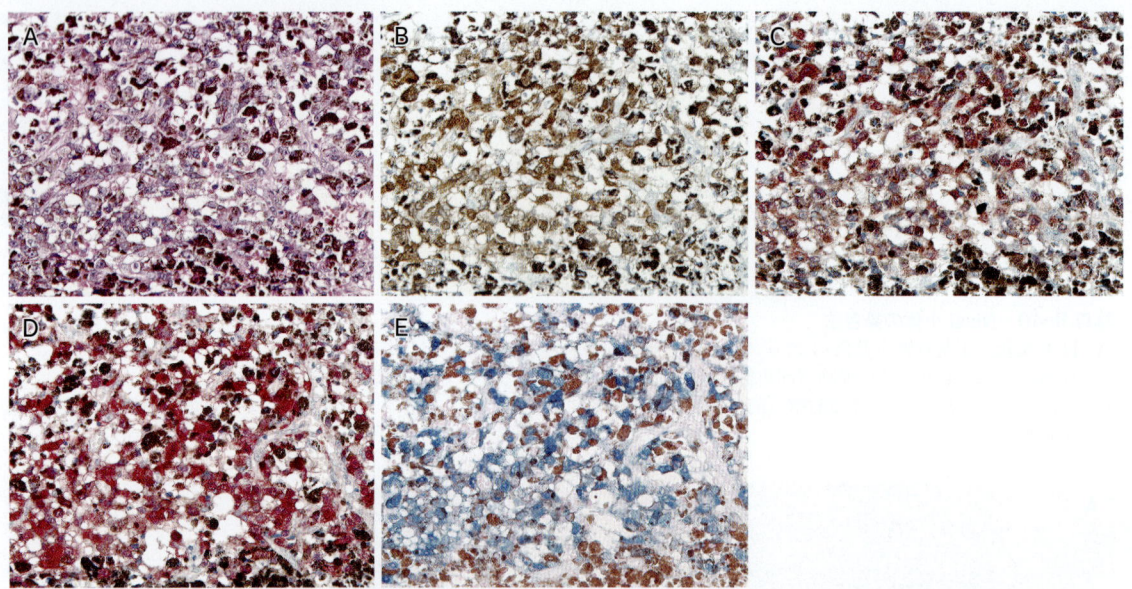

**写真 3-43 酵素抗体法**
A：H-E 染色．皮膚（腫瘍）：悪性黒色腫の診断，異なる発色基質による特異反応の証明を目的として B, C, D, E を実施．
B：抗 S100 蛋白抗体を用いた酵素抗体法（DAB 発色）．細胞質が茶褐色に染色されている（S100 蛋白陽性である）ことから，メラノサイト由来腫瘍が推定される．この症例は，皮膚原発の悪性黒色腫である．
C：AEC で赤色に発色．DAB 陽性反応と紛らわしい色素（メラニン色素，ヘモジデリン，ホルマリン色素など）が沈着している場合は，赤系や青系に発色する基質を用いると，特異反応の同定が容易となる．
D：ニューフクシンで赤色に発色（標識酵素はアルカリホスファターゼ）．
E：パーマブルーで青色に発色（標識酵素はアルカリホスファターゼ）．

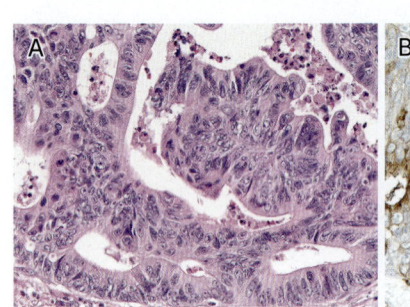
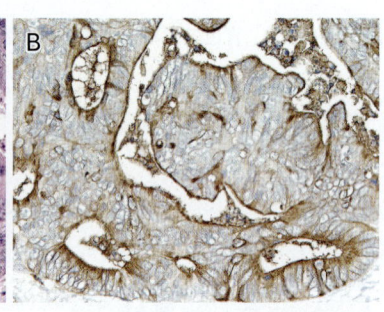

**写真 3-44 酵素抗体法**
A：H-E 染色．大腸（腫瘍）：腫瘍マーカー発現の確認を目的として B を実施．
B：抗 CEA 抗体を用いた酵素抗体法（DAB 発色）．細胞質または細胞膜が茶褐色に染色されている（CEA 陽性）．大腸腺がんの症例である．

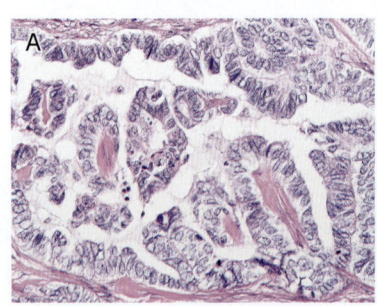
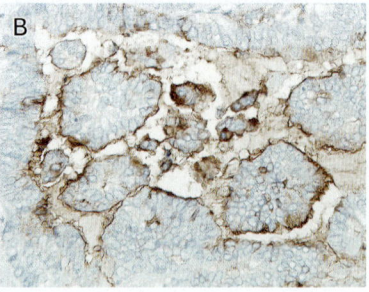

**写真 3-45 酵素抗体法**
A：H-E 染色．卵巣（腫瘍）：腫瘍マーカー発現の確認を目的として B を実施．
B：抗 CA125 抗体を用いた酵素抗体法（DAB 発色）．細胞質または細胞膜が茶褐色に染色されている（CA125 陽性）．卵巣漿液性腺がんの症例である．

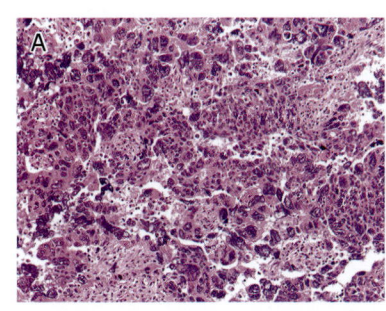 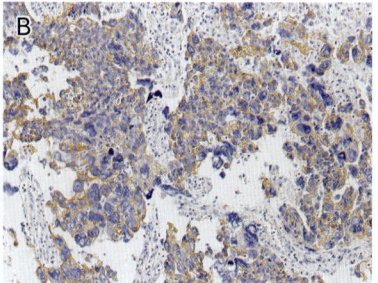

**写真 3-46　酵素抗体法**
A：H-E 染色．大脳（腫瘍）：転移性上皮性悪性腫瘍の診断を目的として B を実施．
B：抗サイトケラチン抗体を用いた酵素抗体法（DAB 発色）．細胞質が茶褐色に染色されている（サイトケラチン陽性）．脳原発の神経系腫瘍ではなく，転移性の上皮性腫瘍と判断される．大脳に転移した低分化腺がんの症例である．

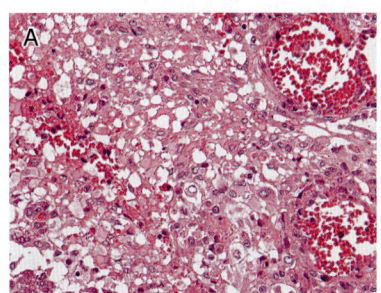 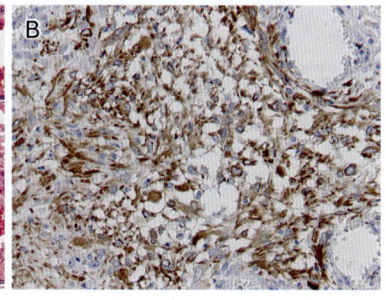

**写真 3-47　酵素抗体法**
A：H-E 染色．大脳（腫瘍）：原発性脳腫瘍（神経膠腫）の診断を目的として B を実施．
B：抗 GFAP 抗体を用いた酵素抗体法（DAB 発色）．細胞質が茶褐色に染色されている（GFAP 陽性である）ことから，神経膠細胞由来の腫瘍と判断される．大脳神経膠腫の症例である．

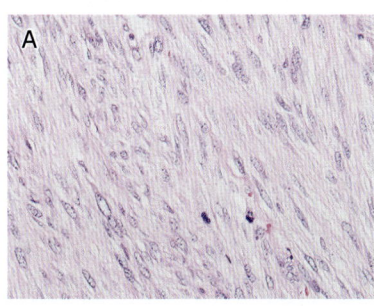 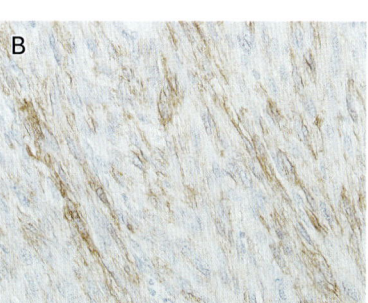

**写真 3-48　酵素抗体法**
A：H-E 染色．直腸（肉腫）：平滑筋肉腫の診断を目的として B を実施．
B：抗平滑筋アクチン抗体を用いた酵素抗体法（DAB 発色）．細胞質が茶褐色に染色されている（平滑筋アクチン陽性である）ことから，平滑筋由来の腫瘍と判断される．この症例は，直腸原発の平滑筋肉腫である．

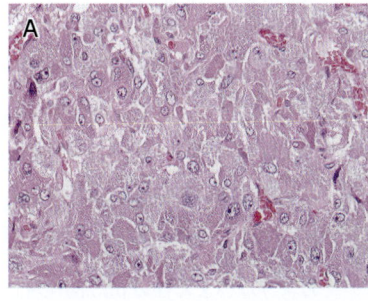 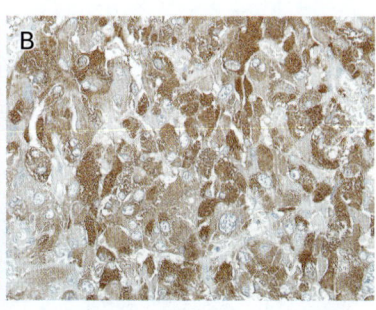

**写真 3-49　酵素抗体法**
A：H-E 染色．副腎（腫瘍）：褐色細胞腫の診断を目的として B を実施．
B：抗クロモグラニン A 抗体を用いた酵素抗体法（DAB 発色）．細胞質が茶褐色に染色されている（クロモグラニン A 陽性）．神経内分泌細胞由来の褐色細胞腫と判断される．

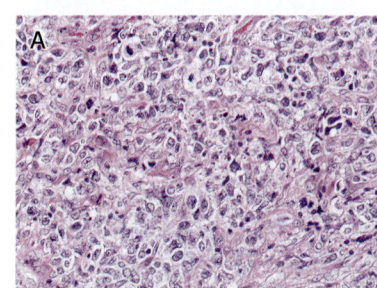 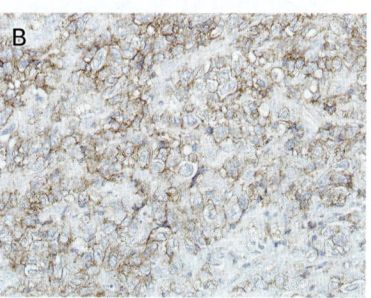

**写真 3-50　酵素抗体法**
A：H-E 染色．大脳（腫瘍）：悪性リンパ腫の診断を目的として B を実施．
B：抗 CD45RB（LCA）抗体を用いた酵素抗体法（DAB 発色）．細胞膜が茶褐色に染色されている（LCA 陽性である）ことから，悪性リンパ腫と判断される．

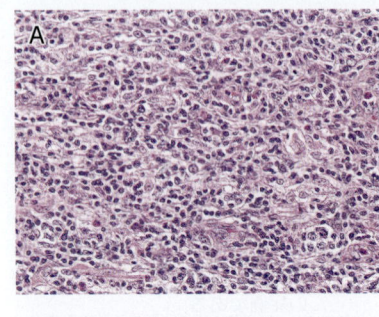
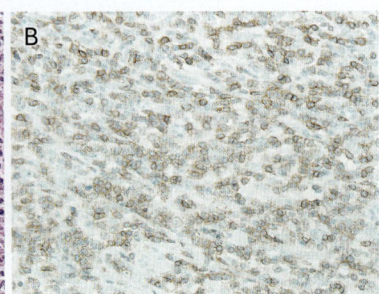

**写真 3-51　酵素抗体法**
A：H-E 染色．皮膚（悪性リンパ腫）：非 Hodgkin リンパ腫の分類（T 細胞性，B 細胞性）を目的として B を実施．
B：抗 CD3 抗体を用いた酵素抗体法（DAB 発色）．細胞膜が茶褐色に染色されている（CD3 陽性である）ことから，T 細胞悪性リンパ腫と判断される．

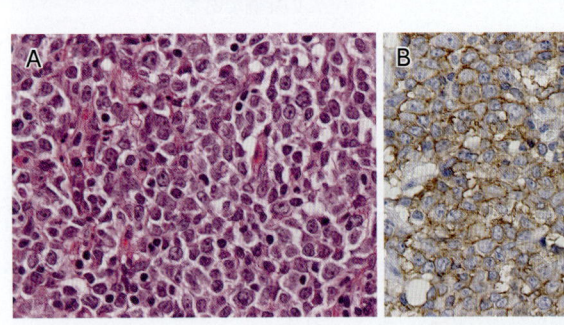

**写真 3-52　酵素抗体法**
A：H-E 染色．胃（悪性リンパ腫）：非 Hodgkin リンパ腫の分類（T 細胞性，B 細胞性）と分子標的治療薬の適応確認を目的として B を実施．
B：抗 CD20 抗体を用いた酵素抗体法（DAB 発色）．細胞膜が茶褐色に染色されている（CD20 陽性である）ことから，B 細胞悪性リンパ腫と判断される．CD20 陽性の非 Hodgkin リンパ腫に対しては，分子標的治療薬リツキシマブ（抗 CD20 モノクローナル抗体製剤）が適応となる．

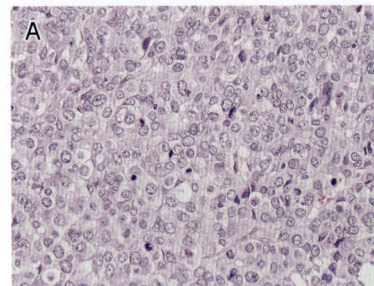
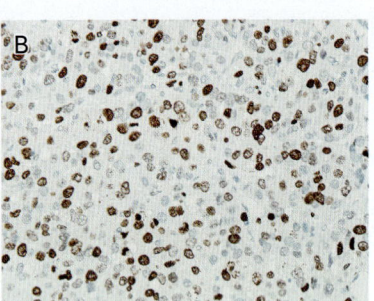

**写真 3-53　酵素抗体法**
A：H-E 染色．乳腺（充実腺管がん）：細胞増殖能の確認を目的として B を実施．
B：抗 Ki-67 抗体を用いた酵素抗体法（DAB 発色）．核が茶褐色に染色されている（Ki-67 陽性の）細胞は増殖相（G1・S・G2・M 期）にあると判断されている．この症例では多くの腫瘍細胞が陽性であることから，細胞増殖活性が高いと推定される．

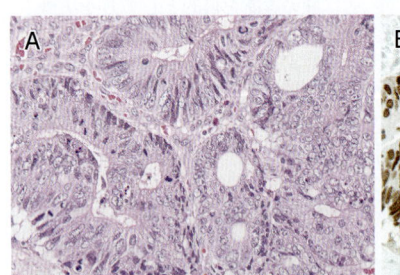
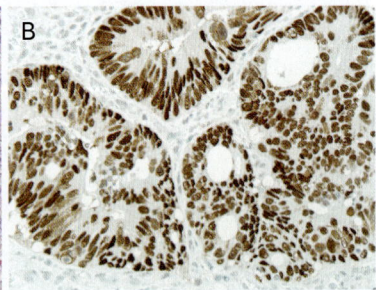

**写真 3-54　酵素抗体法**
A：H-E 染色．大腸（腫瘍）：がん抑制遺伝子産物 p53 の発現パターンの確認を目的として B を実施．
B：抗 p53 抗体を用いた酵素抗体法（DAB 発色）．ほとんどの腫瘍細胞の核が茶褐色に染色されている．このようなびまん性の p53 陽性所見は変異型 p53 蛋白による可能性が高く，悪性を示唆する．大腸腺がんの症例である．

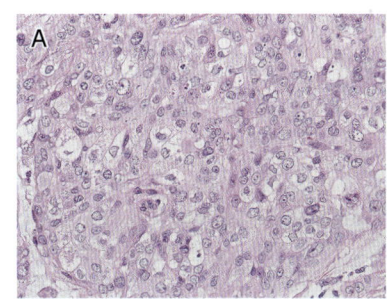 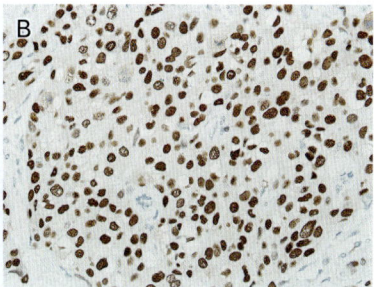

**写真 3-55　酵素抗体法**
A：H-E 染色．乳腺（充実腺管がん）：ホルモン療法薬の適応確認を目的として B を実施．
B：抗 ER 抗体を用いた酵素抗体法 (DAB 発色)．茶褐色に染色されている（ER 陽性の）核をもつ腫瘍細胞が多数存在している(10％以上)．このような症例に対しては，抗エストロゲン剤などのホルモン療法薬が適応となる．

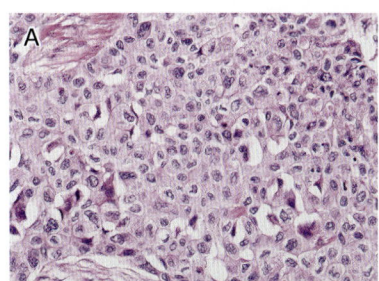 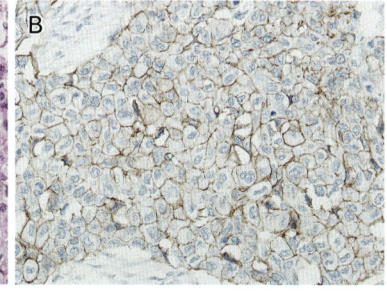

**写真 3-56　酵素抗体法**
A：H-E 染色．乳腺（充実腺管がん）：分子標的治療薬の適応確認を目的として B を実施．
B：抗 HER2 抗体を用いた酵素抗体法 (DAB 発色)．ほとんどの腫瘍細胞の細胞膜が茶褐色に染色されており，HER2 蛋白が過剰発現していると判断される．HER2 過剰発現が確認された乳がんに対しては，抗 HER2 分子標的治療薬（トラスツズマブが代表的）が適応となる．

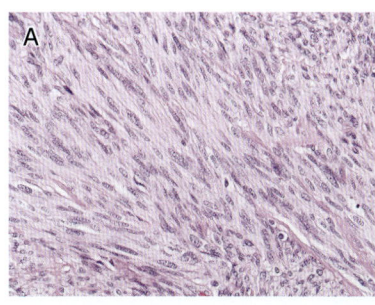 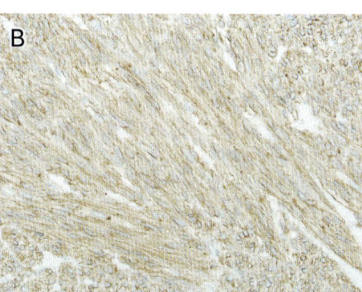

**写真 3-57　酵素抗体法**
A：H-E 染色．胃（肉腫）：消化管間質腫瘍 (GIST) の診断を目的として B を実施．
B：抗 KIT 抗体を用いた酵素抗体法 (DAB 発色)．細胞質または細胞膜が茶褐色に染色されている（KIT 陽性である）ことから，消化管間質腫瘍 (GIST) と判断される．GIST に対しては，分子標的治療薬イマチニブ (KIT チロシンキナーゼ阻害剤) が適応となる．

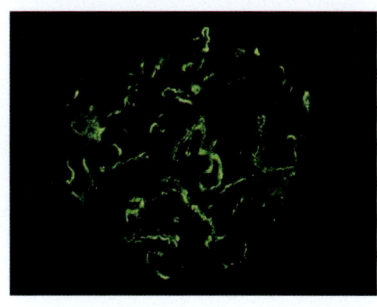

**写真 3-58　蛍光抗体法**
抗 IgA 抗体を用いた蛍光抗体法（FITC 標識）．糸球体メサンギウム領域に緑黄色蛍光の陽性所見が認められる．IgA 腎症の症例である．

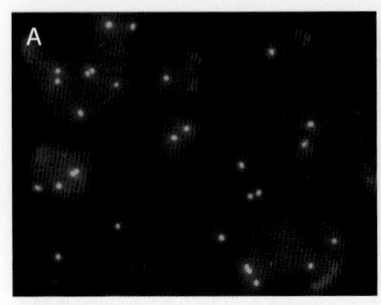

**写真 3-59　FISH法による *HER2/neu* 遺伝子増幅の検索**

A：*HER2/neu*（橙色蛍光）と *CEP 17*（緑色蛍光）のシグナル比は 1.0（*HER2/neu* 遺伝子増幅なし）であり，抗HER2分子標的治療の対象とはならない．

B：*HER2/neu/CEP 17* シグナル比は 6.1（*HER2/neu* 遺伝子増幅あり）であり，抗HER2分子標的治療の対象となる．

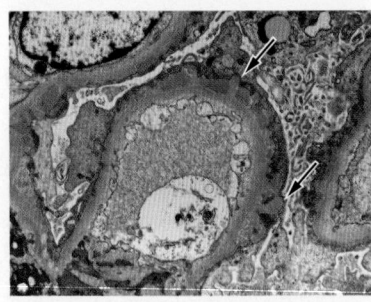

**写真 3-60　糸球体腎炎の透過型電子顕微鏡検索**

糸球体基底膜には大小の上皮下沈着物が散在性に認められ，スパイク（矢印）を形成している．膜性糸球体腎炎の特徴である．

# 第1章 病理学総論

## I 病理学とは何か

### 1 病理学の意義

病理学（pathology）は，疾病の病因を解析し，さらに病因による疾病の発症機序を研究する学問である．病因の解析および疾病の発症機序の解明は，罹患した生体の症状，経過，転帰などの観察と，病変を生体構築の根底となる細胞，組織，臓器の変化としてとらえる病理形態学を基盤とし，いろいろな研究方法を併用して行う．また病理学は，基礎医学と臨床医学との中間的立場にあり，それらの橋渡しとされ，疾病の病因解析を行いながら，その病理学の知識は臨床医学における診療および治療への基盤的役割を果たしている（図1-1）．

**基礎医学**
解剖学，生理学，生化学，微生物学，免疫学，遺伝学など．

**病理形態学**
病理解剖学，病理組織学，病理細胞学，分子病理学より成り立っている．

**病理科**
現在は病理診断科が一般的となっている．

### 2 病理学の中身

病理形態学は狭義の病理学で，病理解剖による臓器・組織の形態的変化の観察から出発し，現在では組織の構成単位と生命単位である細胞の病変を並行して検索，追究

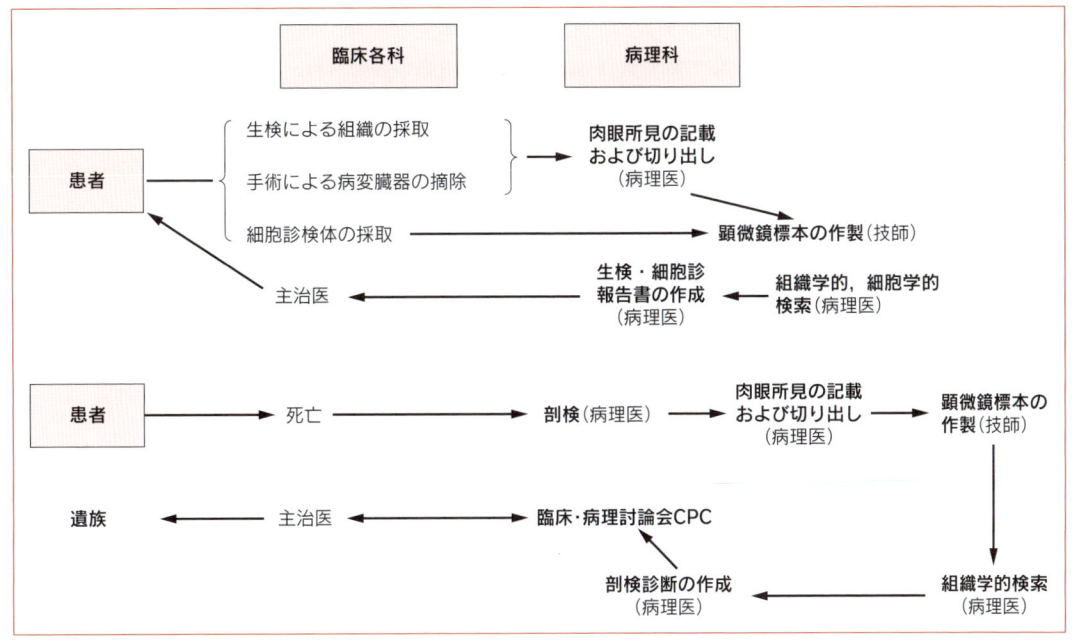

図1-1 医療における病理診断過程　　　　　　（日本病理学会：医療における病理学の役割．1989より）

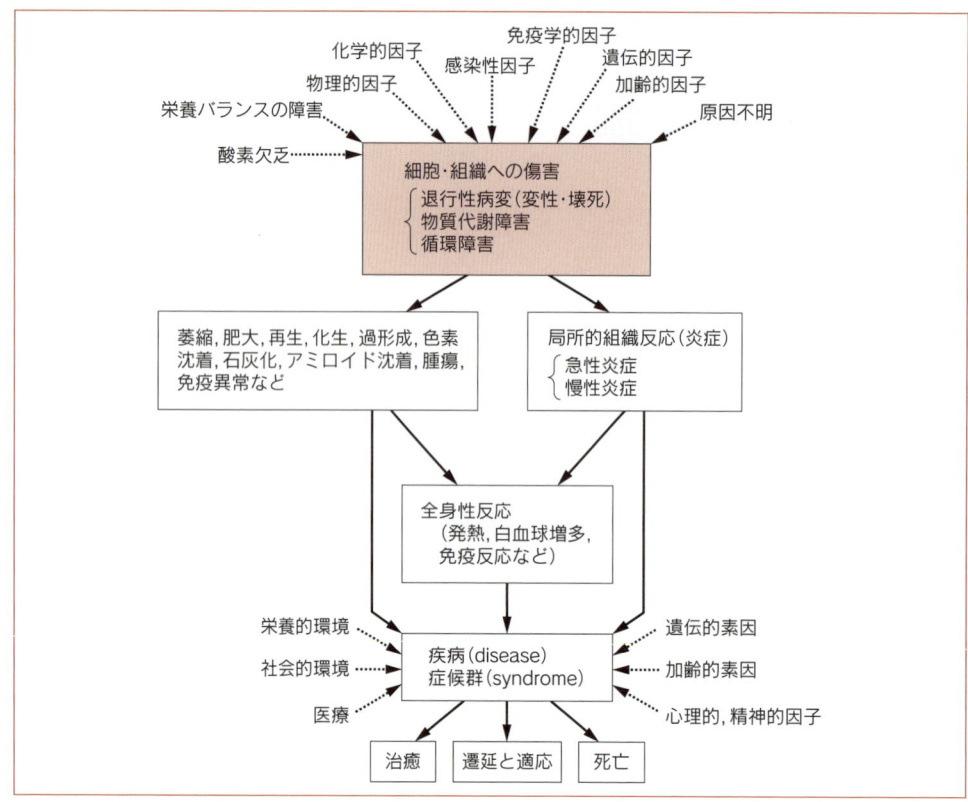

図1-2 疾病の成立

する段階になっている．

　病理形態学には，肉眼的，顕微鏡的に疾病を観察し，その疾病の本態を検討，決定する役割があり，臨床医学に対しては死後の**病理解剖**（剖検），生体組織の手術材料，および生検材料の検査，細胞診（細胞学的診断）として貢献している．病理組織学的検査を主として疾病の確定診断を行う病理学の分野を**外科病理学**とよんでいる．近代検査学では，外科病理学に，生化学，血液学，生理学，細菌学，血清学などの基礎医学の研究方法を応用し，疾病の診断に貢献する臨床検査学を包括したものを**臨床病理学**とよぶ．以上のように，人体の疾病を対象とする病理学は**人体病理学**といわれている．人体病理学に対して，動物および各種由来の細胞を用いて人体の疾病の再現ならびに薬剤などの効果の有無を試み，その病因および発症機序などを明らかにするとともに，治療法の開発を行う学問を**実験病理学**とよぶ．これを**病因解析病理学**とよぶこともできる．人体を用いることのできない疾病の原因や病態の解明は動物実験法によって行われ，現在の病理学の進歩におおいに貢献している．

## 3　疾病の成立

　疾病，疾患，病気という状態のことの起こりは，**細胞・組織への傷害**から始まり，終局は，**治癒**，**遷延と適応**，**死亡**ということになる．この相互関係を模式化したものが図1-2である．傷害の原因が病因であり，疾病・症候群の成立

までの生体反応が病理発生機序である．病因は**内因**と**外因**に分けることができる．内因としては遺伝的因子，加齢的因子が代表であり，外因としては酸素欠乏，化学的因子，物理的因子，栄養バランス，感染性因子，免疫学的反応がみられる．

疾病の分類，独立性の確立から，病因・病理発生機序の解明，それに対応する治療法の確立に病理学が果たした役割は大きい．

正常の臓器・生体の機能は決して固定したものでなく，生活環境，加齢などによる幅広い変動のなかで機能を保っている（動的平衡）．一定の枠をこえた偏りが病的状態とみなされるが，このこと自体で病気というわけではない．より複雑な多因子の組み合わせで疾患が成立する場合が多い．

多種類の傷害因子に対する，細胞・組織での反応の共通する基礎的病変を「第1章 病理学総論」で学び，また，細胞・組織・臓器に特有の病変を「第2章 病理学各論」で学ぶことになる．たとえば，心筋梗塞，脳出血，肺炎といった疾患は，生体の生命維持に直結する臓器に発現した病変であるので，その影響は重篤なものとなる．しかし，梗塞，出血，炎症といった基礎的病変については，他の組織・臓器にも発生する変化であることが多い．

各種の疾患で，一臓器の病変に限らず，多数の臓器の障害や代償といった，複雑なからみあいの病態も大きな問題として残され，臓器相関，病気の多様性などといった概念でとらえられている．

### 4　病理解剖の役割――死の解明

病理解剖は死の状態を検索の対象とし，死という現象が，どんな原因で，どんな機序で起こったか，また臨床診断が正しかったか，治療方法が適切であったかを検討する．

**死**とは，心臓，肺，脳などの重要臓器の機能が停止し，全身の臓器・組織の機能が永久に停止した状態を指す．一疾患が進展し，その疾患のために致命的な経過をたどるのはむしろまれで，多くの場合，経過中に他の疾患を合併し，重症状態となり，死の転帰をとる．その臨床経過は複雑多彩で，その機序の解明は容易でなく，現在でも未知の部分が多い．具体的に示すと，疼痛や発熱などの症状として現れた一臓器の軽微な病変は，次第にその臓器内に広がり，他の臓器にも影響を及ぼし，その臓器の機能は低下し，不全状態から全くの欠落状態（臓器死）に陥り，個体の死に至る．その経過の末期は心臓，脳，肺の機能停止に要約される．

## II 染色体・遺伝子・発生の異常

疾患は，その成立時期が出生前であるか出生後であるかにより，先天性と後天性に分けられる．先天性疾患は出生前に成立し，以後はほとんど変化しないことが多いが，ハンチントン（Huntington）舞踏病のように，生下時は正常にみえて，加齢とともに発症するものもある．これが主に形態の異常として現れた場合が**奇形**であり，代謝の異常として現れた場合が先天性代謝異常である．

---

**今日の病理学の礎**

Morgagni（1682～1771）の"病気の座"，Virchow（1821～1902）の"細胞病理学"以来のアプローチの集大成が，今日の病理学総論，各論となっている．

**死とは**

死の起こり方は中枢臓器の病変の程度によるが，脳出血などは破壊的，直接的で，肺や心臓に影響を与える割合は小さい．肺の病変は心筋に酸素欠乏状態を起こし，心不全を生ずるが，死に至る時間的経過は一般には長い．死に至る時間的経過から，死の起こり方は瞬間死，急変死，漸次死と分けられ，その原因となる基本的疾患が検討される．病理解剖は死に直結した疾病の終末状態に関係した臨床経過中のすべての症状の機序を解析する手段であるが，必ずしも病変をすべて説明することはできない．他方，有効薬剤の開発によって新しい病変の潜在的発生もある（医原性病変）ことは，近代医療では注目していかねばならない．

先天性疾患は，遺伝子あるいは染色体の異常と，妊娠初期に有害因子の加わったもの（胎芽病）とに分類することができる．

## 1　染色体・遺伝子の異常

　染色体の異常には数の異常や構造異常があり，構造異常は**欠失**，**逆位**，**転座**，**挿入**，**重複**，**環状染色体**などと表す．**モザイク**とは，1つの個体が染色体構成の異なる2種類以上の細胞系からできているものをいう．

　遺伝子情報の発現は，**核DNA**の二重らせん構造の一部が離れ，一本鎖となった片方の塩基配列に相補的な塩基配列をつくるmessenger RNA（mRNA）が合成されるところから始まる．これを**転写**（transcription）という．mRNAは細胞質へ移動し，transfer RNA（tRNA）と結合したアミノ酸が，mRNAの指定する順番で配列することによって特定の蛋白が合成される．これを遺伝情報の**翻訳**（translation）という．

　さまざまな遺伝子異常のなかで，**組換え**（recombination），**点突然変異**（point mutation）がよく知られている．組換えには欠失，挿入，逆位，対立遺伝子の交換がある．遺伝子異常がただちに疾患に結びつくとはかぎらないが，多くの遺伝病の遺伝子異常が発見されている．

　遺伝性疾患の遺伝様式には**常染色体優性遺伝**，**常染色体劣性遺伝**，**伴性遺伝**がある．常染色体優性遺伝では1つの遺伝子で遺伝形質が発現するが，例としてEhlers-Danlos症候群，von Hippel-Lindau病，Marfan症候群などがある．常染色体劣性遺伝は，劣性遺伝子を1対でもつことにより形質が現れるもので，フェニルケトン尿症，Wilson病，嚢胞性線維症，フリードライヒ失調症，色素性乾皮症がある．伴性遺伝はX染色体上の遺伝子に限って起こる．伴性優性遺伝では，父親が保因者だと娘がすべて発病し，母親が保因者だと娘・息子の半数が発病する．伴性劣性遺伝では複雑な遺伝様式となり，多くの場合，発病する息子は保因者の母親から生まれることとなる．伴性遺伝には筋ジストロフィ，Wiskott-Aldrich症候群，Menkes病などがある．

## 2　染色体異常症

　先天性疾患の患者ではしばしば異常な染色体構成が認められる．その主なものは，**ダウン（Down）症候群**，外見は女子であるが卵巣発育不全のある**ターナー（Turner）症候群**，外見は男子であるが睾丸発育不全のある**クラインフェルター（Klinefelter）症候群**などである．

　ヒトの染色体は正常では46個であり，そのうち常染色体は22対あるが，ダウン症候群では21番目の染色体が3本あり（21トリソミー），染色体数は47個（47, XY，＋21）になっている（**写真1-1**）．

　18トリソミーでは第18番目の染色体が3個あり，精神発育障害，指の屈曲拘縮，耳介の低位，心奇形，小顎症が現れる．

　ターナー症候群では性染色体がX染色体1本で，染色体数は45個（45, X）である．外部生殖器は女性型を示すが，発育不全で小人症，性腺は未発達である．

　クラインフェルター症候群では性染色体がX染色体2本とY染色体1本で，染色体数は47個（47, XXY）である．身長が高く，身体的には男性であるが，体毛の発達は不良で，無精子症（男性不妊）となる．

　3倍体X染色体症候群は47, XXXの染色体構成で，super femaleともいわれる．

---

**DNA**

核DNAは塩基対の二重らせん構造からなっている．アミノ酸の配列を決める遺伝情報は3個の塩基〔アデニン（A），チミン（T），グアニン（G），シトシン（C）〕が1個のアミノ酸に相当する情報となり，これを遺伝暗号（コドン：codon）といい，遺伝子はコドンの集合体である．染色体DNAは平均的な遺伝子$2.5×10^6$個に相当するが，実際にコードしているDNA（エクソン）の割合は小さく，ほとんどはイントロンといわれる意味のない塩基配列がみられる．個々の遺伝子の位置（遺伝子座）を特定する作業をゲノム計画といい，全遺伝子地図が解明された今日はポストゲノムの時代，個人のがんのゲノムファイルの時代といわれている．

**ダウン症候群**

最も頻度の高い染色体異常で（出生1,000人に1人），症状は小さい頭，扁平な顔，つり上がった眼，知能の発育遅延，外上がり眼裂，内眼角開離，精神薄弱，短頭，短頸，第5指の内彎などがみられる．

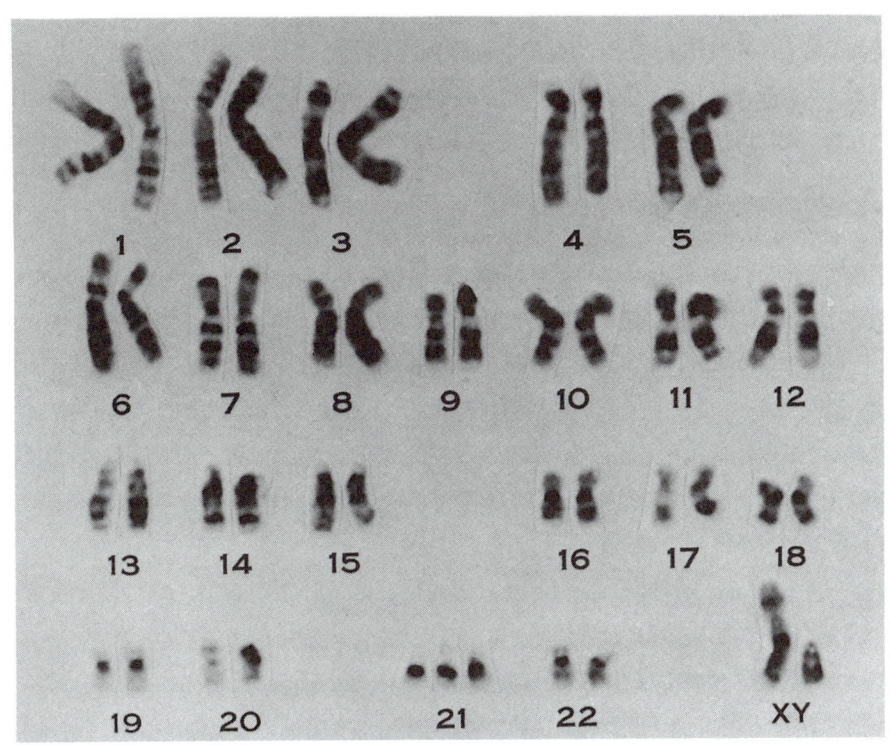

**写真1-1　G分染法によるダウン症患者の染色体**
21番目の染色体が3本で，トリソミーとなっている（東京医科歯科大学難治疾患研究所・故外村名誉教授提供）．

性器の発育不全，精神発育障害が現れる．

## 3　先天性形態異常（奇形）

　奇形は**二重体**と**単体奇形**とに分けられる．二重体は2つの個体が頭，胸，殿部などで結合したかたちを呈する．一方の個体の発育が不十分で寄生体となっている場合もある．単体奇形は1つの個体の全身または一部に現れている奇形である．全身的な奇形としては巨人と小人がある．各臓器の奇形は，大きさ，数，位置，形の異常として現れる．例えば，小頭症，単眼体，内臓逆位症，輪状膵がみられる．頻度の高い奇形は兎唇，正中および側頸瘻，心室中隔欠損，ファロー四徴症，メッケル憩室，副脾，馬蹄腎，停留睾丸などである．奇形のうち，兎唇，多指症は遺伝性疾患である．また，いくつかの奇形には染色体異常が認められている．

　外因としては機械的傷害，放射線，酸素欠乏，栄養障害，化学物質，ホルモン障害，ウイルス感染があげられる．心機能不全や貧血のある母親から奇形児の生まれる率が高いこと，サリドマイド服用による**アザラシ肢症**，妊娠早期に風疹に罹患した母親から白内障，心奇形，感音難聴などを有する多くの児が生まれたこと（**先天性風疹症候群**）が知られている．

　奇形は胎児が発育していく途中，種々の機序によって形成される．無脳症は発育の抑制により，兎唇は癒合の抑制により，合指症は分離の抑制により，側頸瘻は鰓溝の残存により生ずる．

# Ⅲ 組織細胞傷害とその修復機構

　種々の病因によって組織細胞が傷害作用を受けると，生体は**適応**するが，元通りに戻れる場合を**可逆的傷害**，傷害が取り去れない場合を**不可逆的傷害**という．組織細胞の傷害が大きく不可逆的傷害となると，**壊死**（necrosis）に陥る．壊死とは違った細胞除去機構が**アポトーシス**（apoptosis）である．適応には，細胞レベルでは**変性**（可逆的変化），組織器官レベルでは**肥大**，**萎縮**がみられる．肥大に似た組織細胞レベルの数的増殖が**増生**である．局所的な壊死に対してその部を修復する生体反応が起こるが，その第一歩は**再生**であり，そのときの変化した再生が**化生**である．組織欠損の修復は**創傷治癒**という．

## 1　組織細胞傷害をきたす因子と傷害機序

### 1）組織細胞傷害をきたす因子

　組織細胞傷害をきたす因子を**表1-1**に示す．
　病原体が生体に侵入し疾患を起こす状態を**感染**といい，引き起こされた病気を**感染症**という．伝染も感染と同じ意味である．病原体の侵入経路には，経口，経鼻，経皮と経胎盤があり，感染の様式から，食物，飛沫，吸引，接触と創傷感染に分けられる．生体への直接の侵入門戸は皮膚，粘膜（口，気道，肛門，下部尿路）などであることが多い．血液内で病原体が繁殖した状態に，**菌血症**，**ウイルス血症**，**敗血症**（全身症状を呈するもの），**膿血症**（種々の臓器に化膿巣をつくるもの）がある．**病巣感染**とは，扁桃腺や歯根などの慢性の細菌感染によって，二次的に糸球体腎炎やリウマチなどの全身的な疾患を引き起こすことをいう．

### 2）虚血，低酸素による細胞傷害の機序

　虚血から低酸素状態が起こると細胞内のミトコンドリアにおける酸化的リン酸化の障害が起こり，ATPの産生が停止する．ATPによって働く細胞膜を介したNaポンプ，Caポンプの破綻から，細胞内のNaとCa濃度が上昇し，細胞膜のホスホリパーゼが活性化し，細胞膜の傷害，細胞外Caの大量流入から細胞崩壊が起こる．一方で，ATP低下から細胞内で解糖系が働き，乳酸が蓄積，著しく酸性となり，リソソームが放出され，細胞崩壊が起こる（**図1-3**）．

表1-1　組織細胞傷害をきたす因子

| | |
|---|---|
| 酸素欠乏 | 血栓塞栓症，心不全，呼吸不全，赤血球の酸素結合の障害 |
| 物理的病因 | 機械的外力，音波，気圧，高温，低温，電気，紫外線，放射線 |
| 化学的病因 | 強酸，アルカリ，リン，ヒ素，鉛，水銀，カドミウム，金属化合物<br>シンナー，メチルアルコール，塩化メチル，パラフィン，アニリン，バルビツール類<br>アルカロイド，ヘビ毒，フグ毒<br>環境汚染，$SO_2$，CO，炭化水素，窒素酸化物（$NO_x$），有機水銀<br>ポリ塩化ビフェニル（PCB），薬剤 |
| 感染性因子 | ウイルス，リケッチア，細菌，スピロヘータ，真菌，原生動物，吸虫，条虫，線虫 |

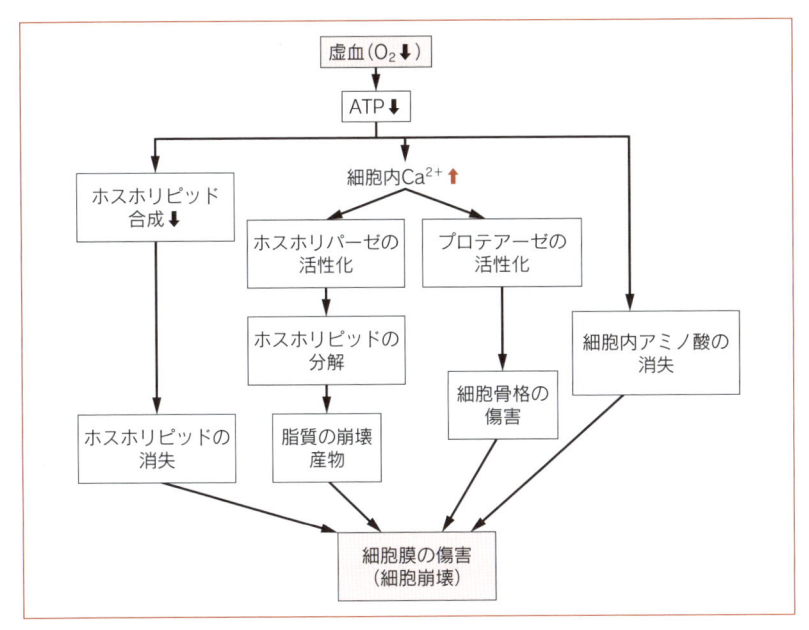

図1-3　虚血による細胞傷害の機序

## 2　細胞傷害の形態像

### 1）変性（可逆的変化）

　変性は，まだ壊死に至らない程度の細胞・組織の構造と代謝の障害であり，基本的には**可逆的傷害**である．細胞の微細構造は変化し，ときには破壊されている．代謝活動の乱れは，細胞・組織内に異常な物質が出現すること，あるいは生理的に存在する物質でも，それが異常な量，場所に出現することによって起こる．細胞は死んでおらず，変化は質および進行の程度によっては可逆的である．代謝異常が原因で起こる代謝物質の沈着の場合は，変性という概念より，物質代謝異常で本来扱う病変であり，また，硝子滴変性，角質異常，ラッセル小体などのように細胞機能の亢進状態を反映した病変もあり，従来の変性の概念はぬりかえられつつある．

### 2）細胞質の病変

#### (1) 混濁腫脹

　細胞が傷害されると，変化はまずミトコンドリアに現れ，腫脹した細胞質内には好酸性の微細顆粒が充満した所見を呈するようになるので，顆粒変性ともよばれる．軽度の障害では，ミトコンドリアは水分の貯留によって膨潤する．なまの組織標本を光学顕微鏡で観察すると細胞質内に多数の細顆粒がみえる．肉眼では臓器の割面は混濁し，盛り上がってみえる．混濁腫脹は肝，腎，心，筋肉などの実質臓器に起こりやすい．混濁腫脹は可逆的な変化で，原因が去れば回復する．原因は酸素欠乏，急性感染症，中毒などである．

### (2) 水腫性変性

細胞が高度に傷害されると，ミトコンドリアはさらに水を含んで膨潤し，その内部構造は崩壊して嚢胞状になる．小胞体も拡張する．光学顕微鏡で細胞質内に大小の空胞がみえ，この変化は**空胞変性**ともいわれる．四塩化炭素中毒時の肝細胞，低カリウム血症時の腎尿細管上皮細胞にみられる．

水分貯留が最もはなはだしいときは，水は細胞質内にびまん性に蓄積し，細胞は著しく腫大し，水びたしの状態になる．光顕的に細胞質は均等に明るくみえる．ヘルペス感染時の表皮細胞などにみられる．傷害された細胞が死滅すると，表皮内に水疱が形成される．

### (3) 脂肪変性

脂肪は中性脂肪のかたちで貯蔵され，酸化的リン酸化によって利用されている．この過程が阻害されると細胞内に中性脂肪が滴状に出現してくる．パラフィン切片標本では，標本作製の途中，脂肪がアルコール中に溶出してしまうために，脂肪滴があった部分は明るくぬけてみえる．有機溶剤を用いないで標本をつくる氷結切片法を用いて，切片をズダン色素で染めると脂肪は陽性に染まる．形状は小空胞性ないし印環状を示す．

### (4) 硝子滴変性

細胞質内に硝子様の微細な顆粒（硝子滴）が多数出現する変化である．硝子滴は蛋白質を主成分とし，H-E 染色で赤色，PAS 反応で紫赤色，ワイゲルトのフィブリン染色で紫色，azan 染色で赤色，van Gieson 染色で黄色に染まる．硝子滴変性は感染症があるときの尿細管上皮によくみられる．糸球体から原尿中に漏出した血清蛋白が尿細管上皮細胞に活発に再吸収されて起こっており，変性とは違った機能亢進状態とみられる．硝子滴の蓄積が高度になると細胞はやがて傷害される．

### (5) ラッセル小体

形質細胞内で合成された γ-グロブリンを含む蛋白質が細胞質内に貯留し，好酸性，円形の小体をつくったものをいう．多数の小体が細胞質内に充満していることもある．電顕的に拡張した粗面小胞体の腔内に蛋白質の蓄積が認められる．慢性炎症や多発性骨髄腫に際して出現する．これは形質細胞の機能亢進とともに，細胞外への排出障害によるものと考えられている．

### (6) グリコーゲン変性

グリコーゲンは貯蔵型の糖質で，肝，骨格筋に貯えられている．グリコーゲンは水溶性で，ホルマリン固定の H-E 染色標本では，標本作製の途中で水に溶出するため，グリコーゲンを多量に含んでいた細胞質は明るくみえる．純アルコールなどを用いて，水を避けて固定すれば，PAS 反応で紫赤色，ベストの Karmin 染色で赤色に染まる．グリコーゲンを分解する酵素に異常があると，肝細胞，心筋，骨格筋などにグリコーゲンが異常に高度に沈着する（**グリコーゲン蓄積症**）．**糖尿病**では肝細胞の核，尿細管上皮細胞にグリコーゲンが沈着する．

### (7) 粘液変性

粘液は粘りけのある液体で，中性ないし酸性の糖蛋白質を含んでいる．粘液は，H-E 染色ではよく染まらないが，PAS 反応では紫赤色に染まる．また，上皮性粘液は mucicarmine 染色で赤色に染まり，Alcian blue 染色で青色に染まるのは酸性粘液多糖類である．

---

**脂肪**

脂肪は黄色の色素であるリポクロームを含み，脂肪変性に陥った臓器は肉眼で黄色にみえる．脂肪変性は酸素欠乏，貧血，うっ血，中毒などにより，肝細胞，尿細管上皮，心筋などに起こる．肝では主に小葉中心帯に現れる．肝への脂肪供給過剰，あるいは肝からの脂肪の転送が阻害されると，主に小葉周辺帯に中性脂肪滴が出現してくる．これを脂肪浸潤という．高度の脂肪浸潤が起こっている肝は脂肪肝といわれ，慢性アルコール中毒などの際にみられる．脂肪変性と脂肪浸潤を区別することは困難なことが多く，一括して脂肪化という．

**印環細胞がん**

消化管などの粘膜には粘液を分泌する上皮細胞が存在するが，細胞質内の高度の粘液貯留は胃がんによくみられる．がん細胞内に粘液が充満し，そのため核が細胞の一側に押しやられていることがある．このような細胞は印環細胞がん（signet ring cell carcinoma）といわれ，胃がんによるがん性腹膜炎患者の腹水中にしばしば出現する．

### (8) 好酸性変性

細胞質がエオジンなどに強く好染する状態で，硝子様物質に似ることからこの名称がある．胞体内の RNA 量（好塩基性）が減少し，胞体の好酸性が増加することによる．例えば，乏血による細胞変化，ウイルス性肝炎の好酸体，アルコール性肝炎のマロリー小体，黄熱病のカウンシルマン体などがある．

### (9) 角質変性（病的角化）

病的に角化の異常亢進を起こした状態をいう．過角化症，錯角化症（角化亢進と角質融解剥離の異常），類表皮化生などがある．

## 3）細胞間質の変性

### (1) 硝子化，硝子変性

硝子質が細胞間の基質や格子線維，膠原線維に沈着して起こる．硝子質は均質無構造で，半透明，光線を強く屈折する．硝子質が沈着した部分は H-E 染色で赤色，PAS 反応で淡紫赤色，azan 染色で赤紫～青色に染まる．硝子質の化学的組成は一定していないが，蛋白質が主成分である．

線維性結合組織に硝子化が起こると，線維構造は消失し，全体が均質にみえるようになる．小動脈の内皮下に硝子質が沈着することがある．内膜は厚くなり，中膜は薄くなる．腎，脾，睾丸などにおいてみられる．慢性糸球体腎炎で糸球体の間質は硝子質の沈着によって肥厚する．変化が高度になると糸球体は全体として硝子質の均質な塊になる．糖尿病で膵ランゲルハンス島が硝子化していることがある．萎縮した精細管，尿細管の基底膜は硝子様肥厚を示す．

### (2) アミロイド変性

アミロイドは蛋白質と多糖類の複合物で硝子質に似ているが，染色性に特徴がある．ルゴール液で染めると，他の部分は黄色であるのにアミロイドの沈着した部分は赤褐色に染まり，ルゴール液をかけてただちに濃硫酸を 1 滴加えると青色に染まる．コンゴー赤では赤色に染まる．コンゴー赤で染色した標本を偏光顕微鏡でみると，アミロイドは緑色偏光を呈する（☞p.18，62）．

アミロイド変性は，肝，脾，腎に起こりやすく，アミロイドが肝毛細血管内皮下，脾リンパ濾胞，腎糸球体の間質などに沈着して，これらの臓器は透明感のある赤褐色を呈する．

### (3) 類線維素変性

主に膠原線維にみられる変性で，膠原線維は膨化し均質になる．変性した結合組織は，PAS 反応で紫赤色，ワイゲルトのフィブリン染色で紫色に染まる．血漿内のフィブリンが膠原線維と線維間の基質に沈着して起こるといわれている．類線維素変性は，アルサス（Arthus）反応の病巣や膠原病として一括して扱われているリウマチ性心筋炎，リウマチ性関節炎，全身性エリテマトーデス，壊死性血管炎などにみられる．

### (4) ムコイド変性

生体には粘液性の結合組織は存在しない．粘液腫は胎生期の膠様組織に似た像を呈し，星形の腫瘍細胞の間を粘液が満たしている．甲状腺機能低下による粘液水腫では皮膚の結合組織に粘液が沈着する．乳腺の線維腺腫で線維が疎で，基質が H-E 染色で淡青色に染まり，一見，粘液変性のようにみえることがある．これは組織液が増加し

---

**異染性（メタクロマジー）**

メチル紫，クリスタル紫のようなアニリン色素を用いると，アミロイド変性以外の部分はこれらのアニリン色素元来の色をとって紫色に染まるのに，アミロイド変性の部分は赤みを帯びて赤紫色に染まる．

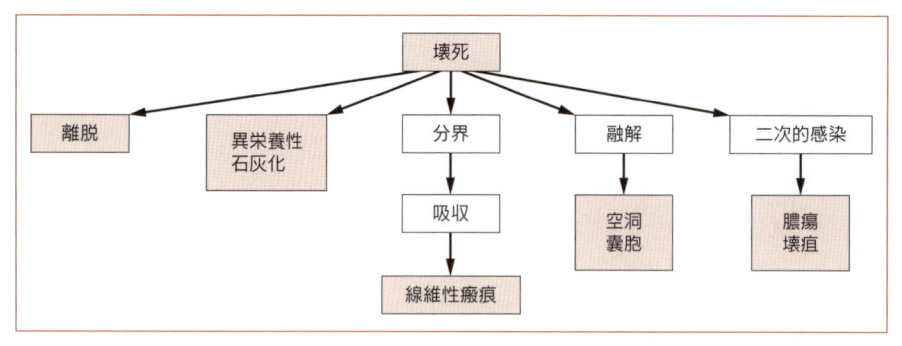

図 1-4 壊死の自然経過

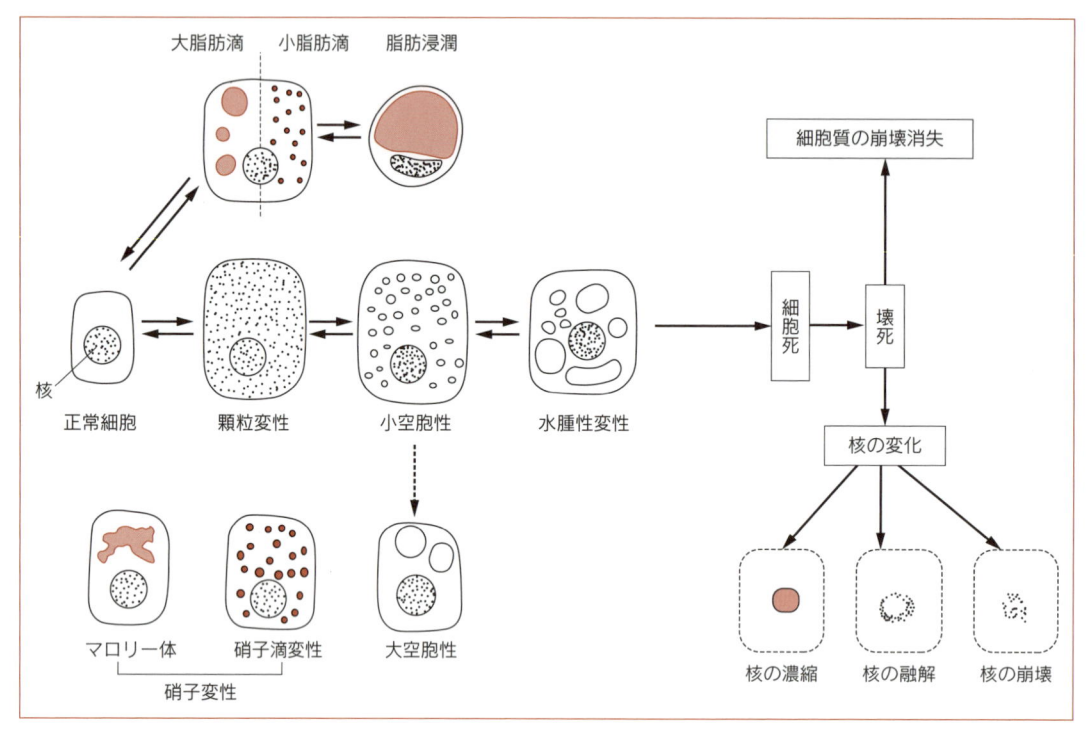

図 1-5 細胞の変性・壊死　　　　　　　　　　　　　　　（Walter & Israel：General pathology. Churchill より）

たためで，結合組織の浮腫に相当する．

### 3 壊死（図 1-4，-5）

　細胞・組織が局所的に死滅した状態で，強度の傷害作用によって起こる．細胞壊死は一般的に，核の崩壊，濃縮，融解，核膜濃染，消失などの変化，細胞質は縮小，好酸性増加，顆粒状化，無構造化，細胞膜の破綻などの変化を示す．原因には，外傷，熱，放射線などの物理的作用，水銀，クロロホルム，リンなどの化学的作用，循環障害，病原微生物などがある．組織壊死は**凝固壊死，融解壊死（液化壊死）**と**壊疽（脱疽）**に大別され，大部分は凝固壊死のかたちを

> **膵壊死**
> 急性膵壊死によって膵臓の組織が崩壊すると，リパーゼが散布される．付近の脂肪組織はリパーゼの作用を受け，脂肪が分解されて壊死（脂肪壊死）に陥る．壊死巣には，コレステリンの針状結晶と，それを取り巻く異物巨細胞が出現してくる．

表1-2 壊死とアポトーシスの比較

|  | 壊死 | アポトーシス |
|---|---|---|
| 刺激 | 低酸素，毒，ATP枯渇，損傷 | 特異的，遺伝的にプログラムされた生理的なシグナル |
| ATP要求性 | 不要 | 必要 |
| 細胞内様式 | 膨張，小器官の崩壊，組織死 | クロマチン凝縮，膜ブレブ形成，単細胞死 |
| DNA分解 | 無作為な断片 | ヌクレオソーム単位の断片 |
| 細胞膜 | 破裂 | ブレブ形成 |
| 死細胞の運命 | 白血球による捕食 | 隣接細胞による取り込み（白血球による捕食もある） |
| 組織の反応 | 炎症あり | 炎症なし |

とる．凝固壊死に陥った組織は硬く，もろく，灰白色を呈する．構造は不明瞭になり，H-E染色で一様にエオジンに染まる．凝固壊死は心筋梗塞，腎梗塞などにみられ，特殊型として結核の乾酪壊死，梅毒のゴム腫内の壊死がある．

融解壊死は蛋白質の少ない組織，特に脳にみられる．壊死組織は軟化し，さらには融解，液化する（脳軟化症）．脳のなかでも，髄質は皮質に比して軟化する傾向が強い．

壊死組織はやがて異物として処理される．すなわち排除（離脱），器質化，被包を受ける．壊死巣に化膿菌の感染が加われば膿性融解をみる．

## 4 アポトーシス（表1-2）

生物には，細胞増殖と細胞死の調節を行って細胞数を一定に保つための機構が備わっている．自己・非自己を認識する免疫系の発達において，1972年，Kerr, Wyllieらは死細胞の形態を詳細に検討し，従来の病的細胞死とは違った細胞死をみつけ，アポトーシス（枯死）と名づけた．アポトーシスは個体の発生，成熟過程における形態形成や機能分化に重要な役割を果たしていることがわかっている．アポトーシスの異常は，自己免疫疾患，神経系の変性疾患，後天性免疫不全症候群（AIDS），腫瘍の発生などにかかわっていることが最近の研究で明らかになってきた．

アポトーシスの形態的な特徴は，核の変化が強く細胞質の変化が軽いこと，核のクロマチンの断片化，アポトーシス小体の出現，最後はマクロファージに貪食され局所での炎症反応は起こらないことである．アポトーシスの際の核の断片化は，エンドヌクレアーゼの活性化によるヌクレオソーム単位でのDNA切断によるもので，ヌクレオソーム1個分の約180塩基からなる．したがって，アポトーシス細胞をアガロースゲル電気泳動して調べると，整数倍の長さのDNA断片が多数形成され，これがDNAラダー（はしご状のDNA断片化）といわれるものである．

---

**壊疽**

壊死組織が二次的に腐敗菌，乾燥の影響を受けたものをいい，湿性壊疽，乾性壊疽に分ける．ガス産生菌による場合をガス壊疽という．

**アポトーシス**

離れるの意味のapoと下降の意味のptosisの組み合わせからなる造語で，枯れ葉が落ちるといった意味に近いと思われる．

**bcl-2遺伝子**

アポトーシスを抑制するものとしてbcl-2遺伝子が知られている．これは濾胞性リンパ腫というリンパ腫の一種の疾患で，染色体の転座t(14：18)から発見されたがん遺伝子である．転座によってbcl-2遺伝子がコードする蛋白が過剰に発現し，本来細胞死となるべき細胞が異常に増殖し続けることによって濾胞性リンパ腫が発生すると考えられる．

## 5 肥大

**肥大**とは通常，細胞の体積の増加による組織・臓器の体積の増大をいう．しかし，実際上，組織・臓器の肥大は，その構成成分である細胞の体積あるいはそれに加えて数の増加によってもたらされる場合が通常である．

臓器に過剰な負担がかかると，その臓器は肥大する．通常，その臓器の細胞・組織の機能は亢進している．僧帽弁閉鎖不全や高血圧症で左心室壁の心筋線維が肥大し，左心室壁の厚さが増す．腎結核などで一側の腎が摘出されたのち，他側の腎が代償性に肥大する．ホルモンが臓器を肥大させる場合もある．生理的に乳腺刺激ホルモンは妊娠中から授乳期にかけて乳腺に作用し，腺細胞の肥大をきたす．スポーツ選手や筋肉労働者などにみられる心臓の肥大や骨格筋の肥大，あるいは妊婦の子宮筋層の肥大なども生理的肥大である．

## 6 過形成

過形成は，組織の構成成分である細胞や線維の数の増加による組織の体積の増大である．細胞の数の増加を**増殖**，線維の量の増加を**増生**とよぶこともある．過形成の原因には炎症，ホルモンの作用などがある．慢性胃炎といわれている状態で胃の粘膜が肥厚していることがあり，ときに胃ポリープが形成される．また，慢性化膿性副鼻腔炎で鼻ポリープが生ずる．エストロゲンは生理的に子宮内膜を増殖させるが，エストロゲンの過剰ないし長期の作用で子宮内膜は過度に肥厚する．前立腺肥大症もホルモンの障害によって起こり，腺上皮，平滑筋線維，膠原線維が増殖している．過形成は後述する腫瘍と異なり，原因が明瞭で，その原因がなくなれば過形成も止まる．

## 7 萎縮

できあがった細胞，組織，臓器は大体一定の大きさを有している．これらの体積の減少が萎縮である．萎縮とは通常，細胞の体積の減少による組織，臓器の体積の減少をいう．しかし，細胞の体積あるいは数，また細胞間物質の量が減少すれば，それによって構成されている組織，臓器の体積も減少する．萎縮した細胞，組織，臓器では，それらの機能も低下している．

萎縮は生理的には思春期以後の胸腺，老人の諸臓器にみられる．悪性腫瘍，結核のような慢性消耗性疾患では栄養障害によって全身的な萎縮が起こる．特に脂肪組織，筋肉組織，肝で著明である．ギプスにより運動を制限されると筋肉は萎縮する（**無為萎縮**）．大動脈瘤が血圧によって徐々に拡張していくとき，脊椎骨，胸骨を絶えず圧迫して骨が薄くなり，さらに孔があくことがある（**圧迫萎縮**）．運動性伝導路にあたるニューロンに障害があると，支配されている筋肉が萎縮する．筋萎縮性側索硬化症，脊髄性進行性筋萎縮症，末梢神経性進行性筋萎縮症がこれに属する（**神経性萎縮**）．自律神経は筋肉の栄養に関係しており，進行性筋ジストロフィ症はその障害によるといわれる．

---

**萎縮**

肝硬変症では肝の実質である肝細胞が破壊され，肝細胞の再生，偽胆管の増殖，結合組織の増殖があるが，肝は全体として萎縮していく．肝の表面は顆粒状になる．萎縮腎では糸球体が破壊され，尿細管がつぶれて，腎は全体として萎縮していく．腎の表面は顆粒状になる．この場合，肝・腎としての機能はほとんど消失する．

## 8　化生

　体内のある分化した組織が，慢性刺激などによって他の分化した組織に変化することが化生である．長く続く刺激が原因となる．慢性炎症で，子宮頸部の円柱上皮が重層扁平上皮に（**類表皮化**，**扁平上皮化生**），胃粘膜の上皮が腸上皮に（**腸上皮化生**），気管支の円柱上皮が重層扁平上皮にしばしば変わる．肺結核症による肺の瘢痕に石灰が沈着し，骨組織，さらにその骨組織内に骨髄がつくられることがある．化生は他の組織に変わることであるが，それは同系統のなかにとどまって，他の系統の組織に変わることはない．すなわち，上皮組織は他の上皮性組織に，結合組織は他の結合性組織に変わる．化生の原因には慢性炎症のほか，長く続く機械的刺激，卵胞ホルモンの過剰な供給，ビタミンAの欠乏などがある．がん組織にも化生がある．腺がん内への扁平上皮がんの発生，腺組織からの扁平上皮がんの発生も一つの化生の範疇に入る．

## 9　再生

　傷害作用を受けて欠損した組織が，傷害前と同様な組織によって修復されることが再生である．傷害の程度が軽く，傷害を受けた組織の再生能力が高ければ，再生による修復は完全である．再生はときに不完全であり，ときに過剰である．再生は，生理的には表皮，毛髪，子宮内膜，腸粘膜，血球などで行われている．これらの組織や漿膜の被覆細胞，神経膠細胞，骨組織では，再生能力が高い．神経細胞，心筋線維は再生しないと考えられている．一般に，分化が高度な細胞ほど再生能力が低い．

## 10　創傷の治癒と肉芽組織

　創傷の治癒形式には**一次的治癒**と**二次的治癒**がある．前者は外科的，無菌的切創など切り傷が鋭利であったり，細菌感染のない創傷の治り方であり，後者は創傷面が大きく，異物や細菌で汚染されている創傷の場合である．創傷の治癒は肉芽組織の活動により行われるが，一次的治癒ではその関与が微弱ないし全く関与なしに行われる．それに対して創傷の程度が強い二次的治癒では，受けた傷害の程度により，**肉芽組織**の活動力に依存して修復される．肉芽組織は傷害部の周囲組織から生ずる．創傷部では肉芽組織は肉眼的に赤く，顆粒状を呈し，軟らかい．組織学的には，肉芽組織はさかんに増殖している結合組織で，線維芽細胞と新生した毛細血管によって構成される．ほかに好中球，リンパ球，形質細胞のような遊走細胞が存在する．肉芽組織は欠損部を補充し，離断した組織の連続性を回復し，壊死組織を吸収，置換する．肉芽組織が古くなると，細胞成分・毛細血管は減少し，膠原線維が増加して，漸次収縮し**瘢痕組織**となる．**創傷修復**の段階で肉芽組織（線維芽細胞）が過度に増殖し，腫瘤状に膨隆し，硬い瘢痕を残す病変を**ケロイド**という．その要因は明らかでない．ケロイドは引きつれた瘢痕を残すことも多い（**図 1-6**）．

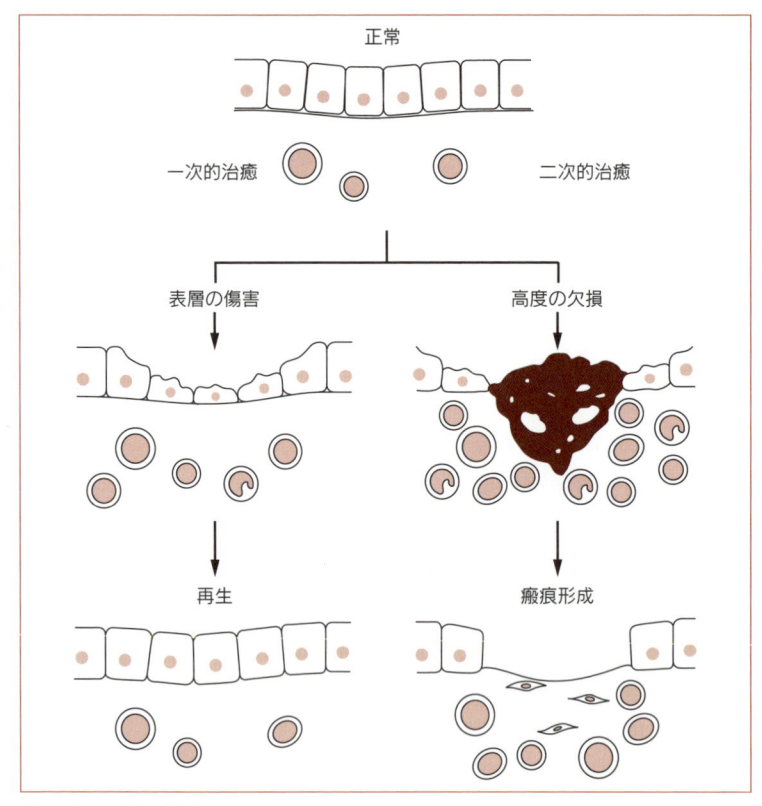

図 1-6　創傷の治癒

## Ⅳ 物質代謝異常

　代謝とは，生命活動にかかわる物質やエネルギーの変化をつかさどる機構とその過程を意味しており，すべての疾患ではなんらかの代謝異常を伴っているともいえる．代謝の異常が，機能的ないし形態的な異状を引き起こしているとき，物質代謝異常という．従来，退行性病変とか変性という概念で扱われていた変化の多くは，それぞれの物質代謝異常の形態的変化として整理されてきている．物質，酵素の機能面を中心としてとらえるとき，代謝性疾患の概念が使われている．

### 1　糖質代謝異常

　糖質は単糖類，二糖類，少糖類，多糖類に大別され，多糖類には酸性ムコ多糖類，糖蛋白や糖脂質も含まれる．ブドウ糖は最も重要なエネルギー源であり，正常なヒトの空腹時血糖値は 80〜120 mg/dL に保たれている．糖質は消化管で分解され，単糖となって小腸から吸収され，門脈を介して肝に運ばれ，グリコーゲン（糖原）に合成されて貯蔵され，必要に応じて分解されて血中に放出される．

(1) 糖原病

　グリコーゲンの代謝経路の先天性酵素欠損のため，各種の糖質が肝や骨格筋に蓄積する疾患で，現在，**表 1-3** に示す 8 病型が知られている．大部分が常染色体劣性遺伝をし，Ⅳ型は肝硬変症に移行する．

表 1-3 糖原病の病型

| 病型 | | 欠損酵素 | 蓄積する臓器 |
|---|---|---|---|
| I | a | glucose-6-phosphatase | 肝, 腎 |
|   | b | glucose-6-phosphate translocase | 肝（腎），白血球 |
| II | Pompe 病 | acid maltase（α-1, 4-glucosidase） | 全身性（心筋，骨格筋，神経系，網内系，肝など） |
| III | Cori 病 (Forbes 病) | amylo-1, 6-glucosidase<br>oligo-1, 4→1, 4 glucan transfelase | 肝, 骨格筋, 心筋, 白血球 |
| IV | Andersen 病 | amylo-1, 4-1, 6-transglucosylase | 肝, 網内系, 心筋, 骨格筋 |
| V | McArdle 病 | muscle phosphorylase | 骨格筋 |
| VI | Hers 病 | liver phosphorylase | 肝, 白血球 |
| VII | 垂井病 | muscle phosphofructokinase | 骨格筋, 赤血球 |
| VIII | a | liver phosphorylase kinase | 肝, 白血球 |
|   | b | muscle phosphorylase β-kinase | 肝, 骨格筋, 白血球 |

### (2) 糖尿病

多くの場合，遺伝的負荷が強く，過剰栄養，老化などの環境因子によっても負荷を受ける慢性代謝性疾患で，発症に共通して膵ラ島β細胞から分泌されるインスリンの欠乏，作用効果の不足がみられる．病理発生の機序は不明な点がいまだ多いが，診断について耐糖能（糖負荷）試験（GTT）が広く利用されている．

**一次性糖尿病**の病型は，1型（**インスリン依存性糖尿病**：IDDM，若年性糖尿病），2型（**インスリン非依存性糖尿病**：NIDDM）に分けられ，2型は非肥満型と肥満型に分けられる．**二次性糖尿病**とは，内分泌性疾患，膵疾患，肝疾患，薬剤性などの原因で二次性に発症するものをいう．

糖尿病では，糖質代謝の異常にとどまらず，広範な代謝系の異常および細血管系の障害をきたし，多彩な症状と病変が引き起こされる（**図 1-7**, ☞p.118）．

### (3) 遺伝性ムコ多糖症

**リソソーム酵素**の先天性欠損または働きの減弱によって酸性ムコ多糖類の分解が障害され蓄積を起こすもので，臨床的に**表 1-4**の7病型が知られている．II型以外はすべて常染色体劣性遺伝をし，多くは小児期に発症する．一般的な症状は，特有な顔貌，骨格の変形，肝脾腫，知能障害などで，尿中に酸性ムコ多糖類の排泄が増加する．

## 2 脂質代謝異常

脂質は単純脂質，複合脂質（リン脂質，糖脂質，アミノ脂質），誘導脂質などに分けられる．中性脂質とは，トリアシルグリセロール（トリグリセリド，中性脂肪），コレステロールとそのエステルなどをいう．脂肪組織中に貯えられたトリアシルグリセロールは遊離脂肪酸（FFA）となって肝に運ばれ，脂肪酸サイクルを経て，TCA（トリカルボン酸：tricarboxylic acid）サイクルに入る．

### (1) 脂質異常症

血中の総中性脂肪，総コレステロール，リン脂質や遊離脂肪酸の多く，あるいは一部が増量している状態をいう．コレステロールの増加した状態を**高LDLコレステロール血症**という．家族性にみられるものと，胆汁性肝硬変症，肥満症，動脈硬化症，ネフローゼ症候群などに続発するものとがある．脂質異常症は従来，高脂血症とよば

GTT：glucose tolerance test

IDDM：insulin dependent diabetes mellitus

NIDDM：non-insulin dependent diabetes mellitus

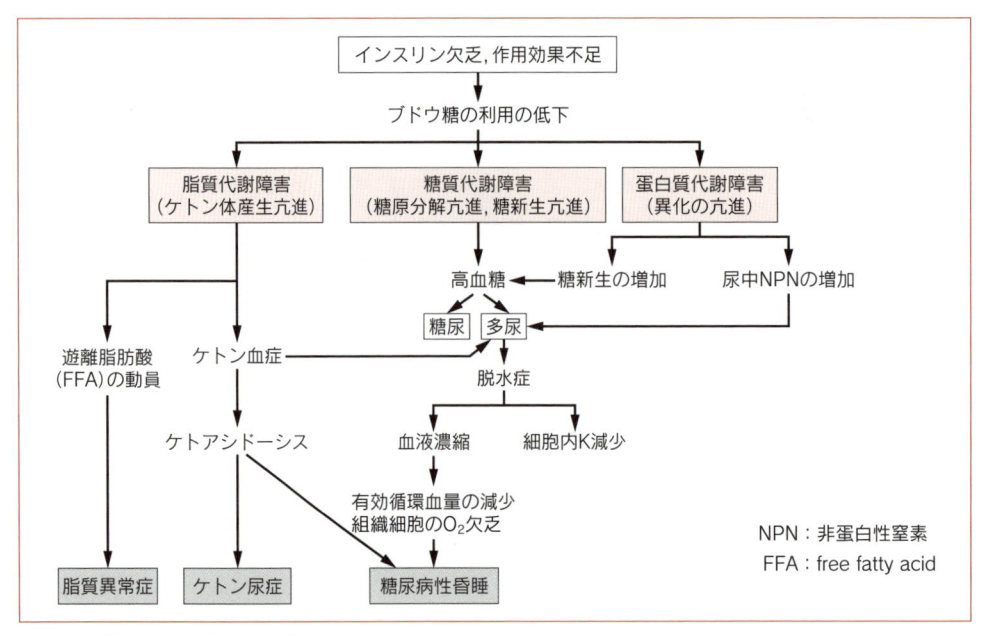

図 1-7　糖尿病の代謝系の異常

表 1-4　遺伝性ムコ多糖症の病型

| 疾患名分類 | 別名 | 欠損酵素または減弱した酵素 | 蓄積するムコ多糖 |
|---|---|---|---|
| ムコ多糖症Ⅰ型<br>　重症型<br>　中間型<br>　軽症型 | ハーラー症候群<br>ハーラー/シャイエ症候群<br>シャイエ症候群 | α-L-iduronidase | デルマタン硫酸, ヘパラン硫酸 |
| ムコ多糖症Ⅱ型<br>　重症型<br>　中間型<br>　軽症型 | ハンター症候群 | idurosulfatase | デルマタン硫酸, ヘパラン硫酸 |
| ムコ多糖症Ⅲ型<br>　A型<br>　B型<br>　C型<br>　D型 | サンフィリッポ症候群 | heparan N-sulfatase (sulfamidase)<br>α-N-acetyl-glucosaminidase<br>acetyl CoA：α-glucosaminid N-acetyltransferase<br>N-acetylglucosamin-6-sulfatase | ヘパラン硫酸 |
| ムコ多糖症Ⅳ型<br>　A型<br>　B型 | モルキオ症候群 | N-acetylgalactosamine-6-sulfatase<br>β-galactosidase | コンドロイチン硫酸, ケラタン硫酸 |
| ムコ多糖症Ⅵ型 | マロト・ラミー症候群 | N-acetyl-galactosamine-4-sulfatase | デルマタン硫酸 |
| ムコ多糖症Ⅶ型 | スライ症候群 | β-glucuronidase | デルマタン硫酸, ヘパラン硫酸, コンドロイチン硫酸 |

（Ⅴ型とⅧ型は欠番）

れていた．

### (2) 低脂血症

　血中脂質の減少している状態をいう．低コレステロール血症もこの一つである．原因は，先天性リポ蛋白形成異常，肝障害，栄養不良，消耗性疾患などである．

### (3) 肥満症

単純性肥満症と症候性肥満症に分けられ，後者は遺伝性，視床下部性，内分泌性〔糖尿病，クッシング（Cushing）症候群，糖質ステロイド投与，スタイン・レーベンタール（Stein-Leventhal）症候群〕などの原因による．

### (4) 黄色腫症

黄色腫とは，コレステロールなどの脂質を含んで泡沫状となった組織球が集簇したものをいい，高コレステロール血症のヒトの眼瞼に好発する．これが全身性に，特に網内系細胞などの脂質代謝障害に伴ってみられるものを**全身性黄色腫症**または**リピドーシス**という．酵素欠損の明らかになったものは，次に述べるスフィンゴリピドーシス（Gaucher病，Niemann-Pick病など），酸性リパーゼ欠損（Wolman病），血漿リポ蛋白の欠損（Tangier病）などがある．網内系への蓄積という見方からは，代謝性（蓄積性）細網症として扱われる．

### (5) 複合脂質代謝異常

スフィンゴリピド（スフィンゴシンを含む脂質）の代謝過程に関係するリソソーム酵素が先天的に欠損しているために起こるスフィンゴリピドーシスが代表的疾患である．多くの場合，幼児期から中枢神経症状を現し，脳，網内系や内臓に蓄積する．

### (6) 先天性リソソーム病

リソソーム内の特定の酵素の先天性欠損のため，代謝過程の障害が起こり，特定の物質がリソソーム内に蓄積する遺伝性疾患をいう．脂質沈着症，遺伝性ムコ多糖症，遺伝性ムコリピドーシス，糖原病のなかのポンペ（Pompe）病，シスチン症，フコシドーシス，マンノシドーシスなど，30種類の疾患が知られている．

## 3 蛋白質・アミノ酸代謝異常

食物中の蛋白質は，ほとんどアミノ酸に分解されて小腸から吸収され，門脈を経て肝臓に運ばれる．肝細胞で血漿蛋白質の生合成，糖への変換からエネルギー産生に利用される．余ったアミノ酸は組織の蛋白代謝に利用される．アミノ酸は最終的に尿素サイクルで尿素となり，尿中に排泄される．

### (1) 蛋白質代謝終末産物の異常

尿素，尿酸，クレアチニン，クレアチンなどの蛋白性含窒素化合物を残余窒素といい，これの増加した状態を**高窒素血症，尿毒症**という（☞p.128）．また，アミノ酸の酸化的アミノ化やアミノ基転位，腸内細菌の作用で生じるアンモニアが肝で処理されないと血中に増加（**アンモニア血症**）し，中枢神経系に重篤な影響を与える（肝性昏睡）．

### (2) 核酸代謝異常

核酸にはDNAとRNAがあるが，この構成成分はヌクレオチドという有機塩基（プリン，ピリミジン塩基）-五炭糖-リン酸の結合物である．この核酸に由来するプリン体の代謝異常で血中に尿酸が増加（**高尿酸血症**）したり，組織中に尿酸塩が沈着する疾患（**痛風**）がある．この成因は，①肉類の過剰摂取，②細胞崩壊の亢進（悪性腫瘍，血液疾患），③プリン体生合成の亢進（糖原病Ⅰ型など），④腎不全による尿酸排泄の低下などである．

---

**痛風**

四肢末梢の関節嚢に尿酸塩が沈着し，激しい疼痛発作を起こし，尿中の尿酸塩増加から尿酸結晶が腎細管につまったり，腎実質への障害を起こす．痛風結節とは，中心部に尿酸塩結晶の沈着，周辺に異物型多核巨細胞が取り囲んだものである．

**表 1-5　アミノ酸代謝異常の代表的疾患**

| 病名 | 欠損酵素 | 症状 |
|---|---|---|
| フェニルケトン尿症 | phenylalanine hydroxylase（－） | 赤毛，色白，知的障害，ミオクローヌス，髄鞘形成障害，フェニルケトン尿 |
| チロシン症 | p-hydroxyphenylpyruvic acidoxidase（－） | 肝の脂肪変性，壊死，肝硬変，腎尿細管変性，石灰化，チロシン尿 |
| アルカプトン尿症 | homogentisicacid oxidase（－） | ホモゲンチジンの組織沈着，黒色関節炎，顔，耳，強膜の色素沈着，ホモゲンチジン酸尿（放置で黒色） |
| ホモシスチン尿症 | cystathione synthetase（－） | 水晶体脱出，白内障，歩行障害，知的障害，痙攣，血栓塞栓症 |
| 白子（皮）症 | tyrosinase（－） | 白皮，白髪などメラニン形成障害 |
| シュウ酸症 | グリシンの先天性代謝異常 | シュウ酸カルシウム結晶の沈着，腎結石，腎不全 |

**表 1-6　代表的なアミロイドーシスの分類**

| | アミロイド蛋白質 | アミロイド前駆蛋白質 | アミロイドーシスの臨床病名 |
|---|---|---|---|
| **全身性アミロイドーシス** | | | |
| 非遺伝性 | AL | 免疫グロブリン L 鎖 | AL アミロイドーシス |
| | AH | 免疫グロブリン H 鎖 | AH アミロイドーシス |
| | AA | 血清アミロイド A | 反応性 AA アミロイドーシス |
| | Aβ₂M | β₂ ミクログロブリン | 透析アミロイドーシス |
| | ATTR | トランスサイレチン（野生型） | 野生型 ATTR アミロイドーシス |
| **限局性アミロイドーシス** | | | |
| 脳 | Aβ | Aβ 前駆蛋白質 | アルツハイマー病，脳アミロイドアンギオパチー |
| | APrP | プリオン蛋白質 | クロイツフェルト・ヤコブ病 |
| | ACys | シスタチン | 遺伝性脳アミロイドアンギオパチー |
| | ABri | ABri 前駆蛋白質 | 遺伝性英国型認知症 |
| | ADan | ADan 前駆蛋白質 | 遺伝性デンマーク型認知症 |
| 内分泌 | ACal | プロカルシトニン | 甲状腺髄様癌に関連 |
| | AIAPP | アミリン | II 型糖尿病に関連 |
| | AANP | ANP | 限局性心房性アミロイドーシス |
| | APro | プロラクチン | プロラクチン産生腫瘍 |
| | Ains | インスリン | インスリンアミロイドーシス（医原性） |
| 角膜ほか | ALac | ラクトフェリン | 角膜アミロイドーシス |
| | Aker | ケラトエピセリン | 角膜アミロイドーシス |
| | AMed | ラクトアドヘリン | 大動脈中膜アミロイドーシス |
| | AL | 免疫グロブリン L 鎖 | 限局性結節性アミロイドーシス |

遺伝性の全身性アミロイドーシスには，ATTR，AApoAI，AgeI，β₂M，腎アミロイドーシス，遺伝性地中海熱，Muckle-Wells 症候群がある．　　（安東由喜雄監修．最新アミロイドーシスのすべて．第 1 版．医歯薬出版；2017：3．より一部改変）

### (3) アミノ酸代謝異常

　先天性のアミノ酸代謝異常症が約 40 種類知られている．酵素欠損，腸管よりの吸収不全などによるもので，尿中に特定のアミノ酸の排泄増加がみられ，これから診断される．代表的なものには**表 1-5** に示すものがある．

### (4) アミロイドーシス

アミロイドの特徴は，Congo red 染色で橙赤色に染まり，その部分を偏光顕微鏡で観察するとアップルグリーンの複屈折性を示し，電子顕微鏡で観察すると幅 8〜12 nm の分岐しない線維構造を示し，こういった性質はプロテアーゼによって消失することである．アミロイドーシスは従来，原発性と二次性に分けられていたが，最近はアミロイドの生化学的な性格から，表 1-6 のように分類される．

## 4 生体色素代謝異常

生体で生合成される色素を生体色素といい，ポルフィリンとそのヘム誘導体（ヘモグロビン，ミオグロビンなど），メラニン，リポフスチン，セロイドなどがある．

### (1) ポルフィリン代謝異常

ポルフィリンとは 4 個のピロール環がメチレン結合したもので，ヘモグロビン，ミオグロビン，チトクローム，カタラーゼ，ペルオキシダーゼ，ビタミン $B_{12}$ などの構成成分として存在する．肝での生合成に障害のある場合（肝性ポルフィリン症）と，骨髄に障害がある場合（赤芽球産生性ポルフィリン症）に大別される．前者では，急性腹部痛，神経精神症状，光線過敏症，メラニン増加，ウロポルフィリン尿（赤ブドウ酒色），ポルホビリノゲン尿やアミノレブリン酸尿をみる．後者では，光線過敏症，ウロポルフィリン尿，コプロポルフィリン尿，骨髄，赤血球，歯などにウロポルフィリンなどが蓄積する．

### (2) ヘモグロビン代謝異常

ヘモグロビンは赤血球で産生され，老化した赤血球は網内系細胞で分解され，ビリルビン代謝にまわる．代謝異常としては，①ポルフィリン代謝異常によるヘム合成の異常，②ヘム成分が，一酸化炭素中毒や亜硝酸塩などの中毒で酸素以外のものと強固に結合する異常，③グロビン成分のアミノ酸配列や組成が遺伝的に異常な場合（遺伝性異常ヘモグロビン症）で，鎌型赤血球性貧血，サラセミアなどがみられる，④ビリルビン代謝の異常から高ビリルビン血症を起こす場合，⑤鉄の異常な沈着，などがみられる．

### (3) ビリルビン代謝異常

ビリルビン代謝は図 1-8 のとおりである．

血液中のビリルビン値が増量した状態を高ビリルビン血症，組織にビリルビンの黄色の着色が起こった状態を黄疸という．障害部位から表 1-7 のように分類される．

### (4) メラニン代謝異常

メラニンは蛋白質を主成分とする色素で，それらがそれぞれ存在している細胞の中でつくられる．これらは生理的には皮膚，毛髪，網膜，脳の黒質，軟脳膜などに存在し，黒色調を与えている褐色顆粒状の蛋白質性の色素で，メラノサイトによってつくられる．**アジソン**（Addison）**病**では皮膚のメラニンが増加する．**色素性母斑**，悪性腫瘍に属する**悪性黒色腫**では，通常，メラニン生合成機構が強く活性化し，そのため肉眼的に黒色を呈する．

### (5) リポフスチン（消耗性色素），セロイド

リポフスチンは黄褐色顆粒状の色素で，脂質と蛋白質の結合体であって，多糖類も含んでいる．心筋，肝細胞，神経細胞などに存在する．老人，慢性消耗性疾患で増加し，消耗性色素ともいわれる．萎縮した心臓や肝臓でリポフスチンの沈着が著明なと

---

**ヘモグロビン血症**

ヘモグロビン血症とは，溶血のため血中にヘモグロビンが増加した状態で，尿中にも排泄され（ヘモグロビン尿），腎不全を起こすこともある．ヘモグロビン由来の色素には，ヘモジデリン，ヘマトイジン，ビリルビン，ヘマチン，マラリア色素などがある．

**体質性黄疸**

体質性黄疸とは先天性（家族性）に起こる非溶血性黄疸で，デュビン・ジョンソン（Dubin-Johnson），ローター（Rotor），ギルバート（Gilbert），クリグラー・ナジャール（Crigler-Najjar）症候群などがある．

**メラニンの生合成**

メラノサイトにおけるメラニンの生合成は脳下垂体，副腎，メラノサイトの機能的相関により制御されており，その制御因子としてはメラニン刺激ホルモン，副腎髄質ホルモン，副腎皮質ホルモン，紫外線などがある．

**セロイド**

セロイドはリポフスチンに似ているが，蛍光を有し，Ziehl-Neelsen の石炭酸フクシン染色で赤色に染まる．セロイドは動物で実験的につくられた肝硬変の肝に認められ，ヒトでは組織の崩壊があるとき，その部分の食細胞にみられる．

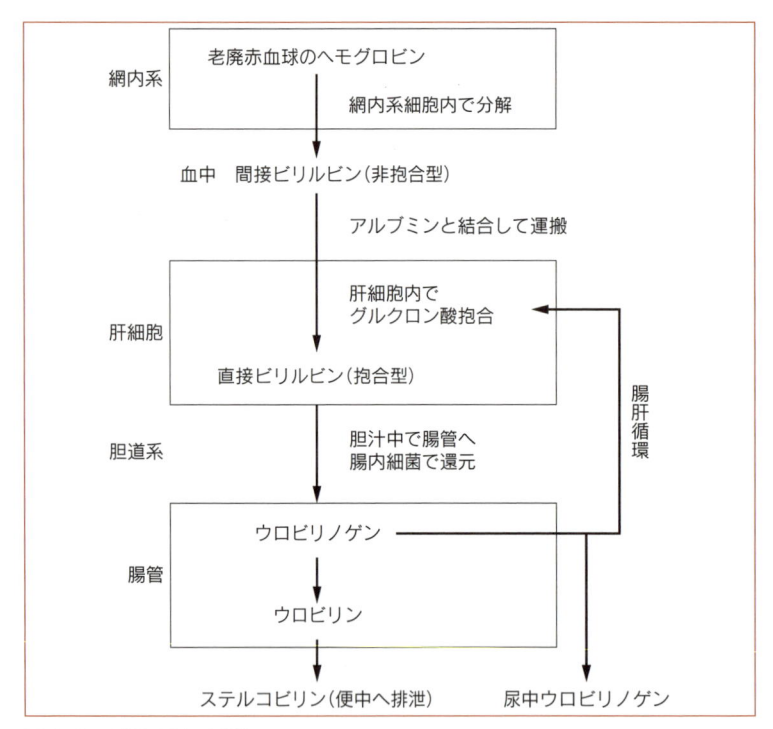

図1-8 ビリルビン代謝

表1-7 黄疸の分類

| 肝前性黄疸（ビリルビンの過剰産生） | 溶血性貧血，シャント高ビリルビン血症，新生児黄疸（生理的黄疸），胎児赤芽球症など |
|---|---|
| 肝性黄疸（肝細胞障害） | 肝炎，中毒性肝障害，薬剤性障害，肝不全，アルコール性肝障害，ワイル病など |
| 肝後性黄疸<br>（肝内，肝外への閉塞性黄疸） | **肝細胞から毛細胆管への排泄障害**<br>　胆汁うっ滞型肝炎，アルコール性肝炎，デュビン・ジョンソン症候群，ローター症候群<br>**毛細胆管・細胆管の閉塞**<br>　薬剤アレルギー，メチルテストステロンによる障害，リンパ腫の肝への浸潤，重症感染症<br>**肝内胆管の閉塞**<br>　特発性胆汁性肝硬変症，硬化性胆管炎，肝内胆管閉鎖，胆管がん<br>**肝外胆道系の閉塞**<br>　胆石，がん（肝外胆道系，膵頭，ファーター乳頭部），肝門部リンパ節へのがん転移，炎症後の硬化，手術後の狭窄 |

きは，臓器の割面は褐色にみえる（褐色萎縮）．

## 5　無機物代謝異常

### (1) 鉄代謝異常

　鉄は，ヒト体内に4～5gあり，**ヘモグロビン，フェリチン，ミオグロビン**などに含まれている．血中ではトランスフェリンと結合して運ばれ，組織中にはフェリチンと**ヘモジデリン**として貯蔵されている．

表 1-8 石灰沈着の種類と好発部位

| 加齢に伴うもの | 松果体，気管・気管支軟骨，肋軟骨 |
|---|---|
| 異栄養性石灰化 | 陳旧性結核巣，線維性瘢痕，死滅した寄生虫の体，卵，子宮平滑筋腫，アテローム硬化 |
| 高カルシウム血症に伴うもの | 腎の尿細管と間質，腎結石，胃壁，肺胞壁の弾性線維，血管壁，角膜 |
| 結石症 | 尿路，胆道，大唾液腺，膵，前立腺 |
| 腫瘍組織中 | 卵巣の腺がん，甲状腺の乳頭がん，髄膜腫，良性と悪性の乳腺腫瘍，オリゴデンドログリオーマ，松果体腫瘍，頭蓋咽頭腫など |

　鉄の欠乏状態は，食物からの鉄摂取不足，鉄吸収障害，体外への出血などによる鉄喪失，鉄需要の増加などで引き起こされ，**鉄欠乏性貧血**が起こる．

　鉄は組織内でヘモジデリンとして存在し，Berlin blue 染色で容易に観察することができる．局所的な沈着は，出血部位，ヘモグロビン尿症の尿細管などにみられる．慢性うっ血脾にみられる**ガムナ・ガンディ（Gamna-Gandy）結節**は鉄の高度な沈着によって形成されたものである．全身的な沈着は，鉄の吸収亢進，鉄の輸送障害，赤血球産生における鉄利用の低下，赤血球の大量崩壊によって起こる．

　**ヘモジデローシス（血鉄症）**には，全身の網内系に沈着する全身性のものと，局所性のものとがある．大量の輸血，出血，溶血性貧血，慢性うっ血などの原因で起こることが多い．

　**ヘモクロマトーシス（血色症）**とは，全身性ヘモジデローシスに加えて，ヘマフスチンやリポフスチン様色素の沈着を伴い，組織傷害が強く，肝硬変症，膵線維症，糖尿病などを引き起こす．原発性のものは，家族性，遺伝性に発症し，青銅色の皮膚，肝硬変症と糖尿病を特徴とし，青銅糖尿病ともいう．ヘモクロマトーシスの原因は現在のところ，腸管からの鉄取り込み機構のなんらかの障害が関与していると考えられている．原因のわかるものは続発性ヘモクロマトーシスという．

> **原発性と特発性**
> 原発性は特発性ともいう．特発性とは，原因が解明されていないことを示す語である．

### (2) カルシウム代謝異常

　生体内のカルシウムは主として骨や歯にあり，体液や組織中には1％以下である（カルシウム代謝については，p.112, p.175 参照）．血漿濃度は 9.1～10.7 mg/dL に保たれており，減少した状態を**低カルシウム血症**，増加した状態を**高カルシウム血症**という．前者は，副甲状腺機能低下症，ビタミンD欠乏症，慢性腎不全などで起こる．後者は，副甲状腺機能亢進症，原発性または転移性骨腫瘍，ビタミンD過剰症などで起こる．

　**石灰沈着**とは，骨や歯以外の組織中にカルシウム塩が病的に沈着することをいう．その原因から**表 1-8** のように分類される．

### (3) 銅代謝異常

　銅は小腸で吸収され，血中ではセルロプラスマとして存在し，肝で合成されるセルロプラスミンと結合して組織へ運ばれ，血漿中濃度は $100\,\mu g/mL$ の割合である．銅は主として赤血球，肝臓，脳，皮膚，メラニン形成などに利用される．その作用はチロシナーゼなどの酵素活性を賦活化する働きである．銅は胆汁を通して腸管に排泄される．**ウィルソン（Wilson）病**は，銅吸収の増加，血中セルロプラスミン低下があって，組織中に銅が沈着する常染色体劣性遺伝の疾患で，肝硬変症や大脳レンズ核変性（肝レンズ核変性）と角膜に緑色の色素環〔カイザー・フライシャー（Kayser-Fleischer）環〕がみられることを特徴とする．逆に銅吸収障害では，メラニン色素合成阻害やメンケス（Menkes）病などを生ずる．

> **メンケス病**
> メンケス病は伴性劣性遺伝性で，縮れ毛，成長障害，精神運動発達障害，低体温などを特徴とする．

## Ⅴ 循環障害

　体液には血液，リンパ液，髄液，組織液などがあり，血液は血管内を，リンパ液はリンパ管内を循環している．血液循環は生体の組織細胞の代謝維持に欠くことのできないもので，この障害はさまざまな障害をもたらす．

### 1　局所の循環障害

#### 1）虚血（貧血，乏血，疎血）

　局所の血液量が減少した場合で，原因は動脈血流入の減少による酸素欠乏である．虚血の部分は蒼白にみえ，温度は低下し，体積はやや減少している．虚血が一過性で軽度であれば障害は残らないが，虚血が強いか，弱くても長期にわたれば，いろいろな受身の病変をきたす．原因は血管攣縮，動脈硬化，血栓あるいは塞栓による動脈の狭窄ないし閉塞，腫瘍による動脈の圧迫などである．

#### 2）充血

　局所の動脈血の流入が増加した場合で，その部分は鮮紅色を呈し，やや腫脹しており，温度は上昇している．充血の影響は軽く，わずかに水腫を起こす程度である．原因には炎症，臓器の機能亢進，他側臓器の摘出に対する代償などがある．充血は直接には動脈の拡張によって起こるが，その機序としては，血管収縮神経の麻痺，血管拡張神経の緊張，動脈壁の平滑筋の麻痺，炎症に伴う毛細血管の増生などが考えられる．

#### 3）うっ血

　静脈血の流出が妨げられると，上流にあたる部分の静脈血量が増す．その部分は暗紫色を呈し，腫脹し，温度は低下している．うっ血の状態にある皮膚，口唇，爪は暗紫色に変わり，チアノーゼといわれる．原因は，心臓の機能不全，腫瘍による周囲からの静脈の圧迫，肝硬変による門脈血路の障害，血栓による静脈の狭窄ないし閉塞などである．

　うっ血が長く続くと血管壁が傷害され，水腫，漏出性の出血が起こる．実質細胞は萎縮し，変性に陥る．うっ血がさらに長期にわたれば，線維性結合組織が増殖してくる．心不全で肺にうっ血があると，肺水腫，肺胞壁の線維性硬化が起こってくる．肺胞内に赤血球が漏出し，これを食細胞が貪食してヘモジデリンをつくり，鉄反応陽性の**心臓病細胞**になる．肺は褐色調を帯び，かなり硬くなる（**褐色硬化**）．同じく心不全で肝にうっ血があると，中心帯は周辺帯に比してうっ血の量が多く，赤みが強く，**肉豆蔻肝**と表現されている．さらに**心臓性（うっ血性）肝硬変症**になることもある．肝硬変症では脾の慢性うっ血，食道・胃噴門部の静脈瘤，腹壁静脈による側副血行路の形成（メズサの頭），痔核を生じ，ついには食道静脈瘤からの吐血を主とする出血死に進展する．

表 1-9　血栓症の危険因子

| 高リスクの病態 | リスクのある病態 |
| --- | --- |
| アンチトロンビン欠損 | 心房細動 |
| 心筋梗塞 | 拡張型心筋症 |
| 骨折 | 妊娠後期 |
| 外傷 | 出産直後 |
| 火傷 | 経口避妊薬 |
| 長期臥床 | 脂質異常症 |
| 心不全 | 喫煙 |
| 血栓性血小板減少性紫斑病（TTP） | 鎌状赤血球症 |
| 人工心臓弁装置 | プロスタサイクリン欠損 |
| 急性白血病 | 血小板増加 |
| 骨髄増殖性疾患 | ネフローゼ症候群 |
| がん | ループスアンチコアグラント陽性 |

### 4）血行静止

　血管，特に小静脈や毛細血管内で，赤血球が互いに膠着し，血流が停止することがある．原因が去れば，赤血球は再び分離して流れるようになる．原因は，高度のうっ血，乾燥，高温，低温などである．血行静止は血栓形成の条件の一つになる．

### 5）出血

　血液の全成分が血管外に出るのが出血であるが，通常，赤血球が出ていれば出血があるといわれる．出血は血管壁の破綻，あるいは毛細血管の小孔の強い拡大によって起こる．出血の原因には，外傷，潰瘍，動脈硬化，うっ血などがある．

　出血の影響は，その程度，部位，速度によりいろいろである．少量でも脳の重要な部分に出血すれば死をきたし，また少量でも出血が持続すれば全身性の貧血，さらに慢性化すれば心不全も誘起される．

　きわめて軽度の外力によって出血する人があり，出血性素因を有するといわれる．

### 6）血栓症

　血液凝固は出血部や死後にみられるが，生体の血管内で血液から塊がつくられることがある．この塊が**血栓**で，血栓のできている状態が**血栓症**である．

　血栓のできやすい条件として，**血行静止，血管内皮の傷害，血液の性状の変化**があげられている．血行静止は多くの場合うっ血により，血管内皮の傷害は動脈硬化，炎症，腫瘍などによってもたらされる．血液の性状の変化は，凝固性の亢進と血小板の膠着性の増加であって，諸種の毒物，薬剤によっても起こる．血栓症の危険因子を**表 1-9**に示す．

　血栓は，やや古くなると水分が減少して光沢を失ってくる．血栓の周囲にはやがて肉芽組織ができ，これが血栓と置き換わっていく．すなわち血栓は器質

**出血**
出血は，肉眼的にまたは顕微鏡的に血管壁の破綻が認められるか否かにより，破綻性出血と漏出性出血に，出血した血管の種類により，動脈性，毛細血管性，静脈性出血に，体外に流出しているかどうかにより，内出血と外出血に，出血の大きさにより，点状出血，斑状出血，紫斑，血腫などにそれぞれ分けられる．出血の部位により，鼻出血，吐血，喀血，血尿，メレナ，血胸，血心囊，血腹腔などとよぶ．

化される．このとき，肉芽組織に含まれていた毛細血管を通って血流が一部回復することがある（**再疎通**）．器質化が不完全であると血栓は軟化して遊離し，血流にのって，ほかの臓器の血管を閉塞して塞栓となる．

### 7）塞栓症

血管内に発生した，あるいは血管外から入り込んだ遊離体が血管内を流れてきて，血管内腔を閉塞することがある．これが塞栓症で，遊離体が**塞栓（栓子）**である．遊離した血栓，外傷によって挫滅された脂肪組織，潜函病時の気泡，血管を侵した悪性腫瘍組織，細菌塊，羊水などが塞栓になる．大循環系の静脈に発生した遊離体は肺動脈に塞栓症を起こし，動脈に発生した遊離体は脾，腎，脳，四肢などで塞栓症を起こす．

### 8）梗塞

動脈の内腔が，強く狭窄されるか，完全に閉塞された場合，もしその動脈が吻合を有しない終末動脈であれば，その流域の組織は壊死に陥る．これが梗塞である．また，仮にその動脈が吻合を有していても，閉塞の起こり方が急速で傍側路の形成が間に合わなければ，やはり梗塞が起こる．梗塞の原因は動脈硬化，血栓，塞栓などである．梗塞巣は一般に虚血性で，動脈閉塞部を頂点とし，臓器表面を底とする円錐形の凝固壊死のかたちをとる．境界は明瞭である．腎臓でこの代表的な像がみられる（**貧血性梗塞―白色梗塞**）．梗塞巣はのちに肉芽組織によって器質化される．心筋梗塞，脾の梗塞も凝固壊死である．脳では梗塞巣は軟化し（**脳軟化症**），病巣が大きければ液体を包んだ囊胞形成となる．肺ではしばしば梗塞は出血性になる（**出血性梗塞―赤色梗塞**．これは肺が肺動脈と気管支動脈により栄養されているためである．うっ血部位の動脈に塞栓が起こると静脈からの漏出性出血が加わる）．静脈の閉鎖による出血性梗塞に似た状態は，**うっ血性梗塞**という．

## 2　全身の循環障害

### 1）浮腫

組織液やリンパ液が異常に多く組織内に貯留した状態が浮腫である．体腔に液体が貯留した場合は腔水症といわれる．浮腫のある組織は水っぽく腫脹している．肺水腫では肺の割面を押すと水がにじみ出てくる．貯留する液の性状により**濾出液**（比重1.012以下）と**滲出液**（比重1.020以上）に分けられ，炎症性変化に伴うものは後者である．原因として，毛細血管内圧の上昇，血漿膠質浸透圧の低下，毛細血管の透過性亢進，リンパ管の閉塞，静脈圧の亢進，ナトリウム蓄積などで起こる．心不全では**図1-9**のような機序で浮腫が起こる．肝硬変症では腹水や全身皮下組織の浮腫を起こしやすいが，低蛋白血症（膠質浸透圧の低下），門脈圧亢進症（静脈圧亢進），二次性アルドステロン血症（肝での不活化が低下）などの要因がからみあって浮腫が起こる．浮腫の広がりから，

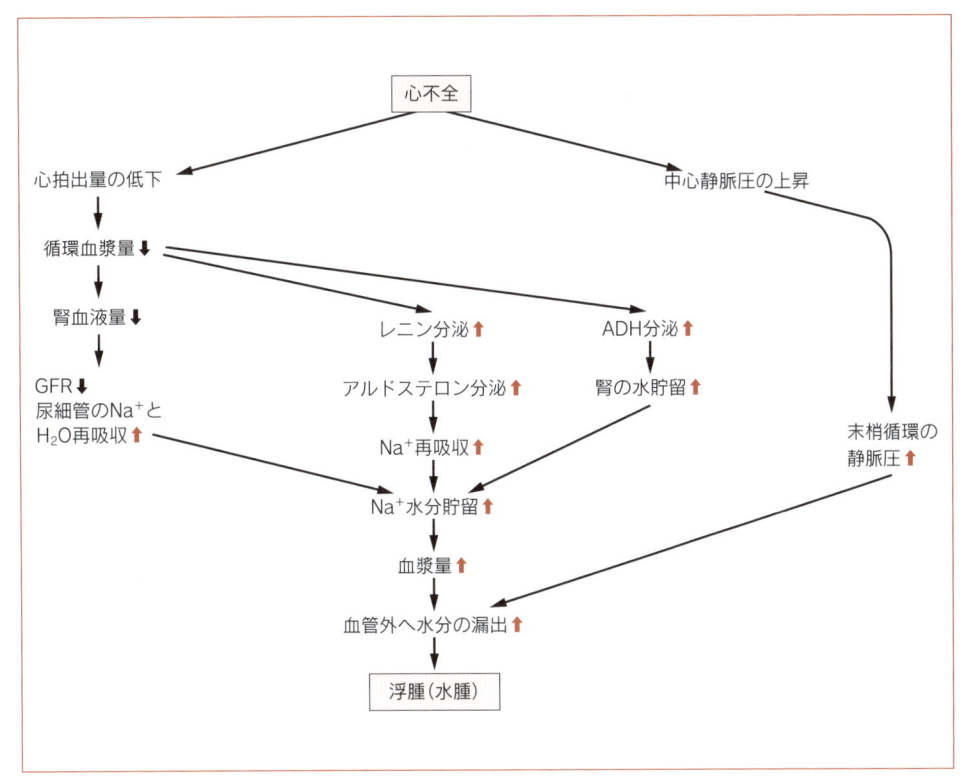

図1-9 うっ血性心不全の浮腫成立の機序

全身性と局所性に分ける．局所性浮腫は静脈系，リンパ管の閉塞，比重要因や局所の炎症などによることが多い．フィラリアによる象皮症，がんなどのリンパ節郭清術術後の局所などが代表的な例である．

### 2）傍側循環（側副循環，短絡路，バイパス）

血管系の一部が狭窄ないし閉塞されれば，その流域にあたる臓器，組織は強い変化をこうむるはずであるが，もし脇道があって血液がそこを通ることができれば，さしたる影響を受けずにすむ．皮膚は外傷を受けやすい臓器であるが，ここには多数の静脈が通っており，豊富な吻合がある．外傷によってある静脈が閉鎖されても，血液は吻合を通って容易に他の静脈に入ることができる．

### 3）ショック

循環血液量と血管床のアンバランスから，血圧が急に下がり，冷汗，皮膚蒼白，乏尿，意識低下などの全身症状を呈する状態をショックという．短時間でショックに陥るものを**一次性ショック**といい，ある時間を経て起こるものを**二次性ショック**という．原因により，出血性ショック，心原性ショック（心臓のポンプ機能低下による），敗血症性ショック，エンドトキシンショック，神経因性ショック，熱傷性ショックなどと分けられる．一時的なものですぐに回復す

---

**傍側循環**

肝硬変，門脈血栓症などで門脈圧亢進がある場合には，門脈血は食道下部（食道静脈瘤），臍部（メズサの頭），直腸下部（ヘモロイド＝痔核）の静脈を通って右心房に戻るようになる．これらの部分の静脈は通過する血液量の増加のために拡張し，迂曲する．動脈では傍側路はできにくいが，吻合枝のある腸間動脈，大脳動脈輪では可能である．

ることもあるが，一般には進行性で，重篤な結果をもたらすことが多い．臓器の変化としては，心臓の心内膜下の出血性梗塞，ショック肺（DAD，虚脱），ショック腎（糸球体の虚脱，尿細管上皮の変性，壊死と急性腎不全），肝の脂肪化や出血壊死，消化管粘膜の出血性びらん，副腎皮質の脂質の減少，大脳皮質の神経細胞の好酸性変性や層状壊死，DICがみられたりする．

### 4) 高血圧症

大循環の動脈血圧が上昇し，収縮期圧（最高血圧）で140 mmHg以上，または拡張期圧（最低血圧）で90 mmHg以上になると高血圧症といわれる．高血圧症はその原因により**本態性**，**腎性**，**内分泌性**，**心臓性**，**神経性**に分けられる．本態性高血圧症が最も多い．本態性高血圧症の原因は不明で，遺伝，動脈硬化，レニン・アンギオテンシン系の関与などが考えられている．

高血圧が長く続くと，心血管系を中心に諸臓器にその影響が現れてくる．左心室が肥大し，動脈硬化が促進される．**高血圧性心機能不全**，**高血圧性脳出血**，**腎硬化症**などが合併する．

> **DAD**
> diffuse alveolar damege，びまん性肺胞傷害のことで，臨床的な急性呼吸窮迫症候群（acute respiratory distress syndrome；ARDS）の病理像である．

> **DIC**
> disseminated intravascular coagulation，播種性血管内凝固．多数の臓器の微小血管内にフィブリン血栓が生じ，虚血が起こると同時に血小板が減少し，出血もきたす病態．

## Ⅵ 炎症

炎症は，生体に器質的な変化をもたらした侵襲に対する，生体の総合防御的な意味をもった反応である．炎症の典型的な像は急性感染症に際してみられ，炎症が起こっている局所では，**発赤**，**発熱**，**腫脹**，**疼痛**〔Celsusの提唱した炎症の四主徴〕が認められる．同時に**機能障害**が起こってくる．

発赤は炎症の初期から出現し，小動脈の拡張，毛細血管の新生による充血に基づく．発熱は多量の動脈血の流入と組織における代謝の亢進により，腫脹は充血，滲出などによって起こる．疼痛は侵入した，あるいは産生された毒物によって末梢神経が刺激されて生じると考えられる．

炎症の病因は非常に種類が多い．生物学的な病因が最も重要で，ウイルス，細菌などの病原微生物がこれに含まれる．病原微生物は細胞内，組織内に寄生して細胞や組織を傷害し，また諸種の毒素を産生する．病原微生物が他の病因と著しく相違している特徴は，生体内で増殖するということである．物理学的な病因としては機械的刺激，熱，放射線などがある．化学的な病因としては薬品，昆虫の毒などがある．

> **Celsusの4主徴とGalēnosの5主徴**
> Celsusの4主徴（徴候）に機能障害を加えて炎症のGalēnosの5主徴（徴候）という．Aulus Cornelius Celsusは1世紀のローマの著述家で，大百科全書を著した．そのなかの『医学について』De Medicinaだけが残存し，ルネサンス期にヨーロッパで最もよく読まれた医書の一つであった．Galēnosは古代においてヒポクラテスに次ぐ著名な医学者で，17世紀まで絶大な影響力があった．

### 1 炎症の形態的経過

炎症のことの起こりは，細胞・組織への傷害で，おおまかな経過と疾病との関係は**図1-2**（p.2）に示したとおりである．炎症反応は，局所での微小循環の変化，液性滲出物と炎症性細胞の滲出の変化が基本的な形態変化である．時間的経過で形態的変化を説明すると以下のとおりである．

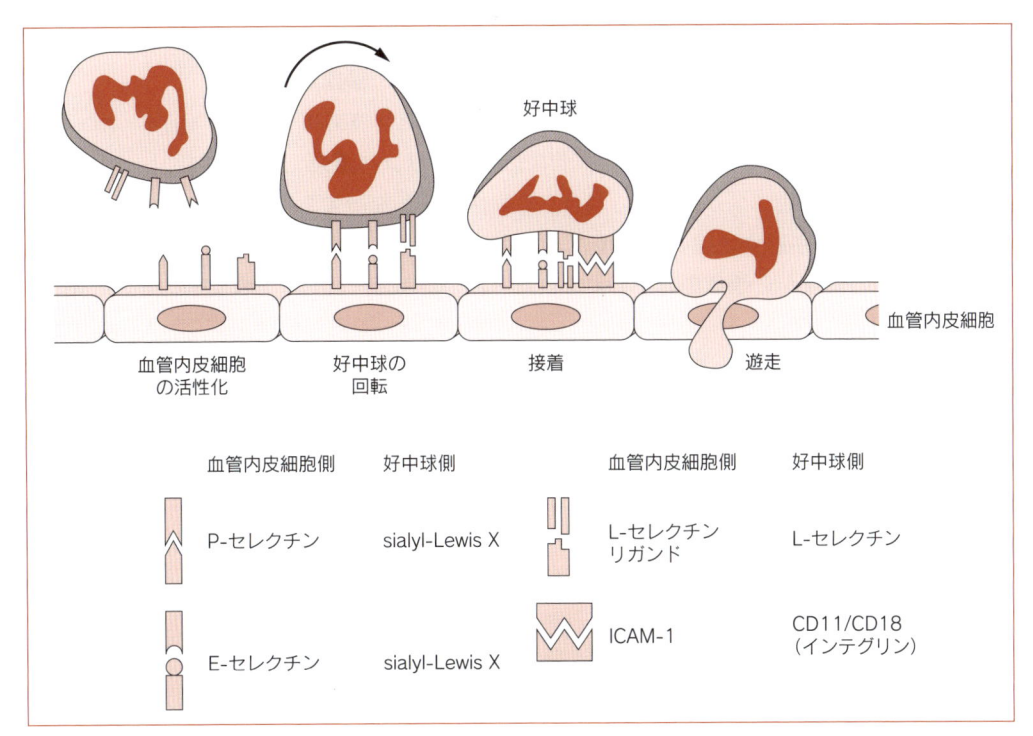

図1-10 好中球の遊走接着分子

### 1) 細胞・組織傷害

何らかの原因による侵襲によって，組織細胞の変性，壊死が起こる（p.7，「細胞傷害の形態像」参照）．

### 2) 微小循環の変化

血管内腔の変化が，細動脈の攣縮，毛細血管から細静脈の拡張のかたちで現れ，血流の増加がまずみられる．これらには，ヒスタミン，キニン，SRS-A，$PGE_2$，$PGI_2$などの化学物質が働いているといわれる．細静脈領域で，血流のうっ滞，化学物質の影響，内皮細胞の変化から，血管の透過性が亢進する．

### 3) 液性滲出物

血管透過性の亢進は，実験的に2相性を示すことがわかっており，早期のものでは蛋白濃度が薄く，遅延期のものは強く長く続く．血管外に流れ出した液性滲出物により局所的な浮腫が誘発される．液性滲出と血管の拡張から，血液は濃縮され，血流は緩徐となる．血管内皮細胞に白血球が付着し（粘着），次いで白血球は細静脈領域の内皮細胞間を通過する（遊走）（**図1-10**）．

### 4) 炎症の転帰

局所の組織細胞傷害に対する炎症のカスケードの進行がいったん起こると，次のような転帰となる．①傷害部位の炎症後，壊死物などがすべて吸収されて

---

SRS-A：slow reacting substance of anaphylaxis，アナフィラキシー低速反応物質

$PGE_2$：prostaglandin $E_2$

$PGI_2$：prostaglandin $I_2$＝prostacyclin

元どおりに治癒する場合，②吸収過程が不完全となると**器質化**や**肉変化**，**肉芽組織**の形成から**線維性瘢痕**となって治癒する場合，③組織破壊が強く，**膿瘍**をつくったり，体腔に膿が蓄積する**蓄膿**となる場合，④炎症が局所にとどまらず周辺へ**脂肪織炎**，**蜂窩織炎**として広がったり，リンパ管に広がって**リンパ管炎**，血行性に広がって**敗血症**，**膿血症**になったりする場合，⑤慢性炎症となってしまう場合や，**寛解**と**再燃**を繰り返す状態となる場合，⑥生命維持に重要な臓器・組織の障害や全身への波及から**個体の死**がもたらされる場合がある．

### 5）炎症性細胞の浸潤

遊走した白血球は，傷害部（病原微生物，異物，変性・壊死した細胞・組織）へ集まってくる．なぜ白血球が目的とする場所へ進んでくるかについては不明であるが，化学物質である**趨化因子**と白血球膜のリセプターの結合，$Ca^{++}$，$Na^{++}$ポンプ，cAMP，cGMP などの働きが考えられている．傷害部に達した白血球は，病原微生物，異物などを貪食し，リソソーム酵素によって消化する．貪食できないものには，胞体内のリソソームを胞体外へ放出する．多くの白血球はこの貪食後，死滅してしまい，ある程度局所の組織は破壊されてしまう．この壊死物の吸収に組織球が遊走してきて働く．

> **肉変化**
> 肉変化とは，肺胞腔内に析出した線維素や液状物の吸収や排出が十分に行われず残存したときに，肺胞壁や細小気管支壁からマクロファージの浸潤，肉芽組織が新生する現象をいう．肺炎後が多いが，それ以外でも肺胞腔内への滲出物の吸収不良からの肺の器質化した状態をいう．肉化，肉様変化，肉様化ともよばれ，英語では carnification という．

## 2　炎症性細胞

### (1) 好中球（neutrophil）

炎症の主役である．その機能は，**貪食能**，細菌などへの殺菌機能（活性酸素放出による），血液凝固の活性化，組織傷害，発熱因子の放出などである．胞体内に顆粒をもち，その顆粒の中に酸ホスファターゼ，ホスホリパーゼ，β-グルクロニダーゼなどのリソソーム酵素という酸性加水分解酵素，コラゲナーゼやエラスターゼなどのプロテアーゼ，ペルオキシダーゼなどが含まれている．

### (2) 好酸球（eosinophil）

普通の炎症では目立たないが，特定の炎症や消化管の炎症では多数出現する．胞体内の顆粒は，主要塩基性蛋白，好酸球カチオン性蛋白，炎症の化学物質に対する抑制因子であるヒスタミナーゼ，ペルオキシダーゼ，プラスミンなどを多数放出したり，IgEの免疫複合体を貪食することが知られている．Ⅰ型アレルギー，寄生虫の感染でよくみられる．

### (3) 好塩基球（basophil）

好中球放出因子，補体分解物，免疫複合体などによって，ヒスタミン，セロトニン，SRS-A，ヘパリンなどの活性アミン類を放出する．組織中にある肥満細胞も同様の機能をもっているといわれる．

### (4) リンパ球（lymphocyte），形質細胞（plasma cell）

「免疫異常」の項（p.35）を参照．

### (5) 組織球〔マクロファージ，histiocyte（macrophage）〕，単球（monocyte）

赤血球，細菌，壊死物などを貪食することを主な役割とする細胞で，骨髄の単球に由来すると考えられている．この貪食のほかに，抗原の情報をT細胞に伝え，特異抗

表1-10 血管内皮細胞の代表的な機能

| | |
|---|---|
| ①選択的物質輸送・透過作用 | ⑤血圧調整機能<br>　内皮由来弛緩因子——酸化窒素<br>　PGI₂産生<br>　内皮由来収縮因子——エンドセリン<br>　アンギオテンシンⅡへの転換の converting enzyme |
| ②血液細胞との相互作用と接着・通過 | |
| ③血液凝固・線溶系<br>　thrombogenic activity<br>　　プラスミノゲンアクチベータインヒビタ (PAI)<br>　　フィブロネクチン・トロンボスポンジン<br>　　組織因子<br>　　エンドセリン<br>　　von Willebrand 因子　ほか<br>　anti-thrombogenic activity<br>　　プロスタノイド代謝とその調節 (PGI₂)<br>　　組織プラスミノゲンアクチベータ (t-PA)<br>　　トロンボモジュリン　ほか | ⑥炎症免疫調節機能<br>　サイトカイン産生<br>　　IL-1, IL-6, IL-8, BSF-2, CM-CSF, bFGF　ほか<br>　内皮細胞膜表面の immunoglobulin superfamily, LEC-CAM family, integrin family<br>　　ICAM-1, IL-1R, FCγR, ELAM-1 |
| | ⑦血管新生と組織再生・修復 |
| ④脂質代謝 | |

体産生を促したり，補体成分，インターフェロンや種々の酵素を産生したりするなど，非常に多機能を有することがわかってきた．流血中の白血球の8〜10%が単球で，全身の組織中に広く分布し，場所により結合織中の組織球，肝臓類洞の Kupffer 細胞，肺胞マクロファージ，網内系のマクロファージ，腹腔マクロファージ，破骨細胞，神経系の小膠細胞の名前がある．異物型巨細胞，Langhans 巨細胞は組織球が癒合して形成されている．

### (6) 血管内皮細胞（endothelial cell）

血管内皮細胞は血管内腔をおおい，血液成分と血管壁を隔離するものと考えられてきたが，それだけにとどまらず，きわめて多種多様な生理機能をもっていることがわかってきた．代表的な機能を**表1-10**に示す．なかでも炎症担当細胞と血管内皮細胞の接着は炎症の発生や持続に欠かすことのできない現象で，細胞接着分子とそれに対応するリガンドの働きによる．この一連の経過は**図1-10**に示すように行われる．

## 3　炎症のケミカルメディエータ

炎症の形態的変化，主として活躍する細胞について述べたが，これらの反応に多種類の化学物質が動員されていることがわかってきた．この化学物質をケミカルメディエータという．炎症の局所で産生され，次から次へと鎖状に活性化されて働き，また，フィードバック機能も働くものである．

### (1) 血管透過性亢進の化学物質

アミン類（ヒスタミン，セロトニン）は肥満細胞，好塩基球と血小板に貯蔵されており，アナフィラキシー，補体系の活性化などで放出され，炎症の早期に働く．キニン類（ブラジキニン，カリジン，キニン）は血清中のキニノゲンがプラスミン，カリクレインやⅫ因子によって分解されてでき，透過性亢進のほか，血管拡張，白血球遊走，平滑筋収縮，疼痛発現などの働きがある．アナフィラトキシンは補体分解産物 C3a, C5a である．SRS-A は IgE 抗体の免疫複合体形成でつくられ，平滑筋収縮にも働く．プロスタグランジン類は最初，子宮平滑筋の収縮作用のある物質として前立腺

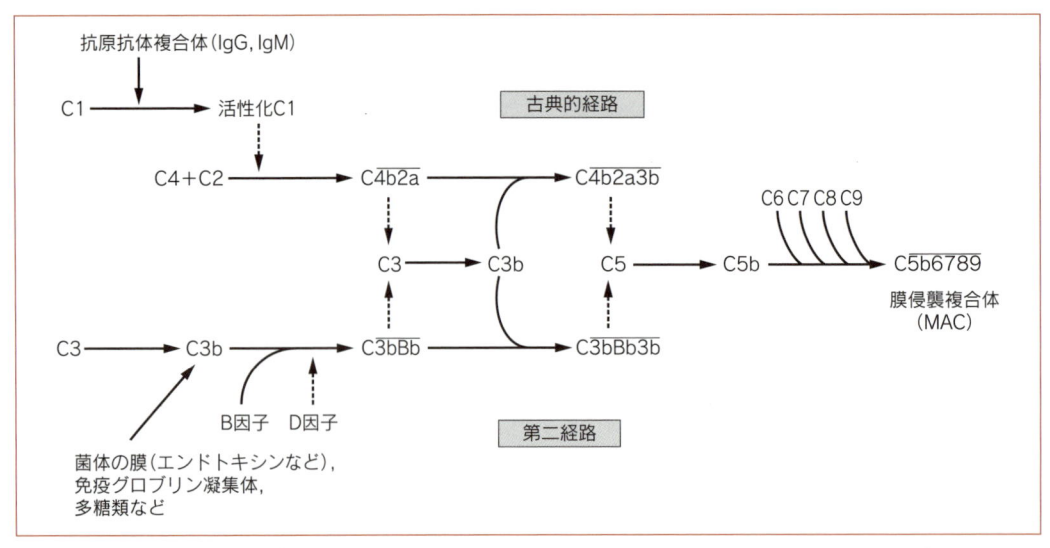

図 1-11 補体系のカスケード

液中から発見されたものであるが，近年炎症のケミカルメディエータとしておおいに注目されている．細胞膜の構成成分であるリン脂質からできるアラキドン酸（AA）から，PGE（炎症後半に炎症持続作用），$TXA_2$（血小板凝集），$TXB_2$（線維芽細胞，平滑筋細胞の増殖），$PGI_2$（血小板凝集の抑制，血管拡張，浮腫と疼痛発現）などが産生される．

$TXA_2$ : thromboxane $A_2$
$TXB_2$ : thromboxane $B_2$

### (2) 白血球遊走の化学物質

前述のアナフィラトキシン（C567 複合体，C3，C5 の分解物），細菌から出る耐熱性低分子，ロイコトリエン（LTA など），ロイコエグレシン（IgG の分解物），コラーゲン分解物，ECF-A などが知られている．

ECF-A : eosinophil chemotactic factor of anaphylaxis

## 4 補体系

補体とは炎症，免疫反応に重要な働きをする血漿蛋白である．**補体系**は C1 から C9 までの 9 個の成分からなっているが，転換された成分を含めると 20 個の成分が知られている．補体系の反応は各ステップごとに活性化するカスケード反応（**図 1-11**）となっており，最終的には C5b6789 というホスホリパーゼ作用により標的細胞の細胞膜を傷害する**膜侵襲複合体**（membrane attack complex；MAC）が形成される．活性化の経路には**古典的経路**と**第二経路**，**レクチン経路**の 3 つがあり，古典的経路は抗原抗体複合体の形成から，抗体の Fc 部分に補体第一成分（C1q）が結合することが出発点となる．C3 が分解され C3b が形成され，次に C5 が分解され C5b が形成され MAC がつくられる．第二経路は C1 を介さずに，C3 が菌体成分，IgA や IgE の凝集体，エンドトキシン，プロペリジン，B 因子，D 因子により活性化する経路である．

補体の中間分解産物である C3a と C5a はアナフィラトキシンとよばれ，肥満細胞や血小板に作用してヒスタミンを遊離させる．また，C5a はリポキシゲナーゼの活性化も起こす．

**カスケードとは**

カスケード cascade とは，階段状の人工滝で，庭園の傾斜地などでの階段状の水の流れが元の意味である．各ステップごとに活性化していく補体系，凝固系などの経過をカスケードとよんでいる．

## 5　急性炎症と慢性炎症

　急性炎症は組織細胞傷害に対する生体の急速な反応で，形態学的には微小血管の変化，つまり傷害部位への血漿成分の滲出と，好中球を中心とした白血球の浸潤によって特徴づけられる．組織細胞傷害の原因となった因子の排除に一次的な目的がある．このとき，リンパ球の参画による免疫反応も，原因因子の能率的な除去に一役買う．その結果，完全治癒，組織欠損を残して治癒，膿瘍形成あるいは慢性炎症へと移行する．慢性炎症は長期にわたる炎症と理解されているが，期間の長さだけで急性と慢性を区別することはむずかしいこともある．また，必ずしも急性期の炎症がはっきりしないまま発見されたときは慢性炎症であったということも多い．形態学的な特徴は，単核球（マクロファージ）の浸潤，線維芽細胞の増殖と小血管の増生を伴った組織細胞の増殖（肉芽組織）と組織構築の改変である．傷害を受けた炎症巣の清掃と修復が肉芽組織を中心に行われるが，これを**創傷治癒**または**組織修復**という．これは再生，結合織による置換によってなされる．

## 6　炎症による全身症状

　炎症は局所反応であるが，全身症状を現すこともしばしばである．一般的にみられるものは以下のものである．

　**発熱**：内因性の発熱は，白血球，マクロファージ，組織破壊部からリポ蛋白が放出されることにより，外因性のものはエンドトキシンなどのため．

　**血液性状の変化**：赤沈亢進，CRP 陽性，フィブリノゲン上昇，補体の変化など．血清分画の変動は，急性期で ALB 低下，$\alpha_1$-AT 上昇，慢性期で $\beta$-LP 上昇，$\gamma$-glob 上昇，$\alpha_2$-M 上昇，$\alpha_2$-GP などがみられる．

　**白血球増加または白血球減少**：炎症巣から白血球増多因子やコロニー刺激因子が生成されるためと考えられる．また，重篤な感染症，全身性エリテマトーデスなどでは減少する．

　**貧血**：炎症巣への出血，溶血，骨髄での産生の抑制などのため．

　**細網内皮系やリンパ系の反応性増殖**：局所リンパ節の腫大，脾腫，肝腫などが起こる．

　**その他の症状**：疲労感，食欲不振，頭痛，体重減少などが現れる．

## 7　炎症の諸型

　炎症は，原因と個体組織側の条件によってさまざまである．通常は次のように分ける．

### (1) 変質性炎

　水痘，ヘルペス，ウイルス性肝炎などウイルスによる感染症でみられることが多く，傷害因子による一義的な細胞や組織の破壊を起こすものをいう．スローウイルス感染症などもこれである．

## (2) 漿液性炎

ほぼ血清と同じ成分からなる液体の滲出が主病変で，漿液とは色が薄く透明で，さらさらした液体のことである．火傷の水疱，昆虫に刺された腫れは漿液の滲出による．感冒による急性鼻炎で，多量の漿液性鼻汁の出る時期がある．

## (3) 線維素性炎

多量のフィブリノゲンを含んだ液が滲出し，線維素すなわちフィブリンが析出してくる．滲出液は凝固すると寒天状になる．線維素性胸膜炎のように，フィブリンが漿膜面に析出すると，元来，平滑な漿膜面は多数の絨毛が生えるようになり，ざらざらにみえる．析出したフィブリンの層はのちに器質化され，胸膜の癒着が残る．ジフテリアではフィブリンが気管粘膜の壊死組織と結合して偽膜をつくる．大葉性肺炎では多量のフィブリンを含んだ液が肺胞を満たし，このため，侵された肺葉は肝臓様の外観を呈するようになる．

## (4) 化膿性炎

化膿菌（ブドウ球菌，レンサ球菌など）によって起こされ，多量の好中球が滲出してくる．炎症が限局していて，組織は融解し，中に**膿**が満ちているのが**膿瘍**である．膿は黄色，不透明，粘稠な液で，多数の脂肪変性に陥った好中球が含まれている．副鼻腔，体腔に膿がたまった場合は**蓄膿症**といわれる．炎症巣が限局せず，びまん性に拡大していく場合が**蜂窩織炎**で，化膿性炎としては重症である．急性化膿性虫垂炎はこのかたちをとりやすい．

## (5) 出血性炎

血管壁の傷害が強いと，漏出性の出血が炎症に加わって，滲出液中にかなり多量の赤血球が混じてくる．これはインフルエンザ肺炎などにみられる．

## (6) 膜性炎

粘膜などの上皮層の炎症で，線維素性の滲出物が膜状に付着したものをいう．

## (7) 偽膜性炎

粘膜などの上皮層のびらんや潰瘍があって，その部に線維素，白血球や壊死物が苔状に付着したものをいう．偽膜性腸炎，ジフテリア性上気道炎，虚血性傷害などで起こる．

## (8) カタル性炎

粘膜表面の炎症で，粘液分泌の強い亢進を伴ったものをいう．粘液中の酸性ムコ多糖やIgAに役割があることがわかっている．

## (9) 壊死性（壊疽性）炎

壊死（壊疽）を伴った急性炎症で，血栓や血管の閉塞，腐敗菌の感染などの合併によって生じる．

## (10) 繁殖性炎

実質細胞の増殖が主体をなす炎症をいう．腸チフスで，リンパ節，腸リンパ装置，脾などにおいて結節性に組織球が増殖し，チフス結節をつくる．線維の増殖は少ない．ウイルス性疾患では，しばしばウイルスの侵入を受けた細胞が増殖してくる．伝染性軟疣は多発性の丘疹をつくるウイルス性皮膚病で，表皮細胞の増殖がみられる．

## (11) 増殖性炎

線維芽細胞の増殖が主体をなす炎症をいい，線維もこれに伴って増殖している．肝

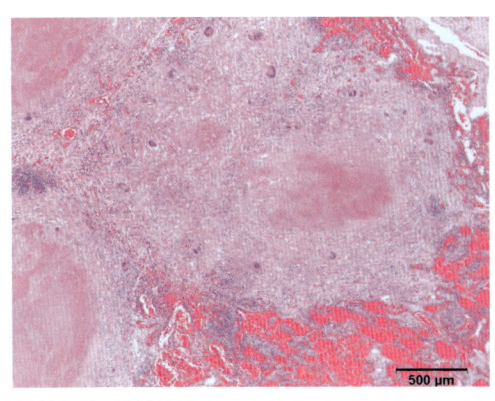

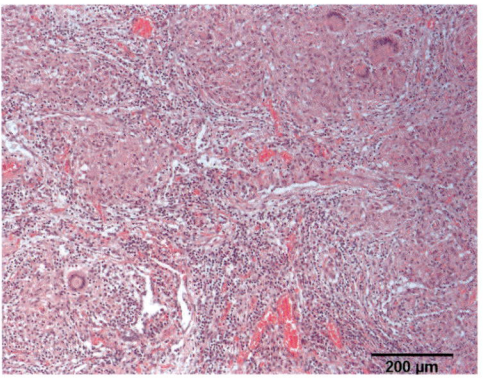

**写真1-2　結核結節**
左：弱拡大像で，中心部に乾酪壊死巣があり，周囲に結核性肉芽腫がみられる．
右：結核性肉芽腫は，類上皮細胞，ラングハンス巨細胞とリンパ球浸潤から構成されている．

硬変症，肺線維症などがこの例である．
　炎症巣において細網内皮系に属する細胞，主に組織球が増殖し，これに他の間葉系細胞，線維，毛細血管の増殖が加わって結節を形成することがある．これは**肉芽腫，肉芽腫性炎**といわれる．肉芽腫には，組織球に由来する類上皮細胞と多核巨細胞がしばしば存在する．後述の特異性炎のほかに，種々の異物，例えば手術用の糸，コレステリン結晶などの周囲に異物肉芽腫ができる．これは組織球と異物巨細胞によって構成されており，ときにこれらの細胞が異物を貪食した像がみられる．感染症に際しても肉芽腫が形成される．

### (12) 特異性炎

　ある種の感染症では特徴ある像を呈する肉芽腫が形成され，これをみて原因が推定できる．このような肉芽腫をつくる炎症が特異性炎といわれる．

　**結核症**：結核症は**結核菌**によって起こる疾患で，**結核結節**の形成を特徴とする（**写真1-2**）．結核結節は基本的には粟粒大でその中心部には乾酪壊死巣があり，その周りに**類上皮細胞，ラングハンス（Langhans）巨細胞**と格子線維の層がある．さらにその周りにリンパ球と，線維芽細胞，膠原線維の層がある．結核菌の感染を受けた病巣に，まず好中球とフィブリンが滲出してくる（滲出性変化）．やがて滲出物は組織とともに凝固壊死に陥る．この壊死巣は外観，硬さがチーズに似ているために乾酪壊死といわれる．肺の乾酪壊死巣には肺胞壁を構成している格子線維と弾性線維が残っていて，それぞれ格子線維の鍍銀法，ワイゲルトの弾性線維染色法によって，もとの肺胞の構造を認めることができる．

　**梅毒**：梅毒はスピロヘータの一種である *Treponema pallidum* の感染による性感染症で，その特異的病変は**ゴム腫**と**増殖性間質炎**である．病原体の侵入後約3週間の潜伏期を経て第1期の梅毒になる．侵入門に平たい，やや硬い丘疹ができる（**初期硬結**）．初期硬結の所属リンパ節は無痛性に腫脹する（**無痛横痃**）．第2期に入ると，病原体は血行性に散布され，全身皮膚の発疹とリンパ節の腫脹をきたす．第3期に入ると，全身の臓器が侵され，肝，肺，睾丸，大動脈などにゴム腫を形成し，あるいは結合組織がびまん性に増殖する増殖性間質炎を起こす．第4期では病原体が中枢神経系を侵し，**進行麻痺（認知症）**，**脊髄癆**になる．胎盤感染により，胎児が梅毒に感染し

---

**ロベルト・コッホ**

ロベルト・コッホ Heinrich Hermann Robert Koch（1843〜1910）はドイツの医師，細菌学者で，炭疽菌，結核菌，コレラ菌を発見した．また，菌の純培養や染色法を確立するなど，現在の細菌検査法の基礎を築き，ルイ・パスツールとともに「近代細菌学の開祖」といわれている．「コッホの原則」を提唱し，彼が結核菌を発見した3月24日は世界結核デーと制定されている．

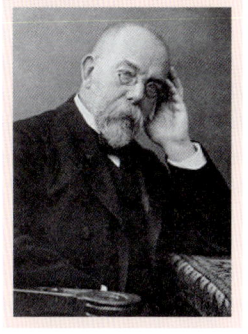

**ゴム腫**

ゴム腫は多量の格子線維を含んでゴム様の弾力をもった肉芽腫で，組織像は結核結節に類似する．

表 1-11　サルコイド様組織反応の原因

| | |
|---|---|
| 感染症 | |
| 　細菌性 | 結核，ハンセン病，ネコひっかき病 |
| 　真菌性 | スポロトリコーシスなど |
| 　原虫性 | トキソプラズマ症，梅毒 |
| 異物肉芽腫（金属肉芽腫） | ベリリウム，シリカ，ジルコニウム，アスベスト，タルク，コーンスターチ |
| 過敏性反応 | 過敏性肺臓炎，血管炎の一部（ウェゲナー肉芽腫症など） |
| クローン病 | |
| 原発性胆汁性肝硬変（PBC） | |
| 局所リンパ節の反応 | 腫瘍の近傍，慢性胆嚢炎 |
| その他 | 低γ-グロブリン血症 |

表 1-12　深在性真菌症

| 真菌症 | 菌名 | 形の特徴 | 大きさ | 好発部位 |
|---|---|---|---|---|
| カンジダ症 | Candida albicans | 円形〜類円形の酵母様細胞　仮性菌糸（＋） | 2〜4μm | 消化管，口，気道 |
| アスペルギルス症 | Aspergillus fumigatus | 菌糸中隔を有する菌糸 | 4〜6μm | 肺，気道，消化管 |
| 放線菌症 | Actinomyces　israelii　bovis | 分枝状　ムチン様被膜 | 1μm 前後 | 消化管，肝，皮膚 |
| クリプトコックス症 | Cryptococcus neoformans | 円形 | 6〜10μm | 肺，脳・髄膜 |

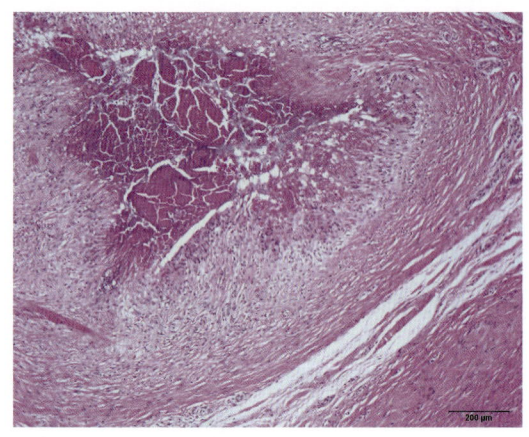

写真 1-3　リウマチ結節
中心部に壊死，周囲に類上皮細胞が柵状に囲んでいる．

た場合が**先天性梅毒**である．胎生初期に感染するほど，梅毒によってもたらされた病変の程度は高い．

　**ハンセン病**：ハンセン病（Hansen disease）（癩）は癩菌によって起こる．癩腫型の病変では，癩細胞，リンパ球，形質細胞によって構成される．癩細胞は膨化した泡沫状の細胞質をもった組織球で，癩菌を貪食している．類結核型では神経障害が強い．

　**サルコイドーシス**：原因不明の全身の肉芽腫症で，肺やリンパ節は特に侵されやすい．類上皮細胞性の肉芽腫で，一般に結核結節のような乾酪壊死は伴わない．Langhans 巨細胞の胞体内に**星芒体（アステロイド小体）**やシャウマン体をみることがある．類上皮細胞性肉芽腫の出現する炎症をサルコイド様組織反応ということがあり，**表1-11**のような原因で生じる．形態像だけでは区別のつかないことがあるので注意が必要である．

**深在性真菌症**：近年，抗生剤，免疫抑制剤，抗がん剤，ステロイドなどの多用により，菌交代現象，細胞性免疫の低下から多くみられるようになっている（**表1-12**）．

他には，リウマチ結節（**写真1-3**），ネコひっかき病，異物肉芽腫がある．

## VII 免疫異常

### 1 免疫の機構

免疫とは，疫病（現在の感染症）を免れるという意味で，一度かかるとそれ以後二度と同じ病気にかからなくなることがあることは古くから知られていた．免疫機構の基本は，**自己**と**非自己**の区別にあり，胎児期から初期の新生児期に出会ったものは非自己と認識しないことである（免疫学的に**寛容**）．個体の免疫機構が成熟すると，非自己（＝異物），有害的侵入物（抗原）に対して特異的な免疫反応を起こすことになる．そして，この免疫反応には，①免疫グロブリンを産生し血中に放出する液性抗体，②抗体様の分子構造を細胞表面にもつ，特異的に感作された小リンパ球を生成する細胞性免疫の2種類がある．抗原となりうるものは，生体を取り巻くあらゆるもの，蛋白質，多糖類，核酸，糖脂質などである．これらの抗原が刺激となりリンパ球の増殖と分化が起こることが免疫応答であるが，これが成立するには，抗原とリンパ球細胞膜上の抗原リセプター分子と特異な結合が必要である．抗体は形質細胞と一部のリンパ球（B細胞）でつくられ，抗体は**表1-13**のように9種類が存在する．

また，光学顕微鏡的には一様にみえるリンパ球にも，機能的に何種類もの区別がつくようになり，マクロファージ（貪食細胞，組織球，単球），樹状細胞や樹状細網細胞も関与して，免疫担当細胞群の一群をつくっていることもわかっ

> **ネコひっかき病**
> ネコひっかき病は，ヒトがネコやイヌに咬まれたり，引っかかれることで感染する．バルトネラ菌というグラム陰性細菌をもったノミの吸血によってイヌやネコが感染し，そのイヌやネコによりヒトに感染する．この菌はイヌやネコでは常在菌であるが，ヒトでは傷口の化膿，発熱やリンパ節の腫脹を引き起こす．腫脹したリンパ節が生検材料として病理検査の対象となる．

**表1-13　免疫グロブリンの種類**

| 免疫グロブリンクラス | $IgG_1$ | $IgG_2$ | $IgG_3$ | $IgG_4$ | IgM | $IgA_1$ | $IgA_2$ | IgD | IgE |
|---|---|---|---|---|---|---|---|---|---|
| 重鎖（H） | $\gamma_1$ | $\gamma_2$ | $\gamma_3$ | $\gamma_4$ | $\mu$ | $\alpha_1$ | $\alpha_2$ | $\delta$ | $\varepsilon$ |
| 軽鎖（L） | $\kappa/\lambda$ | $\kappa/\lambda$ | $\kappa/\lambda$ | $\kappa/\lambda$ | $\kappa/\lambda$ | $\kappa/\lambda$ | $\kappa/\lambda$ | $\kappa/\lambda$ | $\kappa/\lambda$ |
| J鎖 | − | − | − | − | ＋ | ＋（二〜四量体） | | − | − |
| SC | − | − | − | − | | ＋（分泌型） | | − | − |
| 分子構造 | $L_2H_2$ | $L_2H_2$ | $L_2H_2$ | $L_2H_2$ | $(L_2H_2)_5J$ | $L_2H_2$ $(L_2H_2)_{2-4}J$ $(L_2H_2)_2JSC$ | | $L_2H_2$ | $L_2H_2$ |
| 分子量（kD） | 146 | 146 | 170 | 146 | 970 | 160（単量体） 385（分泌型） | | 184 | 188 |
| 胎盤透過性 | ++ | + | +++ | ++ | − | − | − | − | − |
| 半減数（日） | 21 | 20 | 7 | 21 | 10 | 6 | 6 | 3 | 2 |
| 血中濃度（mg/mL） | 9 | 3 | 1 | 0.5 | 1.5 | 3.0 | 0.5 | 0.03 | 0.00005 |

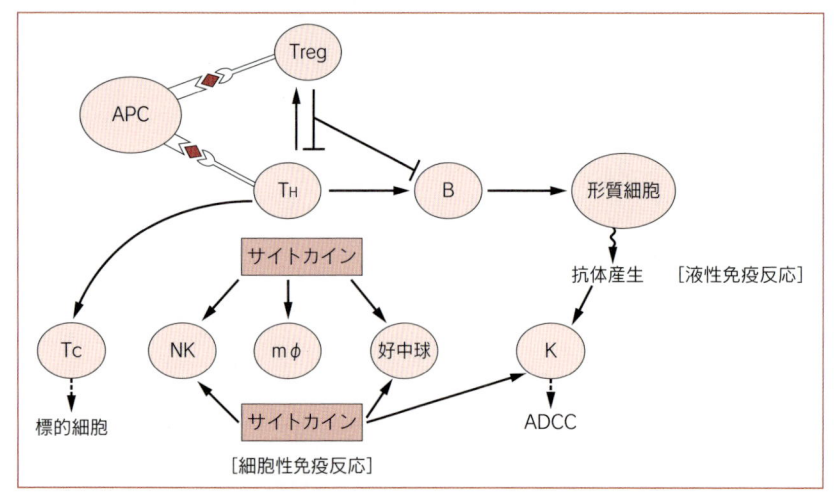

**図 1-12　免疫応答に関与する細胞とサイトカイン**
APC：抗原提示細胞，Treg：制御性T細胞，T_H：ヘルパーT細胞，B：B細胞，Tc：キラーT細胞（細胞傷害性Tリンパ球），NK：ナチュラルキラー細胞，mφ：マクロファージ，K：キラー細胞，ADCC：antibody-dependent cell-mediated cytotoxocity.

てきた（図 1-12）．各細胞間でサイトカインという調整物質が重要な働きをしていることもわかっている．

## 1）Tリンパ球（細胞）

　胸腺由来細胞ともいい，胸腺で成熟するリンパ球の総称．ヒツジ赤血球と結合するリセプターをもっている．末梢血リンパ球の約80％を占め，多くがCD4$^+$かCD8$^+$である．CD分類とは，細胞膜分化抗原を検出するモノクローナル抗体を cluster of differentiation（CD）として国際的に統一ある名称としたものである．

　B細胞の形質細胞への分化を助けるヘルパーT細胞（T_H），ウイルス感染細胞やがん細胞を直接傷害するキラー（細胞傷害性）T細胞（Tc, T_CL），T細胞機能やB細胞の分化を抑制する制御性T細胞（Treg）が分類されている．ヘルパーT細胞はNK細胞，マクロファージ，顆粒球を活性化し，遅延型過敏症も誘導する（遅延型反応性T細胞，T_DTH）．CD4$^+$のT細胞の大部分はヘルパーT細胞，CD8$^+$T細胞の大部分はキラーT細胞の機能をもつ．

## 2）Bリンパ球（細胞）

　囊由来細胞といって，鳥類のファブリキウス囊（B細胞の中枢）と同等の細胞という意味で名づけられた．細胞表面に免疫グロブリンをもつことを特徴とする．抗原と触れると，免疫芽細胞，形質芽細胞から形質細胞に分化して，免疫グロブリンを産生する．末梢血中のリンパ球のうち約5〜15％がBリンパ球である．

表 1-14 マクロファージの役割

| 炎症に関連 | 発熱物質（IL-6, TNF, IL-1），プロスタグランジン，補体成分，凝固因子 |
|---|---|
| リンパ球活性化 | 抗原提示，IL-1 |
| 殺菌作用 | 活性酸素，リゾチーム，酸加水分解酵素，陽性荷電蛋白 |
| 組織障害 | 酸加水分解酵素，C3a, TNF |
| 組織修復，分解 | エラスターゼ，ヒアルロニダーゼ，コラゲナーゼ，血管新生，線維化 |
| 抗腫瘍性 | $H_2O_2$, C3a, プロテアーゼ，アルギナーゼ，NO, TNF |

### 3) 形質細胞

形態学的には変わらないが，IgG, IgM, IgA, IgD, IgE（表 1-13）産生細胞がある．

### 4) ナチュラルキラー細胞

原始的な生体防衛機構の細胞と考えられている．細胞質に大きなアズール顆粒をもつリンパ球で，末梢血のリンパ球の約 5% を占める．$CD3^-CD16^+CD56^+$ で，TCR 遺伝子や免疫グロブリン遺伝子の再構成は認められない．がん治療においては，ナチュラルキラー（natural killer；NK）細胞の活性動態が現在注目され，研究対象となっている．

### 5) マクロファージ

形態学でいう組織球や単球に相当すると思われるが，免疫学では機能面からマクロファージとよぶことが多い．きわめて多様な働きをもつことがわかっている（表 1-14）．また，マクロファージと樹状細胞を**抗原提示細胞**（antigen presenting cell；APC）ともいう．樹状細胞は骨髄由来の樹枝状の形を示す細胞の総称で，リンパ系樹状細胞，ランゲルハンス細胞などがある．樹状細網細胞とは，脾臓やリンパ濾胞の胚中心にある濾胞樹状細胞などをいう．

免疫反応自体は生理的な自己防衛反応といえる．その反応の型から 4 型に分けられる．ただ，この反応も，①あまりに過剰な反応であったり，②自己を異物と認識したり，③有害侵入物と自己の体細胞および構成成分との間の交差抗原性などで誤認したりして，免疫の強くかかわった疾患と考えられる一群の発症も明らかになってきた．

## 2 免疫反応とアレルギーの型

生体内で起こる抗原抗体反応は 4 型に分けられる．一方，この反応の結果，個体に悪影響，つまり臓器や組織に障害を与えるものを**アレルギー**（allergy, **過敏症**）とよぶ．このアレルギーは，Coombs, Roitt により次のように 5 つの型に分けられている．

(1) I 型：アナフィラキシー型（レアギン型）

寄生虫のような外来性の多細胞動物が生体内に侵入したとき，これを排除しようと

する機構と考えられる．異種蛋白，花粉，ダニ，薬物など（アレルゲン）によってIgE抗体（レアギン）がつくられ，それらが肥満細胞や好塩基球に結合し，それらの細胞から活性アミン，ロイコトリエンC4, D4, ECF-A, PAFなどの物質が分泌される．そのため，平滑筋収縮，血管透過性亢進，好酸球の遊走などを起こす．全身性に起こったものは，気管支攣縮，喉頭浮腫や血圧低下（アナフィラキシーショック）を起こし，死亡することもある．局所的なものでは，**アレルギー性鼻炎，外因性気管支喘息，蕁麻疹，食事アレルギー，アトピー性皮膚炎**などが起こる．

PAF : platelet-activating factor，血小板活性化因子

#### (2) Ⅱ型：細胞傷害型

細菌など外来性の侵入細胞や，生体内で生じた変性細胞を壊してしまうための反応と考えられる．標的となる細胞（細菌，変性細胞）の細胞膜にある抗原に対して，主としてIgG, IgM抗体が結合する．抗原細胞とIgGの結合に対して，マクロファージによる抗原細胞の貪食，キラーT細胞（antibody-dependent cell-mediated cytotoxicity；ADCC）か補体系の活性化（MAC）による破壊が起こる．細菌感染に対しての細菌の貪食，溶菌の現象にこの反応が関係していると考えられる．アレルギーの例は，**血液型不適合輸血，後天性（獲得性）溶血性貧血**の多く，**特発性血小板減少性紫斑病**の多く，**Goodpasture症候群，リウマチ性心筋炎，重症筋無力症，潰瘍性大腸炎**などである．

#### (3) Ⅲ型：免疫複合体型

細菌の出す内外毒素など，可溶性の外表有害物に中和抗体が結合し，凝集，沈殿，貪食などが起こって無毒化する反応と考えられる．抗原抗体複合物が形成されると，補体系の活性化，好中球からのリソソーム酵素の放出，血小板凝集などからなる急性炎症反応が引き起こされる．形成された抗原抗体複合物は，マクロファージや細網内皮系によって処理されてしまうと，炎症反応もおさまる．

抗原過剰状態で分子量の小さい免疫複合物ができる（**血清病型**）と，形成された場所から離れた場所へ循環系で運ばれ，全身の毛細血管網（特に糸球体，皮膚，腸，関節膜など）に沈着する．この代表的な例が血清病で，大量の異種蛋白の注射で発熱，蕁麻疹，関節痛，全身のリンパ節腫脹や蛋白尿が出現する．ほかに，**溶レン菌感染後糸球体腎炎，全身性エリテマトーデス，関節リウマチ，シェーンライン・ヘノッホ（Schönlein-Henoch）紫斑病，リウマチ，シェーグレン（Sjögren）症候群**などがみられる．

一方，抗体過剰状態で分子量の大きい免疫複合体ができる〔**アルサス（Arthus）反応型**〕と，非可溶であることが多く，形成された場所にとどまって組織傷害を引き起こすと考えられる．**アルサス反応，**農夫症や枯草熱などの**過敏性肺（臓）炎**がこの例である．

#### (4) Ⅳ型：遅延型（細胞性免疫型）

生体の細胞内で増殖する外来の細菌，ウイルス，真菌などを細胞ごと破壊してしまうための反応と考えられる．T$_{DTH}$細胞，Tc細胞，活性化マクロファージ，NK細胞，LAK細胞（lymphokine-activated killer cell）などが主体の働きをする．抗原に一度触れたことのある（感作）Tリンパ球が標的の抗原に接触すると幼若化，細胞分裂を起こすと同時に，サイトカインを放出し，標的細胞を破壊したり，マクロファージを呼び寄せたりする．**ツベルクリン反応**〔マントー（Mantoux）反応〕が代表的な例である．アレルギーでは薬物や化粧品などによる**接触皮膚炎，シェーグレン症候群，橋本病**（Ⅱ型とする考えもある），**原発性胆汁性肝硬変症，ルポイド肝炎，移植，腫瘍**

---

**Sjögren症候群**

1933年にスウェーデンの眼科医ヘンリック・シェーグレン（Henrik Sjögren）によって報告された疾患である．涙腺，唾液腺をはじめとする全身の外分泌腺に慢性的に炎症が起こり，外分泌腺が破壊されてドライアイやドライマウスなどの乾燥症状が出現する．男女比は1：15〜17と女性に圧倒的に多い．一次性Sjögren症候群と，他の膠原病に合併する二次性Sjögren症候群に分けられ，さらに一次性は涙腺，唾液腺などの外分泌腺に限局する「腺型」と，病変が全身の臓器に及ぶ「腺外型」に細分される．まれに悪性リンパ腫，神経障害，間質性肺炎，間質性腎炎，間質性膀胱炎などを併発することがある．病理学的には，唾液腺，涙腺に著明なリンパ球浸潤が認められる．浸潤細胞の多くはCD4+T細胞で，CD8+T細胞の浸潤もみられる．B細胞浸潤も認められ，濾胞形成も知られている．血清検査で抗Ro/SS-A抗体，抗La/SS-B抗体，抗核抗体の陽性所見を認めることが多く，アレルギーの分類では長くⅣ型に入れられてきたが，Ⅲ型でもあるのではないかとの考えもある．病因について，遺伝的要因，ウイルスなどの環境要因，免疫異常，女性ホルモンの要因が考えられているが，いまだはっきりしていない．単一の要因ではない可能性が高いと思われる．

(5) V型：刺激型

生体の防衛反応ではない特異な抗原抗体反応と考えられる．**バセドウ（Basedow）病**において発見されたもので，甲状腺の濾胞上皮細胞の膜にあるTSHのリセプターに自己抗体（long acting thyroid stimulator；LATS）がつくられ，結合するとTSHによって刺激された場合と同じ作用が起こる．

## 3 免疫不全

免疫機能の不全は，免疫機構のどこかに障害が生じて起こる．原発性と続発性に分かれ，原発性のものは関与する免疫担当細胞から，次のように分類されている．

### 1) 原発性免疫不全症候群

(1) T細胞傷害群

DiGeorge症候群：胸腺の低形成（無形成）＋副甲状腺欠除＋大動脈弓の異常
Nezelof症候群：胸腺無形成
胸腺性リンパ球無（異）形成

(2) B細胞傷害群

Bruton型無γ-グロブリン血症（X伴性）
晩発性低γ-グロブリン血症
異γ-グロブリン血症：①低IgG＋低IgA＋高IgM，②低IgA＋低IgM＋正常IgG
選択的γ-グロブリン欠乏症

(3) 複合型

重症複合免疫不全（severe combined immunodeficiency；SCID）：Swiss型（常染色体劣性型），Gitlin型（伴性型），異骨症合併型，adenosine deaminase欠損型，幹細胞不全（網内系異形成）型
ウィスコット・オールドリッチ（Wiskott-Aldrich）症候群：湿疹＋血小板減少＋易感染性＋低IgM
ataxia-telangiectasia症候群：小脳失調＋眼・皮膚の血管拡張＋易呼吸器感染＋低IgA，低IgE

(4) 補体欠損型

全欠損，低値，選択的欠損など

(5) 骨髄系細胞の異常（原発性貪食機能異常症）

慢性肉芽腫症，G-6-PD欠損症，Chédiak-Higashi症候群など

### 2) 続発性免疫不全症候群

(1) γ-グロブリンの喪失によるもの：蛋白喪失性腸炎，ネフローゼ症候群など
(2) 免疫系機能低下によるもの：加齢，栄養障害，ウイルス感染，サルコイドーシス，エンドトキシン血症，尿毒症，マラリア，ハンセン病，外科手術など
(3) 免疫系の抑制によるもの：放射線照射，糖質ステロイド，細胞毒性薬物（抗がん剤），抗リンパ球血清，抗代謝剤，血漿交換など

---

**バセドウ病**

バセドウ病は甲状腺機能亢進症を起こす代表的な病気で，ドイツ人のカール・アドルフ・フォン・バセドウCarl Adolph von Basedowにより1840年に発見された．彼はメルゼブルクで開業していたのでメルゼブルク三徴（頻脈，甲状腺腫大，眼球突出）と名付けられた．
一方，英国人のロバート・ジェームズ・グレーブスRobert James Gravesは1835年に同様の疾患を報告した．ドイツ医学の影響の強い日本では前者，英語圏ではグレーブス病Graves' diseaseとよばれている．

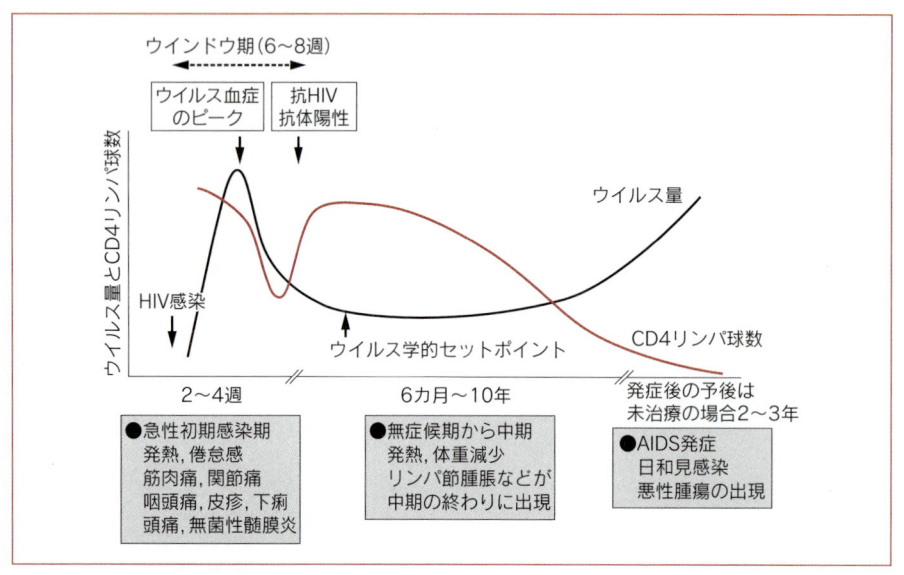

図1-13 HIV感染の臨床経過（模式図）　　　　　　　　　　（国立感染症研究所HPより）

(4) 腫瘍によるもの：ホジキンリンパ腫，多発性骨髄腫，ワルデンシュトレームマクログロブリン血症，非ホジキンリンパ腫，慢性リンパ性白血病など
(5) その他：内分泌異常，自己免疫疾患，慢性炎症，病巣感染による遷延感作，脾摘，AIDSなど

## 4　後天性免疫不全症候群（エイズ, acquired immunodeficiency syndrome；AIDS）

　レトロウイルスの一つである **HIV**（human immunodeficiency virus）の感染後，10年ほどたって発症する免疫不全疾患である．発症機序については，細胞性免疫にかかわるヘルパーT細胞がHIVに選択的に侵され，それによりヘルパーT細胞が著明に減少することにより免疫不全状態が誘起される．その結果，日和見感染を起こし，深在性真菌症（肺真菌症など），ニューモシスチス肺炎，カポジ肉腫（四肢の末梢部に多い）などを発症して，ついには死に至る疾患である．

　感染経路について，当初同性愛者によるものが報告され，次いで麻薬静注者，非加熱血液製剤，分娩時母子感染など，血液を介しての感染が注目されていたが，感染経路は性交（男女間）によるものが最も多く，主であることが明らかとなり，エイズはいわゆる性感染症（STD）の一つである．

　診断は，ヘルパーT細胞の著しい減少状態，ニューモシスチス肺炎などの日和見感染の発症によってAIDSが疑われ，抗HIV抗体を証明することにより確診される．HIVに対する治療は二次病変への治療が主であり，HIVへの直接的治療法は現在のところ完成していない．

　HIV感染後の自然経過は**図1-13**に示すように，急性期，無症候性キャリア

STD：sexually transmitted diseases

期，エイズ期（AIDS 発症）となる．HIV は感染能力は低いので，十分な知識をもつ医療従事者への感染は少ない．HIV 感染者の血液，体液，臓器の取り扱いには，ゴム手袋，マスクを使用しなければならない．器具の滅菌にはオートクレーブ（1.0 kg/cm＝2 気圧，121℃，20 分）を，化学消毒液を用いる場合は次亜塩素酸を含む消毒液を使用する．

## 5　移植と拒絶反応

生体の臓器・組織・細胞の一部を他の生体に移すことを**移植**という．提供する側を**供与者**，受ける側を**受容者**または**宿主**といい，この組み合わせで，**自家移植**，**同種移植**，**異種移植**に分けられる．輸血も一種の同種移植である．皮膚，骨などは自家移植によって，角膜，腎臓，心臓などは同種移植によって行われている．また，免疫学的に無害な人工物，あるいは動物のものでも免疫学的に無害処置をしたものの移植がよく行われている．

移植が成立するためには，両者間の組織適合性が合致していなければならないことが免疫遺伝学の研究からわかってきた．移植の生着または**拒絶**を大きく左右する**主要組織適合遺伝子複合体**（major histocompatibility complex；MHC）が各動物種に1つずつ存在すると考えられている．最もよくわかっているのはマウスの*H-2*遺伝子である．ヒトではHLA(human leukocyte antigen)で，第6染色体上にある．腎などの同種移植でHLAによって組織適合性がチェックされている．また，このHLAの研究から，特定の疾患のかかりやすさとHLAの型の相関があることがわかり，注目されている．

**拒絶反応**とは，移植組織・臓器と宿主の間の免疫学的関係で，3つの型がみられることが知られている．

①アルサス型：きわめて早く現れるもので，液性抗体が働く．
②細胞性免疫型：移植後2〜3週間で発現するもので，キラーT細胞，マクロファージ，IgGの結合後，キラーT細胞が移植組織を破壊するものである．
③免疫複合体型：移植後，徐々に反応が現れるもので，免疫複合体の沈着，補体の活性化や血液凝固のために，血管内腔の閉塞が起こると考えられている．

**GVH 反応（移植片対宿主反応）**とは，宿主側の免疫反応が障害されているときに，移植組織側の免疫担当細胞群が宿主側の組織構成物を抗原として認識し免疫反応を起こすことをいう．骨髄移植などのような，リンパ系組織を含む移植で大きな問題となり，GVH 疾患（GVHD）という．**急性 GVHD** は1カ月以内に起こり，皮膚の紅疹，黄疸，肝機能障害，下痢，腹痛などの症状がみられる．病理学的には，表皮基底細胞の変性，肝の細胆管の破壊，リンパ球の浸潤がみられる．**慢性 GVHD** は3カ月以降に起こり，皮膚の硬化，萎縮，関節痛，Sjögren 症候群様がみられる．

## 6　自己免疫疾患

正常自己の体成分に対して液性または細胞性抗体がつくられることを自己免

---

GVH 反応：graft versus host reaction

GVHD：graft versus host disease

**自己免疫疾患**
Whitebsky と Milgrom は次の5項目を満足するものを自己免疫疾患とするように提案している．①自己抗体の証明，②それに対応する抗原の同定，③その抗原を用いて実験動物に液性または細胞性抗体をつくることができる．④その実験動物にヒトと類似の病変をつくることができる．⑤患者血清または実験動物の血清またはリンパ球を用いて，正常実験動物に類似の病変を再現することができる．

疫現象といい，それによって引き起こされる機能的または器質的障害を**自己免疫疾患**という．自己免疫の発症のメカニズムとして，①自己の蛋白成分が変化する，②不顕性の抗原が顕性となる，③外来性抗原と自己の蛋白成分の抗原性が交差する，④免疫学的寛容性の障害，⑤禁止クローンの復活，⑥遺伝的素因，⑦サプレッサーT細胞機能低下，⑧加齢的因子，⑨ホルモン因子など，さまざまな要因が考えられているが，まだはっきりしない．

自己抗体自体は健常人の血清に発見されることもあるし，加齢とともに増加する傾向もみられる．自己抗体のみられる疾患はすべて自己免疫疾患というわけではないし，病因不明の疾患をすべてこれと関係あるというのも正しいことではない．

自己免疫疾患と考えられるものには，以下のものがある．

①液性抗体が認められるもの：自己免疫性溶血性貧血（抗赤血球膜抗体），特発性血小板減少性紫斑病の一部（抗血小板抗体），橋本病（サイログロブリン，$T_3$，$T_4$などに対する抗体），悪性貧血の一部（抗内因子，抗壁細胞抗体），グッドパスチャー（Goodpasture）病（抗基底膜抗体），男性不妊症の一部（抗精子，抗精液抗体），バセドウ病（LATS）

②免疫複合体が認められるもの：全身性エリテマトーデス，アリューシャンミンク病

③細胞性免疫反応が認められるもの：橋本病，自己免疫性睾丸炎，萎縮性胃炎の一部

自己抗体はみられるが，その病因に果たす役割が解明されていないものには，下記のものがある（p.190「膠原病」参照）．

①結合織病（膠原病）：関節リウマチ（抗IgG，IgM抗体），進行性皮膚硬化症（抗IgG，抗核抗体），皮膚筋炎，多発性筋炎（抗IgG，抗核抗体）

②皮膚疾患：DLE（抗核，抗IgG抗体），ペンフィーグス（抗細胞間セメント物質抗体），ペンフィゴイド（抗基底膜抗体），dermatitis herpetiformis（抗レチキュリン抗体）

③消化器疾患：潰瘍性大腸炎（大腸菌の一種と交差抗原性？），原発性胆汁性肝硬変（抗ミトコンドリア抗体），慢性活動性肝炎の一部（抗平滑筋抗体），原因不明の肝硬変の一部

④その他：アジソン病の一部（副腎皮質に対する自己抗体），Sjögren症候群（抗核抗体），多発性硬化症，重症筋無力症（抗アセチルコリンレセプター抗体），若年性糖尿病（抗B細胞抗体）

> DLE：discoid lupus erythematosus，慢性円板状エリテマトーデス

## VIII 腫瘍

### 1 定義

腫瘍とは英語でtumorというが，ほかに，腫瘤あるいは腫脹の意味ももっている．ここでいう腫瘍とは，分裂可能な細胞より生ずる組織の制御されない増殖で，新生物（neoplasm）ともいう．腫瘍の増殖は合目的的でなく，自律性をもち，腫瘍が大きくなると正常細胞・組織は圧迫や栄養障害などの影響を受け，

> **新生物**
> 英国のWillisは「新生物は組織の異常増殖の塊で，増殖は正常組織と違って周囲と調和のないもので，刺激が終わっても増殖は止まらない」といっている．すなわち，腫瘍が原発部位から他の部位へ浸潤と転移を起こす病気の一群をいう．

表 1-15 腫瘍の分類

| 発生母地 | 良性腫瘍 | 悪性腫瘍 |
|---|---|---|
| **上皮性腫瘍** | | |
| 腺上皮 | 腺腫（adenoma） | 腺がん（adenocarcinoma） |
|  | 嚢胞腺腫（cystadenoma） | 嚢胞腺がん（cystadenocarcinoma） |
| 肝細胞 | 肝細胞腺腫（liver cell adenoma） | 肝細胞がん（hepatocellular carcinoma） |
| 腎上皮細胞 | 管状腺腫（tubular adenoma） | 腎細胞がん（renal cell carcinoma） |
| 扁平上皮 | 扁平上皮乳頭腫（squamous cell papilloma） | 扁平上皮がん（squamous cell carcinoma） |
|  |  | 基底細胞がん（basal cell carcinoma） |
| 尿路上皮* | 尿路上皮乳頭腫（urothelial papilloma） | 尿路上皮がん（urothelial carcinoma） |
| 胎盤上皮 | 胞状奇胎（hydafidiform mole） | 絨毛がん（choriocarcinoma） |
| 精巣上皮 |  | セミノーマ（精上皮腫）（seminoma） |
|  |  | 胎児性がん（embryonal carcinoma） |
| **非上皮性腫瘍** | | |
| 線維組織 | 線維腫（fibroma） | 線維肉腫（fibrosarcoma） |
| 脂肪組織 | 脂肪腫（lipoma） | 脂肪肉腫（liposarcoma） |
| 平滑筋組織 | 平滑筋腫（leiomyoma） | 平滑筋肉腫（leiomyosarcoma） |
| 横紋筋組織 | 横紋筋腫（rhabdomyoma） | 横紋筋肉腫（rhabdomyosarcoma） |
| 骨組織 | 骨腫（osteoma） | 骨肉腫（osteosarcoma） |
| 軟骨組織 | 軟骨腫（chondroma） | 軟骨肉腫（chondrosarcoma） |
| 血管 | 血管腫（hemangioma） | 血管肉腫（angiosarcoma） |
| リンパ管 | リンパ管腫（lymphangioma） | リンパ管肉腫（lymphangiosarcoma） |
| 滑膜 |  | 滑膜肉腫（synovial sarcoma）** |
| 中皮 |  | 悪性中皮腫（malignant mesothelioma） |
| 脳髄膜 | 髄膜腫（meningioma） | 退形成性（悪性）髄膜腫<br>（anaplastic (malignant) meningioma） |
| 造血組織 |  | 白血病（leukemia） |
| リンパ組織 |  | リンパ腫（lymphoma） |
| 皮膚, 色素細胞 | 色素性母斑（nevocellular nevus） | 悪性黒色腫（melanoma） |
| **混合腫瘍** | | |
| 唾液腺 | 多形腺腫（pleomorphic adenoma） | 悪性混合腫瘍（malignant mixed tumor） |
| 腎遺残 |  | ウィルムス腫瘍（Wilms tumor） |
| **奇形腫** | | |
| 多潜能細胞 | 成熟奇形腫（mature teratoma） | 未熟奇形腫（immature teratoma） |

*：尿路上皮は以前は移行上皮とよばれていた．**：滑膜肉腫は以前は滑膜由来と考えられていたが，今では滑膜と直接の関連がないこと，SS18–SSX 融合遺伝子が原因の腫瘍であることがわかっている．

最悪の場合は個体が消耗し，死に至る．

## 2　組織学的分類

　腫瘍は，実質である腫瘍組織とそれを支持する結合織や血管からなる間質から成り立っている．間質成分の少ない腫瘍は軟らかく肉様であり（**髄様**），間質成分の多い腫瘍は硬度を増し，白っぽい色をしている（**硬様**）．腫瘍の組織学的分類は腫瘍の発生母組織・細胞によって，特に光学顕微鏡の観察によって行われている．発生母組織・細胞といっても腫瘍の発生段階から観察しているのではないので，実際には腫瘍組織・細胞が発生母地の形態を多少とも残しているか，模倣しているのではないかとの形態学的な類推から，腫瘍の分類や診断を

表 1-16　良性腫瘍，悪性腫瘍の一般的な特徴

|  | 良性腫瘍 | 悪性腫瘍 |
| --- | --- | --- |
| 予後 | よい | 不良 |
| 増殖様式 | 圧排性増殖 | 浸潤性増殖 |
| 影響 | 局所性 | 全身性 |
| 転移 | ない | ある |
| 分化度 | 高分化 | 低分化，未分化 |
| 形態像 | 単調 | 多様 |
| 細胞密度 | 少し密 | 密 |
| 増殖速度 | ゆっくり | 速い |
| 核 | 普通 | 大きく，濃染 |
| 分裂像 | 少ない | 多い |
| 壊死 | ない | 多い |

行っている．

　腫瘍の発生母地から大きくは**上皮性**と**非上皮性**とに分けることができ，そのなかでも発生組織から**表 1-15**のように腫瘍の組織学的分類が行われ，100種類以上の型がある．また，すべての腫瘍は**良性**と**悪性**に分けられ，上皮性（85％以上）と非上皮性の分類と合わせて4種類の腫瘍に分けることができる．つまり，**良性上皮性腫瘍**，**良性非上皮性腫瘍**，**悪性上皮性腫瘍**と**悪性非上皮性腫瘍**である．悪性腫瘍は広義のがん（cancer）とよび，悪性上皮性腫瘍を狭義のがんともよび，悪性非上皮性腫瘍を肉腫（sarcoma）とよぶ．

### 3　良性腫瘍と悪性腫瘍

　腫瘍は良性と悪性に分けることができ，予後のよいものが良性，予後の不良なものが悪性といえる．ただ良性腫瘍といえども，生命維持に大切な場所，例えば脳，心臓などにできれば予後不良となる．実際的には病人をただ観察して予後をみるわけにはいかないので，病理組織学的な診断によって区別されている．良性腫瘍，悪性腫瘍の一般的な特徴を**表 1-16**にまとめた．

### 4　異型性と組織学的分化度

　腫瘍の組織像，細胞像の正常像との違い，へだたりを**異型性**（atypia）という．良性腫瘍の異型性よりも悪性腫瘍の異型性のほうがはるかに強い．良性腫瘍と悪性腫瘍の鑑別にはこの異型性の理解がたいへん重要であるが，各臓器・組織で基準が異なっている．細胞レベルでの異型性を**細胞異型**といい，細胞の大きさ，形，クロマチンの密度や性状，核小体の状態と数，核/細胞質の比などの所見から判断する．組織レベルでの異型性を**組織異型**といい，発生母地の組織とのへだたりの程度から判断する．

　腫瘍の分化とはまず組織学的な分化をいい，発生母地の組織に近似のとき**高分化**といい，へだたりが大きいほど**低分化**という．たとえば扁平上皮がんの場合，角化の多いものほど高分化で，角化傾向の乏しいものは低分化という．腺

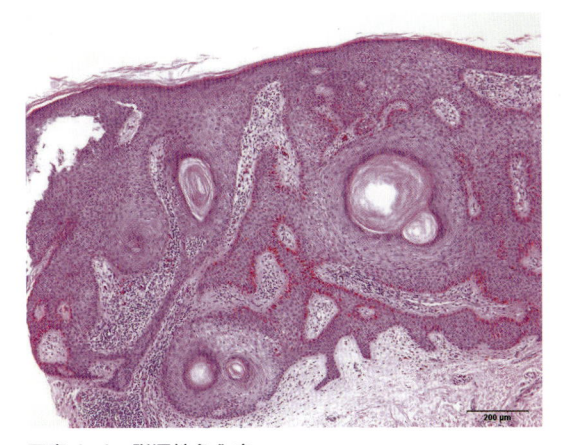

**写真 1-4　脂漏性角化症**
重層扁平上皮よりなる表皮の乳頭状の増殖がみられる．

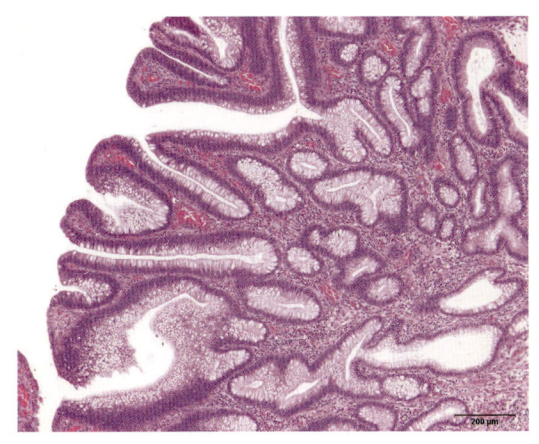

**写真 1-5　大腸腺腫**
高円柱上皮よりなる腺管の増生がみられ，low grade の腺腫がみられる．

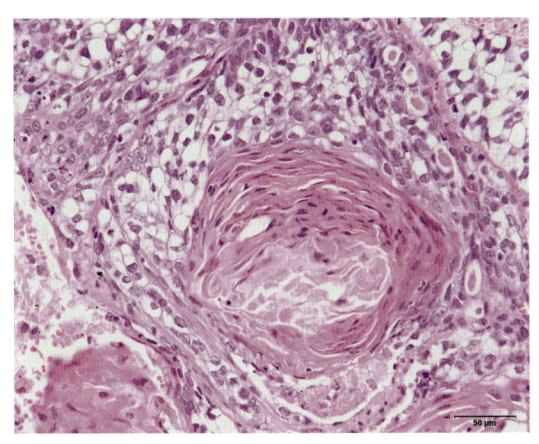

**写真 1-6　肺扁平上皮がん**
重層扁平上皮からなるがんで，中心にがん真珠がみられる．

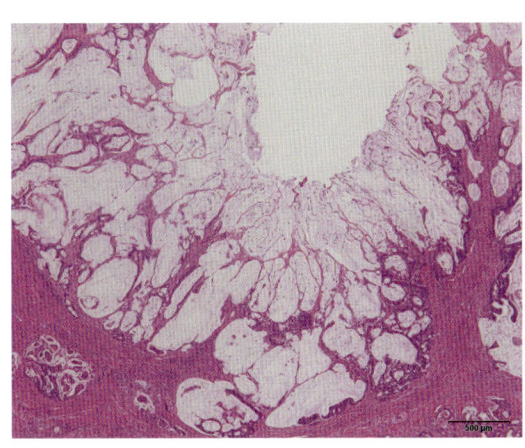

**写真 1-7　大腸粘液がん**
がん細胞は少なく，粘液貯留が著明ながん組織がみられる．

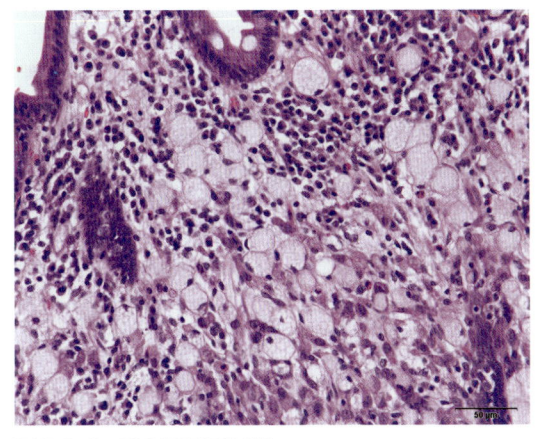

**写真 1-8　胃の印環細胞がん**
核の偏在と淡明で膨れた細胞質よりなり，核と細胞膜が印環の形状にみえる．

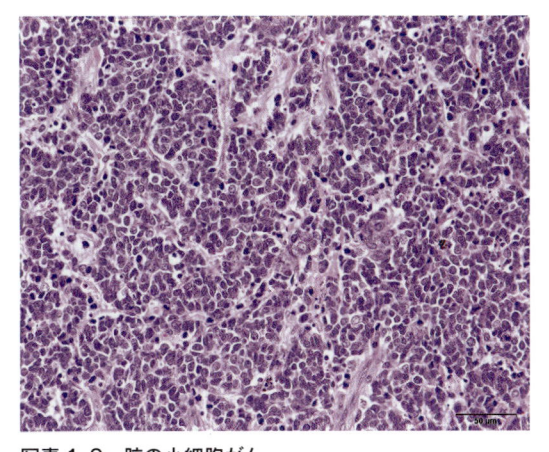

**写真 1-9　肺の小細胞がん**
腺管構造も角化も示さない未分化ながんの代表である．

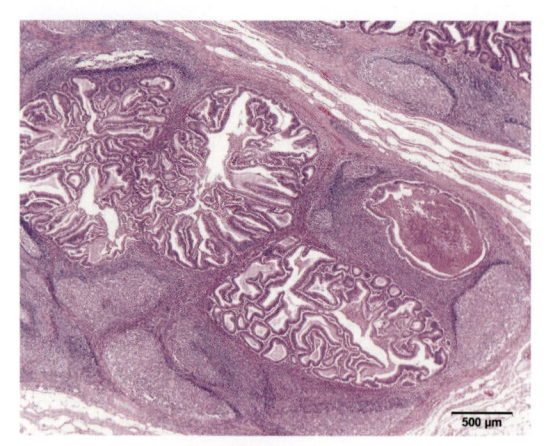

**写真 1-10　リンパ行性転移**
リンパ節内に腺がんが浸潤している.

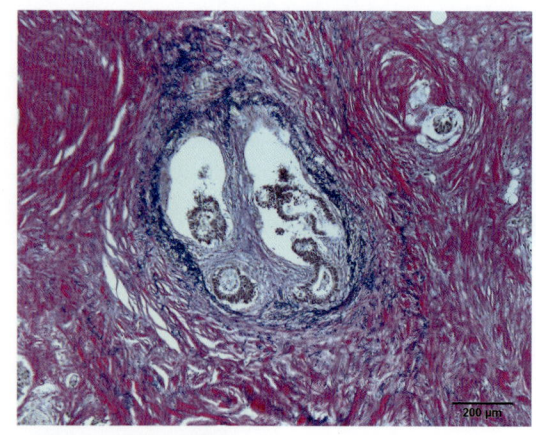

**写真 1-11　血行性転移**
弾性線維で囲まれた血管内にがん細胞がみられる．EVG 染色．

がんの場合，腺管構造が明瞭なものを高分化，腺管構造が目立たないかないものを低分化という．分化度の表現は grade 1, 2, 3 の 3 段階，または low grade と high grade の 2 段階でいうことが多い（写真 1-4〜-9）．

## 5　多発がんと重複がん

　同一臓器または同一系統の臓器に同種の組織型のがんが複数個発生することを多発がんという．膀胱，尿管，腎盂の尿路系に発生する移行上皮がんでしばしばみられる．同一臓器に組織型の違ったがんが複数個発生したり，複数の臓器に同種の組織型のがんが発生するものを重複がんといい，その数によって二重がん，三重がん，四重がん，五重がんとよぶ．多発がんと重複がんを合わせて多重がんという．また，これらの複数のがんが 1 年以内に発生あるいは発見されたとき同時性のがんといい，1 年以上離れているとき異時性のがんといっている．

## 6　がんの広がり方

　がんの発生した部位を**原発巣**というが，がんは残念ながら原発巣にとどまらず周辺へ直接浸潤増殖し，リンパ管や血管といった脈管へ浸潤し，内腔へ露出し，さらに増殖し腫瘍塊組織はリンパ流や血流にのって下流へ運ばれ，遠隔部位でとどまり，そこでまた増殖を始める．これを転移という．リンパ流での**転移**を**リンパ行性転移**（写真 1-10），血流によるものを**血行性転移**（写真 1-11），体腔内に散らばるものを**播種**という．

　リンパ管はきわめて薄い壁からできており，がん細胞は容易にリンパ管へ進入すると考えられる．リンパ流に運ばれたがん細胞は，所属リンパ節へとどまり転移巣を形成したり，次のリンパ節へ移動する．まれに skip lesion といってリンパ流の順番を飛び越した転移がみられることがあるが，多くは順々に転移を起こすので，原発巣からの離れ具合により第 1 次リンパ節群，第 2 次リンパ

節群，第3次リンパ節群と表現する．例えば，乳がんでは腋窩リンパ節と内胸リンパ節へと転移するルートが知られている．がんの外科的切除手術の際，がんの確認のための迅速病理診断も大切であるが，切除範囲の決定やリンパ節郭清の範囲の決定のための迅速病理診断もますます大切となっている．リンパ流は最終的には胸管から左鎖骨下静脈へ通じ静脈へ流れるので，経路的には血行性転移へつながると考えられてる．

　リンパ管への侵襲と同じように，原発巣の近くの毛細血管や小静脈へがん細胞が浸潤し，血流にのって遠隔部位へ転移を起こす．がん細胞が血管内へ入り，下流へ運ばれ転移を起こすことは，別の言い方をすれば，腫瘍塞栓が他の臓器に移動し，そこで生着し，増殖を起こすともいえる．血行性転移の成立には多くの段階があり，血流に入ればどこへでも転移を起こすといった単純なものではないこともわかってきている．経験的に，消化器のがんなどは門脈を介して肝臓に転移を起こすことが多く，また多くのがんは静脈系に入り，小循環を介して肺へ多発性の転移を起こすことが多いことは知られている．がんの種類により転移を起こしやすい部位が決まっていて，例えば胃がん（特に高分化型のもの）の肝転移，肺がんの脳転移，腎がんの骨や肺への転移，前立腺がんの骨転移などは有名である．こういった転移を起こしやすい臓器のことを**転移好発部位**とか**転移好発臓器**とよんでいる．

　播種の例は**がん性腹膜炎**，**がん性胸膜炎**，**がん性心嚢炎**である．胃がんの一つの組織型の印環細胞がんでは胃壁への浸潤が著明で，漿膜から露出し，腹腔内へ種をまくように飛び散り，腸管，腸間膜，後腹膜，肝，脾，横隔膜，子宮，膀胱，ダグラス窩などの漿膜面に小結節のがん巣を形成しやすい．腹水も多量に貯留することが多い．この腹水は蛋白成分に富む滲出液である．

## 7　がんの進行度

　がんの進行程度の評価は，患者の治療の目安として，また予後の比較などのためにも必要なものである．**TNM分類**が有名であるが，これは国際対癌連合（UICC）によって作成され，広く使われている．T因子はT1からT4に分け，Tisは臨床的にはみられないが病理検査によってのみがんが認められるもの，T0は病理検査によってもがんがみつからないものを意味する．N因子は転移のないものをN0，転移の程度によってN1からN3に分ける．M因子は遠隔転移のないものをM0，あるものをM1と表現する．臨床進行期分類とはTNM因子の総合評価で，0期からIV期に分け，0期は非浸潤性のもの，I期はがんが浸潤性だが原発巣にとどまるもの，II〜IV期はもっと広がったものを表している．この臨床進行期分類が手術後の病理検査の結果と違うことがあり，術後のものということでpostsurgicalのpをつけて**pTNM術後分類**も使われる．t，n，mのように小文字で表記する．

　検査法の進歩や普及から，初期のがんへの理解も進んできた．胃の早期がんでの5年生存率は90%以上，子宮頸がんの早期がんでは100%であることが知

> **TNM分類**
> Tはtumor（原発巣の腫瘍），Nはnode（リンパ節），Mはmetastasis（転移）の頭文字で，各臓器ごとに少し違うが，大略は似ている．

> **5年生存率**
> 診断のついた時点または手術から5年たった時点で患者が生存している率のことで，高いほど予後のよいことを表している．

られている．乳がんでは10年生存率が使われる．早期がんの定義は臓器ごとに違っているが，早期がんのうちに治療が行われれば完治できる疾患であることの理解は大切である．早期がんには非浸潤がんあるいは上皮内がんが含まれる．上皮内がんについて，扁平上皮がんでは粘膜内にとどまり，基底膜を越えないものと定義しているし，またその顕微鏡での確認がしやすい．腺がんの場合では一つひとつの腺管が基底膜をもっていて上皮内がんの判定がはなはだ困難なので，**粘膜内がん**などと表現する．**微小がん**とは文字通り小さいがんの意味であるが，大きさは各臓器によって違っている．

臨床的には症状も所見もないがんを**不顕性がん**（非臨床がん）といい，臨床的に明らかなものを**臨床がん**という．

早期がんをこえて進行したものを**進行がん**という．きわめて進行し，回復不能の段階に陥ったものを**末期がん**という．末期がんでは体重減少，衰弱，貧血，消耗などを示す**悪液質**になって死亡することとなる．

## 8　腫瘍随伴症候群

ホルモン産生腫瘍以外にも，腫瘍の産生するさまざまな物質によってさまざまな症状が生じることがわかっている．なかでも高カルシウム血症は頻度が高く，上皮小体ホルモン関連ペプチドが作用していることがわかっている．これは肺がん，乳がん，腎がんなど多くのがんでみられる．低ナトリウム血症はADH様物質が産生されるため肺がんでしばしばみられる．腎がん，肝がんでエリスロポエチンが分泌されることがあって，多血症が引き起こされる．

## 9　腫瘍の生物学

がん細胞は盛んに細胞分裂を起こすが，良性腫瘍では緩徐な発育を示す．がんの種類，時期や状態によっても違うが，一般に2〜3日に1回，細胞分裂を起こすことが知られている．細胞分裂し細胞が増殖するのと同時に，栄養障害などによって壊死が起こったり，アポトーシスが起こり腫瘍細胞は数を減らす．もちろん，がんはその収支にもかかわらず圧倒的に細胞数が増えるほうに傾いている．

正常な細胞は**2倍体**といわれるDNA量をもっている．これは46個の染色体のDNA量のことを意味している．がん細胞のDNA量は，2倍体に加えて4倍体，8倍体などの**多倍体**のものや，3倍体など**異倍体**が混ざった分布パターンを示すものが多い．病理組織学的な像との比較では，多倍体のものは大型で多形性の核に，異倍体では強い異型性に相関するものと考えられる．低分化から未分化のものでは特に異倍体のものの出現が多いことも知られている．

腫瘍細胞をウシ胎児血清を加えた培養液で培養すると増殖する．そのとき無限増殖性，接触阻止の喪失，足場依存性の喪失などいくつかの特有な生物現象がみられる．正常細胞の培養はきわめて困難であるが，がん細胞から樹立された培養腫瘍細胞株は無制限にいつまでも増殖する．また，正常細胞は培養シャーレの中で単層でシート状に増殖するが，腫瘍細胞を培養するとお互いが接触しても増殖が止まらず，重なり合って増殖する．

---

**不顕性がん**

不顕性がんは発見のいきさつから3つに分けられている．オカルトがんは，転移巣による臨床症状が先行し，経過中あるいは病理解剖によって原発巣が明らかになったものをいう．偶発がんとは，手術や検査で偶然に発見されたがんをいう．前立腺や甲状腺に頻度が高い．ラテントがんとは，病理解剖によってはじめて発見されたものをいい，やはり前立腺や甲状腺に頻度が高い．

ADH：antidiuretic hormone，抗利尿ホルモン

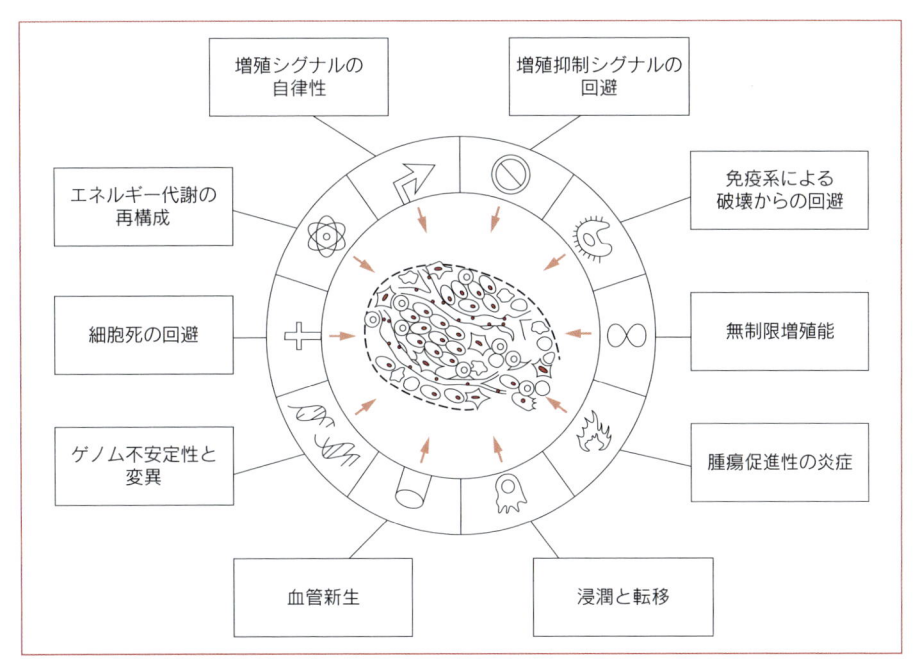

図 1-14 がんの特徴の整理

表 1-17 がんの特徴

| | |
|---|---|
| 増殖シグナルの自律性 | がん細胞は正常な増殖因子シグナルに依存しない．後天的な変異（mutation）が増殖因子経路を短絡させ，無制限増殖を引き起こす． |
| 増殖抑制シグナルの回避 | がん細胞は増殖抑制シグナルには反応しない．後天的な変異が抑制経路を阻害する． |
| 免疫系による破壊からの回避 | がん細胞は，免疫応答を引き起こさないか，免疫応答を妨害する． |
| 無制限増殖能 | がん細胞は自身のテロメア長を維持する．テロメア長維持の制御の変異が無制限の増殖能をもたらす． |
| 腫瘍促進性の炎症 | 炎症はがんの中核的特徴を得る能力を促進する免疫反応である．たとえば，炎症細胞は血管新生や浸潤を促進する増殖因子や酵素を提供する． |
| 浸潤と転移 | がん細胞が本来発生した部位から周囲の組織に浸潤して増殖を続け，また播種，リンパ管と血管内に侵襲して遠隔転移を起こす． |
| 血管新生 | がん細胞は血管新生を誘導し，新生血管の増殖はがんの生存と拡大に必要である． |
| ゲノム不安定性と変異 | がんの主要な特徴の獲得は，ゲノム変化によることが多い． |
| 細胞死の回避 | がん細胞はアポトーシスシグナルを回避する． |
| エネルギー代謝の再構成 | 制御なき細胞分裂はエネルギー源やエネルギー代謝の調整により得られる生合成前駆体の要求を増加させる．正常細胞と異なり，がん細胞は酸素の存在下でも解糖を行う． |

　がんの特徴を**図 1-14** と**表 1-17** にまとめて示す．がんには 10 個の特徴があることが分かっている．
　がん細胞では細胞相互の接着性が弱いことも知られている．これが浸潤や転移の起こりやすい原因の一つと考えられている．接着因子としてはカドヘリン，インテグリ

表 1-18　代表的な遺伝性腫瘍症候群

| 遺伝子 | 遺伝子座 | 胚細胞変異のみられる疾病 |
|---|---|---|
| **がん抑制遺伝子** | | |
| *RB* | 13q14.2 | 家族性網膜芽細胞腫 |
| *p53* | 17p13.1 | Li-Fraumeni 症候群 |
| *WT1* | 11p13 | Wilms 腫瘍 |
| *APC* | 5q21 | 家族性腺腫性ポリポーシス |
| *p16* | 9p21 | 家族性悪性黒色腫 |
| *NF1* | 17q11 | 神経線維腫症Ⅰ型 |
| *NF2* | 22q12 | 神経線維腫症Ⅱ型 |
| *VHL* | 3p26 | von Hippel-Lindau 病 |
| *BRCA1* | 17q21 | 家族性乳癌 |
| *BRCA2* | 13q12-13 | 家族性乳癌 |
| *PTEN/MMAC1* | 10q23 | Cowden 病 |
| *PTC* | 9q22 | Gorlin 症候群 |
| *TSC1* | 9q34 | 結節性硬化症 |
| *TSC2* | 16q13.3 | 結節性硬化症 |
| *EXT1* | 8q24 | 多発性骨軟骨性外骨腫症 |
| *EXT2* | 11q13 | 多発性骨軟骨性外骨腫症 |
| **がん遺伝子** | | |
| *c-ret* | 10q11 | 多発性内分泌腫瘍症 type 2 |
| *c-met* | 7q31 | 家族性遺伝性腎癌 |

ン，フィブロネクチン，コラーゲン，ラミニンなどが知られている．

　腫瘍細胞から特有の物質が分泌または流出することがあり，それを**腫瘍抗原**といい，血清からの診断や病理診断に応用されている．**胎児性抗原**とは，胎児のときに分泌され，出生後は消失するものが，がん細胞から分泌されるものをいう．代表的なものは**α-フェトプロテイン**（alpha-fetoprotein；AFP）で，肝細胞がんと卵黄嚢腫瘍の腫瘍マーカーとして診断に役立っている．**がん胎児性抗原**（carcinoembryonic antigen；CEA）は腺がんのマーカーである．**糖鎖がん抗原**としてはCA19-9，CA125，DU-PAN-2などが知られている．ほかには，フェリチンは鉄貯蔵蛋白で，肝，骨髄，脾などに存在するが，白血病，膵がん，肝がんなどで血中フェリチンが上昇する．

## 10　腫瘍発生の原因

　腫瘍発生の真の原因はまだはっきりしない．がんの発生頻度が加齢とともに増加することははっきりしている．性差では男性に発生頻度が高いが，ホルモンの違いなのか，生活環境の差であるのかわからない．**甲状腺がん**や**胆道がん**は女性に優位ながんである．人種差の面からは，白人に**皮膚がん**や**悪性黒色腫（メラノーマ）**が多く，**胃がん**は日本人に多い．**前立腺がん**や**乳がん**はアメリカ人が日本人より圧倒的に多いことが知られている．ただこれも，本当に人種差によるものか，生活環境の差によるものか，今後の検討が必要である．

　がんが遺伝するのではないかという疑問があるが，一般的な散発性のものに遺伝性はない．頻度的には低いが，遺伝するがんがあることは事実である．例えば**網膜芽（細胞）腫**は小児の目に発生するが，第13染色体長腕に存在する*Rb*遺伝子の欠失と関係のあることがわかっている．*Rb*遺伝子はRb蛋白をコードするもので，これは核蛋白として細胞周期の$G_1$に働き，細胞増殖を抑制する．*Rb*遺伝子が欠失すると細胞の

---

**家族性乳がん**

乳がん患者の血縁者に複数の乳がん患者がみられる場合，家族性乳がんとよぶ．そのなかで，特に発症に強くかかわる遺伝子（*BRCA1*，*BRCA2*など）が原因のものを遺伝性乳がん（7〜10%）という．その代表的なものとして，遺伝性乳がん卵巣がん（約半数）が知られている．遺伝性乳がん卵巣がん症候群（hereditary breast and ovarian cancer：HBOC）の特徴は，若い発症，発症後にがんを切除しても残っている乳腺や反対側の乳腺，卵巣にがんが発症する可能性が高いこと，である．

**がんの遺伝性**

フランスのナポレオンは胃がんで死亡しているが，彼の父も，祖父も，兄弟8人中の5人も胃がんで死亡したらしいといわれている．

増殖やがん化を抑制することができず，がんが発生することとなる．こういった遺伝性がんとがんを好発する遺伝病を**表 1-19** に示す．

発がんの外因として，**化学発がん物質**，**放射線**，**紫外線**，**ホルモン**，**ウイルス**が知られている．

発がん物質が細胞の DNA を化学的に修飾し，遺伝子の突然変異を起こし，細胞をがん化させると考えられている．コールタールから分離されたベンゾピレンとジベンゾアントラセンが有名で，これは自動車の排気ガス，煙草の煙からも発生することがわかっている．実験的にマウスの皮膚に発がん物質を 1 回だけ塗布し，その後，非発がん物質であるクロトン油を何回も塗布すると皮膚がんが発生する．一方だけの処置とか順番を変えてもがんは発生しない．こういうことから，がん過程には 2 種類の段階，つまり**イニシエーション**と**プロモーション**があることが提唱された．イニシエーションに働くイニシエータが DNA 損傷，突然変異を起こし，変異細胞がプロモータの働きで増殖しがん化するという考えである．さらに狭義のプロモーションに**プログレッション**の段階を加えて，発がんの多段階説へと発展している．今日では，後述するがん遺伝子の活性化，がん抑制遺伝子の不活性化などの段階がみられる発がんもあることがわかってきた．

X 線や γ 線の放射線曝露の機会の多い放射線技師や医師に皮膚がんや白血病が多いことが知られている．広島，長崎，最近ではチェルノブイリの被曝者に白血病，乳がん，甲状腺がん，肺がんなどの発生率が高いことも有名である．紫外線も放射線と同様に，DNA 損傷，突然変異を起こし発がんを誘発することがわかっている．

ホルモンは直接 DNA 損傷を起こすことはないが，細胞増殖を亢進させ，DNA 損傷の機会を増加させると考えられる．つまり，プロモーション，プログレッションに働くのであろう．

ウイルスは核酸とそれを含む蛋白のみからなるので，細胞に進入しないかぎり増殖できない．通常のウイルス感染では感染細胞の消滅が起こるが，宿主細胞の遺伝子変化を起こしがん化を引き起こす場合があり，こういったウイルスを**腫瘍ウイルス**という．これには，DNA ウイルスとして，EB ウイルス（Epstein-Barr virus），B 型肝炎ウイルス（HBV），ヒトパピローマウイルス（HPV）など，RNA ウイルスとして，ヒト T 細胞白血病ウイルス（HTLV-1），C 型肝炎ウイルス（HCV）などがある．

## 11　がん遺伝子とがん抑制遺伝子

遺伝子は特定の蛋白をコードしているが，その蛋白が細胞変異，増殖やがん化を引き起こすとき**がん遺伝子**（oncogene）という．ウイルスのもつがん遺伝子には viral oncogene の v- をつけて表す．正常細胞のものは**細胞がん遺伝子**(cellular oncogene) といい，c- をつけて表す．正常細胞の c-onc だけでは発がん性を示さないので proto-oncogene ともいう．がん遺伝子は細胞増殖のシグナル伝達に関与しており，活性化は発がんに結びつくことになる．**表 1-19** に主ながん遺伝子を示す．

がん遺伝子の活性化は，遺伝子増幅，染色体の転座や点突然変異でもたらされる．遺伝子増幅は *erb-B* 群，*ras*，*myc* でみられる．

がんの発生を抑える働きをする遺伝子を**がん抑制遺伝子**という．多くのがんで特異的な部位の染色体の欠失が知られ，その欠失部位にがん抑制遺伝子があると考えられる．**網膜芽腫**，**ウィルムス腫瘍**，**von Recklinghausen 病（神経線維腫症）**，**多発性**

---

### 化学発がん物質

山極勝三郎によるウサギの耳へのタール塗布による皮膚がんの発生は化学発がん物質研究の黎明期の画期的なものであった．

### イニシエーションとプロモーション

イニシエーションとは，がんの発生の第 1 段階のことで，細胞の遺伝物質に変化が生じて細胞のがん化が始まる．この変化は，自然に起こる場合と発がん物質が原因となる場合があり，発がん物質には，化学物質，タバコ，ウイルス，放射線，日光などがある．
プロモーションとは，がん発生の第 2 段階のことで，環境中の物質，薬（例えばバルビツール酸など）が発がんの促進因子（プロモーター）として作用する．発がん物質とは異なり，促進因子それ自体ではがんを発生させることはない．
がんを発生させる促進因子を必要としない，強力な発がん物質もある．例えば電離放射線（X 線検査，原子力発電所内，原子爆弾の爆発）は，肉腫，白血病，甲状腺がん，乳がんなどを起こす．

### 転座の例

慢性骨髄性白血病でのフィラデルフィア染色体が有名であるが，これは 22 番目の染色体の長腕が部分的に欠失し，第 9 番染色体長腕へ転座しているものである．これは結果として染色体 9 番にある *c-abl* 遺伝子と染色体 22 番にある *bcr* 遺伝子の間にハイブリッド（c-abl-bcr）が起こり，これがチロシンキナーゼ活性をもつことからがんが発生すると考えられている．
大腸がんの発生で，*K-ras* の点突然変異が初期の腺腫に認められることから，*ras* の活性化が起こっていると考えられている．

表 1-19　主ながん遺伝子

| 機能別分類 | がん遺伝子 |
| --- | --- |
| 受容体型チロシンキナーゼ | |
| 　c-kit | SCF レセプター |
| 　erbB1 | EGF レセプター |
| 　erbB2 | erbB1, 3, 4 と heterodimer 形成 |
| 　erbB3 | neuregulin レセプター |
| 　erbB4 | neuregulin レセプター |
| 　met | HGF/SF レセプター |
| 　ret | GDNF レセプター |
| 非受容体型チロシンキナーゼ（主としてシグナル伝達にかかわる） | |
| 　src | インテグリン・受容体型チロシンキナーゼのシグナル伝達 |
| 　abl | 細胞質・核でシグナル伝達（シャトル？） |
| セリン・スレオニンキナーゼ | |
| 　raf | MEK-ERK 活性化（MAPKKK） |
| GTP 結合蛋白 | |
| 　H-, K-, N-ras | 受容体型チロシンキナーゼのシグナル伝達 |
| 核蛋白型がん遺伝子（主として転写活性の制御にかかわる） | |
| 　c-, N-, L-myc | bHLH-LZ（ロイシンジッパー）構造 |
| 　Myb | DNA 結合ドメイン+LZ |
| 　fos | b-LZ 構造（AP1 の構成要素） |
| 　jun | b-LZ 構造（AP1 の構成要素） |
| 　β-catenin | カドヘリン・Wnt シグナル伝達 |
| その他 | |
| 　bcl2 | apotosis 抑制 |

表 1-20　代表的ながん抑制遺伝子

| がん抑制遺伝子 | 遺伝子座 | 機能 |
| --- | --- | --- |
| Rb | 13q14.2 | 転写制御 |
| p53 | 17p13.1 | 転写制御 |
| WT1 | 11p13 | 転写制御 |
| APC | 5q21 | catenin, DLG 結合 |
| p16 | 9p21 | CDK インヒビター |
| NF1 | 17q11 | GTPase 活性化 |
| NF2 | 22q12 | 細胞骨格結合化 |
| VHL | 3p26 | 転写伸張調節 |
| BRCA1 | 17q21 | 転写制御 |
| BRCA2 | 13q12-13 | 転写制御 |
| DPC-4 | 18q21.1 | 転写制御 |
| SMAD2 | 18q21 | 転写制御 |
| PTEN/MMAC1 | 10q23 | ホスファターゼ, 細胞運動 |
| PTC | 9q22 | Shh 受容体 |
| TSC1 | 9q34 | |
| TSC2 | 16q13.3 | |
| EXT1 | 8q24 | |
| EXT2 | 11q13 | |
| HSNF5/INI | 22q11.2 | SWI/INI 複合体構成要素 |

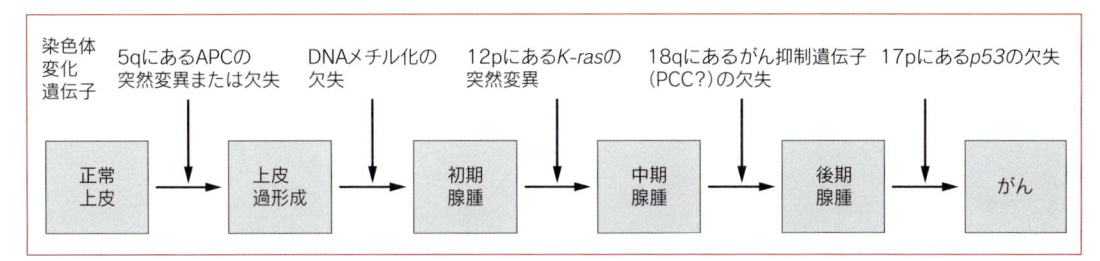

図1-15 家族性大腸腺腫症の大腸がん発生過程における形態変化と遺伝子変化

　**内分泌腫瘍症**などでは先天的にがん抑制遺伝子の欠陥があることがみつかっている．代表的ながん抑制遺伝子を**表1-20**に示す．

　*Rb*遺伝子が最初に発見されたがん抑制遺伝子である．網膜芽腫は乳児小児の20,000人に1人の発生で，約60%が散発性，約40%が家族性発症といわれる．*Rb*遺伝子は染色体13番の長腕（13q14）に存在し，これのコードする蛋白はDNA結合蛋白で，細胞増殖に抑制的に働くことがわかっている．非家族性のものでは，網膜細胞の*Rb*遺伝子に2回突然変異が起こることが必要である．

　*p53*遺伝子は現在最もポピュラーながん抑制遺伝子である．染色体17p13.1に存在し，半分以上のヒトの腫瘍でこの遺伝子の異常があるといわれている．*p53*遺伝子はDNA損傷を認識すると細胞周期を$G_1$期で停止し，DNA修復を誘導し，修復ができないときはアポトーシスを起こして細胞を破壊する．*p53*遺伝子の異常あるいは両方の欠失があると，DNA損傷は修復されず，突然変異は固定され，悪性転化へ傾くと考えられる．こういった意味から，*p53*遺伝子のことを分子の警察官とかゲノムの番人ともよんでいる．*p53*遺伝子の変異は大腸がん，肺がん，乳がんなど多種類のがんで認められている．

　ヒトのがんの発生についての**遺伝子のtwo-hit theory**，**多段階がん発生説**などにおいて2つ以上の遺伝子変化が必要である．**家族性大腸腺腫症**の**大腸がん発生過程**における形態変化と遺伝子変化のスキームがたいへん有名である（**図1-15**）．がん遺伝子，がん抑制遺伝子の異常が複合的に，経時的に起こってがん化に進むことがわかる．

　発がん過程のどの段階でどの遺伝子変化が起こるのかは，がんの種類によって違うし，同じ臓器のがんでも組織型によって違うと考えられる．

---

**　*Rb*遺伝子異常と網膜芽腫**

*Rb*遺伝子の異常と網膜芽腫の発生の関係は，Knudsonの提唱した発がんにおける遺伝子のtwo-hit theoryで説明される．家族性の場合は，網膜細胞に先天的に*Rb*遺伝子の1つに突然変異がすでにあり，対立するもう1つの*Rb*遺伝子のほうになんらかの原因で突然変異が起こり，遺伝子の機能不全からRb蛋白が合成されず，網膜芽腫が発生すると説明されている．

# 第2章 病理学各論

## I 循環器系

### 1 心臓

#### 1) 心臓の発生と胎生循環

心奇形を理解しやすくするため，心臓の発生（図2-1）と胎生循環（図2-2）について説明する．

胎生循環と出生後の循環の大きな違いは，卵円孔，動脈管および静脈管である．卵円孔は肺静脈に代わって左室への流入を，動脈管は肺動脈に代わって右室の流出を維持している．これによって，肺循環血液量を節約しつつ右室もバランスを保って発育する．出生後，閉鎖が起こり二大循環が独立する．

#### 2) 先天性心疾患

心奇形の真の原因はわからない．脾の形成異常（**無脾・多脾症候群**），**ダウン(Down)症候群**（21 trisomy），**パトー(Patau)症候群**（13 trisomy），**エドワード(Edward)症候群**（18 trisomy），**ターナー(Turner)症候群**（monosomy），妊娠初期の風疹などのウイルス感染や薬剤服用で心奇形が多発することは知られている．

> **心臓の発生**
>
> 心臓の形成は胎生20日（3週の末）から始まり，胎生50日（7週の末）にはその外形も内部の構造もできあがる．その時期に心奇形が発生することになる．
> 右心房と左心房の中間部に心房中隔が形成される．心房の左右分割は肺循環を保証するため，両生類から少しずつ現れ，哺乳類で完成する．心房，心室の中隔形成は胎生27～37日の間に起こる．

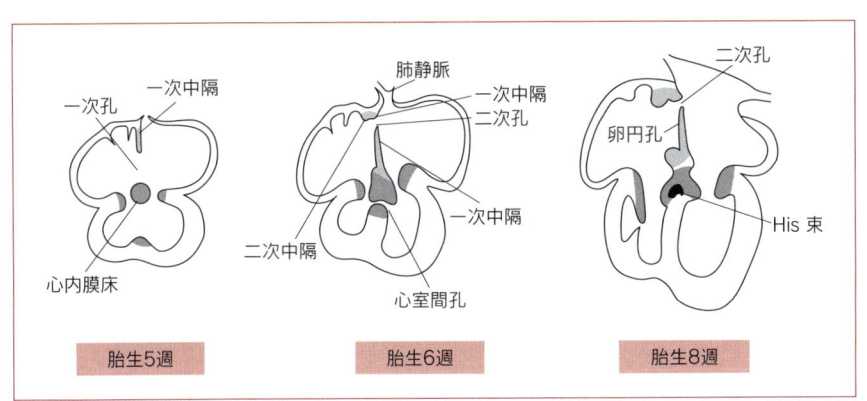

図2-1 心房および心室中隔の発生

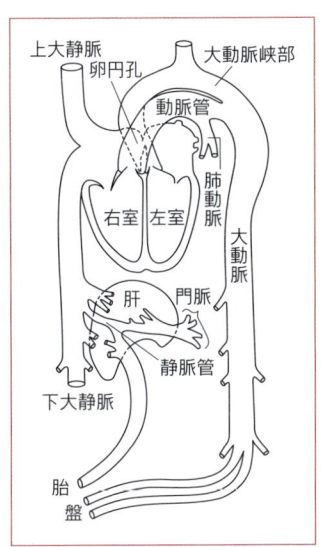

図2-2 胎生循環

先天性心疾患は機能的観点から，①シャントのないもの（大動脈狭窄症，PS），②左右シャントがあるもの（ASD，VSD，PDA），③右左シャントがあるもの：チアノーゼ型（Fallot四徴症，Eisenmenger症候群）と分けることができる．

## (1) 心房中隔欠損（atrial septal defect；ASD）

欠損とはいうが，一次孔または二次孔（卵円孔）の開存にほかならず，圧倒的に卵円孔部の開存が多い．はじめは左右シャントであるが，右室負荷から肺高血圧が起こり，右心不全から右房圧が上昇すると右左シャントとなる（Eisenmenger-ASD）．卵円孔開存（patent foramen ovale；PFO）と紛らわしいが，PFOは器質的な閉鎖が起こっていない状態をいい，弁状開存ともいう．出生後，左房圧が右房圧より高いので機能的には閉鎖していることになり，臨床的に問題になることは少ない．

## (2) 心内膜床欠損（endocardial cushion defect；ECD）

一次中隔の発育が不十分で，房室管心内膜床と癒合しない状態が一次孔開存で，ASDの一次孔型ともいう．房室管心内膜床の発育の欠陥を伴うことが多く，ECDまたは共通房室孔遺残の名でよばれることが多くなった．

| ECDの3型分類（Cambell & Missen, 1957年） |
|---|
| Grade Ⅰ：一次孔開存＋僧帽弁のクレフト |
| Grade Ⅱ：一次孔開存＋僧帽・三尖弁のクレフト |
| Grade Ⅲ：一次孔開存＋僧帽・三尖弁のクレフト＋高位心室中隔欠損 |

## (3) 心室中隔欠損（ventricular septal defect；VSD）

単独の奇形の場合とその他の奇形と合併することがある．欠損部の位置から，膜様部，室上稜部と筋性部に分ける．欠損部が大きいと左右シャントから肺高血圧症（Eisenmenger症候群）となる．高位VSD（膜様部＋室上稜部）ではしばしば大動脈騎乗を伴う．

## (4) ファロー（Fallot）四徴症

VSD，肺動脈流出路の狭窄（PS），大動脈騎乗，右室肥大をいうが，VSDとPSが本質である．VSDは膜様部を含み，円錐部に向かって拡大することが多く，肺動脈流出路の漏斗部狭窄を引き起こしやすいと考えられる．**Fallot三徴症**はPS，ASDと右室肥大，**Fallot五徴症**は四徴症とASDをいう．

## (5) 大血管転位（transposition of the great arteries；TGA）

大動脈・肺動脈の心室との関係における先天異常である．心房の正常位，逆位は下大静脈，内臓との関係で大体決まり，逆位では内臓逆位を伴うと考えてよい．心室のD，L-loopは動脈幹での屈曲から球部と室部の位置で決まり，D-loopでは球部が右に，室部が左に位置する．円錐部のD，L転位は大動脈弁と肺動脈弁の関係で，D転位とは転位した大動脈弁が肺動脈弁の右側に位置し，L転位では転位した大動脈弁が肺動脈弁の左側に位置する．

## (6) 肺静脈還流異常

肺静脈の全部が右房系へ流れるのを総肺静脈還流異常，一部のものを部分的肺静脈還流異常という．

## (7) 大動脈狭窄症

動脈管との関係から管前型（乳児型）と管後型（成人型）に分けるが，まれに弓部以外にみられることもある．動脈管開存がしばしば合併し，管前型では肺高血圧症，右室肥大が起こる．

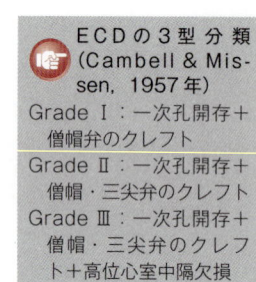

## (8) 動脈管開存 (patent ductus arteriosus; PDA)

PDAだけであれば，その動脈管が細ければ症状のないこともある．太い左右シャントを起こすものであれば，肺高血圧症を起こす．大動脈狭窄症，肺動脈弁口閉鎖症，TGA，ASDと合併しやすい．

## (9) 弁の奇形

各弁の狭窄，閉鎖（無形成）などの形成異常が，単独あるいは合併して現れる．肺動脈狭窄（pulmonary stenosis; PS）がもっとも頻度が高く，弁性のものと弁下筋性部のものがみられる．

## 3) 心肥大，拡張と心不全

### (1) 心肥大と拡張

心臓の肥大は心筋が量的に増加した状態であり，心重量の増加，心室壁の肥厚がみられる．拡張を伴う場合，心筋は伸展し，壁の肥厚がはっきりしないことがある．肥大の形から，求心性肥大と，拡張を伴った場合の遠心性肥大に分けられる．前者は高血圧や大動脈弁口狭窄（AS）のような圧負荷の場合に，後者は大動脈弁閉鎖不全（AI，AR）や僧帽弁閉鎖不全（MI，MR）のような容量負荷の場合に発生する．

肥大心では，おのおのの心筋線維が太くなり，幅や直径が増加し，核も大きく，形はさまざまになる．核の肥大については，DNAの顕微分光測光法などの研究によって，染色体の多倍化によることが証明された．肥大した心筋を電顕的に観察すると，胞体内の筋原線維の増加，ミトコンドリアの肥大と増加，介在板の増加がみられる．実験的肥大心では，1個あたりの細胞質のRNA/DNA比の増加，全心臓中のRNA総蛋白量の増加がみられ，心筋線維の増生はなく，筋原線維合成の亢進に肥大のメカニズムがあるという説が有力である．しかしながら，心肥大の原因が心筋線維の肥大だけによるものか，細胞増殖も伴っているものかどうかは大きな問題で，たとえば，ヒト小児の心肥大では心筋細胞の増殖が関与しているとの報告があり，また成人の場合でも，心重量が500gをこえる肥大では心筋線維が縦方向に割れて数の増加があるのではないかともいわれている．

AS : aortic valve stenosis

AI : aortic insufficiency

AR : aortic regurgitation

MI : mitral insufficiency

MR : mitral regurgitation

### (2) 心不全

心不全とは，心臓が体の要求に応ずるだけの循環の駆出力を維持できない状態をいう．心房への静脈還流が不十分なための駆出量不足は通常，心不全に含めない．

左心不全の場合には，肺の静脈や毛細血管にうっ血が起こり，呼吸困難や急性肺水腫を引き起こす．右心不全の場合には，体循環の静脈や毛細血管にうっ血が起こり，肝腫大や，全身，特に下肢の浮腫がみられる．両者が起こっている場合を両室性心不全ということもある．体循環系の広範なうっ血がみられることをうっ血性心不全という．うっ血性心不全は肺や肝の静脈・毛細血管の適応を起こしながら慢性化することが多い．これに対して，左心室から大循環系への駆出が急速に低下すると全身の循環は急速に破綻する．これが急性循環不全（急性心不全）である．

心不全は，心臓への負荷が大きすぎる場合，心筋に障害がある場合，刺激伝導系に障害がある場合に引き起こされる．負荷には容量負荷と圧負荷があり，大動脈弁や僧帽弁の閉鎖不全症に際しては左室に容量負荷がかかり，高血圧や大動脈弁口の狭窄があるときには左室に圧負荷がかかる．容量負荷に対しては拡張性肥大，圧負荷に対しては求心性肥大による適応が起こるのが原則である．肥大に伴う冠動脈の適応の制

限，心筋線維への栄養物の拡散の困難，肥大心の心筋構築が含む矛盾などがあり，適応も限度をこえると破綻を起こし心不全に陥ることになる．

### 4) 心臓の炎症

心臓の構成要素ごとに心内膜炎，心筋炎，心外膜炎と分けることができ，またすべてに炎症が及ぶとき汎心臓炎という．多いのは心内膜炎で，主として弁が侵され，急性期が過ぎると弁の機能不全を残しやすい（弁膜症）．

#### (1) 心内膜炎

僧帽弁と大動脈弁にみられることが多く，弁膜の閉鎖縁に変化が強い．感染性のものでは敗血症状態が先行するが，心奇形などの基礎疾患があると起こりやすい（**感染性心内膜炎**）．形態学的に，**疣贅性心内膜炎，リウマチ性心内膜炎**），潰瘍性心内膜炎（急性細菌性心内膜炎），ポリープ状潰瘍性心内膜炎（亜急性細菌性心内膜炎），非細菌性血栓性心内膜炎（消耗性心内膜炎）の5型に分けられてきた．

抗生剤など治療の進歩により病変も複雑になり，最近では，リウマチ熱に伴う心内膜炎，感染性心内膜炎，それ以外のものの3つに分ける考えもある．感染性心内膜炎は黄色ブドウ球菌，緑色レンサ球菌などのレンサ球菌，腸球菌などによることが多く，組織学的には弁膜の潰瘍性変化，細菌コロニー，血栓形成などがみられる．弁膜の穿孔や腱索の断裂を起こすこともある．弁膜の感染性血栓が塞栓を起こして脳，腎，脾，皮膚などに梗塞巣や転移性膿瘍をつくったり，免疫複合体が糸球体に巣状，びまん性糸球体腎炎を起こすことがある．**非定型疣贅性**（いぼ状）**心内膜炎**〔**リブマン・サックス（Libman-Sacks）心内膜炎**〕は全身性エリテマトーデスにみられるもので，フィブリノイド変性を起こした弁に血栓が付着するものであるが，陳旧化したものでは線維性肥厚のみとなる．

#### (2) 心筋炎

他の臓器，組織の化膿巣から血行性に運ばれてきた菌による巣状の心筋炎が最も多い．組織学的には多核白血球の浸潤を主体とし，通常，筋線維の壊死を伴う．ウイルス性心筋炎は一般にびまん性の間質性滲出性炎あるいは巣状の肉芽腫性炎を呈し，小さな線維性瘢痕をつくって治癒する．あとで鏡検してもはっきりウイルス性との同定が困難であり，心筋症の原因などの点から注目を集めている．リウマチ熱に伴うものはリウマチ性心筋炎という．サルコイドーシスで心筋が侵されることもある．病像は，心筋障害による心不全，刺激伝導系障害による不整脈などがみられる．

#### (3) リウマチ性心疾患

**リウマチ熱**は，A群β溶血性レンサ球菌感染後1～3週で発症することの多い，心臓を中心とした全身性の炎症性疾患である．病因について，溶レン菌に対する抗体が心筋線維，動脈平滑筋や膠原組織の糖蛋白に交差反応をするか，免疫複合体が沈着して病変を起こすのではないかと考えられている．初期は滲出性，中間期は増殖性あるいは肉芽腫性の炎症像を呈し，最終的には瘢痕治癒

---

**リブマン**
リップマン，リブマン，リップブマンなどの読み方もある．

**細菌性心筋炎**
原因菌はブドウ球菌，緑膿菌，レンサ球菌，ジフテリア菌毒素などによる．

**ウイルス性心筋炎**
コクサッキーBウイルス，エコーウイルス，ポリオウイルス，麻疹ウイルス，伝染性単核球症ウイルス，痘瘡ウイルスなどによる．

**孤立性心筋炎**
急性特発性心筋炎，Fiedlerの心筋炎ともよばれ，心筋のみに炎症性病変があることから孤立性との名称がある．びまん性間質型と巨細胞型がみられる．

に至る．この病変は心内膜，心筋層，心外膜の各部に種々の程度にみられ，**汎心臓炎**の状態を呈する（☞p.195）．

**リウマチ性心内膜炎**では弁を中心に病変がみられる．組織学的に，初期は弁の浮腫，血管新生，多核白血球，リンパ球，形質細胞，組織球などの浸潤がみられ，表層近くの膠原線維のフィブリノイド変性，線維素，血小板血栓の付着がみられる．病変は腱索，弁輪，周辺の心筋にも波及する．治癒期に弁は線維性肥厚，石灰化，硝子瘢痕化と変形を示し，腱索は癒着，融合，肥厚，短縮し，弁の狭窄や閉鎖不全などの心臓弁膜症をもたらすことになる．

### 5）虚血性心疾患

心筋の酸素需要とその供給の不均衡によって起こる心臓の疾患を総称するもので，冠血流量の減少，または冠血流量の増加で間に合わない場合に起こることから，冠動脈性心疾患ともいう．ほとんどの場合は冠動脈の粥状硬化症と合併する血栓症による内腔狭窄によるものであるが，そのほかには冠動脈塞栓症，梅毒性大動脈炎の冠動脈口への波及，冠動脈の攣縮，解離性大動脈瘤の冠動脈への波及，冠動脈の動脈炎（結節性動脈炎，川崎病，リウマチなど），冠動脈走向の奇形，急激な貧血やCO中毒などの酸素濃度の低下，低血圧やショックの発作，心臓手術に関係する場合，冠血流の予備量を大幅に上回る心筋の急激な酸素需要をきたした場合などがみられる．

冠血流量の減少の起こり方や程度から，狭心症，心筋梗塞，虚血性心筋症の3つに分ける．

#### （1）狭心症

一過性の心筋虚血が起こり，発作性の激しい前胸部痛を起こすもので，激しい運動に伴って現れることが多く，安静とニトログリセリンによって消失する．発作時の心電図でST下降がみられ，一部のものではSTの上昇（Prinzmetalの狭心症）がみられるが，発作がおさまると変化は少ない．心筋の病変の程度はさまざまで，多数の小さい線維瘢痕巣または虚血性心筋壊死巣をみるものから，ほとんど変化のないものまでみられる．冠動脈の粥状硬化症の合併が多くみられるが，10％くらいの症例で冠動脈造影でも正常のものがあり，これらのものでは冠動脈の攣縮が主要な原因と考えられている．

#### （2）心筋梗塞（写真2-1）

広範な心筋の虚血性壊死を起こした状態をいい，臨床的には狭心症より激しく長い前胸部痛，ショック状態，呼吸困難や消化器症状を示し，心電図では初期のST上昇，後の異常Q波の出現をみる．壊死に陥った心筋細胞より胞体内の酵素が流出し，血清中のAST，LD，CKが上昇する．左心室壁に好発し，発生部位から，前壁，側壁，後壁，下壁梗塞とか右室梗塞という．梗塞の広がりから**貫壁性梗塞**（内膜から心外膜まで），**内膜下梗塞**（心内膜側にぐるりと多巣性の壊死巣）の2つが多いが，心筋中層，外膜下などに限局するものもある．

病理像は虚血性心筋壊死（凝固壊死）とそれに続く肉芽形成，線維瘢痕化の過程が

---

**リウマチ性心筋炎**

3つの病期，すなわち初期の滲出変性期，アショフ（Aschoff）結節が形成される増殖期，3〜4カ月後の治癒期がみられる．初期においては心内膜と同様，間質結合織の浮腫とムコ多糖の増加，フィブリノイド変性がみられ，増殖期では血管周囲に好塩基性細胞質をもつ大型の細胞が結節状に集簇している（Aschoff結節）．核は棒状，核膜は明瞭，鋸歯状の縁をもつクロマチンをもち，アニチコフ（Anitschkow）細胞とよばれ，組織球由来といわれている．治癒期では血管周囲に小瘢痕巣を残す．リウマチ性動脈炎をみることもある．

**急性冠症候群**

急性冠症候群という新しい概念が使われるようになった．これは，冠動脈に発生した粥腫の破綻とそれに伴う血栓形成からの冠動脈の狭窄，閉塞から急性心筋虚血を呈する病態を意味する．不安定狭心症，急性心筋梗塞，心臓突然死の疾患概念である．また近年，心筋トロポニンの測定が微小心筋傷害の診断に役立っている．

**急性心筋梗塞**

急性期の死亡率は高いが，合併症としては急激な冠不全，心原性ショック，心臓破裂，心タンポナーデ，心腔への壁在血栓と全身への塞栓症，心外膜炎，両心室腔の交通，心室動脈瘤，不整脈などが起こり，また広範心筋壊死が起こると心拍出量の減少からの左心不全が起こる．

循環器系　59

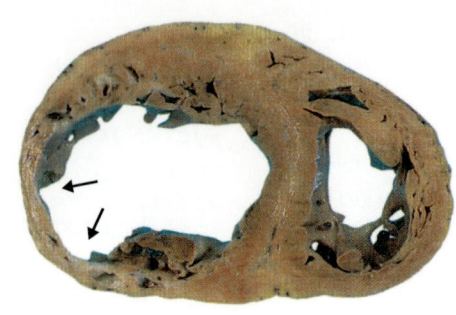

**写真 2-1 陳旧性心筋梗塞**
左心室側後壁が著明に菲薄化し，瘤状に拡張している（矢印）.

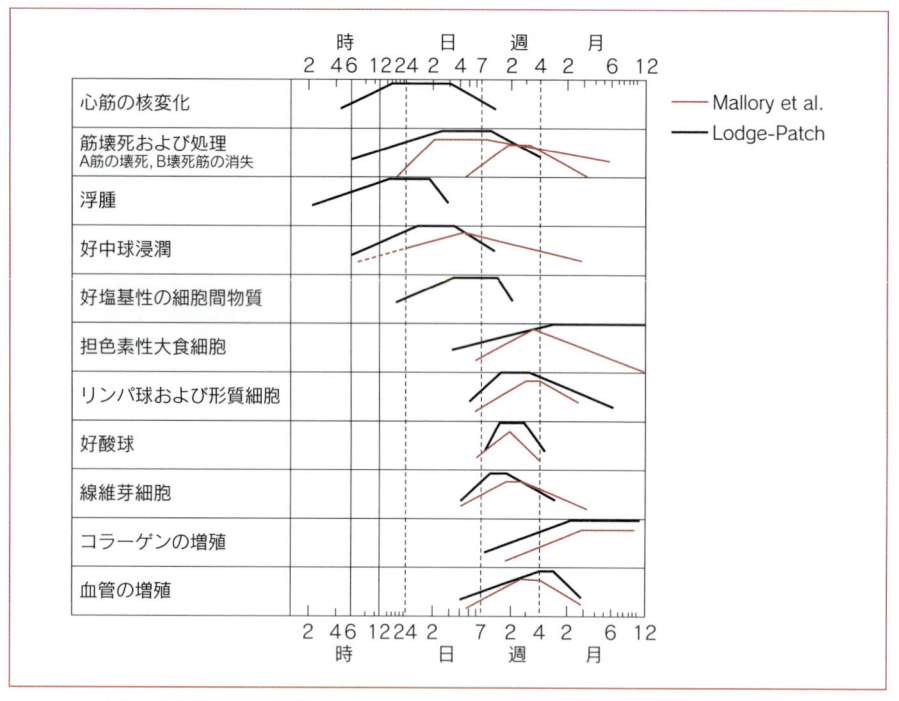

**図 2-3 急性心筋梗塞における組織学的変化の時間的推移** （梶田 昭：小病理学．南山堂より）

みられ，時間経過によって様相を変えている．梗塞の発症直後では，肉眼的にも組織学的にも健常部と区別がつかない．最も初期にみられる変化は間質の浮腫であり，次に心筋細胞の核や筋線維の変化が起こる．発症後 6～12 時間ほどの早期の変化は，ニトロ BT など各種の脱水素酵素の消失をみる酵素組織化学的方法による判定が確実である．18～24 時間経ると，肉眼的にも貧血状で白色調を示し，2～4 日では黄色調を呈し，軟らかくなり，周辺に充血や出血が認められるようになり，4～10 日ではこの傾向がより強く鮮明となる．細かい組織上の変化は図 2-3 のとおりである．肉芽組織は 1～2 週間くらいから現れ，線維瘢痕化には，大きさにもよるが 1～3 カ月以上かかる．

### （3）虚血性心筋症

特別に心筋梗塞の既往がなく，うっ血性心不全で発症する冠動脈性心疾患の総称で

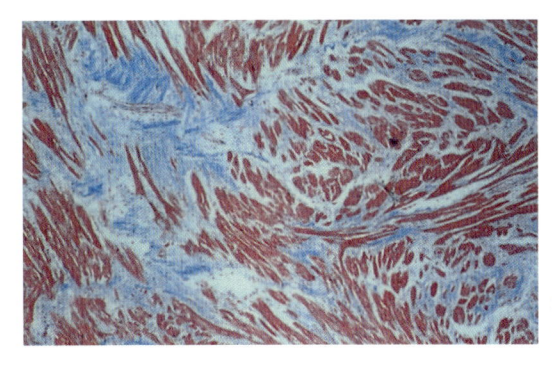

**写真 2-2　心筋錯綜構造（心筋症）**
Masson trichrome 染色.

ある．老化，加齢に伴う心疾患や心筋線維症の概念に入れられていたものであるが，冠動脈の粥状硬化症と心筋間にびまん性に小巣状線維化がみられるものは，この名称としたほうがよい．線維瘢痕巣があっても直径 1.0 cm をこえないものである．

## 6）心筋症

心筋症は人により言葉の使い方が異なり，特発性心肥大，特発性（原発性）心筋症，原発性心疾患などの名称もある．現在のところ，病理発生機序は不明であるが，予想される原因および病態に基づいてうっ血型，肥大型，拘束型に分類されている．うっ血型心筋症の一部では，なんらかの炎症が先行している可能性があるので，いちがいに心筋炎と全く離れたものとするには問題がある．

肉眼的には，一般に心肥大，心重量の増加がある．肥大型では心室中隔の不調和な肥大がみられることもあり，特発性肥大性大動脈下閉塞，大動脈下狭窄，非対称性肥大という別名もある．うっ血型では，両心室の肥大に加えて，心室腔の著明な拡張がみられる．組織学的所見では心筋線維の不規則な肥大，さまざまな変性像と間質の線維増加が主体となり，錯綜配列という異様な心筋線維走向がみられることもある（**写真 2-2**）．

詳細な病因は別として，原因がある程度推定できるものを続発性心筋症といい，心筋炎後，中毒性，放射線，代謝性（アルコール性，アミロイドーシスなど），内分泌性，血液疾患や神経筋疾患〔フリードライヒ（Friedreich）失調症，進行性筋ジストロフィなど〕などに伴ってみられる．

## 7）心臓の腫瘍

粘液腫は心臓原発腫瘍のなかで最も頻度が高く，左房に好発し，右房にも発生する．心房腔内に球形で有茎性に突出する腫瘍で，表面は平滑で，白色ないし黄色の粘液状の割面で，しばしば出血を伴っている．組織像は，豊富なムコ多糖類をもつ間質と不定形の間葉系細胞の増殖からなっている．表層は単層，多層性の扁平な上皮がおおっている．成因については心内膜下の間葉系細胞起源という考えが強いが，器質化血栓に起源を求める考えもある．ほかに，心筋内に線維腫や横紋筋腫がまれにみられる．心囊原発の腫瘍はきわめてまれなもので，中皮腫がみられる．

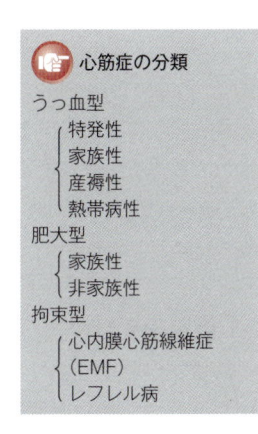

**心筋症の分類**
うっ血型
　特発性
　家族性
　産褥性
　熱帯病性
肥大型
　家族性
　非家族性
拘束型
　心内膜心筋線維症
　（EMF）
　レフレル病

### 8）心嚢の病変

心嚢水症は心嚢内に漿液の貯留した状態で，心不全などによる浮腫や心外膜炎で起こる．

心嚢血症は血液の貯留した状態で，急激に貯留して心臓を圧迫する場合は心タンポナーデという．心筋梗塞や大動脈瘤の破裂，出血傾向などで起こる．

心嚢の炎症を心膜炎（心嚢炎）といい，漿液性，線維素性炎症がみられ，原因として尿毒症，リウマチ，結核，ウイルス性などがみられる．炎症がおさまっても線維瘢痕化し癒着を残し，心臓の運動を制約することがあり，収縮性心膜炎という．

腫瘍が転移して心嚢水が貯留したものをがん性心膜炎という．

## 2 脈管系

### 1）血管の変性病変

類線維素変性（フィブリノイド変性）は筋性動脈から細動脈にかけてみられ，内膜と中膜がエオジンに無定形〜線維状に赤染し，Masson染色で濃赤色，線維素染色で青紫色に染まる．これに似ている変化として，硝子化，硝子変性があり，やはりエオジン好性でより均等に染まってくる．このような病変の発生機序として，血漿成分の滲出，あるいは血管壁の変性が考えられている．アミロイド変性は中小の動静脈壁や毛細血管の周囲に硝子変性にみられるような酸性色素で染まる物質の沈着が観察される．脂肪変性は大動脈の内膜の線維間や線維細胞内に脂肪滴が増加した状態であり，粥状硬化症，伝染性疾患や中毒症のときにみられる．石灰変性は動脈硬化症の内膜にしばしば認められ，小動脈は壁全体に現れることもある．

> **アミロイド沈着**
> 確定的な診断のためにはコンゴー赤，メチル紫やチオフラビンTなどの染色や，電顕的なアミロイド線維の証明が必要である．

### 2）動脈硬化症

動脈壁の肥厚を示す状態を総称して動脈硬化症とよび，粥状硬化症もそのうちの一つである．動脈の大きさにより形態も成立機序も異なっている．動脈壁の形態的特徴とその原因疾患の関係は**表2-1**に示すとおりである．

#### (1) 粥状硬化症（写真2-3，-4）

病変は肉眼的広がりの程度により**線状脂肪沈着**，**アテローム板**に分類される．線状脂肪沈着は最も初期の病変で，ヒトでは若年者から，大動脈弁や閉鎖した動脈管周囲，肋間動脈の分岐口にみられ，組織学的に脂肪は内膜の泡沫細胞内に沈着している．この脂肪含有泡沫細胞は平滑筋細胞とマクロファージ由来のものとがあり，前者が多いとされる．この段階の脂肪沈着は可逆性と考えられている．

次のアテローム板形成の時期になると，内膜内に多量の脂肪沈着があり，膠原線維や弾性線維の増加，平滑筋細胞の増殖がみられ，マクロファージ由来の泡沫細胞が増し，遊離脂肪やコレステリン結晶が細胞間により多く沈着し，また，栄養動脈や外膜から新生血管が内膜に入り込んでくる．粥状硬化症の合併病変としては，表面への血栓形成，新生血管よりの出血，アテローム潰瘍の形成や石灰化があり，こういった最終段階では，内腔の閉塞が進行して，その支配領域に虚血や梗塞，また動脈瘤をつくったりする．

表 2-1 動脈硬化症の分類

| 動脈壁の変化 | 疾患名など |
|---|---|
| 脂肪沈着を伴った内膜の肥厚 | 粥状硬化症 |
| 硝子化，中膜の線維化 | 加齢，糖尿病，高血圧 |
| 内膜の線維性肥厚，中膜の肥大 | 高血圧 |
| 中膜の石灰化 | メンケベルク硬化症 |

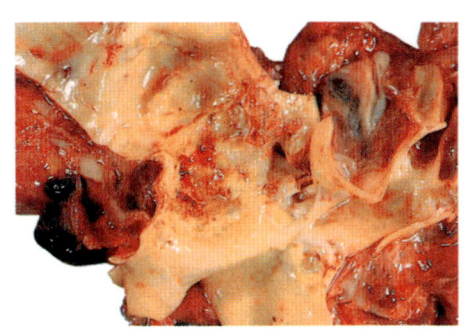

写真 2-3 大動脈粥状硬化症
黄色で平滑な内面は健常で，赤褐色の部位はアテローム潰瘍，血栓形成の病変である．

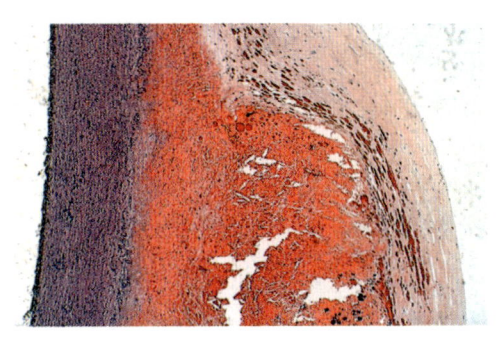

写真 2-4 粥状硬化症
Sudan III染色で脂質の沈着が赤く染まる．

　粥状硬化病変の起こり方についてはさまざまな説がある．脂質代謝の異常が主な原因であるという考え，動脈壁と血流動態の異常を中心にする考え，ほかに，内皮表層での微小血栓の器質化が最初の変化であるとの考えもある．内皮への機械的なストレス，内皮細胞の透過性の変化，動脈壁自体の代謝の変化などが最初の出来事で，脂質代謝の異常や表面の血栓形成などは，引き続き起こる変化と考えるのが主流である．

　粥状硬化症そのものでは臨床症状を現すことは少ないが，①内腔の狭窄によって虚血性変化を引き起こす，②血栓症やアテロームへの出血で急速な内腔の閉塞から梗塞を起こす，③血栓症と血栓性塞栓症のもととなる，④動脈壁が脆弱化して動脈瘤を形成する，などの原因となることが問題であり，一器官の病変というより多臓器障害がみられることになる．

(2) メンケベルク（Mönckeberg）動脈硬化症

　50歳以上の四肢の筋性動脈にみられるもので，壁の中膜に輪状の石灰化をみることを特徴とし，炎症反応はみられない．

(3) 細動脈硬化症

　硝子化細動脈硬化と増殖性細動脈硬化がみられる．前者は加齢，高血圧，糖尿病に関連して出現し，組織上は壁の硝子化肥厚であり，内皮細胞の障害から血清蛋白の滲出が起こっている状態である．後者は悪性高血圧にみられるのが代表で，壁は層状，求心性に細胞増殖がみられ，内腔は狭小化している．しばしばフィブリン様物質の沈着を伴っており，壁が壊死に陥っていれば壊死性細動脈炎（フィブリノイド壊死）という．

I 循環器系

## 3）動脈炎

**血管炎**は動脈炎と静脈炎を一括した名称で，ほとんどは動脈炎が占める．動脈炎は，病変部位から汎動脈炎，内膜炎，中膜炎，外膜炎に，また炎症の種類から滲出性動脈炎，壊死性血管炎，フィブリノイド変性を伴う動脈炎，肉芽腫性動脈炎，増殖性内膜炎，硬化性動脈炎などに分けることができる．通常，種々の動脈炎は太さのレベルと病変をもつ動脈の広がりに一定の特徴をもっている．通常は，①感染性動脈炎，②照射，化学物質，血管毒による血管炎，③非感染性壊死性血管炎の３つに大別される．

### (1) 感染性動脈炎

周辺の炎症巣から直接細菌・真菌などが波及したもので，細菌性心内膜炎やその他の敗血症に合併して起こる．病変部位から血管腔内に感染因子が侵入したり，そこでつくられた血栓が塞栓症を起こす．脳の感染性動脈瘤，腎の塞栓性巣状腎炎，皮膚のオスラー（Osler）結節（疼痛性紅斑症）などもこの例である．梅毒性動脈炎は，第Ⅲ期に大動脈中膜炎としてみられることが多く，脳動脈や細動脈にも閉塞性内膜炎として出現する．

### (2) 高安動脈炎

大動脈およびその主要分岐などの非特異的慢性炎症によって引き起こされる病的状態をいい，病変の部位および程度により多彩な所見を示す．脈なし病としても有名である．病変は壁全層に広がり，外膜中膜への炎症性細胞浸潤，弾性線維の断裂，多核巨細胞の出現，内膜の線維性肥厚，外膜側からの膠原線維の増生などがみられ，石灰沈着や血栓形成を伴うこともある．炎症のため動脈壁の肥厚と内腔の狭小化および閉塞をきたすことが多いが，逆に内腔が拡張して動脈瘤を形成することもある．10〜50歳に好発し，圧倒的に女性に多くみられる（80〜90％）．

### (3) 巨細胞性動脈炎（側頭動脈炎）

中等大から小型の筋性動脈にみられる肉芽腫性動脈炎で，側頭動脈などに限局してみられることが多いが，脳動脈や網膜動脈にも出現する．病因について，リウマチ様関節炎との関係や自己免疫機序の関与がいわれるが，わかっていない．高齢者，女性に多い．

### (4) 閉塞性血栓性血管炎〔バージャー（Bürger）病〕

35歳以下の男性，しかも喫煙者に好発する四肢の血管の閉塞性疾患で，初期には動静脈の汎血管炎，新鮮血栓が形成され，進行すると血栓の器質化，内腔の閉塞と再疎通がみられる．原因については，喫煙によるカテコラミン生成増加からの持続的血管収縮，喫煙による一酸化炭素吸入による直接血管傷害，HLA-A9とHLA-B5のHLA抗原に発症が高いことなどの関連がいわれているが，詳細はわかっていない．

### (5) 川崎病（皮膚粘膜リンパ節症候群）

1967年，川崎富作によって報告されたもので，急性症状のおさまったあと，突然死をきたす症例がみられ，冠動脈瘤形成，冠動脈狭窄，心筋梗塞を発生す

---

**脈なし病**
大動脈から上肢にいく動脈の分岐部に閉塞が起こり，左右の片側または両側の脈が触れなくなることからこの名前がある．

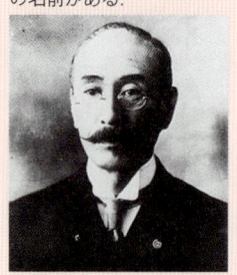

高安動脈炎の発見者，高安右人

**バージャー病の臨床症状**
間欠性跛行，安静時疼痛，末端の壊疽がみられる．

ることがわかった．動脈炎の性格としては結節性動脈炎に近いものと考えられているが，分布の点では冠動脈に好発する点が大きな違いである．原因はいまだにわかっていない．

### 4) 動脈瘤

動脈壁の一部が脆弱になったために起こる局所的な動脈の拡張を動脈瘤という．大動脈や中等大動脈の動脈瘤では，粥状硬化症，梅毒，囊胞状中膜壊死，外傷，先天性の中膜欠損，結節性動脈炎，細菌感染などが原因である．仮性動脈瘤は動脈内腔と交通性の血腫のことをいう．細菌性動脈瘤は感染性塞栓から血管壁の壊死をきたして周辺に膿瘍をつくるものをいう．細動脈に生じるものは微小動脈瘤ともよばれ，高血圧のときの脳内動脈，肺高血圧症のときの肺内小動脈，糖尿病のときの網膜に出現する．

**脳内微小動脈瘤**
高血圧性脳出血の原因として注目されている．

#### (1) 粥状硬化性動脈瘤

腹部大動脈，総腸骨動脈に好発し，最初は紡錘形であるが，のちに囊状となる．加齢とともに増加する傾向がみられる．動脈瘤の壁にはアテローム潰瘍があり，層状の壁在血栓が充満していることが多い．血栓性塞栓症の源泉となる．

#### (2) 梅毒性動脈瘤

大動脈中膜の弾性線維の断裂，消失からの壁の脆弱化によって，大動脈弓部，胸部大動脈に好発する．突然，心囊や胸腔へ破裂し，突然死することがあるが，最近は減少している．

#### (3) 大動脈解離（解離性大動脈瘤）

大動脈の内腔に裂け目ができ，そこから壁に血液が流入し，中膜が解離した状態をいう．みかけ上，大動脈の外形が大きくみえるのでこの名称があるが，本態は解離性の大動脈中膜への出血である．真の動脈瘤ではなく仮性動脈瘤である．内膜の裂隙は大動脈起始部から 10 cm 以内にみられることが多く，解離性出血は心臓，腹部大動脈や総腸骨動脈に続く．外膜を破って縦隔，心囊，胸腔，腹腔に破裂すると突然死する．出血の先端でもう一度内腔へ裂けることがあり，このときは重複した大動脈のルートができる．

壁の組織学的所見として，従来は囊胞性中膜壊死といわれる小囊胞状のムコイド沈着病巣が重視されていた．マルファン（Marfan）症候群ではこの病変がみられ，解離性大動脈瘤が多発する．ムコイド沈着と弾性線維の消失がしばしば相関しないこと，解離のない大動脈にもムコイド沈着をみることが多いことなどから，あまり特異的な病変ではないと考えられるようになった．高血圧による大動脈の栄養血管の傷害，コラーゲンや弾性線維の代謝障害，血行動態的因子などが病因ではないかと考えられている．

**マルファン症候群**
眼，骨，心臓，血管などに異常が生じる結合組織疾患で，フィブリリンという蛋白質をコード化している遺伝子の突然変異によって発生する．症状は，腕や指が長い，関節が柔軟，心臓の障害がみられる．

### 5) 静脈の病変

血栓症は動脈よりも静脈に発生しやすく，静脈血栓症といい，肺塞栓症の原因となる．化膿性，敗血症性など炎症反応を強く伴うものを血栓性静脈炎という．慢性うっ

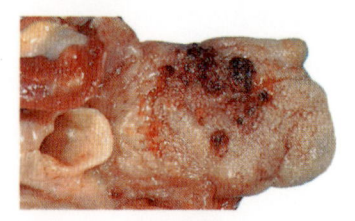

**写真 2-5　舌の血管腫**
黒っぽい部位が血管腫と出血巣．

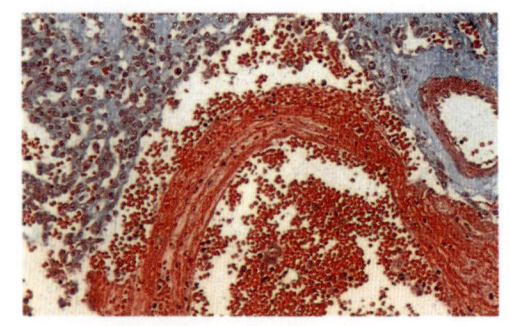

**写真 2-6　腎の血管腫（フィブリン血栓）**
Masson trichrome 染色．

血や炎症後に静脈壁の線維性肥厚を示すことがあり，静脈硬化症という．静脈瘤は静脈の局所に拡張と屈曲を示したもので，静脈圧の上昇と血液のうっ滞を伴い，大部分は肉眼的に診断される．下肢，食道下部，胃底部，痔静脈などに好発する．血栓形成や破裂による出血を合併する．動静脈瘻は動脈瘤が静脈へ穿通したりして起こり，静脈側が嚢胞状に拡張し，拍動や雑音を伴う．

### 6）リンパ管の病変

局所の炎症巣が周辺に広がるとき，所属リンパ管に細菌などが侵入してリンパ管炎を起こす．リンパ管の閉塞からリンパ浮腫が起こる．フィラリアの感染による象皮病，手術後の局所などにみられる．

### 7）血管の腫瘍（写真 2-5，-6）

奇形的な過誤腫的性格，腫瘍様増殖のものが多い（血管拡張，化膿性肉芽腫，血管腫など）．血管拡張は微小血管が異常に拡張した状態をいい，先天性のものと後天的原因によるものがある．その特殊なかたちとして，くも状血管拡張があり，肝疾患や妊娠に関連してみられ，高エストロゲン機能によるとされている．遺伝性出血性血管拡張症〔オスラー・ウェーバー・ランデュ（Osler-Weber-Rendu）病〕やスタージ・ウェーバー（Sturge-Weber）病（脳三叉神経血管腫症）は先天的なものである．

管腫は血管腫とリンパ管腫を一括した名称である．血管腫には毛細血管性血管腫と海綿状血管腫がみられ，特殊なものとして小脳，脳幹，網膜に広がるフォン・ヒッペル・リンドウ（von Hippel-Lindau）病がある．リンパ管の壁に平滑筋の増生を伴う特殊なものをリンパ管平滑筋腫という．グロムス腫瘍は指趾にみられる血管球（神経筋血管装置）に似た腫瘍である．血管肉腫は血管由来の悪性腫瘍で，全身のどこからも発生しうるが，皮膚，肝，脾，肺，骨などに好発する．血管壁構成成分のさまざまな分化度の細胞からなる．肝の血管肉腫はヒ素，トロトラスト，ポリ塩化ビニルなどの化学物質でがんを発症するといわれている．

# II 呼吸器系

## 1 上気道

### 1）鼻腔と副鼻腔の病変

　鼻粘膜の炎症を総称して鼻炎といい，急性鼻炎はウイルス，アレルギーなどの原因による．慢性萎縮性鼻炎は下甲介を侵すことが多く，痂皮形成と悪臭（臭鼻症）を特徴とする．副鼻腔炎は鼻炎が波及したもので，洞の入口部が閉塞され，粘液囊腫と蓄膿症をつくる．上顎洞では歯根炎からの波及もみられる．

　鼻茸は鼻腔，副鼻腔粘膜由来のポリープで，炎症性とアレルギー性がある．

　腫瘍では上皮性，血管性，リンパ組織性，神経性，骨性のものが発生し，なかでは若年性血管線維腫（鼻咽頭線維腫），鼻膠腫，扁平上皮がん，悪性メラノーマなどが重要である．上顎がんとは，上顎洞，篩骨洞などの副鼻腔に発生したがんを総称したものである．

### 2）鼻咽頭（上咽頭）の腫瘍

　耳鼻咽喉科領域において喉頭に次いで腫瘍が多く，多彩な腫瘍型がみられ，またしばしば原発不明がんの原発巣であることが多い点などから，従来より注目されている．鼻咽頭（上咽頭）がんでは角化型と非角化型扁平上皮がん，未分化がん（低分化扁平上皮がん）の3型が多くみられ，特にリンパ球あるいはリンパ組織が一緒に増殖しているものが多く，これをリンパ上皮腫とよぶ．原発巣が小さく発見しにくいこと，頸部リンパ節転移が多いこと，放射線感受性が高いことなどの特徴をもっている．

　このほか，小唾液腺由来の腺様囊胞がん，腺がん，Waldeyer環由来のリンパ腫，さらに脊索腫，頭蓋咽頭腫，下垂体腺腫や奇形腫などが頭蓋底から浸潤することがある．

> **リンパ上皮腫**
> 中国人，東南アジアの住民に多く，2～3：1で男性に，若年，中年に好発する．EBウイルスの感染との関連が注目されている．

### 3）喉頭・気管の病変

　喉頭の炎症（喉頭炎）は上気道炎のとき，鼻炎などとともにみられ，特殊なものとして喉頭結核，喉頭ジフテリア，喉頭梅毒などがある．

　**喉頭ポリープ**は声帯に発生する隆起物で，組織学的に，粘膜下組織の浮腫，拡張した血管，血栓と出血，硝子様物質の沈着などがみられ，腫瘍性の性格はなく，声帯酷使による循環障害あるいは変性の変化とみられる．

　**喉頭がん**は60歳以上の男性に好発し（女性の10倍），症状は嗄声，失声，喉頭痛，嚥下困難，喀血，呼吸困難などを示す．組織学的には大部分が高分化扁平上皮がんよりなっている．従来，声帯，声門下腔や喉頭室に発生する内がん（転移少なく予後良好），喉頭壁側に浸潤する外がんに分けていたが，Bauerらによるより細かい声門型，声門上部型，声門横断型，声門下型と分けるのが一般的となった．また，会厭（喉頭蓋）軟骨部舌面，梨状窩，環状軟骨後面などに発生するものは下咽頭がんとして，予後のよい喉頭がんと分けるのも一般的である．

　気管の病変では形成異常の気管食道瘻，上気道炎としての急性気管炎，がん

> **喉頭ポリープ**
> 謡人（歌手）結節，声帯ポリープ，喉頭結節，静脈瘤などさまざまな名称がある．

などがある．レスピレータのため気管切開して挿管した場合，長期になると気管壁が炎症，圧迫のため壊死に陥り，気管軟骨の露出，化膿性縦隔炎や気管・胸腔瘻の形成が起こったりする．

## 2 気管支・肺
### 1）気管支の炎症
急性炎症は喉頭気管気管支炎として起こることが多く，原因は，①ウイルス，細菌の感染，②粉塵，化学物質，有毒ガスの吸入や喫煙，③アレルギー性のものがある．症状として，咳と痰，ひどい場合は呼吸困難が起こる．慢性炎症としては以下の4つが代表的疾患である．

#### (1) 慢性気管支炎
痰の喀出が3カ月以上続き，しかも2年以上続く状態と臨床的に定義された疾患概念で，喫煙，大気汚染，持続する細菌などの感染などを原因として，持続的な気管支腺の分泌亢進の状態と考えることができる．肥大型，移行型，萎縮型が知られている．病状の進行から，進行性の呼吸困難，肺気腫の合併，肺性心，心不全，呼吸不全となる．

#### (2) 気管支喘息
気管支壁の持続的な収縮により，喘鳴，呼気性呼吸困難を発作的に起こした状態で，しばしば粘稠な喀痰を伴う．喀痰中に好酸球が多く，シャルコー・ライデン（Charcot-Leyden）結晶，クルシュマン（Curschmann）の螺旋体をみる．気管支の種々の刺激による機能的な収縮が本態で，発作が長時間持続したものを重積状態という．病理形態としては，過膨張の肺で，気管支内に粘稠痰がつまっているのをみる．肺虚脱，肺気腫，肺性心，気管支肺炎などの合併をみる．

> **気管支喘息の原因**
> ①Ⅰ型アレルギーの関与するアトピー性，②Ⅲ型アレルギーの関与，③感染性，④心因性，⑤運動負荷などによるもの，⑥アスピリンなどの薬剤，⑦種々の混合型．

#### (3) 気管支拡張症
気管支の異常な不可逆性の拡張状態をいい，感染の合併と血痰を起こすことから臨床的に注目される．原因としては，①気管支壁の炎症，幼児・小児期の肺炎，百日咳，インフルエンザ，麻疹など，②気管支壁が外から圧迫（肺内部リンパ節の結核や腫瘍など），③気管支内の閉塞から中枢側の拡張を起こす場合，囊胞性線維症，異物吸入，腫瘍などがある．拡張の形状より円柱状と鞍状に分ける．

> **気管支拡張症の合併症**
> 肺膿瘍，膿胸，膿血症，肺線維症，肺性心，二次性アミロイドーシスなどがみられる．

#### (4) びまん性汎細気管支炎
呼吸細気管支に限局した慢性炎症があって，労作時呼吸困難，咳，痰を伴い，しばしば慢性副鼻腔炎を伴うもので，欧米では閉塞性細気管支炎といって，細気管支内に肉芽組織，滲出物の器質化が充満したものをいう．この両者は異なった疾患概念であるが，ともに細気管支領域の疾患である．

### 2）無気肺と肺虚脱
肺胞の完全膨張の障害状態を無気肺，肺虚脱といい，前者は出生後からみら

れ，後者は一度膨張したあとで起こる．

　無気肺が高度であれば，肺を水中に入れると沈下する．原因は，①肺胞硝子膜症（新生児呼吸窮迫症候群），②出産時脳障害による呼吸中枢障害，③羊水や粘稠な分泌物が気管支内に充満して起こる．肺虚脱は，①気管支腔の閉塞（喘息，異物吸入，挿管麻酔後），②気管支壁の圧迫（肺の腫瘍，大動脈瘤，肺門リンパ節の腫大など），③肺実質への圧力（気胸，胸水）などの原因で起こる．早い経過のものは可逆性であるが，長期化すると線維瘢痕となる．

### 3）肺気腫

　肺が不可逆性に過膨張した状態をいう．通常は肺胞性肺気腫をいうが，間質性肺気腫もある．後者は過剰な圧〔喘息，爆風傷害，間欠的陽圧呼吸（IPPV）など〕，外傷によって肺の間質へ空気が流入した状態をいう．胸膜組織へ空気が貯留したものをブレブ（bleb）という．肺間質にとどまらず，縦隔，前胸壁や頸部の皮下気腫を伴うことも多い．

　肺胞性肺気腫は，終末細気管支より末梢の領域に壁の破壊，弾性の減少から不可逆性に腔が拡張した状態をいう．高齢者に好発し，慢性気管支炎，気管支喘息，びまん性汎細気管支炎，肺結核，肺線維症などの基礎疾患に合併することが多い．症状は胸郭の拡大，労作時の呼吸困難，喘鳴などで，呼吸機能検査では残気量の増加と呼出障害がみられる．小葉中心型，汎小葉型，限局性のものに分けられる．

> **ブラ（bulla）**
> 直径1cm以上の気腫性囊胞をいい，肺尖部などの上葉に好発する．破れると気胸となる．

### 4）肺の循環障害

　慢性肺うっ血（**写真 2-7**）は，僧帽弁狭窄症（mitral stenosis；MS）などの弁膜症，左心不全，心奇形などで起こり，肺は暗赤色で硬度を増す（褐色硬化）．

　肺水腫は肺胞内に漿液が充満したもので，急性左心不全，中枢神経性要因，手術後などで起こり，肺炎などでも肺の毛細血管の透過性亢進から限局性にみられる．

　肺出血，肺梗塞もみられ，肺胞内に血液が充満し，時間とともにマクロファージにより赤血球貪食が起こる．

　肺塞栓症は大循環の静脈系からの血栓性塞栓症が多く，肺動脈幹と分岐部にまたがるものは騎乗血栓という．

　肺高血圧症（**写真 2-8**）は，正常圧が 20/10 mmHg 以下であるところ，30/15 mmHg 以上に上昇している状態をいう．症状は呼吸困難，チアノーゼ，胸痛，易疲労感などであるが，原発性（原因不明）のものの診断はむずかしい．続発性のものは以下の原因で起こる．

　①肺静脈圧の上昇によるもの
　　a．慢性左心不全
　　b．僧帽弁狭窄（MS）
　　c．左心房粘液腫や縦隔腫瘍
　　d．静脈閉塞性疾患

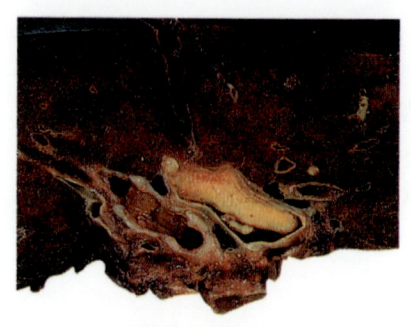

**写真 2-7 肺動脈血栓症と慢性うっ血肺**
黄色の部分が血栓である.

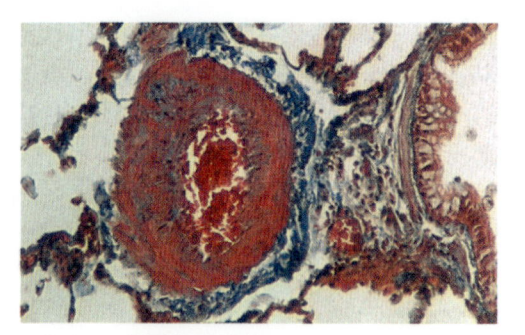

**写真 2-8 肺動脈高血圧症**
中膜の平滑筋の増生がみられる．Masson trichrome染色.

　②肺血管抵抗増大によるもの
　　a．肺動脈枝の狭窄：繰り返される血栓塞栓症，肺動脈血栓症，腫瘍塞栓症など
　　b．肺血管床の破壊：肺線維症，気管支拡張症，肺気腫，慢性気管支炎，肺切除など
　　c．AC-block（肺胞毛細血管の拡散障害）を伴った肺胞壁の破壊：塵肺症，サルコイドーシス，全身性硬化症（SSc），線維化間質性肺炎など
　　d．低酸素症による血管収縮：肺気腫，慢性気管支炎，高地住民，肺水腫，肥満低換気（ピックウィック）症候群
　③左右シャントによって肺血流量の増加が起こる心奇形：心房中隔欠損，動脈管開存，心室中隔欠損，肺静脈還流異常，総動脈管症など

## 5）急性の肺炎

　肺炎とは肺実質，つまり肺胞組織の炎症と定義するのが一般的である．肺内に気管支が多数入り込んでおり，気管支から病変が及ぶことが多く，また経気管支的に炎症が波及することも多い．肺臓炎という病名は，肺実質のみならず肺の間質にも炎症の場があるとする考え方のものであるが，現在では間質性肺炎という病名に統一されつつある．
　肺炎の分類は種々の見方から行われている．広がり方からは，大葉性，巣状（気管支肺炎，細気管支肺炎，小葉性肺炎），病変の発現部位からは，肺胞性，混合型，間質性，滲出物の性状からは，漿液性，線維素性，化膿性，出血性，腐敗性，カタル性などと分類する．通常，肺炎というと肺胞性肺炎をいうことが多い．以下に代表的な急性の肺炎を説明する．

### (1) 気管支肺炎（小葉性肺炎）

　最初に細気管支炎が先行し，肺胞内へ炎症が波及したもので，種々の細菌（肺炎球菌，インフルエンザ菌，ブドウ球菌，レンサ球菌，クレブシエラ菌など）によって起こる．
　肉眼的には小巣状の散在から，その癒合のかたちをとる．病理組織像で，初期には肺胞壁毛細血管の充血と肺胞腔内への浮腫と少数の好中球浸潤がみられ（図2-4-a），進行すると肺胞腔内に好中球と線維素が多数みられるようになる（図2-4-b）．その後，肺胞内の滲出物が吸収され，元どおりに治癒する場合

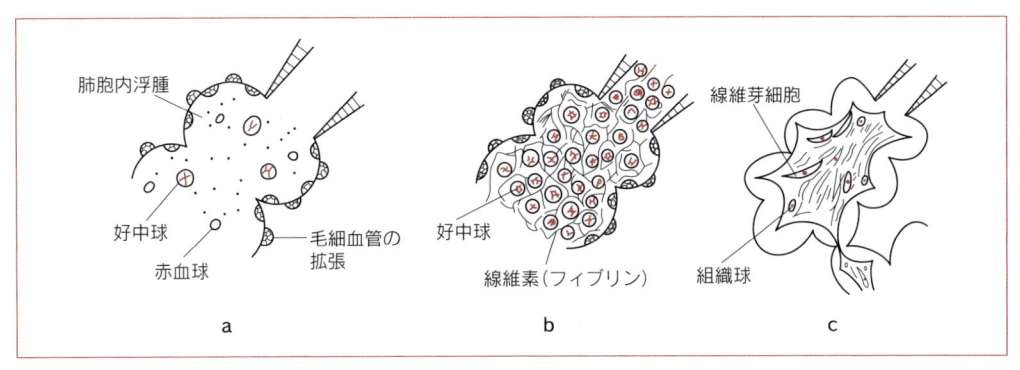

図 2-4 気管支肺炎

と，図 2-4-c のように肉変（肉化）を残して不完全に治癒する場合がみられる．後者の場合は線維性瘢痕巣へと次第に移行する．

その他の合併症として気管支拡張症，肺膿瘍，化膿性胸膜炎，膿胸，心嚢炎，膿血症などがみられる．

### (2) 大葉性肺炎

肺の 1 大葉以上を占める肺炎のことで，従来，若年や中年に好発したが，最近では減少したものの，小児，高齢者，また免疫力低下の状態でみられることがある．肺炎球菌によるものがほとんどで，そのほかにクレブシエラ菌，ブドウ球菌，レンサ球菌，インフルエンザ菌などでも起こる．感染に対する一種のアレルギーといった病態が考えられる狭義の意味と，成因は気管支肺炎でもその広がりが大葉を占めれば大葉性肺炎という広義の意味がある．典型的な病理組織像の経過は，充血期（1～2 病日），赤色肝変期（2～4 病日），白色肝変期（4～8 病日），融解期（8～9 病日）の 4 時期に分けられる．

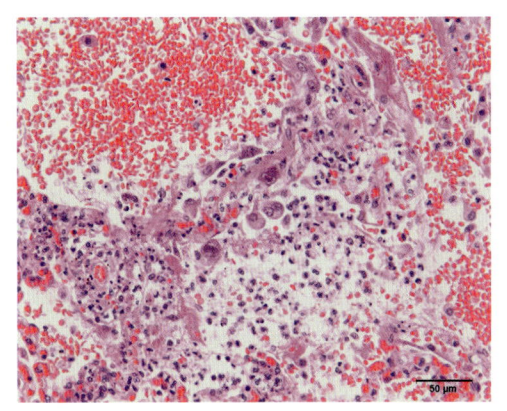

写真 2-9 サイトメガロウイルス肺炎
肺胞上皮の核内に封入体がみられる．

### (3) ウイルス性肺炎

新生児や乳児に多いが，成人でも細胞性免疫低下の状態で好発し，重要度が増している．

病理変化の一般的特徴は，肉眼的に肺全体の腫大，重量の増加，割面で暗赤色，水腫状でしばしば出血巣を伴い，気管支の粘膜は充血，泡沫状から膿性の粘液を含んでいる．組織学的には細気管支粘膜上皮の変性，壊死，粘膜下の充血，浮腫，リンパ球浸潤がみられる．肺胞道にはしばしば硝子膜が形成される．肺胞上皮は腫大，剥離し，しばしば巨細胞化したり（RS ウイルス肺炎，インフルエンザ肺炎，パラインフルエンザ肺炎），封入体出現（麻疹肺炎，アデノウイルス肺炎，ヘルペスウイルス肺炎，サイトメガロウイルス肺炎（写真 2-9））をみる．肺胞壁は充血，水腫，リンパ球や好中球の浸潤をみ，肺胞腔内に浮腫，出血，組織球の浸潤をみ，しばしば無気肺化もみる．

> **ウイルス性肺炎**
> RNA ウイルスでは，ピコルナウイルス，コクサッキーウイルス，エコーウイルス，インフルエンザ A，B，C ウイルス，RS ウイルスが知られている．
> DNA ウイルスでは，アデノウイルス，単純ヘルペスウイルス，サイトメガロウイルスが多い．

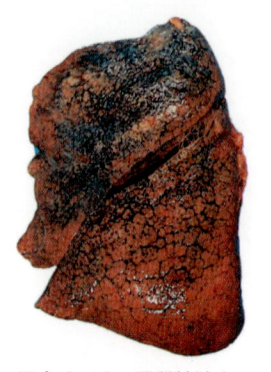

写真 2-10　間質性肺炎
左肺の側面.

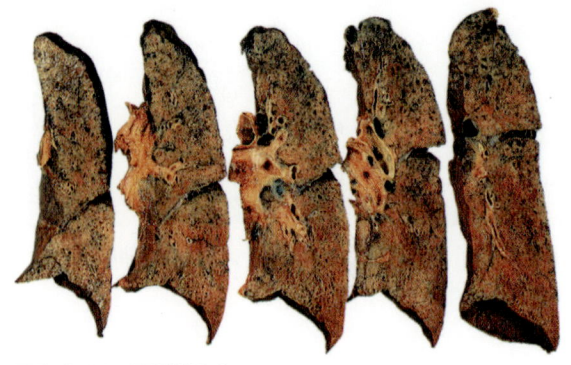

写真 2-11　間質性肺炎
左肺の割面.

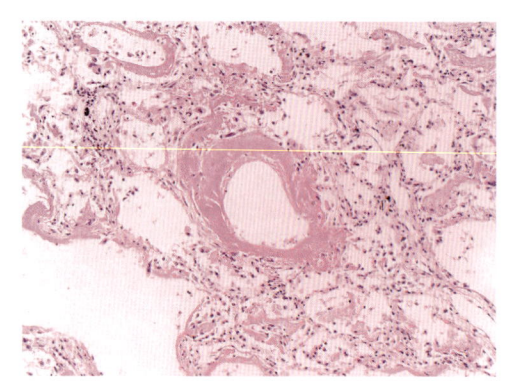

写真 2-12　びまん性肺胞傷害（DAD）の硝子膜

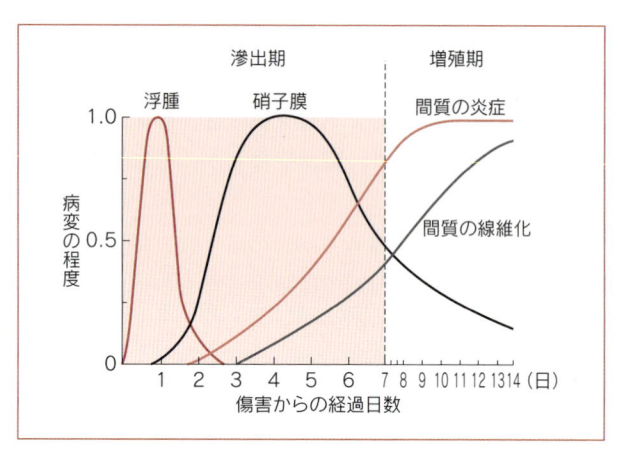

図 2-5　びまん性肺胞傷害の形態像の経過
(Katzenstein & Askin : Surgical pathology of non-neoplasmatic lung disease. Saunders, 1982)

　診断の確定には組織でのウイルスの同定（培養，抗ウイルス抗体によるウイルス抗原の証明，電顕）が必要である．

(4) 間質性肺炎（写真 2-10, -11）

　肺胞内肺炎に対して，Hamman-Rich 症候群のように肺胞壁側に炎症の場があり，肺胞内変化の少ないものをいう．ウイルス性肺炎も一種の間質性肺炎であるが，このほか病像として，**びまん性肺胞傷害**（diffuse alveolar damage；DAD，写真 2-12，図 2-5），膠原病に伴うもの，放射線肺炎（写真 2-13），薬剤によるもの，尿毒症性肺炎などがみられ，ほかに原因不明のものがある．
　肺胞組織の反応は図 2-5 に示すとおりで，一部のものは間質の線維化が進行し，蜂窩肺（写真 2-14）に移行する．

　**放射線肺炎**：照射量が 2,500～5,000R をこえると起こりやすい．照射後早期には肺胞壁，肺胞内の滲出性変化が強く，3 カ月を過ぎるころから線維化が進行する．組織学的には肺胞が開いたままの（虚脱性でない）線維化が起こる．

### DAD

DAD の概念は Katzenstein（1982 年）によって提唱されたもので，感染性因子，毒性吸入物，薬剤，ショック，照射などによって肺胞に傷害が起こると，肺胞に共通して非特異的傷害像が出現するものである．臨床的には突然の呼吸困難，胸部 X 線上での肺のびまん性陰影，低酸素血症が認められ，レスピレータの使用が延命に必要とされることが多く，数日から数週間の経過で死亡するか回復する経過を示す．臨床的病名としては急性呼吸窮迫症候群，ショック肺などとよばれるものに相当する．

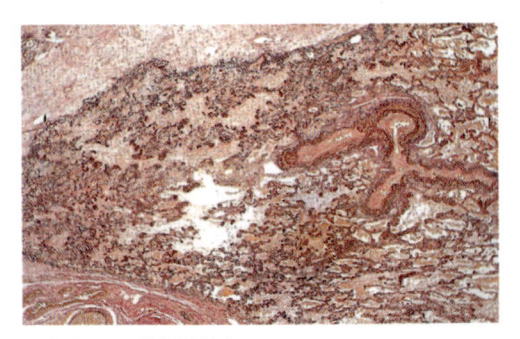

写真 2-13　放射線肺炎
EVG染色.

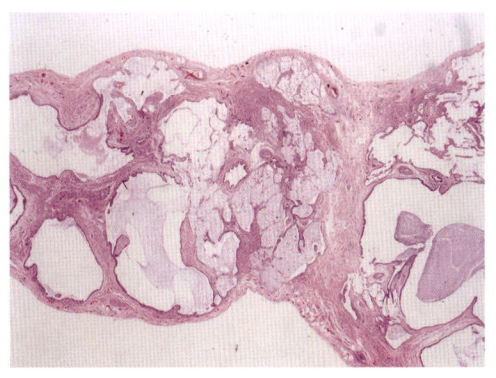

写真 2-14　蜂窩肺

表 2-2　膠原病に伴う肺病変の部位による程度

|  | 肺胞 | 肺胞道 | 細気管支 | 気管支 | 動脈 |
|---|---|---|---|---|---|
| 関節リウマチ（RA） | ++ | ++ | ++ | ± | + |
| 全身性エリテマトーデス（SLE） | ++ | ++ | + | − | + |
| リウマチ熱（RF） | +〜++ | +〜++ | ± | − | + |
| 進行性全身性硬化症（強皮症）（PSS） | ++ | ++ | ++ | ++ | + |
| 皮膚筋炎・多発筋炎（DMとPM） | ++ | ++ | + | − | ± |
| 結節性動脈周囲炎（PN） | ± | ± | + | ++ | ++ |
| Sjögren症候群（SjS） | + | + | ++ | ++ | + |

　**薬剤**：パラコート（除草剤）中毒，ブレオマイシン，メトトレキセート，ブスルファン，シクロホスファミド，メルファラン，クロラムブシル，ミトマイシンC，アザチオプリンなどの抗がん剤で起こる．

　**膠原病に伴うもの**：血管結合織を場とする間質性肺炎が生じ，多くは慢性の経過で急性増悪，寛解を繰り返し蜂窩肺へ徐々に移行する．肺の変化がどれほど膠原病に特異的変化であるのか判定に迷うことが多いが，表 2-2 の傾向がみられる．

　**尿毒症性肺炎**：尿毒症の患者に，毛細血管透過性のため肺胞壁と腔内に強い浮腫を示し，しばしば線維素の析出，硝子膜形成，出血などをみるもので，通常の細菌性肺炎とは異なる．

　**原因不明のもの**：通常型間質性肺炎（usual interstitial pneumonia；UIP），剥離性間質性肺炎（desquamative interstitial pneumonia；DIP），リンパ球性間質性肺炎（lymphocytic interstitial pneumonia；LIP），巨細胞性間質性肺炎（giant cell interstitial pneumonia；GIP）がある．LIPの多くは肺のリンパ増殖性疾患，リンパ腫であること，GIPは重金属による塵肺症の一つであることがわかってきた．

(5) **特殊型の肺炎**

　沈下性肺炎，嚥下性肺炎，出血性肺炎，原発性異型肺炎，日和見感染（写真 2-15），グラム陰性桿菌肺炎などがある（側注参照）．

---

**沈下性肺炎**
長期臥床患者では肺の背部に慢性のうっ血や水腫がみられ，その部に二次感染を起こした気管支肺炎をいう．

**嚥下性肺炎**
口腔，胃の内容物，食道などの壊死物を誤嚥し，異物型の肉芽腫と細菌性肺炎の両方が併存する気管支肺炎をいう．

**出血性肺炎**
肺胞内出血の強い気管支肺炎をいい，ウイルスや毒力の強い細菌によって起こる．

**原発性異型肺炎**
*Mycoplasma pneumoniae* によるウイルス性肺炎に似た肺炎をいう．

**肺の日和見感染**
抗生剤，副腎皮質ステロイド，制がん剤などの多用に伴って免疫力が低下した状態で起こる肺炎で，グラム陰性桿菌，真菌，ウイルス，マイコプラズマ，*Pneumocystis jirovecii*（写真 2-15）などによって起こる．

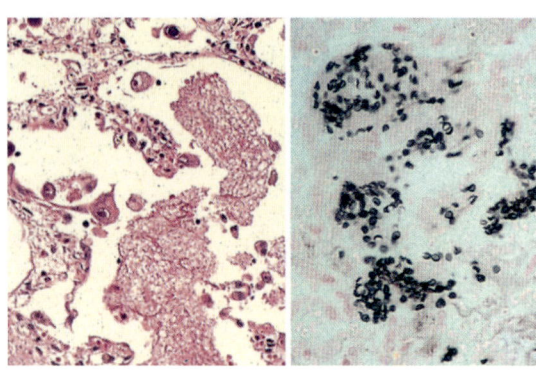

写真2-15 ニューモシスチス肺炎
左：H-E染色，右：Grocott染色.

表2-3 肺に肉芽腫をつくる成因

| 孤立性偽腫瘍 |
|---|
| 形質細胞性肉芽腫，組織球腫 |
| 硬化性血管腫，硬化性肉芽腫 |
| 真菌性肉芽腫 |
| 原虫性肉芽腫 |
| Wegener肉芽腫症 |

| 結核結節または類結核結節肉芽腫 |
|---|
| 結核症 |
| サルコイドーシス |
| 過敏性間質性肺炎 |
| 無機性塵による職業病 |
| 梅毒 |
| 真菌 |
| フィラリア |
| 日本住血吸虫症 |
| 異物誤嚥（吸引） |

| 非特異性線維性肉芽腫形成 |
|---|
| 珪肺症，石綿肺，炭肺，タルク肺，その他 |

| 組織球性細網症（histiocytosis X） |
|---|
| Hand-Schüller-Christian病 |
| Letterer-Siwe病 |
| 好酸球性肉芽腫 |

（山中　晃：肺炎のすべて．南江堂）

## 6）慢性の肺炎

通常の肺炎は急性の経過で治癒または死の転帰をとるが，異常な経過により慢性化するもの，最初から肉芽腫形成で始まり慢性の経過をとるものがみられる．肺に肉芽腫を形成するものには**表2-3**のものがみられる．

### (1) 肺結核症（写真2-16）

結核菌（*Mycobacterium tuberculosis*）（**写真2-17**）による肺炎をいう．ヒト型，ウシ型のものが多い．感染経路は吸入によるものがほとんどである．Rankeが，第1期：初期変化群，第2期：血行蔓延期，第3期：臓器結核期の3期に分類したが，第1期を第一次結核症，第2, 3期を第二次結核症とよぶことが多い．**初期変化群**とは，中葉上葉の胸膜下肺実質に好発する**初期感染巣**とその所属リンパ節の結核病巣を一括した名称である．病巣の中心に乾酪壊死，ときに石灰化し，それを類上皮細胞とラングハンス巨細胞が囲み，その外側に線維芽細胞やリンパ球が浸潤するもので，これを**結核結節**とよぶ．最初の感染が起こり，細胞性免疫が成立すると考えられるが，結核菌の感染量，毒力，宿主である個体の免疫力や栄養状態により，一部のもので第二次結核症へ移行する（早期蔓延型）．初期変化群は徐々に結核菌を死滅させ（これは完全に行われることはないといわれている），線維瘢痕，石灰化を起こす．ただ，宿主側の抵抗力が弱まると，ここからリンパ行性，血行性に結核菌が広がると考えられている（晩期蔓延型）．第二次結核症は上記の要因で起こるが，表2-4のような広がりをみせる．慢性肺結核症は一種の臓器結核とも考えられるが，被胞乾酪壊死巣，結核性空洞，乾酪性肺炎，細葉性結核病変などが種々混合してみられることが多い．病変の特徴は上記の結核結節をみることである（p.33，写真1-2参照）．治癒すると結節状の線維瘢痕巣，石灰化，広範な線維性硬化を起こす．しばしば限局性の肺線維症，肺気腫，気管支拡張症，肺高血圧症，肺性心などを合併する．

### (2) 肺非結核性抗酸菌症（肺NTM症）

NTM（non-tuberculous mycobacteria）とは，結核菌とらい菌以外の抗酸

> **グラム陰性桿菌肺炎**
> 日和見感染の代表であり，*Haemophilus influenzae*, *Klebsiella pneumoniae*, *Serratia marcescens*, *Proteus vulgaris*, *Escherichia coli*, *Pseudomonas aeruginosa*, *Acinetobacter anitratum*などによるものである．

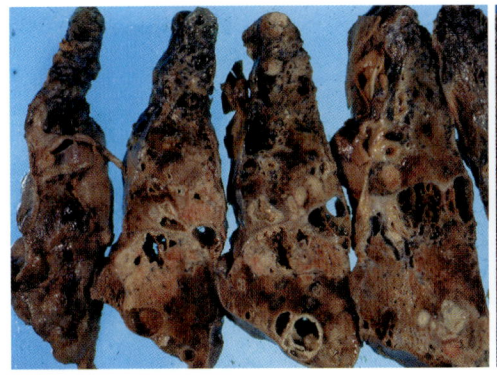

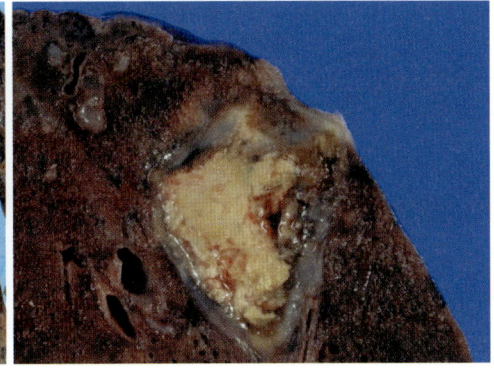

**写真 2-16　肺結核肉眼像**
左：広範な乾酪性肺炎と空洞．右：被胞化された乾酪壊死巣．

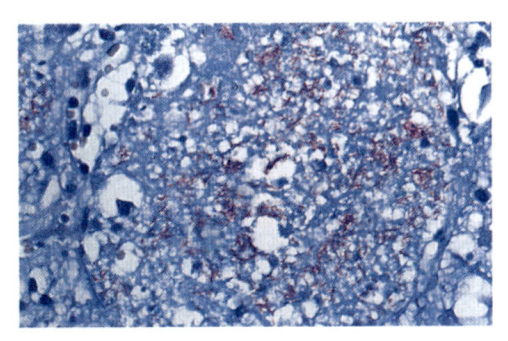

**写真 2-17　結核菌**
Ziehl-Neelsen 染色．赤く染まった桿菌．

**表 2-4　第二次結核症の広がり**

| | |
|---|---|
| **直接波及** | |
| ① 肺 | |
| 　a | 肺尖部の結核結節（Assmann 巣，Simon 巣） |
| 　b | 急性結核性気管支肺炎（乾酪性肺炎） |
| 　c | 線維乾酪性肺結核（慢性肺結核症） |
| 　d | 結核性膿胸 |
| ② 冷膿瘍形成 | |
| **リンパ行性**：血行性より少ないが頸部リンパ節に多い | |
| **血行性** | |
| ① 広範に広がる場合（粟粒結核）：肝，脾，腎，肺，骨髄，副腎，前立腺，精嚢腺，子宮内膜，卵管や髄膜に結核結節をつくる状態で，結核菌の敗血症ともいえる | |
| ② 臓器結核：結核菌が種々の臓器に達するが，他部位では死滅し，単一臓器でのみ感染が成立した状態をいう．肺の結核病巣は治癒してしまったか，発見が困難である場合が多い　髄膜，腎，骨，卵管，精巣上体に好発する | |
| **喀痰による接触や飲み込み**：喉頭結核や腸結核が起こる | |

菌の総称で，150 種以上が発見されている．これによる肺への感染を肺 NTM 症といい，ヒトからヒトに感染しない点が肺結核と異なる．NTM は自然環境の水系・土壌中などに広く生息している．肺 NTM 症のうち 80％以上は MAC とよばれる菌で占められ，肺 MAC 症ともいわれる．

MAC：*Mycobacterium avium* complex

### (3) 肺サルコイドーシス

女性に好発し，発熱，胸部 X 線上で両側肺門リンパ節腫脹と肺の異常陰影，angiotensin-converting enzyme（ACE）高値を示す．肺とリンパ節が最も侵されやすいが，そのほかに心，脾，皮膚，眼，骨などに及ぶ．組織像は結核結節に似た肉芽腫性結節がみられるが，乾酪壊死を欠き，ほぼ同大で相互癒合はみられない．ステロイドホルモンが著効を示す．原因は免疫異常，感染症がいわれるが，不明である（☞p.34）．

### (4) 肺真菌症

日和見感染としてみられ，アスペルギルス（**写真 2-18**），カンジダ，クリプトコックス（**写真 2-19**），放線菌などの感染によるものが多い．組織像としては，強い壊死や出血を伴い，肉芽腫反応もみられる．真菌の確認に PAS 反応，Grocott 染色，mucicarmine 染色が用いられる（☞p.34, 35）．

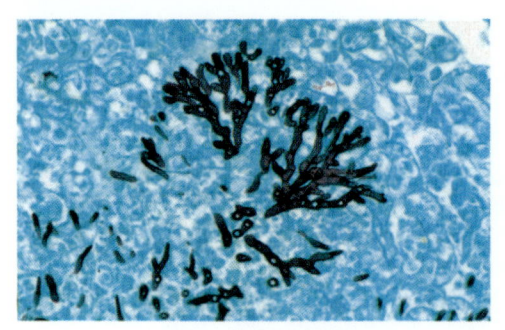

写真 2-18　肺アスペルギルス症
Grocott 染色.

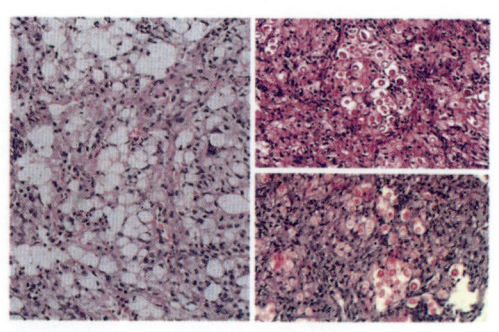

写真 2-19　肺クリプトコックス症
左：H-E 染色，右上：PAS 反応，右下：mucicarmine 染色.

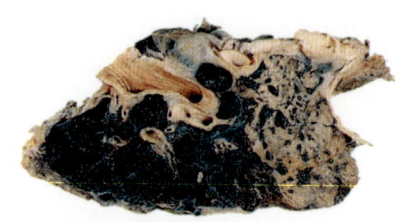

写真 2-20　珪肺
上葉と下葉の大半が侵され，肺門リンパ節にも及んでいる.

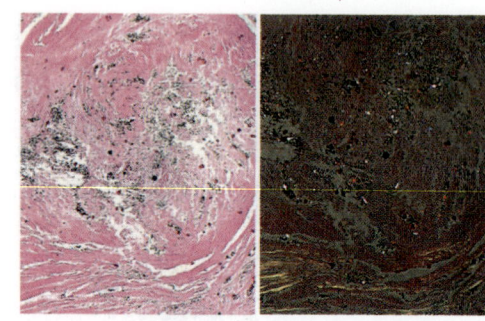

写真 2-21　珪肺結節
左：H-E 染色，右：同染色の偏光による観察（針状結晶）.

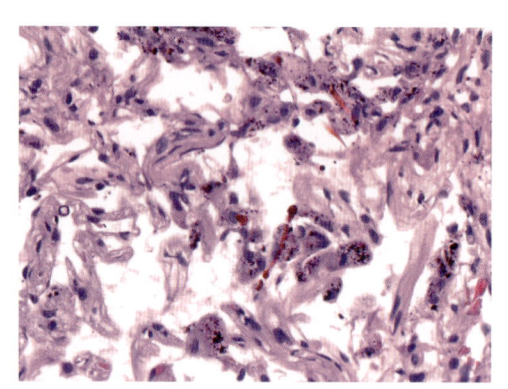

写真 2-22　アスベスト小体

### 7）肺線維症（写真 2-20, -21）

　種々の原因により広範な肺実質の破壊と線維化の起こった状態を総称していう．肺は容量が縮小し，硬度を増している．割面で含気の少ない充実性の様相を呈し，びまん性の線維瘢痕化，また，肺気腫に少し似て多数の囊胞性変化をみせること（**蜂窩肺**）がある．これは肺胞の虚脱，破壊のあとで終末細気管支より中枢側の気道系が拡張して起こる．長期間を経たもので，原因のわからな

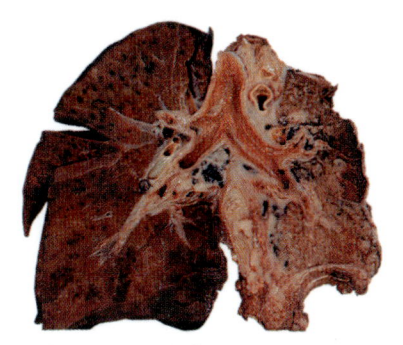

**写真 2-23　左肺がん**
小細胞がんで，左胸膜，両肺門部と傍気管リンパ節に浸潤．

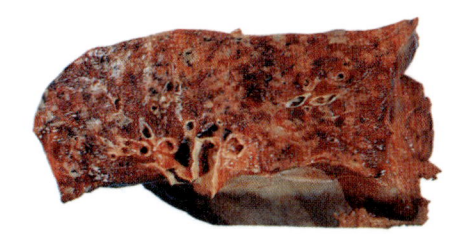

**写真 2-24　肺がん**
いわゆる肺胞上皮がんで，現在は浸潤性粘液性腺がんとよぶ．全面に広がり，原発部位は不明．

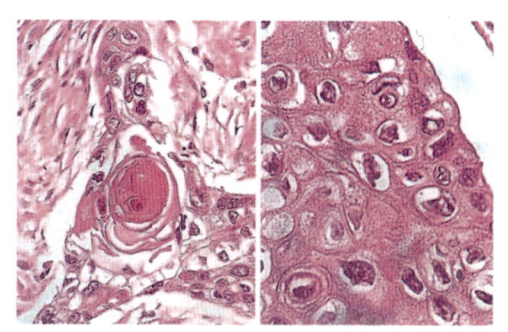

**写真 2-25　肺扁平上皮がん**
左：がん真珠，H-E 染色．右：細胞間橋，H-E 染色．

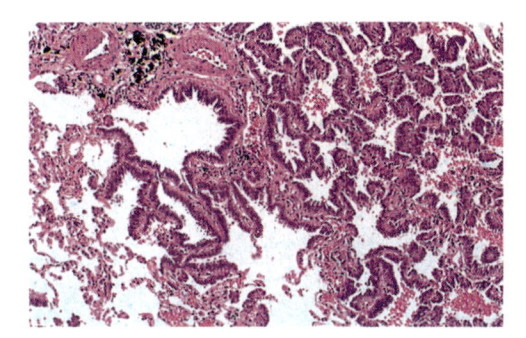

**写真 2-26　肺腺がん**
H-E 染色．

いものも多いが，原疾患がわかればそれを診断名とすべきである．前述の **Hamman-Rich 症候群**の慢性型ともいうべき，慢性ではあるが比較的早期に肺線維症に移行する疾患があるが，多くは原因不明の発生で，緩徐な進行であるものが多い．今後，びまん性肺胞傷害（DAD）からの自然経過としての肺線維症，免疫学的関与によるもの，膠原病に伴うもの，線維化促進刺激物の吸入と沈着によるもの（塵肺症，アスベスト症（**写真 2-22**）など），通常，肺炎の修復に近い機序での線維化などに整理されていくと思われる．

### 8）肺の腫瘍

　肺腫瘍の種類，組織型はきわめて多彩であり，肺腫瘍のなかで最も多い肺がんの組織分類も従来よりめまぐるしく変遷がみられる．日本肺癌学会の分類がよく用いられる．従来，WHO 分類では粘液形成型の大細胞がんが腺がんに含まれていた．新 WHO 分類では細気管支肺胞上皮がんが削除され，置換性増殖優位型となり，上皮内腺がん（adenocarcinoma *in situ*；AIS）（3 cm 以下），微小浸潤性腺がん（minimally invasive adenocarcinoma；MIA）（浸潤が 5 mm 以内）の概念も導入された．

**(1) 肺がん（写真 2-23～-26）**

　わが国の悪性腫瘍中，第 2 位で，世界的にも増加傾向がみられる．60 歳代に

表 2-5 肺がんの組織型分類

| 腺癌 | 前浸潤性病変 | 混合型神経内分泌癌 |
|---|---|---|
| 　通常型の腺癌 | 　異型腺腫様過形成 | 　カルチノイド腫瘍 |
| 　　置換型 | 　上皮内腺癌 | 　　定型カルチノイド |
| 　　腺房型 | **扁平上皮癌** | 　　異型カルチノイド |
| 　　乳頭型 | 　角化型 | **大細胞癌** |
| 　　微小乳頭型 | 　非角化型 | **腺扁平上皮癌** |
| 　　充実型 | 　類基底細胞型 | **肉腫様癌** |
| 　特殊型の腺癌 | 　前浸潤性病変 | 　多形癌癌 |
| 　　浸潤性粘液性腺癌 | 　　異形成 | 　紡錘細胞癌 |
| 　　粘液・非粘液混合腺癌 | 　　上皮内扁平上皮癌 | 　巨細胞癌癌肉腫 |
| 　　コロイド腺癌 | **神経内分泌腫瘍** | 　肺芽腫 |
| 　　胎児型腺癌 | 　小細胞癌 | **分類不能癌** |
| 　　腸型腺癌 | 　　混合型小細胞癌 | 　リンパ上皮腫様癌 |
| 　微小浸潤性腺癌 | 　大細胞神経内分泌癌 | 　NUT転座癌 |

好発し，4〜5：1で男性に多い．血痰，喀血，健康診断での胸部X線写真の異常，浸潤・転移による症状などから発見されるが，まだ圧倒的に進行したもののほうが多い．診断には，胸部X線撮影，気管支造影，気管支鏡，喀痰・気管支擦過物および洗浄液・胸水の細胞診，経気管支的肺生検（transbronchial lung biopsy；TBLB）や経皮肺生検などが有効である．

　肉眼的に，腫瘍の発生部位から，肺門型（中心型），周辺型（末梢型）と中間層型に分け，広がりから限局型，散布型と浸潤型に分ける．肺がんの多くは気管支粘膜上皮由来で，気管支腔への広がりからは，壁内発育，壁外発育とびまん性発育に分けられる．

　最近の肺癌取扱い規約の分類を**表 2-5** に示す．

　転移として，リンパ行性，血行性，管内性転移がみられる．血行性転移は肝，脳，副腎，膵，骨髄に多く，リンパ行性では肺門部，傍気管，頸部のリンパ節へ好発する．胸膜への直接浸潤やリンパ行性転移も多い．肺内のリンパ管内へがん細胞がつまって，白色の網目構造を呈することがあり，これを**肺のがん性リンパ管炎**という．肺がんの肺内転移，胃がんの肺転移でよく起こる．

### (2) 転移性肺がん

　肺の悪性腫瘍ではもっとも頻度が高い．肺は毛細血管網も豊富であり，大循環系血液のフィルタとしての働きもあることから，血行性転移が好発する．上皮性のがんに限らず肉腫では肺転移が多い．通常は多発する転移結節をつくることが多い．特殊なものとして，肺尖部の腫瘍が上腕神経叢と頸部交感神経を巻き込んで浸潤し，肩から腕の疼痛，筋萎縮，ホルネル症候群（瞳孔縮小，眼瞼下垂と眼球の後退）を示すパンコースト（Pancoast）型，胸膜へ浸潤し，胸腔にびまん性に広がる中皮腫型といった転移もみられる．この2つの型は転移性に限らず，原発性肺がんの広がりのときも使われる．

---

**肺がんの病理組織型の分類**

腺がん，扁平上皮がん，小細胞がんと大細胞がんの4大組織型の時代から，最近ではより細かい分類となった．以前は非小細胞がんという診断名も使われていたが，今は使われない．生検材料から腺がんの診断にTTF-1を，扁平上皮がんにはp40の免疫染色が有用である．神経内分泌腫瘍に対してはchromogranin A, synaptophysin, CD56 (NCAM), INSM-1といった神経内分泌 (NE) マーカーが用いられる．腺がんにおいてEGFR, KRASなどの多数の遺伝子変異，またALK, ROS1, RETなどの融合遺伝子が知られ，分子標的治療のためもあり，組織型の診断に加えて遺伝子検索も広く行われるようになってきた．

**その他の肺腫瘍**

カルチノイドや腺様囊胞がんなどがあるが，1％以下でまれである．めずらしいものとして，肺過誤腫，肺芽細胞腫，硬化性血管腫などがみられる．tumorletとは小細胞がん細胞類似の細胞の小胞巣状増殖をいい，良性病変でカルチノイドの初期像と考えられている．

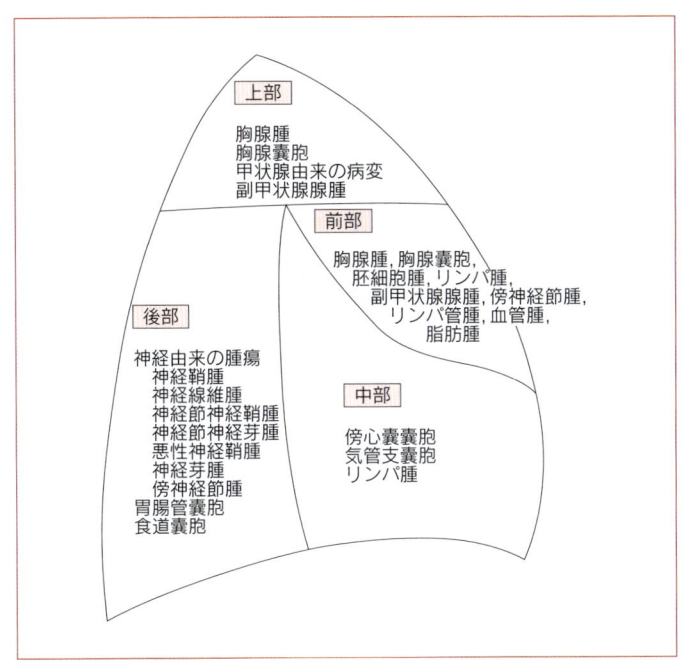

```
┌─────────────────────────────────────┐
│          [上部]                      │
│         胸腺腫                       │
│         胸腺嚢胞                     │
│         甲状腺由来の病変             │
│         副甲状腺腺腫                 │
│                [前部]                │
│                胸腺腫，胸腺嚢胞，     │
│                胚細胞腫，リンパ腫，   │
│                副甲状腺腺腫，傍神経節腫，│
│                リンパ管腫，血管腫，   │
│     [後部]     脂肪腫                │
│     神経由来の腫瘍                   │
│      神経鞘腫        [中部]          │
│      神経線維腫                      │
│      神経節神経鞘腫  傍心嚢嚢胞      │
│      神経節神経芽腫  気管支嚢胞      │
│      悪性神経鞘腫    リンパ腫        │
│      神経芽腫                        │
│      傍神経節腫                      │
│      胃腸管嚢胞                      │
│      食道嚢胞                        │
└─────────────────────────────────────┘
```

図 2-6　縦隔に発生する腫瘍(Ackeman & Rosai : Surgical pathology. Mosby)

## 3　胸膜および縦隔

### 1）胸膜の病変

　胸腔への貯留物から，気胸，水胸，血胸，膿胸などがあり，肺炎に続発あるいは血行性細菌の散布よりの胸膜炎がみられる．腫瘍では**胸膜中皮腫**がみられ，悪性のものは石綿吸入との関係がいわれている．転移性腫瘍によって水が貯留することが多く，がん性胸膜炎といわれている．

### 2）縦隔の病変

　縦隔炎は食道・気管の穿孔や，肺門部リンパ節などの炎症が波及したり，手術，外傷によって起こる．腫瘍および嚢胞は**図 2-6**に示すものが出現する．

#### (1) 胸腺腫

　胸腺に発生する腫瘍をすべて含めて胸腺腫というい方をしていたが，胸腺上皮由来の腫瘍に限定して使うのが一般的になってきた．成人から高齢者までにみられ，また重症筋無力症，純赤血球貧血，低 $\gamma$-グロブリン血症を伴うことがある．肉眼的には被膜をもった腫瘤で，白色ないし淡黄色の分葉構造をもった割面をし，嚢胞形成や出血壊死もみられる．組織学的には，上皮細胞成分とリンパ球成分がさまざまな割合で混在して増殖している．大部分は良性であるが，一部で悪性のものがあり，悪性胸腺腫という．後者では細胞の異型性の増加，被膜外や神経組織への浸潤がみられる．

(2) その他の胸腺由来の悪性腫瘍

狭義の胸腺腫以外に，扁平上皮がん，未分化がん，胚細胞腫瘍，リンパ腫などがみられる．

(3) 胸腺のリンパ濾胞性過形成

重症筋無力症（この症例の半数以上に），甲状腺機能亢進症，自己免疫疾患，肝硬変などに合併する．

## III 消化器系

### 1 口腔，歯牙と唾液腺

(1) 口腔の奇形

唇裂，兎唇，上顎裂，口蓋裂，唇顎口蓋裂，顔裂などがある．

(2) 口腔の炎症

口腔内全体の炎症を口内炎といい，局所の場合は舌炎，歯肉炎，口唇炎，歯髄炎，歯周炎という．歯牙による機械的刺激，食物による物理化学的影響，外界との入口として感染症などの原因が多い．口腔内の潰瘍性病変を特にアフタという．

(3) 口腔の嚢胞

小唾液腺に関連した粘液瘤，歯牙に関係した歯牙嚢胞がみられる．

(4) 口腔の腫瘍

口腔粘膜からは乳頭腫と扁平上皮がんが発生する．化膿性肉芽腫（血管拡張性肉芽腫）の本態は血管腫で，誤った病名が習慣として用いられている．歯牙に関係した腫瘍を総称して歯原性腫瘍という．

(5) 唾液腺の炎症

唾液腺炎には非特異性のものが多いが，おたふくかぜ〔mumps，流行性耳下腺炎 (epidemic parotitis)〕，巨細胞封入体症によるものもある．シェーグレン (Sjögren) 症候群は，大唾液腺の腫脹，口内乾燥，乾性角結膜炎を3主徴とするもので，病理像は腺房細胞の萎縮，リンパ球の浸潤，間質の線維化がみられ，他の自己免疫疾患と合併することが多い．

(6) 唾液腺の腫瘍

耳下腺に発生することがもっとも多く，口腔内の小唾液腺からも発生する．良性のことが多く，ほとんどは**多形性腺腫（混合腫瘍）**で，悪性のものでは粘表皮腫瘍，腺様嚢胞がん，悪性多形性腺腫（悪性混合腫瘍）などがまれにみられる．

多形性腺腫は肉眼的に結合織性被膜におおわれ，割面はヌルッとした粘液様の部分をもっている．組織学的には導管上皮細胞の集団と粘液状の間質成分が混合して増殖しており，軟骨や骨も出現することがある．上皮性と間質成分両方の増生から混合腫瘍との名前がついている．

単一腺腫は上記の間質成分が欠如したものをいい，このなかに腺リンパ腫（リンパ性乳頭状嚢胞腺腫），ウォーシン (Warthin) 腫瘍〕というリンパ組織を伴ったまれな腫瘍もみられる．

---

**ミクリッツ病**

本疾患は，1888年に唾液腺，涙腺が腫脹し，組織学的にはリンパ球の強い浸潤の炎症像を示すものと報告され，シェーグレン症候群の一亜型と考えられてきた．その後，高IgG4血症とIgG4陽性の形質細胞の高度の浸潤を示すことがわかり，IgG4関連疾患として独立した疾患概念に変わってきた．同時期に膵臓，胆道系，後腹膜など多臓器にもIgG4との関連疾患が報告され，日本が中心となって包括的にIgG4関連疾患とよぶようになった (p.102参照)．

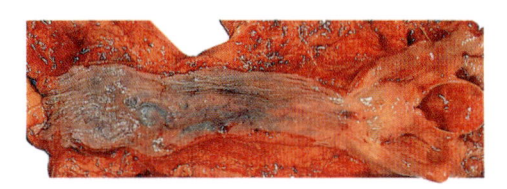

写真 2-27 食道静脈瘤
食道を切り開いたところ．右が口側で，左が胃側．

## 2 食道

### 1) 食道の形成異常

食道閉鎖，食道狭窄，食道気管瘻，食道重複，食道嚢胞，異所性胃粘膜，憩室，Barrett食道（下部食道のかなりの範囲が円柱上皮によっておおわれている場合をいう），食道拡張などがある．神経機能失調で下部食道の括約部が弛緩しないで，それより口側が拡張するものをアカラジア（achalasia）という．

### 2) 食道の循環障害，炎症と潰瘍

**食道静脈瘤**（写真 2-27）は，門脈高血圧症のとき胃冠状静脈や短胃静脈から食道静脈を通り奇静脈にいたる短絡路が形成されるために，食道下部粘膜下に縦走する静脈の怒張が起こっている状態をいう．破綻すると消化管内に大量の出血を起こす．食道炎には，逆流性食道炎，真菌性食道炎などがみられる．

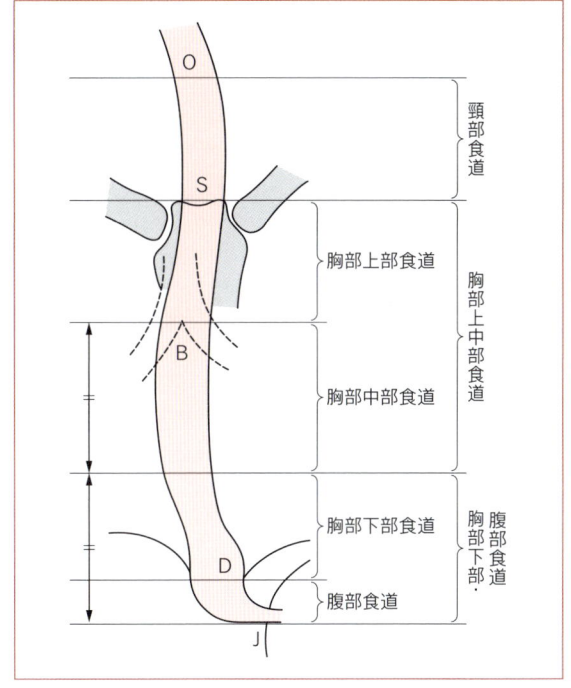

図 2-7 食道がんの占拠部位

### 3) 食道がん

50〜70歳に好発し，4：1で男性に多い．前がん病変としてはプランマー・ビンソン（Plummer-Vinson）症候群，異型上皮，下咽頭がんとの関係が注目されている．がんの占拠部位によって図 2-7 のように分類され，胸部中部・下部に好発する．

肉眼的には隆起型，表層型，潰瘍型に分類する．ルゴールを粘膜に塗布すると扁平上皮がんは不染帯としてみられる．これは，扁平上皮がん細胞のグリコーゲン含有が少ないためである．組織学的には表 2-6 のように分類するが，ほとんどは扁平上皮がんである．

局所の進展は壁内リンパ管侵襲が多く，直接浸潤は気管，肺，心嚢に及ぶ．血行性転移は比較的少ないが，肺，肝などにみられる．肺の扁平上皮がんの合併もしばしばみられる．

**早期食道がん**は，がんが粘膜内か粘膜下層にとどまり，リンパ節転移のないものと食道癌取扱い規約第9版では提唱されたが，第10版で早期がんは粘膜内に，表在がんは粘膜下層までにとどまるものと変更された．ともにリンパ節の転移の有無は問わない．早期胃がんとの関係もあり，多少混乱を生じている．

> **バレット（Barrett）食道**
> 食道の粘膜は重層扁平上皮でおおわれ，胃の粘膜は円柱上皮でおおわれている．Barrett食道とは，食道下部の粘膜が胃から連続して同じ円柱上皮に置き換えられている状態をいう．この部に生じた潰瘍をバレット潰瘍といい，食道がん発生のリスクが高いことも知られている．

> **マロリー・ワイス（Mallory-Weiss）症候群**
> 腹圧の突然の亢進で，食道・胃接合部に縦走性の亀裂が生じ，大出血や穿孔を起こしたものをいう．

表 2-6 食道がんの組織学的分類

| I．上皮性悪性腫瘍 | II．非上皮性腫瘍 |
|---|---|
| 1 扁平上皮癌 | 1 平滑筋性腫瘍 |
| 2 類基底細胞（扁平上皮）癌 | 2 gastrointestinal stromal tumor（GIST） |
| 3 癌肉腫 | 3 神経性腫瘍 |
| 4 腺癌 | 　神経鞘腫，神経線維腫，顆粒細胞腫 |
| 5 腺扁平上皮癌 | 4 その他 |
| 6 粘表皮癌 | 　血管腫，リンパ管腫，脂肪腫など |
| 7 腺様嚢胞癌 | III．リンパ球系腫瘍 |
| 8 内分泌細胞腫瘍 | 　WHO 分類に準ずる |
| 　a カルチノイド腫瘍 | IV．その他の悪性腫瘍 |
| 　b 内分泌細胞癌 | 1 悪性黒色腫 |
| 9 未分化癌 | 2 その他 |
| 10 その他分類不能の癌腫 | |

（食道癌取扱い規約．金原出版，2007）

早期食道がんのなかで，がんが上皮内にとどまっているものを**上皮内がん**とよぶ．

## 3 胃

### 1）胃の形成異常

先天性幽門狭窄，異所膵，異所性胃腺，胃嚢胞，重複胃，横隔膜ヘルニアなどがある．

### 2）胃の炎症

急性胃炎はアスピリン，アルコールなどの薬剤性，食事性と特発性のものとがあり，臨床症状は上腹部痛，嘔吐，胃部不快感である．胃内視鏡上は小びらんの散在，充血と浮腫がみられ，組織学的には小出血，びらん，充血，浮腫と著明な小円形細胞浸潤がみられる．これらの変化は一過性で数日後には完全に治癒する．

慢性胃炎とは，胃粘膜全体あるいは固有胃腺の萎縮，腸上皮化生を起こした状態である．さらに種々の細分類がなされ，肉眼的，組織学的観察から表層性，萎縮性，肥厚性とか，萎縮過形成，化生性，疣状などの慢性胃炎という．部位別に前庭部，体部，汎，吻合部胃炎といういい方もある．最近，*Helicobacter pylori* 菌による胃炎，胃潰瘍への関与が強くいわれるようになってきた．加えて胃発生のリンパ腫，胃がんとの関連まで疑われているが，明らかではない．

一般的に慢性胃炎は幽門部から起こり，萎縮性胃炎より始まり，**腸上皮化生**が起こり，胃体部方向へ広がっていく．腸上皮化生とは，胃固有腺が消失し，刷子縁をもつ円柱上皮，杯細胞とパネート（Paneth）細胞からなる腺管が出現することをいい，Paneth 細胞がみられるものを完全型，みられないものを不完全型という．この上皮は組織化学，酵素組織化学的に小腸上皮と同じであると考えられているが，腸上皮化生の腺管は必ずしも単一管状でなく，分岐や乱れを示し，また細胞異型もみられることがある．胃がんとの関係では，不完全型

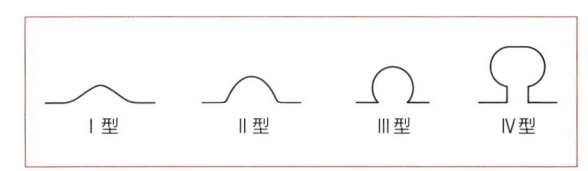

図 2-8 胃ポリープの山田・福富分類

表 2-7 胃ポリープの組織学的分類

① 過形成性ポリープ　hyperplastic polyp
② 胃底腺ポリープ　fundic gland polyp
③ 粘膜下異所性胃腺　heterotopic submucosal gland
④ 異所性膵　heterotopic pancreas
⑤ 炎症性線維状ポリープ　inflammatory fibroid polyp（IFP）

表 2-8 特殊な胃ポリポーシス

| 疾患名 | 胃ポリープの性状 | 好発年齢と遺伝 | 関連する疾患 |
| --- | --- | --- | --- |
| 家族性ポリポーシス<br>(familial polyposis) | 胃体部に無茎性，胃底腺性過形成ポリープ | 若年者<br>常染色体優性遺伝 | 家族性大腸ポリポーシスの約半数<br>Gardner 症候群<br>Turcot 症候群 |
| ポイツ・イェガース症候群<br>(Peutz–Jeghers syndrome) | 胃体部に無茎性，過誤腫性ポリープ | 20 歳代以下<br>常染色体優性遺伝 | 口唇，口腔，口周，手と足の色素沈着 |
| クロンカイト・カナダ症候群<br>(Cronkhite–Canada syndrome) | 前庭部〜胃体部，無茎性〜有茎性，腺窩上皮性ポリープ | 40 歳以上<br>遺伝は無関係 | 皮膚色素沈着，脱毛，爪の萎縮 |
| 胃底腺ポリポーシス<br>(fundic gland polyposis) | 胃底腺領域，胃底腺過形成ポリープ | 30 歳以上<br>遺伝は無関係 | 家族性大腸ポリポーシスに随伴するものを除いて，単独に出現するもの |

腸上皮化生と分化型腺がんの発生との関係が注目されている．

### 3）胃ポリープ

　胃粘膜から有茎性あるいは無茎性に突出する隆起性病変をすべて胃ポリープといったが，中村の定義による「固有粘膜から判然と識別できる胃粘膜の限局性隆起性病変であり，形には拘泥しないが良性で，上皮性のものに限る．しかし，悪性変化例もこれに包含される」という考えが一般的である．肉眼的分類では図 2-8 に示す山田・福富の分類が広く用いられている．また，組織学的には表 2-7 の分類が一般的である．

　過形成性ポリープのがん化率は 5％以下といわれ，悪性化することは少ない．特殊な胃のポリポーシスとして表 2-8 に示すものがある．

### 4）胃潰瘍（写真 2-28，-29）

　胃液の消化作用で胃壁が部分的または全層にわたって欠損した状態をいい，**消化性潰瘍**ともいう．臨床症状は心窩部痛，悪心，吐血である．病因として，酸性胃液の消化作用の攻撃因子と粘液保護や血行状態の防御因子の不均衡によるとの考えが一般的である．好発部位は胃角部小彎で，幽門腺と胃底腺の境界部から幽門よりの部位である．潰瘍の深さから Ul-Ⅰ（びらん）から Ul-Ⅳに分けられ，治癒して瘢痕となっているものは -s をつけて分類する（図 2-9）．逆に治癒にいたっていないものを開放性潰瘍ともいう．

**胃潰瘍の合併症**

潰瘍底部に大きい血管断端が露出して大量出血する場合（破綻動脈），潰瘍が全層に及び腹腔に破れる場合（穿孔性潰瘍），周辺の膵，横行結腸が底部となる場合（穿通性潰瘍）などがある．

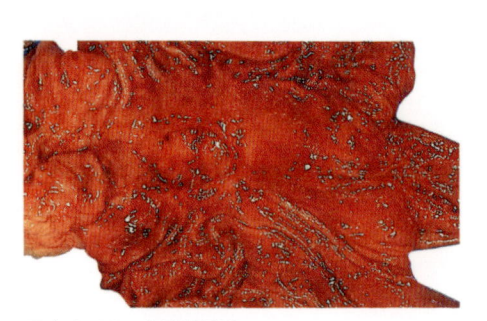

写真2-28　急性胃潰瘍

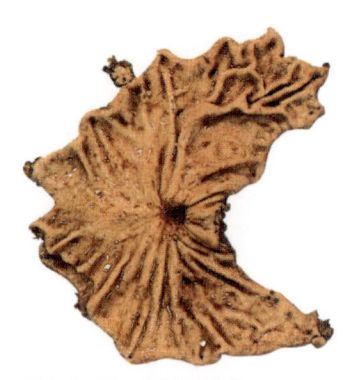

写真2-29　慢性胃潰瘍

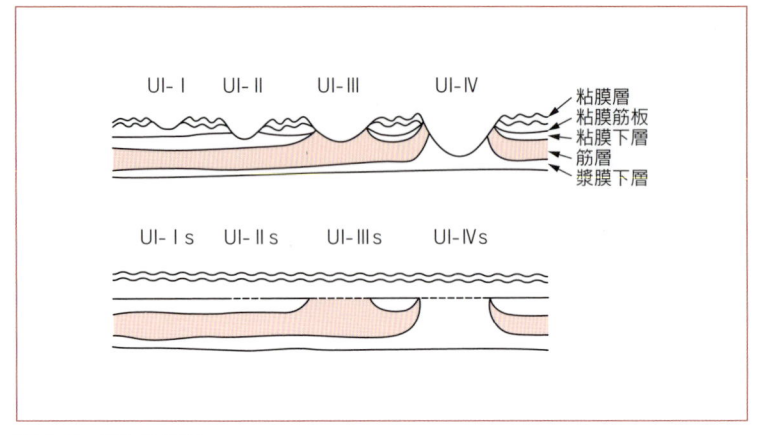

図2-9　消化性潰瘍

胃潰瘍は急性と慢性に分類できる．

**急性胃潰瘍**は円形ないし楕円形で，浅く，また多発することが多い．潰瘍縁は盛り上がりがなく，周辺粘膜の皺襞集中がない．原因としては，火傷，脳外傷，ストレス，ステロイドや他の薬剤，死戦期などがある．組織学的にはUl-Ⅱまでのものがほとんどで，表面から壊死層，浮腫と線維素析出層，白血球の細胞浸潤層よりなる．急性期を過ぎると肉芽組織が形成され，線維化と粘膜の再生が起こり，早期に治癒する．Ul-Ⅱの潰瘍までいかないものを出血性びらんという．

**慢性胃潰瘍**も円形ないし楕円形のものが多い．形から，接吻潰瘍，鞍状（蝶形）潰瘍，線状潰瘍という名前もある．潰瘍縁は盛り上がったり，下掘れのことが多く，皺襞集中もみられる．組織学的に潰瘍底は表層から，白血球と線維素層，壊死層，肉芽組織層，線維瘢痕層の4層構造がみられ，治癒傾向が現れると粘膜筋板と筋層の近接や癒合が起こり，潰瘍縁の粘膜には再生上皮がみられ，偽幽門腺もつくられる．経過の長い難治性の大型潰瘍では，底部に強い線維瘢痕が形成される（胼胝性潰瘍）．

**ゾリンガー・エリソン（Zollinger-Ellison）症候群**
膵の島細胞腫瘍，胃酸分泌過多と難治性潰瘍（胃，十二指腸，空腸）を特徴とするものであるが，本態は血中ガストリン値が高いことから過酸となり潰瘍が発生するものである．島細胞腫瘍でなく，十二指腸のガストリノーマや胃幽門部のガストリン産生細胞（G-cell）の増生からも起こることが知られている．

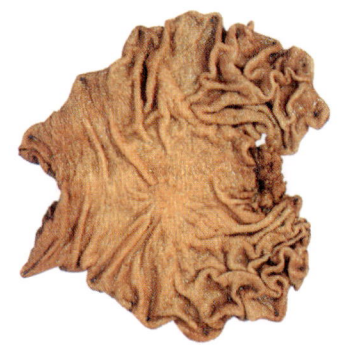

写真 2-30　早期胃がん（Ⅱc）　　　写真 2-31　進行胃がん（3 型）

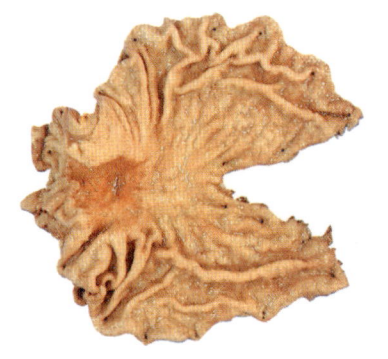

### 5）胃の腺腫

　境界の明瞭な良性の上皮の増生病変で，管状構造を保っている．内視鏡的には隆起性の病変で，腸型（主として小腸に似る）が多いが，まれに胃型の腺腫もみられる．腺がんとの鑑別が問題となり，内視鏡検査と生検で鑑別する．腺腫が胃がんに移行することもあることが知られているが，まれである．

### 6）胃がん

　わが国は胃がんの罹患率，死亡率とも世界で最も高い国で，わが国の全悪性腫瘍死亡の約 1/3 を占めている．50〜60 歳に好発し，男女比は約 2：1 である．胃内の好発部位は小弯上の幽門前庭部で，胃体上部には少ない．

　胃がんの組織学的深達から**早期がん**（写真 2-30）と**進行がん**（写真 2-31）に分ける．早期胃がんの定義は「がんの浸潤が粘膜内か粘膜下層にとどまるもので，リンパ節転移の有無は考慮に入れない」となっている．つまり進行がんとは筋層以上に浸潤しているものとなる．

　胃がんの肉眼的分類は 0 型（表在型）〜5 型（分類不能群）の 6 型に分ける（**写真 2-32**）．1〜4 型は **Borrmann 分類**を取り入れている（**図 2-10**）．分類不能群（5 型）には，表面上は早期がんのかたちをとり，一部で筋層以上に浸潤している表層拡大型，胃管腔外増殖型などがみられる．

　早期がんの肉眼的分類は，周囲の粘膜に対して隆起性か，陥凹性かによって**図 2-11** のように分類する．この 5 型を基本として，混在している場合は優勢な型を前に記し，Ⅲ＋Ⅱc やⅡa＋Ⅱc と表現する．組織学的分類は**表 2-9** のとおりであるが，ほとんどが腺がんよりなる．

　胃がんの進展には，粘膜内での水平方向への進展，管腔内への進展，壁の深部への垂直方向への進展の 3 つがある．壁深部への進展の程度は予後を支配する重要な因子であり，がんが深達するほど周辺臓器への直接浸潤，リンパ行性・血行性転移，腹膜播種の機会が多くなる．

　リンパ行性は，所属リンパ節から遠位のリンパ節に及び，左鎖骨上リンパ節に転移するものを**ウィルヒョウ（Virchow）転移**という．腹膜や胸膜に**がん性**

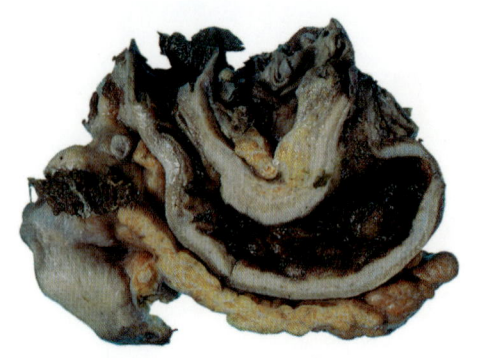

写真2-32 胃がん（4型，剖検例）
胃壁が白くびまん性に肥厚している．

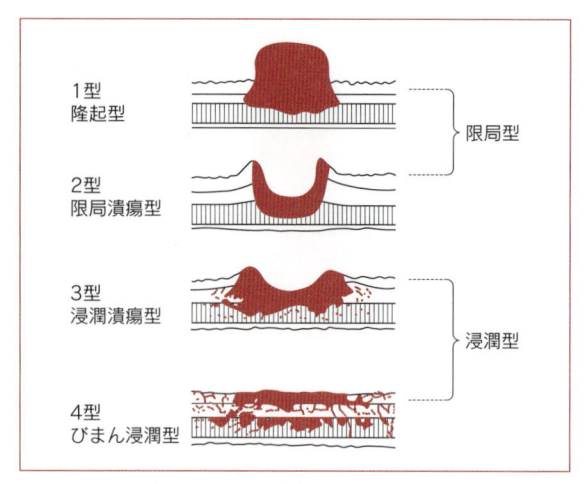

図2-10 胃がんの肉眼的分類（Borrmann分類）
（胃癌取扱い規約より）

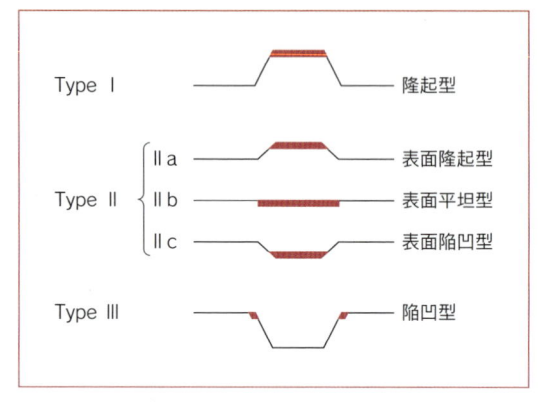

図2-11 胃がんの0型（表在型）の亜分類
（胃癌取扱い規約より）

表2-9 胃がんの組織型分類

| |
|---|
| 一般型（common type） |
| 　乳頭腺癌（papillary adenocarcinoma〈pap〉） |
| 　管状腺癌（tubular adenocarcinoma〈tub〉） |
| 　　高分化（well differentiated〈tub 1〉） |
| 　　中分化（moderately differentiated〈tub 2〉） |
| 　低分化腺癌（poorly differentiated adenocarcinoma〈por〉） |
| 　　充実型（solid type〈por 1〉） |
| 　　非充実型（non-solid type〈por 2〉） |
| 　印環細胞癌（signet-ring cell carcinoma〈sig〉） |
| 　粘液癌（mucinous adenocarcinoma〈muc〉） |
| 特殊型（special type） |
| 　カルチノイド腫瘍（carcinoid tumor） |
| 　内分泌細胞癌（endocrine carcinoma） |
| 　リンパ球浸潤癌（carcinoma with lymphoid stroma） |
| 　肝様腺癌（hepatoid adenocarcitoma） |
| 　腺扁平上皮癌（adenosquamous carcinoma） |
| 　扁平上皮癌（squamous cell carcinoma） |
| 　未分化癌（undifferentiated carcinoma） |
| 　その他の癌（miscellaneous carcinomas） |

〈　〉は略号　　　　　　　　　　　　　（胃癌取扱い規約，2010）

リンパ管症を起こすこともある．血行性転移は門脈を介して肝に多く，肺，腎，骨，脳などにみられる．腹膜播種を起こすと腹膜に小結節状隆起が多発し，がん性腹膜炎になる．また，卵巣に転移したものを**クルーケンベルグ（Krukenberg）腫瘍**という．

　分化型の腺がん（乳頭状腺がんと管状腺がん）は，高齢者に発生し，隆起型（1，2型またはⅠ，Ⅱa）で限局性の発育，髄様の浸潤増殖と血行性ないしリンパ節転移で特徴づけられる．一方，未分化型の腺がん（低分化腺がんと印環細胞がん）は若年者に発生し，陥凹型浸潤（3，4型またはⅡc）を呈し，硬性が

んで浸潤性の発育，リンパ行性転移と腹膜播種を一般的に起こしやすい傾向がある．

胃がんのための胃生検の組織判定基準は下記のとおりである（胃癌取扱い規約より）．

　　Group 1：正常組織および非腫瘍性病変
　　Group 2：腫瘍性（腺腫またはがん）か非腫瘍性か判断の困難な病変
　　Group 3：腺腫
　　Group 4：腫瘍と判定される病変のうち，がんが疑われる病変
　　Group 5：がん

Group 1では正常粘膜，慢性胃炎，良性の過形成ポリープや再生粘膜，Group 2ではびらんや潰瘍に伴う再生上皮の異型増生，Group 3では異型上皮など境界領域病変が含まれる．Group 4では病理側としてブロックの深切り標本，臨床側として再生検などが望ましい．

### 7）その他の胃の腫瘍

胃がん以外の腫瘍は頻度的に低いが，胃がんとの鑑別診断上，重要である．

良性非上皮性腫瘍のなかで最も多いのは筋層に発生する平滑筋腫で，そのほかに炎症性線維性ポリープ，反応性（良性）リンパ組織増生症，脂肪腫，神経鞘腫，神経線維腫，血管腫などがみられる．

悪性非上皮性腫瘍では，リンパ腫と平滑筋肉腫が多い．リンパ腫では，びまん型B細胞性（大細胞型や中細胞型）が多い．反応性リンパ組織増生症と鑑別が困難なMALTリンパ腫があり，比較的予後のよいものである．悪性上皮性腫瘍としては，カルチノイド，内分泌細胞がん，絨毛上皮がん，がん肉腫などがみられる．

転移性の胃腫瘍では，食道がんと膵がんの直接浸潤やリンパ行性転移，白血病，リンパ腫の浸潤，悪性黒色腫の血行性転移などがあるが，一般的に転移性のものは少ない．

## 4　小腸・大腸

### 1）腸の形成異常

位置異常として内臓逆位症，腸管の回転異常，移動盲腸などがあり，閉鎖は直腸や肛門にみられ，狭窄は輪状膵によって十二指腸にみられる．その他の異常には腸管の重複，腸嚢胞，メッケル（Meckel）憩室，異所膵，先天性巨大結腸症，多発性憩室症（**写真2-33**）などがある．

**先天性巨大結腸症**は**ヒルシュスプルング（Hirschsprung）病**ともいい，S状結腸から口側の結腸の内腔の拡張と筋層の肥厚をきたす小児の病気である．男子に多い．これは拡張したS状結腸より肛側の直腸のマイスネル（Meissner）とアウエルバッハ（Auerbach）神経叢に神経節細胞を先天的に欠くため，腸の蠕動運動が伝わらず，この部の機能的腸閉塞を起こし，口側の腸管が拡張するものである．

> **メッケル憩室**
>
> 回腸の先天性憩室で，胎生期の臍腸管（卵黄腸管）の近位端が遺残したものである．内面は小腸粘膜からなり，憩室頂部に胃底腺や膵組織がみられることがある．合併症に消化性潰瘍，腸閉塞，憩室炎，穿孔，出血と腫瘍の発生があり，腫瘍としてはカルチノイド，腺腫や腺がんが知られている．

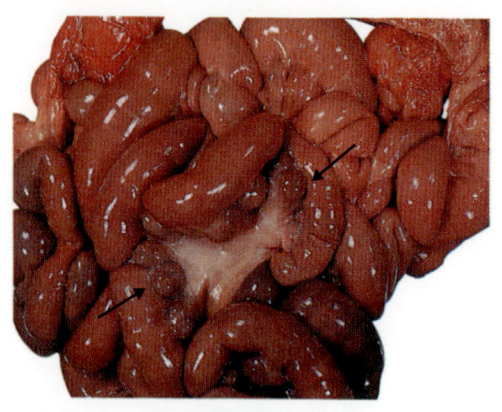

写真 2-33　多発性小腸憩室症
小さい瘤状に拡張した憩室が多発している（↑）．

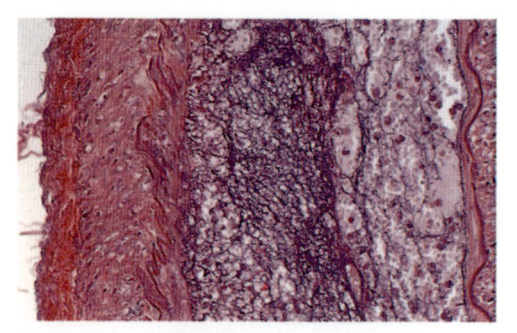

写真 2-34　腸間膜動脈血栓症（腸梗塞）
PTAH 染色．動脈内に新鮮な血栓の形成がみられる．

## 2）腸の機能的障害

腸管の通過障害が，機能的あるいは機械的に起こった状態を腸閉塞症〔イレウス（ileus）〕という．腸管の一部が腸管内へ嵌入した腸重積，腸管の一部が腸間膜に対してねじれた軸捻転，麻痺性イレウスなどがある．

## 3）虚血性腸疾患

腸管を養う腸間膜の血管に狭窄や閉塞をきたしたり，全身性の原因で引き起こされる腸の虚血性病変を総称していう．臨床的には 50 歳以上で，急激な腹痛，下血，便秘，下痢を症状とし，病変の部位では回腸末端部と脾曲部から S 状結腸に好発する．

虚血の程度，広がり，病期と二次感染の有無により，病変は種々の性格となるが，急激に虚血が起こった場合は急性腸壊死，腸梗塞（写真 2-34），腸壊疽，腸の出血性壊死，壊死性腸炎，膜性腸炎，偽膜性腸炎などのかたちをとり，徐々に虚血が起こった場合には慢性虚血性腸壊死や虚血性腸炎のかたちをとる．組織学的にも，急性期のものでは，うっ血，出血，壊死や潰瘍が中心の変化で，慢性期のものでは，血管増生，線維化とヘモジデリン沈着がみられる．まれには，結節性動脈炎，関節リウマチ，SLE，バージャー（Bürger）病などの血管炎で腸管の虚血性病変をきたすことがある．

ほかに，慢性出血性腸潰瘍（非特異性多発性小腸潰瘍）や孤立性直腸潰瘍なども虚血性の成因と考えられている．

> **新生児壊死性腸炎**
> 低出生体重児に好発し，出生後 10 日以内に嘔吐，腹満，下血，下痢を主症状とし，腸穿孔，腹膜炎を併発する重篤な疾患である．回腸や右側結腸に好発し，粘膜の出血，潰瘍，壁全層の壊死，二次感染をみる．原因は不明であるが，低酸素状態による虚血性病変との考えが強い．

## 4）腸の消化性潰瘍

消化性潰瘍は胃と十二指腸に好発し，十二指腸のものは幽門輪近くの球部，特に前壁と後壁に多い．深さは胃潰瘍と同様に Ul 分類を用いる．ほかには術後空腸潰瘍といって，胃空腸吻合術のあと，吻合部空腸や輸出脚空腸に消化性の吻合部潰瘍が生じる．

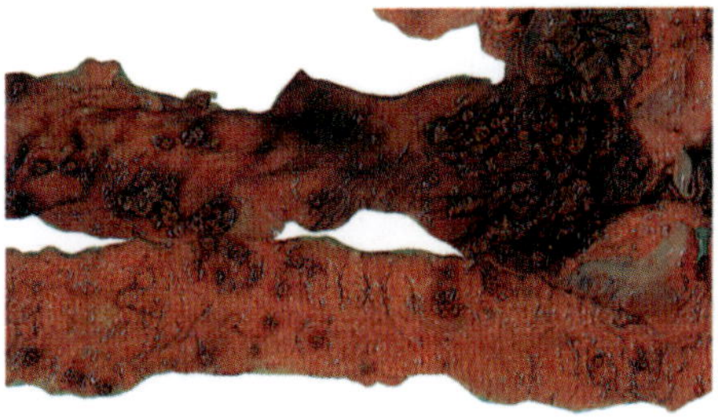

写真 2-35　偽膜性大腸炎

## 5）腸の炎症性疾患（写真 2-35）

### (1) 物理化学的障害による腸炎

アンピシリン，リンコマイシンなどの薬物の使用中または投与後に起こる薬物性大腸炎，照射後にみられる放射線性大腸炎，慢性尿毒症に伴う大腸炎，昇汞，ヒ素や蒼鉛による大腸炎などがある．メチシリン耐性黄色ブドウ球菌性腸炎（MRSA 腸炎），NSAIDs（非ステロイド抗炎症薬）による大腸炎も増えてきた．

### (2) 細菌性腸炎

細菌性赤痢（赤痢菌），腸管出血性大腸菌 O157：H7 大腸炎（Vero 毒素），キャンピロバクター大腸炎（Campylobacter）がある．他に，クロストリジウム菌（Clostridium，偽膜性腸炎），サルモネラ菌（Salmonella），結核菌（腸結核）などが腸炎を起こす．細菌性食中毒とは，腸チフス，パラチフス，細菌性赤痢やコレラなどを除く病原菌を食物とともに摂取し発症する急性腸炎を総称したもので，サルモネラ，腸炎ビブリオ，病原性大腸菌などの感染型と，ブドウ球菌，ボツリヌス菌などが産生した毒素による毒素型に分けられる．

### (3) ウイルス性腸炎

アデノウイルス，エコーウイルス，コクサッキーウイルスなどが腸炎を起こす．大腸菌などと混合感染を起こすこともある．

### (4) 真菌性腸炎

抗生剤やステロイド剤投与後に，カンジダ〔Candida，モニリア（Monilia）〕，アスペルギルス（Aspergillus）などに感染することがある．

### (5) 寄生虫性腸炎

アニサキス（Anisakis），テラノーバ（Terranova，好酸球性腸炎），糞線虫（Strongyloides stercolaris），住血吸虫〔Schistosoma，日本住血吸虫（Schistosomiasis japonica）〕，赤痢アメーバ（Entamoeba histolytica，アメーバ赤痢）などによる．赤痢アメーバでは囊子型赤痢アメーバの経口感染から，小腸下部での脱囊，栄養型アメーバとなり，大腸粘膜内で増殖する．これは胞体内に PAS 反応が陽性の顆粒と赤血球を含んでいる．

### (6) クローン（Crohn）病（写真 2-36）

限局性小腸炎や末端回腸炎として提唱されたが，結腸にも同様の病変が起こ

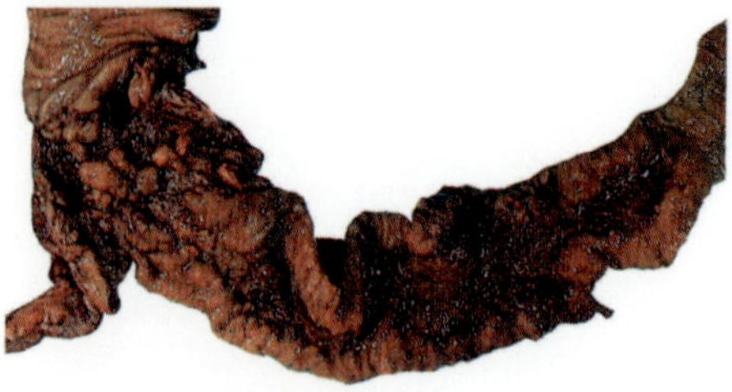

写真 2-36　クローン病
縦走潰瘍，玉石様変化がみられる．

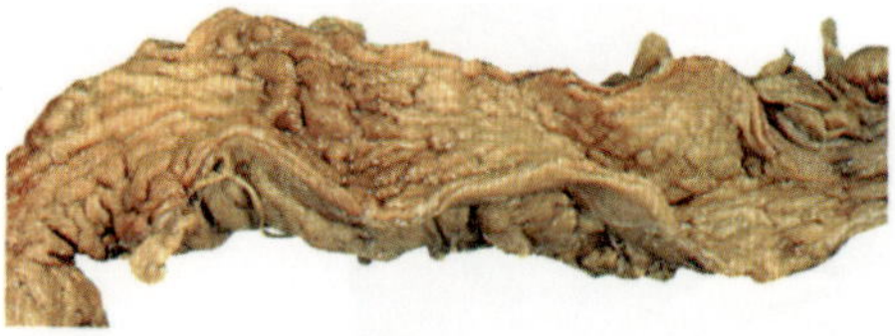

写真 2-37　潰瘍性大腸炎
潰瘍の多発，偽ポリープがみられる．

ることがわかり（限局性腸炎），その後，口から肛門まで消化管のどの部位にも発生しうることがわかった．組織学的に肉芽腫を伴うので，潰瘍性大腸炎と区別して肉芽腫性大腸炎との名前もある．さらには仙腸骨炎，強直性脊椎炎，ブドウ膜炎，結節性紅斑，胆石，肝臓の種々の炎症などの全身性の病変を伴うこともわかり，現在では Crohn 病というようになった．病因はいまだ不明で，自己免疫疾患とか細胞性免疫の異常といった考えが今のところ有力である．10 歳から 40 歳までに多く，男女比は 2〜3：1，臨床症状は腹痛，発熱，下痢，体重減少などで，病変は小腸単独（60％），小腸と大腸合併（20％），大腸のみ（20％）の発生があり，大腸では右側結腸に好発する．

　肉眼的には縦走潰瘍，玉石様外観と密集性のポリープ形成が特徴である．

　組織学的には，非乾酪性の類上皮細胞性肉芽腫，リンパ球の濾胞状浸潤が腸壁の全層にみられること（全層性炎症），腸壁の鋭利な裂隙（裂溝）と瘻孔形成を特徴とする．肉芽腫は腸壁ばかりか，近傍のリンパ節にも認められることがある．

　潰瘍は難治性であるが，部分的に治癒すると線維性瘢痕をつくる．手術的に病変部を切除しても半数以下に再発することが知られている．

(7) 潰瘍性大腸炎（写真 2-37）

　左側結腸，特に直腸から連続性に病変が口側の結腸に広がり，広範な潰瘍を形成し，原因不明で再発性の急性・慢性の炎症性疾患ということができる．Crohn 病のように，仙腸骨炎，強直性脊椎炎，ブドウ膜炎，皮膚や関節の病変，肝の種々な病変を伴う症例もある．20 歳代で発病することが多く，臨床症状は下痢，粘血便，下腹部痛と発熱である．

　肉眼的に急性期（活動期）のものでは，粘膜に充血，出血，びらんの多発，不整形の潰瘍，炎症性ポリープの密集と散在がみられ，慢性期（非活動期・治癒期）では粘膜の萎縮，半月ヒダの減少と消失，偽ポリープや粘膜架橋の形成などをみる．

　組織学的には，粘膜と粘膜下層に強いびまん性の細胞浸潤をみ，腺管内に好中球が充満し腺管を破壊する像（陰窩膿瘍），腺管上皮の杯細胞の減少などをみる．陰窩膿瘍も特異的なものでなく，あくまで非特異的炎症としかいえない．慢性期では腺管の減少，走向の乱れや分岐，粘膜の萎縮，杯細胞の復活などを

みるが，線維化はほとんどみられない．

経過は活動期と非活動期を繰り返すことが多い．まれに劇症型があり，横行結腸に強い拡張，深い潰瘍や穿孔を起こすことがある．欧米ではがん化が3～5%にあるとされているが，わが国ではまれである．

### (8) ベーチェット (Behçet) 病と単純性潰瘍

Behçet病では口腔内アフタ，陰部潰瘍，皮膚症状と眼症状が特徴的にみられるが，腸に潰瘍をつくることがあり，この状態を腸型Behçet病という．回盲弁上と回腸末端部に好発し，しかも腸間膜の対側に多い．Ul-IVまでの深い難治性の潰瘍で，組織像は慢性非特異性の炎症像である．単純性潰瘍とはBehçet病などの疾患概念に入らないもので，形態では区別がつけられない．

## 6) 腸の腫瘍様病変

Brunner腺過形成，過形成性ポリープ，炎症性ポリープ，子宮内膜症などがある．

## 7) 腸腺腫症

腸の腺腫は大腸に好発し，小腸ではまれである．肉眼的には無茎～有茎性のポリープとしてみえ，腺腫症の代わりにポリープ症ということもある．

腺腫の数が1個のときを孤立性腺腫，2～100個未満を多発性腺腫，100個以上を腺腫症とよんでいる．腺腫症は常染色体優性遺伝をすることが多く，家族性大腸腺腫症という．*APC* (adenomatous polyposis coli) 遺伝子の異常がみられる．

組織学的に，腺管腺腫，絨毛腺腫と，その混合型の腺管絨毛腺腫と鋸歯状腺腫の4型に分ける．腺腫の一部にがんのみられるときを腺腫内がん，がんの一部に腺腫のあるときをがん腫内腺腫とよぶ．大腸がんの多くは腺腫のがん化ではないかとの見方があり，1 cm以上の大きさ，中央部に陥凹，びらん，潰瘍をもつもの，絨毛腺腫，高度異型上皮を伴うものは要注意である．大腸腺腫症では若年で大腸がんの発生をみることが多い．遺伝性腫瘍と消化管ポリープ症といわれるものには**表2-10**のような類縁疾患がある．家族性大腸腺腫症の他に遺伝性に発生する大腸がんがある（側注）．

虫垂からまれに粘液嚢胞腺腫が発生することがある．腫瘍が破裂して粘液塊が腹腔内に散布されると，腸管の間に充満するほど発育して，腸閉塞を起こすほどの状態になる（腹膜偽粘液腫）．

## 8) 腸のがん腫

腸のがんでは圧倒的に**大腸がん**が多い．**小腸がん**では，十二指腸がん，特に**乳頭部がん**が好発する．大腸がんは直腸とS状結腸（約80%）に多く，盲腸と上行結腸（約12%）がこれに次ぐ．年齢的には50～70歳代に多く，男性に直腸がん，女性に結腸がんの多い傾向があり，性差はあまりない．

---

**炎症性腸疾患**

潰瘍性大腸炎とCrohn病の関係について，ともに結腸が侵されやすいこと，両疾患の家系内発生がしばしばあること，Crohn病が肉芽腫を伴っていないとき，両疾患は臨床的にも病理学的にもきわめて類似すること，年齢，性など疫学的にも類似すること，腸管以外の全身性病変も類似すること，免疫異常の関与が両者とも知られることなどの共通点が指摘され，両疾患を炎症性腸疾患という単一疾患としてとらえようとする考えもある．

**遺伝性非ポリポーシス大腸がん (hereditary nonpolyposis cororectal cancer; HNPCC)**

若年発生の大腸がん，子宮体がん，常染色体優性遺伝などの特徴を示し，Lynch症候群ともよばれる．

**マイクロサテライト**

マイクロサテライト (MS) とは，ゲノム上に分布する1～数塩基単位の反復からなる領域を意味する．MSの長さの変化が高頻度に認められる現象をMS不安定性 (MSI) という．これは，ミスマッチ修復機構の機能低下によって起こる．MSI検査は，ミスマッチ修復遺伝子の機能を調べるものであり，Lynch症候群のスクリーニング検査として利用される．細胞分裂に伴うDNA複製時の塩基のミスマッチに対してミスマッチ修復機構が働く．この機能低下から，細胞ががん化する．Lynch症候群では，ミスマッチ修復遺伝子であるMLH1, MSH2, MSH6, PMS2の生殖細胞系列の変異が原因と分かっている．

III 消化器系

**表 2-10　遺伝性腫瘍と消化管ポリポーシス**

① 家族性大腸腺腫症　familial adenomatous polyposis
② Lynch 症候群　Lynch syndrome
③ Peutz-Jeghers 症候群　Peutz-Jeghers syndrome
④ Serrated polyposis/hyperplastic polyposis
⑤ Cronkhite-Canada 症候群　Cronkhite-Canada syndrome, Cronkhite-Canada polyp
⑥ 若年性ポリポーシス　juvenile polyposis
⑦ Cowden 症候群　Cowden syndrome, PTEN（phosphate and tensin homolog）hamaetoma tumor syndrome
⑧ その他

**表 2-11　大腸，虫垂および肛門管のがんの組織の分類**

| 大腸癌 | 虫垂癌 |
|---|---|
| 腺癌（adenocarcinoma）<br>　乳頭腺癌（papillary adenocarcinoma）<br>　管状腺癌（tubular adenocarcinoma）<br>　　高分化（well differentiated type）<br>　　中分化（moderately differentiated type）<br>　低分化腺癌（poorly differentiated adenocarcinoma）<br>　　充実型（solid type）<br>　　非充実型（non-solid type）<br>　粘液癌（mucinous adenocarcinoma）<br>　印環細胞癌（signet-ring cell carcinoma）<br>　内分泌細胞癌（endocrine cell carcinoma）<br>腺扁平上皮癌（adenosquamous carcinoma）<br>扁平上皮癌（squamous cell carcinoma）<br>その他の癌（miscellaneous carcinomas） | 腺癌（adenocarcinoma）<br>粘液嚢胞腺癌（mucinous cystadenocarcinoma）<br>その他の癌<br>**肛門管癌**<br>腺癌（adenocarcinoma）<br>　直腸型（rectal type）<br>　肛門腺由来（anal gland origin）<br>　痔瘻に合併（associated with anal fistula）<br>　その他の管外型<br>扁平上皮癌（squamous cell carcinoma）<br>腺扁平上皮癌（adenosquamous carcinoma）<br>類基底細胞癌（basaloid carcinoma）<br>その他の癌（miscellaneous carcinoma） |

（大腸癌取扱い規約, 2009）

　肉眼的分類は胃がんのそれと同様に，0型：表在型，1型：腫瘤型，2型：限局潰瘍型，3型：浸潤潰瘍型，4型：びまん浸潤型，5型：特殊型と分け，0型はまた早期胃がん肉眼分類と同様に分類する．ただ，Ⅰ型（隆起型）のみ Ip と Is に分け，有茎型と広基型を細分類する．

　早期大腸がんの定義は胃がんの場合と一緒で，粘膜下層までの浸潤にとどまるものをいう．残念ながら，発見の遅れる大腸では進行がんであることが圧倒的に多い．組織学的分類は**表 2-11**のように行うが，腺がんが約90％を占める．

　大腸がんでは粘膜内進展はまれで，壁への深達による進展が多い．進行程度を大腸癌取扱い規約では胃がんのそれと同様に細かく分けてあるが，国際的には Dukes 分類が広く用いられている．Dukes A とはがん腫が腸壁内に限局，B とは腸壁を貫くがリンパ節転移のないもの，C とはリンパ節転移のあるものをいう．Astler と Coller 分類ではこれを修飾して，A：粘膜下層まで，$B_1$：固有筋層まで，$B_2$：固有筋層を貫くがリンパ節転移のないもの，$C_1$：腸壁内に限局しリンパ節転移のあるもの，$C_2$：腸壁を貫きリンパ節転移のあるもの，として

---

**遺伝性の消化器疾患**

表2-10に遺伝性腫瘍と消化管ポリポーシスを示したが，遺伝性の消化器病変の原因遺伝子が明らかになり，特徴的な病理学所見もあり，この分野での病理学の役割も増している．家族性大腸腺腫症のAPC，Lynch症候群（ミスマッチ修復遺伝子），P-J症候群（STK11（LKB1）），若年性ポリポーシス症候群（SMAD4, BMPE1A），PTEN過誤腫・腫瘍症候群（Cowden症候群など），神経線維腫症1型（NF1），遺伝性びまん型胃がん（CDH1）などが知られている．

いる．

がんの進展は胃がんと同様に，直接浸潤，リンパ行性・血行性転移，腹膜播種がみられる．転移は肝，肺，骨髄，脳に多い．直腸がんでは門脈を介さない循環系があり，いきなり肺へ転移することが実際にみられる．

随伴する病変としては腸閉塞が多く，穿孔性腹膜炎，周囲膿瘍，瘻孔，水腎症，閉塞性大腸炎などがみられる．

大腸粘膜の生検に際して，胃がんの場合と同様に Group 1 から 5 までのグループ分類が行われている．

### 9）カルチノイド腫瘍

原始腸管から発生した各種の臓器にみられ，内分泌細胞の原基細胞に由来する発育緩徐な悪性腫瘍をカルチノイドとよんだ．肺に発生する小細胞がんも同様の起源と考えられるが，悪性度が高く別のものと扱われてきた．

好発部位は虫垂，胃，直腸，小腸，結腸，十二指腸の順で，肉眼的には粘膜下腫瘍として発見され，割面では黄色みをもった白色のことが多い．

組織学的には，充実結節状，索状，リボン状，ロゼット様，偽ロゼット様，腺房状，腺管様構造をみる．細胞質は弱好酸性から淡明，空胞状で，細胞境界は一般に不明瞭である．核は小型で円形，異型性は軽微であることが多い．腫瘍組織内に毛細血管が豊富に入り込むことも特徴である．

腫瘍の大きさが 2 cm 以上になると転移することが多いといわれ，肝，所属リンパ節にみられる．

### 10）肛門の疾患

痔核とは痔静脈が静脈瘤となったもので，外痔核，内痔核と分ける．肛門瘻とは感染によって肛門周囲に瘻孔をつくったものをいう．

## 5　肝臓

### 1）肝の循環障害

#### (1) 慢性受動性うっ血肝

心臓弁膜症，高血圧性心不全など右心不全によって肝にうっ血をきたしたものをいう．肝は腫大し，小葉中心帯に暗赤色の斑点がみられ，肉豆蔲肝（nutmeg liver）と形容する．長期にわたると，うっ血性肝硬変（心臓性肝硬変）に移行する．

#### (2) 肝の中心性出血性壊死

急激に右心不全あるいは左心不全が起こったとき，小葉中心帯の出血壊死をきたすものをいう．これも瘢痕化して，うっ血性肝硬変に移行することがある．

#### (3) 肝の梗塞

肝は大循環と門脈系の二重の循環系をもつため，梗塞が起こりにくい．門脈血栓症に伴って不完全梗塞が起こるが，組織学的に壊死はなく，ツァーン（Zahn）の梗塞という．

---

**APUD 概念と NET**

Pearse は神経冠由来の腫瘍細胞のアミン代謝の共通性から，amine precursor uptake and decarboxylation の頭文字をとって APUD 概念と apudoma という考えを提唱した．現在はこの概念が疑問視されている．WHO2010 年の分類で，従来のカルチノイドの名称をやめて，neuroendocrine tumor (NET) の G1, G2 と neuroendocrine carcinoma (NEC) の 3 つに分類することが提唱された．これらは腫瘍の分裂像の頻度で，例えば G1 は 10 個の高倍率視野で 2 個以下，G2 では 2〜20 個，NEC では 20 個以上の分裂像がみられると定義された．

**神経内分泌マーカー**

酵素抗体法（chromogranin A, synaptophysin, CD56 (N-CAM)）が診断上有意義であるが，電顕的内分泌顆粒の検索，蛍光抗体法や酵素抗体法による活性物質の同定，血中と尿中のアミン，ポリペプチドとその代謝産物の測定，全身性に内分泌異常の症状のチェックなどを同時に行っておくほうが望ましい．

表 2-12　門脈圧亢進症の分類

| 原因となる部位 | | 疾患 |
|---|---|---|
| 前類洞性（presinusoidal） | 肝外性 | 門脈血栓<br>門脈周囲腫瘍（膵がん，胆道がん）<br>感染性門脈炎<br>先天性門脈奇形<br>手術操作による門脈結紮 |
| | 肝内性 | 日本住血吸虫症<br>特発性門脈圧亢進症（Banti 病）<br>先天性肝線維症<br>慢性骨髄性白血病<br>リンパ腫 ⎫<br>サルコイドーシス ⎬ の肝への浸潤<br>閉塞性門脈疾患 ⎭ |
| 類洞性（sinusoidal） | | 脂肪肝 |
| 後類洞性（postsinusoidal） | 肝内性 | 肝硬変<br>閉塞性肝静脈疾患 |
| | 肝外性 | Budd–Chiari 症候群<br>うっ血性心不全<br>収縮性心囊炎<br>三尖弁閉鎖不全 |

> **特発性門脈圧亢進症（Banti 病）**
> 肝臓や門脈に特別な病変がないのに，門脈の圧が上昇し，食道静脈瘤，脾腫，貧血の症状を示す．男性より女性に多い．

> **バッド・キアリ症候群**
> 肝静脈の閉塞や狭窄により門脈圧亢進症に至る症候群をいう．食道・胃の静脈瘤，門脈圧亢進症性胃腸症，腹水，肝性脳症，脾腫，貧血，肝機能障害の症状を示す．

### （4）門脈圧亢進症

門脈圧は正常で 100〜150 mmH₂O であるが，種々の疾患で圧が上昇する．この影響と症状は，①門脈と大静脈のシャント形成により，食道静脈瘤，メズサの頭，腹壁皮下静脈の怒張，痔核ができる，②腹水貯留，③脾腫，④門脈血栓症，⑤肝脳症候群（肝性脳症）などである．通常，原因となる部位によって表 2-12 のように分類される．

### 2）肝の壊死

感染，循環障害，中毒，代謝障害などの原因により肝細胞は壊死に陥る．広がりと部位により図 2-12 に示すように壊死を分類している．肝細胞の壊死が起こると胞体から ALT，AST，LD が血中へ放出され指標となる．壊死の性状からは，①変性—壊死—細胞反応を伴うもの，②凝固壊死で周辺にのみ細胞反応のもの，③出血壊死といったものがよくみられ，壊死後の肝細胞の脱落は好銀染色でよく観察できる．壊死部は線維化巣となり，残存肝細胞は再生し，ほとんど元どおりとなるか，小葉構造の改築が起こる．

### 3）肝の炎症（写真 2-38〜-40）

肝の炎症を肝炎（hepatitis）というが，主として実質である肝細胞の炎症を意味し，肝内胆管，脈管などの炎症は別に扱う．わが国で最も頻度の高いものはウイルス性肝炎で，ほかに肝細胞が主な標的となるものはワイル（Weil）病，

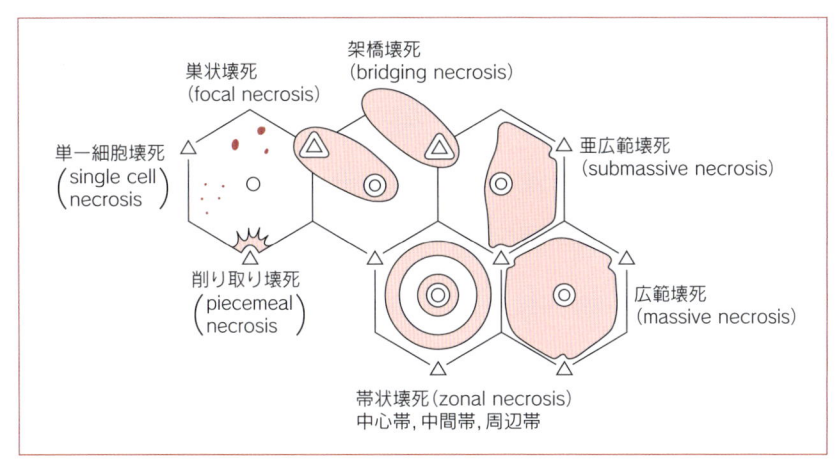

図 2-12　肝の壊死の諸型

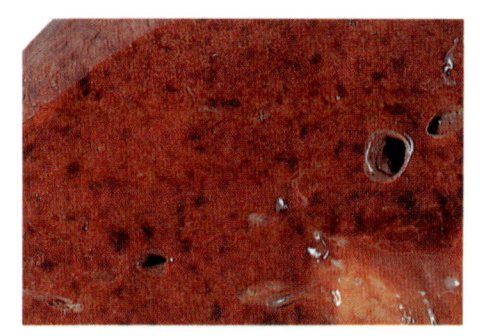

写真 2-38　劇症肝炎の割面

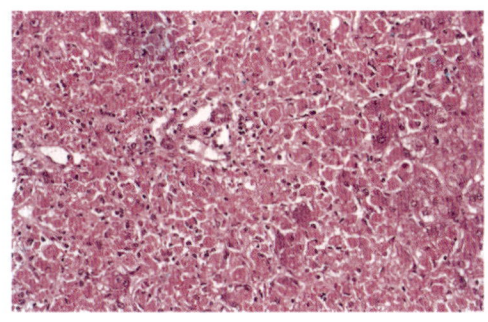

写真 2-39　劇症肝炎
H-E 染色.

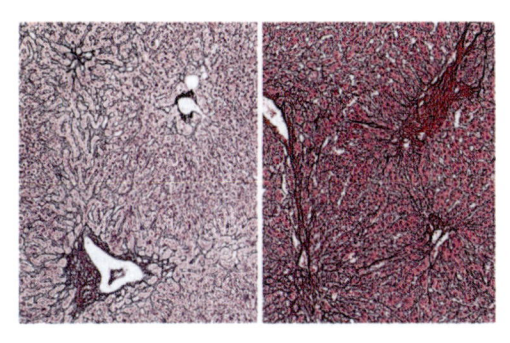

写真 2-40　慢性非活動性肝炎
過マンガン酸カリ液処理．処理時間が左は長く，右は短い．渡辺の鍍銀法．

肝吸虫症，アメーバ性肝膿瘍などがある．肝臓は大きい実質臓器であることから，全身性感染症の対象となることも多い．非感染性のものでもアルコール性肝炎，薬物性肝炎などと用いる．

### (1) ウイルス性肝炎

従来，流行性（伝染性）肝炎，血清肝炎と分けられていたが，A 型，B 型肝炎ウイルス〔hepatitis A（B）virus；HAV，HBV〕が分離同定され，現在ではA 型肝炎，B 型肝炎，C 型肝炎，D（デルタ）型肝炎，E 型肝炎など 5 種類以

**HBV キャリア**
HBV キャリアとは，肝炎を発症していない健康保因者のことで，HBV キャリアの母親から生まれてくる子供は母子間（垂直）感染でHBV キャリアになる可能性が高い．HBV キャリアは生涯発症のないほうが多いが，のちに慢性肝炎として発症することもある．

上に分けられる．A型肝炎は水系またはカキなどから感染し，地域的，季節的な流行がみられ，慢性化することはない．B型肝炎は血液，体液などを介して，また経胎盤的，経産道的に感染する．HBVはウイルスの外被にHBs抗原，芯の部分にHBc抗原，HBe抗原をもち，HBe抗原は感染力が強い．C型肝炎は非A・非B型肝炎の大部分を占め，血液を介して感染する．この特徴は，急性肝炎から高率に（50％以上）慢性肝炎に移行し，さらに肝硬変，肝がんへと進展することである．D型肝炎は地中海沿岸にみられ，わが国ではまれである．E型肝炎はA型肝炎に似て，これもインドあたりにみられ，わが国ではまれである．このほかにも，Ebstein-Barrウイルス（伝染性単核球症），サイトメガロウイルス，ヘルペスウイルス，黄熱病ウイルスなどによるウイルス性肝炎が知られている．

病像として急性肝炎と慢性肝炎に分けられ，最終的に肝硬変へ移行することもある．

急性肝炎の肝の肉眼像は軽度腫大し，軟らかい．組織学的には，肝細胞の変性・壊死像が風船様変化や単一細胞壊死や巣状壊死としてみられ，肝細胞の再生が加わると肝細胞索は乱れ，肝細胞は大小不同や著明な核小体を示す．単一肝細胞の凝固壊死は好酸小体といい，細胞質は凝固・収縮し，球状化して好酸性が増強し，核は濃縮・崩壊・消失して肝細胞索から離脱して類洞内に存在する．類洞内にリンパ球などの炎症性細胞浸潤をみ，クッパー（Kupffer）細胞の核および細胞質の腫大（動員）および増殖をみる．グリソン（Glisson）鞘にはリンパ球，形質細胞の浸潤と浮腫をみる．

肝炎ウイルスの型の組織学的鑑別は困難であるが，A・B型で肝細胞変性壊死像が強く，C型では慢性化と思われる病変や脂肪化が目立つ傾向がみられる．B型肝炎のものでは，orcein染色，Victoria blue染色，また酵素抗体法でHB抗原を染め出すことができる．通常2～3カ月の経過で治療するが，C型では約20％が慢性肝炎に移行する．

慢性肝炎とは，6カ月以上肝臓に炎症が持続，あるいは持続していると思われる病態をいう．組織診断基準として，門脈域を中心とした持続性の炎症があり，円形細胞浸潤と線維の増生により，門脈域の拡大がみられることをあげ，活動性と非活動性の区別では，肝限界板の破壊とリンパ球浸潤が著明で，小葉内細胞浸潤と，肝細胞の変性ならびに壊死を伴うものを慢性活動性肝炎といい，変化の軽微なものを慢性非活動性肝炎としている．

## (2) その他の肝の炎症

自己免疫（ルポイド）肝炎は，女性に好発し，LE現象，抗核抗体，抗平滑筋抗体などが陽性となり，自己免疫機序によるものをいう．新生児肝炎（巨細胞性肝炎）は出生後数日で高度の黄疸が発症するもので，組織学的に肝細胞の変性，巨細胞化，胆栓，間質性肝炎の像がみられる．Weil病は*Leptospira icterohaemorrhagiae*の感染症で，肝細胞が凝固壊死に陥り，個々ばらばらに解離する．胆管炎は閉塞性黄疸に伴って上行性に細菌感染を起こしたものである．肝膿瘍は門脈経路で消化管の感染が

---

**劇症肝炎**

急激な経過で肝不全に陥るもので，症状発現後8週以内に高度の肝機能障害による肝性昏睡Ⅱ度以上の脳症を起こし，プロトロンビン時間40％以下を示し，発症後10日以内に脳症の発現する急性型と11日以後に発現する亜急性型とに分けると定義されている（第12回犬山シンポジウム，1981年）．病理学的には急性黄色肝萎縮という像をとり，肝細胞の広範壊死を示す．発症後時間を経たものでは再生像がみられる．亜急性肝炎の概念についてはいまだ統一的な定義が定まっていないが，病理学的な亜広範壊死が相当するものと思われる．この2つの型の原因の大半は肝炎ウイルスによるが，薬物，中毒などにもよる．

**慢性肝炎の犬山分類**

壊死炎症と線維化の程度から分類する新犬山分類が用いられている．線維化の程度をstagingとし，線維化なし（F 0），門脈域の線維性拡大（F 1），bridging fibrosis（F 2），小葉のひずみを伴うもの（F 3），肝硬変（F 4）とし，壊死炎症のないもの（A 0），軽度活動性のあるもの（A 1），中等度あるもの（A 2），高度あるもの（A 3）と基準を設けた．

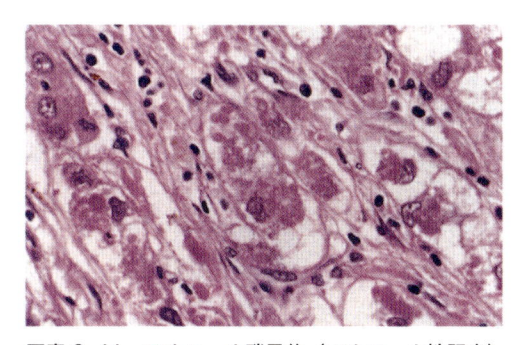

写真 2-41　アルコール硝子体（アルコール性肝炎）
H-E 染色.

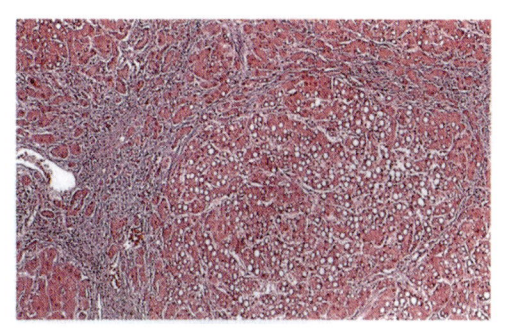

写真 2-42　アルコール性肝硬変症
Masson trichrome 染色.

波及して起こることが多い（アメーバ性肝膿瘍）．結核，梅毒の波及，敗血症のとき微小膿瘍形成などもみられる．

### 4）薬剤性肝障害

　薬剤の副作用による肝障害は最近増加の傾向にある．直接毒作用，アレルギー，蓄積性の機序のものがみられ，組織像の種類から肝壊死型，肝炎型，胆汁うっ滞型，胆汁うっ滞と肝炎の混合型の 4 型に分類される．

### 5）アルコール性肝障害（写真 2-41，-42）

　アルコールの過剰摂取による肝障害で，直接の毒性作用，低蛋白摂取，肝炎ウイルスへの易感染性，免疫低下状態などの病因がいわれるが，はっきりしたことはわかっていない．アルコール性脂肪肝，肝炎と肝硬変の病像が知られている．

　アルコール性脂肪肝は，主として肝細胞における中性脂肪合成の亢進により起こり，大滴性脂肪化が小葉周辺帯ないし汎小葉性に観察される．飲酒をやめれば可逆性変化と考えられている．アルコール性肝炎では自覚症状がみられ，組織学的には，肝細胞の変性，巣状ないし帯状壊死，アルコール性硝子体〔マロリー（Mallory）小体〕，脂肪化，多核白血球の細胞浸潤，細胞周囲性および細胞小集団を取り囲む線維増生や中心静脈周囲の線維化がみられる．

　アルコール性肝硬変症では，脂肪性肝硬変の型をとる．

### 6）非アルコール性脂肪性肝炎

　アルコール飲酒の習慣がないか，1 日 1 合（ビール大瓶 1 本）以下しか飲まないのにアルコール性肝炎類似の肝炎を引き起こすことがあり，非アルコール性脂肪性肝炎（nonalcoholic steatohepatitis；NASH）という．最近，メタボリックシンドローム（肥満，糖尿病，高血圧，脂質異常症）への注目と同様に関心が広がり，推定患者がかなり多いのではと考えられている．肝の組織像では，大滴性の脂肪化，小葉内の炎症，肝細胞の風船状変性と壊死，線維化がみられる．肝硬変や肝臓がんへの進行も知られている．

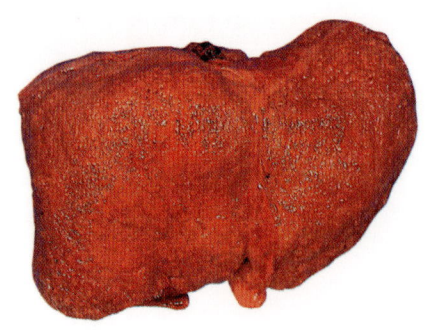

写真 2-43　肝硬変症
肝の容量の縮小，表面が粗剛になる特徴がある．

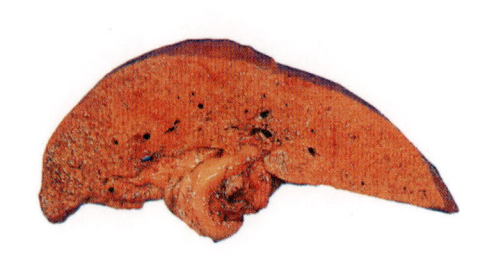

写真 2-44　肝硬変症の割面
びまん性に再生結節（偽小葉）がみられる．

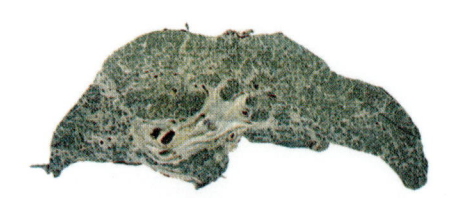

写真 2-45　胆汁性肝硬変症
ホルマリン固定後にビリルビンが緑色になる．

### 7）肝硬変症（写真 2-43〜-45）

　種々の肝障害の終末像で，①肉眼的に結節形成（偽小葉），②グリソン（Glisson）鞘間（P-P 架橋）または Glisson 鞘と中心静脈間（P-C 架橋）に間質性隔壁，③肝小葉構造の改築（再生結節），④びまん性の病変，の 4 点を伴うことが三宅ら（1965 年）により定義されている．肉眼的な性状により壊死後（甲型），肝炎後（乙型），脂肪型との分類，また結節の大きさにより大結節性，混合型，小結節型に分類する．

　臨床的に肝機能不全，門脈圧亢進，門脈大循環シャントの症状を示し，肝機能の代償期と非代償期とに分ける．通常，表 2-13 のように分類されることが多い．特殊型肝硬変症では，上記の形態上の定義は緩く考えられて診断されることが多い．通常型で，不揃いの再生結節形成のとき，早期肝硬変症，乙' 型肝硬変症とよばれることもある．

　特殊型肝硬変症としては，原発性胆汁性肝硬変症，閉塞性胆汁性肝硬変症，うっ血性肝硬変症，色素性肝硬変症，Wilson 病，寄生虫性肝硬変症が知られている．閉塞性胆汁性肝硬変症は胆道系の狭窄や閉塞によるもので，先天性のもの，腫瘍によるものがある．うっ血性肝硬変症は右心不全の持続によって起こる．色素性肝硬変症はヘモクロマトーシスに伴って起こる．Wilson 病は肝に大量の銅が沈着することによって起こる．寄生虫性肝硬変症は日本住血吸虫，肝吸虫によって起こる．

　肝硬変症にみられる全身の変化を模式化すると図 2-13 のとおりである．

> **原発性胆汁性肝硬変症**（primary biliary cirrhosis；PBC）
> 中年以降の女性に好発するもので，初期の肝組織では中等大の胆管枝の変性，壊死，リンパ球浸潤，リンパ濾胞形成がみられ，次第に胆管枝がつぶれて線維化が進み，肝硬変症に移行する．血清検査で抗ミトコンドリア抗体，抗核抗体などの自己抗体が高値である．

表 2-13 肝硬変の分類

| A．通常型肝硬変 | B．特殊型肝硬変 |
|---|---|
| 肝硬変全件の約 80％．ウイルス性肝炎，アルコールおよび栄養障害などの原因が考えられているが，相互間の移行もいわれている<br>　1．長与・三宅の甲型肝硬変<br>　2．長与・三宅の乙型肝硬変<br>　3．三宅の F 型肝硬変（アルコール性肝硬変，脂肪性肝硬変） | 1．うっ血性肝硬変<br>2．胆汁性肝硬変<br>　ⅰ）原発性胆汁性肝硬変<br>　ⅱ）続発性胆汁性肝硬変<br>3．寄生虫性肝硬変<br>4．その他（梅毒性肝硬変など） |

（奥平雅彦：外科病理学．文光堂より）

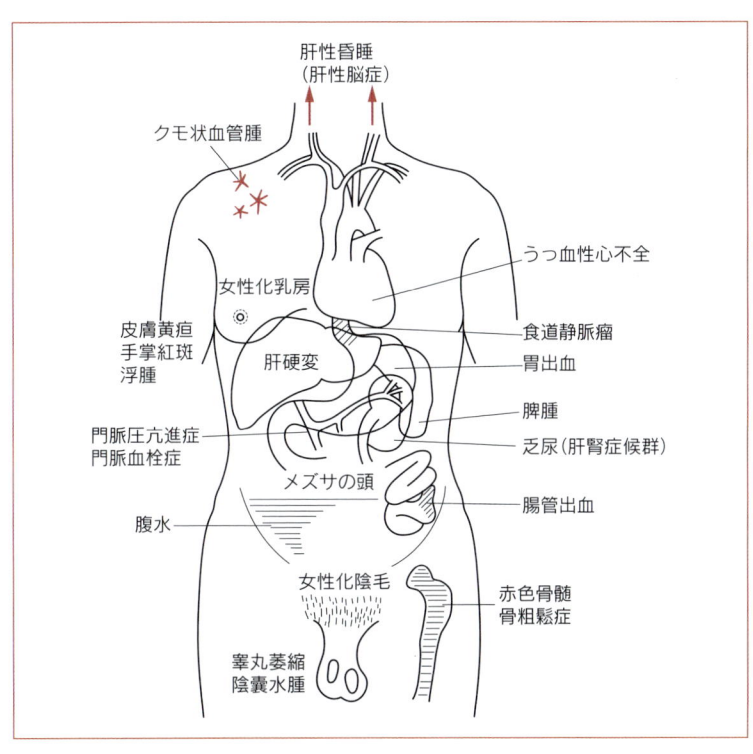

図 2-13　肝硬変症による全身の変化

### 8）肝の腫瘍

　肝に原発する上皮性腫瘍は**表 2-14** のとおりである．肝の良性腫瘍として，肝細胞腺腫，海綿状血管腫などがみられる．肝臓紫斑病は血管腫に似た非腫瘍性病変で，アナロビックステロイド投与などと関係があるといわれている．肝の上皮性悪性腫瘍を肝がんと総称し，増加の傾向にある．このなかで重要なのは肝細胞がん（**写真 2-46**）で，地理病理学的にアジア，アフリカ地域に多く，欧米には少ない．

#### （1）肝細胞がん

　わが国では肝硬変症に併発することが多く，肝硬変症の 30〜50％ に肝細胞がんを，肝細胞がんの 70〜80％ に肝硬変症を伴っている．

表 2-14　肝臓原発上皮性腫瘍の組織分類

A. 良性（benign）
1. 肝細胞腺腫（liver cell adenoma）〔hepatocellular adenoma〕
2. 肝内胆管腺腫（intrahepatic bile duct adenoma）
3. 肝内胆管嚢腺腫（intrahepatic bile duct cystadenoma）
4. 胆管乳頭腫症（biliary papillomatosis）

B. 悪性（malignant）
1. 肝細胞癌（hepatocellular carcinoma〔liver cell carcinoma〕）
2. 肝内胆管癌（intrahepatic cholangiocarcinoma）
3. 胆管嚢胞腺癌（bile duct cystadenocarcinoma）
4. 混合型肝癌（肝細胞癌および胆管癌混合型）（combined hepatocellular and cholangiocarcinoma）
5. 肝芽腫（hepatoblastoma）
6. 未分化癌（undifferentiated carcinoma）

（肝臓癌取扱い規約，2009）

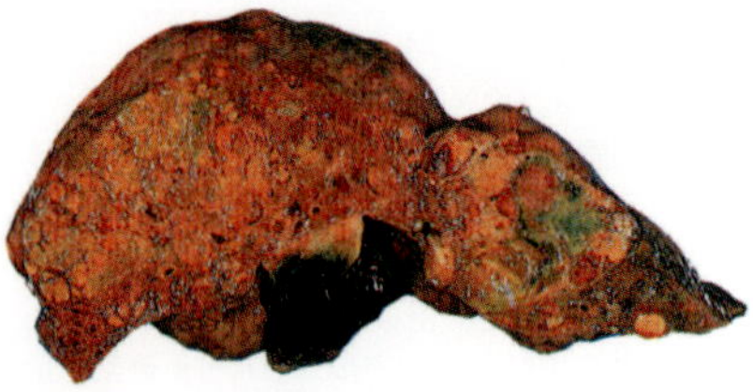

写真 2-46　肝がん
肝細胞がん，肝硬変症を合併．

　臨床症状は体重減少，右上腹部痛，肝腫大，腹水，黄疸，発熱，胃腸症状などであるが，肝硬変症の検査，治療中に発見されることが多い．検査所見で血清α-フェトプロテイン（AFP）が高値を示すことが多い．

　肉眼的に，結節型，塊状型，びまん型に分けるが，軟らかく，黄ないし緑色で，出血，壊死を伴い多彩な色調を呈する．肝内肝外の門脈に巨大な腫瘍血栓をつくることが多い．

　組織学的に，腫瘍は肝細胞に類似し，大きな核小体，胞体内の好酸性の微細顆粒と類洞を伴うのが特徴的である．配列から索状型，偽腺管型，充実型と硬化型とに分け，また細胞の形状では淡明細胞，グリコーゲンや，脂肪の含有や胆汁産生，球状硝子体やMallory硝子体の出現をみることが多い．細胞異型度分類はEdmondsonのⅠ〜Ⅳ型がよく用いられる．

　転移は少ないほうであるが，門脈と肝静脈の腫瘍血栓，肺動脈腫瘍塞栓，肺転移が好発する．予後は一般に不良であるが，肝がんの占拠する区域，亜区域切除術，選択的肝動脈塞栓術などの発達で，早期発見のものは予後良好になりつつある．

(2) 胆管細胞がん

　肝細胞がんの1/10以下の頻度で，閉塞性黄疸で発症することが多い．肉眼的に灰白色，充実性の硬い，塊状ないし結節型の腫瘤をつくり，肝硬変症の併存は少ない．肝門部に発生することが多く，転移は広範に起こる．組織型は管状腺がんがもっとも多く，乳頭状腺がん，嚢腺がんなどがみられる．

(3) 肝芽腫

　新生児期から小児期にみられる肝がんで，組織学的に造血巣，骨，軟骨，類骨などの間葉成分を伴うことを特徴とする．高分化型（胎児型），低分化型（胎芽型），未熟型（未分化型）に分類される．小児肝がんは小児期までにみられる肝がんで，この肝芽腫と成人型の肝がんを含めていう．

### (4) 転移性肝がん

すべてのがんの1/4～1/2が肝に転移するといわれるほど多いもので，門脈系を介しての転移（胃，膵，腸，胆囊，胆道系のがん）が多く，また肺，腎，乳腺，子宮，卵巣のがんが大循環系を介して転移を起こしやすい．一般に多発し，表面からみて転移結節はがん臍をもつ．

## 6 胆囊，胆道系

### 1）胆囊，胆道系の非腫瘍性病変

形成異常として先天性胆道閉鎖症，総胆管囊腫（先天性総胆管拡張症），重複胆囊，砂時計胆囊，ヒダ状胆囊，移動胆囊，肝内胆囊などがみられる．

炎症として急性，慢性胆囊炎があり，急性のものは細菌の上行性感染，胆道系の閉塞などの原因で起こり，カタル性，潰瘍性，化膿性と壊疽性炎症がみられる．合併症として胆囊蓄膿，穿孔による胆汁性腹膜炎がみられる．慢性胆囊炎では胆石を伴っていることが多く，壁は線維性に肥厚し，粘膜の萎縮，小円形細胞浸潤，リンパ濾胞形成，ロキタンスキー・アショフ洞などをみる．胆道系は尿路系と並んで結石の好発部位であるが，胆囊内にできることが多く，胆石症という．臨床症状は疝痛，発熱，黄疸を3主徴とするが，無症状のものも多い．

胆石の性状は，コレステリン，ビリルビンカルシウム，炭酸カルシウムの純粋組成のものと，混合組成のものがあり，大部分が後者である．

### 2）胆囊，胆道系の腫瘍

腫瘍の大部分は悪性上皮性腫瘍が占め，胆道系の部位による組織型の差がほとんどなく，また間質結合織の豊富なこと，早期から浸潤が強いことなどの共通点がみられる．組織型は腺がん，扁平上皮がん，未分化がん，腺扁平上皮がんなどがみられる．

胆囊がんは，女性に頻度の高いもので，60歳代に好発する．胆石症の合併が約80％にみられ，結石がんとよばれることがある．結石が原因なのか，結果なのか議論のあるところである．肉眼的には乳頭型，結節型，浸潤型に分けられる．

胆道がん（肝外胆管がん）では初期から黄疸が出現し，部位からは総胆管，三管合流部，総肝管，左右肝管，胆囊胆管の順に多い．肉眼的に乳頭型，結節型，乳頭浸潤型，結節浸潤型，特殊型（潰瘍型，小顆粒型など）に分類する．浸潤は壁外から肝門部，後腹膜，膵，十二指腸壁へが多く，また肝への転移が好発する．

腫瘍類似疾患として，腺筋腫性過形成，増殖性腺様胆囊炎，線維黄色肉芽腫，コレステリンポリープなどがある．

## 7　膵臓
### 1）膵臓の非腫瘍性病変

　先天性形成異常として輪状膵，副膵（十二指腸，小腸，胃），囊胞膵などがみられる．ヘモジデローシス，ヘモクロマトーシスのとき，膵はレンガ色を呈し，ラ島障害から糖尿病を起こすこともある（青銅糖尿病）．

　炎症では急性と慢性のものがある．急性出血性膵炎（膵壊死）は膵実質と周辺脂肪織の壊死と出血がみられるもので，乳頭部結石，Oddi括約筋痙攣，アルコール性，腹部手術後，外傷，産褥，ステロイド治療など多数の原因によって起こる．症状は心窩部の激痛とショック状態で，血清尿中のアミラーゼが高値を示す．慢性膵炎では腺房の萎縮，結合織の増加，小円形細胞の浸潤をみ，膵管の拡張やラ島だけの残存といった像をみることもある．原因としてアルコール性，胆道膵管の病変，シェーグレン（Sjögren）症候群との合併などが知られている．

> **IgG4関連疾患**
> 歴史的に，自己免疫性膵炎とミクリッツ病の観察から提唱された疾患概念で，腫瘤や隆起性病変を作り，IgG4陽性の形質細胞の著明な浸潤，血清IgG4高値を特徴とする．今では涙腺，唾液腺，甲状腺，リンパ節，髄膜，大動脈，肺，心膜，胆管，腎臓，前立腺，皮膚などほとんどすべての臓器に生じうる疾患と考えられる（p.80参照）．

### 2）膵臓の腫瘍

　外分泌腺，内分泌腺由来のものがあり，内分泌腺由来のものは118ページ参照．前者は大部分ががんによるもので，早期発見が非常にむずかしい．50～70歳代に好発し，やや男性に多い．

　発生部位により，膵頭部がん，膵体尾部がん，膵全体がんに分ける．また，膵頭部およびその周辺から発生するがんを総称して膵頭十二指腸領域がんといういい方もある．このなかに，膵頭部がん，膵内胆管がん（総胆管末端がん），膨大部がん（乳頭部がん），十二指腸がんを入れ，原発部位の同定が困難なものを原発不明がんとしている．分類がこまごまとしているのは，組織型はほぼ同様で，解剖学的発生部位を明らかにする目的によるものである．組織型は**表2-15**のように分類されるが，管状および乳頭腺がんが90％以上を占めている．

　直接浸潤は傍膵，後腹膜，肝門部，胃壁で，リンパ行性転移のほか，肝や肺への血行性転移も多い．外科的切除が行われるようになったが，いまだ予後不良である．

## 8　腹膜
### 1）腹膜の病変

　腹腔内への貯留物により腹水，腹腔内出血がみられ，消化管の穿孔から化膿性腹膜炎が起こる．限局性の膿瘍は部位によりダグラス窩膿瘍，横隔膜下膿瘍とよぶ．原発性腫瘍には中皮腫があるがまれで，転移性のものが大部分を占め，がん性腹膜炎という．腹膜偽粘液腫とは，虫垂と卵巣の粘液性腫瘍が腹腔内に散布し，腸管の間に充満して増殖し，イレウス症状を呈するものである．

表 2-15　膵腫瘍の組織型分類

1）外分泌腫瘍（exocrine neoplasms）
　① 漿液性嚢胞腫瘍（serous cystic neoplasms）
　　a）漿液性嚢胞腺腫（serous cystadenoma）
　　b）漿液性嚢胞腺癌（serous cystadenocarcinoma）
　② 粘液性嚢胞腫瘍（mucinous cystic neoplasms）
　　a）粘液性嚢胞腺腫（mucinous cystadenoma）
　　b）粘液性嚢胞腺癌（mucinous cystadenocarcinoma）：非浸潤性と浸潤性
　③ 膵管内乳頭粘液性腫瘍（intraductal papillary-mucinous neoplasms）
　　a）膵管内乳頭粘液性腺腫（intraductal papillary adenoma）
　　b）膵管内乳頭粘液性腺癌（intraductal papillary adenocarcinoma）：非浸潤性と浸潤性
　④ 異型上皮および上皮内癌（atypical epithelium and carcinoma *in situ*）
　⑤ 浸潤性膵管癌（invasive ductal carcinomas）
　　a）腺癌（adenocarcinoma）：高分化型，中分化型，低分化型
　　b）腺扁平上皮癌（adenosquamous carcinoma）
　　c）粘液癌（mucinous carcinoma）
　　d）退形成癌（anaplastic carcinoma）
　⑤ 腺房細胞腫瘍（acinar cell neoplasms）
　　a）腺房細胞腺腫（acinar cell adenoma）
　　b）腺房細胞癌（acinar cell carcinoma）
2）神経内分泌腫瘍（endocrine neoplasms）
3）併存腫瘍（combined neoplasms）
4）分化方向の不明の上皮性腫瘍
　　a）Solid-pseudopapillary neoplasm
　　b）膵芽腫

（膵癌取扱い規約，2016）

# IV 内分泌系

## 1 内分泌腺

　内分泌腺とは，**ホルモン**を合成し分泌する組織という考えが従来のものであったが，近年，神経内分泌系やホルモン産生細胞の研究が進み，より広い概念に変わりつつある．

　神経系では，**シナプス**という伝達機構があり，迅速な反応を起こすことができる．ホルモン系は，生合成された伝達物質を血管系を介して標的細胞まで送り，作用を起こす．反応の特異性はホルモンと標的細胞の**リセプター**（受容体）にある．伝達の速度は神経系ほどのスピードはないものの，全身へ影響を与えることができる．

　内分泌腺は上皮性の分泌細胞からなり，毛細血管が豊富であるという特徴をもつ．下垂体，甲状腺，副甲状腺（上皮小体），副腎などのように明瞭な器官を形成するものから，ランゲルハンス島のように外分泌腺と共存するもの，腎，精巣，卵巣，胎盤，脳，胸腺，消化管などの中に細胞単位で存在するものもある．

　内分泌疾患は非常に多岐にわたり，広い意味ではすべての疾患がなんらかの内分泌異常を伴っている可能性すらある．また機能的疾患が多く，必ずしも形態的変化と直接に相関しないものも多い．各ホルモン機能の亢進症，低下症といった分類が従来よ

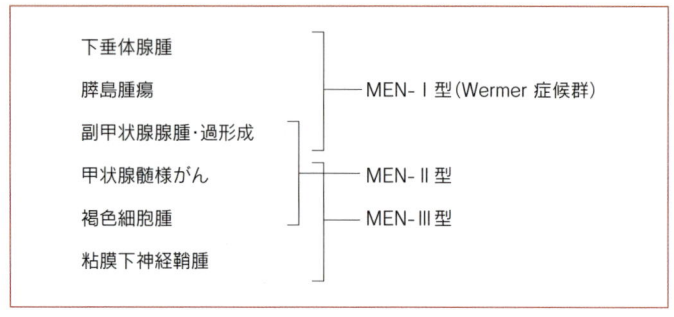

```
┌─────────────────────────────────────────────┐
│  下垂体腺腫          ┐                         │
│  膵島腫瘍            ├── MEN-Ⅰ型（Wermer 症候群）│
│  副甲状腺腺腫・過形成  ┘                         │
│  甲状腺髄様がん      ┐── MEN-Ⅱ型               │
│  褐色細胞腫          ┘── MEN-Ⅲ型               │
│  粘膜下神経鞘腫                                 │
└─────────────────────────────────────────────┘
```

**図 2-14　多発性内分泌腺腫症の種類**

く行われてきているが，個々の疾患における全身の病態病理を理解することが大切である．

臓器・組織別で触れにくい MEN と異所性ホルモン産生腫瘍をここで記す．

**(1) 多発性内分泌腺腫症（multiple endocrine neoplasia；MEN）**

異なった内分泌腺組織の腫瘍・過形成が多発することがあり，**図 2-14** に示すようなものが知られている．常染色体優性遺伝のものが多いが，散発性のものもある．

**(2) 異所性ホルモン産生腫瘍**

通常では産生されないホルモンが，そこに腫瘍ができた結果，産生されるようになったことを異所性の産生という（Liddle の定義）．しかし，この異所性の概念は，種々の場所にわずかながらホルモン産生細胞が発見され，また Pearse の APUD 系，藤田のパラニューロン系の提案から変わってきた．高頻度にみられるものを列記すると以下のとおりである．

**ACTH 産生腫瘍**：肺がん（小細胞がん，腺がん），悪性胸腺腫，膵がん，カルチノイド，褐色細胞腫，甲状腺髄様がん

**ADH 産生腫瘍**（ADH 異常分泌症；SIADH）：肺がん，膵がん，十二指腸がん，前立腺がん

**PTH 産生腫瘍**：肺がん（扁平上皮がん），腎がん，卵巣がん，膵がん，肝がん，膀胱がん

**hCG 産生腫瘍**：肺がん（大細胞がん，扁平上皮がん），胃がん，肝芽腫

## 2　視床下部と下垂体後葉

### 1）視床下部・下垂体後葉産生ホルモン

視床下部は自律神経中枢といわれ，生命活動の基本的なこと，体温，食欲，睡眠，渇き，生殖などの調節を行う．内分泌腺との関係では，視索上核で抗利尿ホルモン（antidiuretic hormone；ADH），室傍核でオキシトシンをつくり，また，下垂体前葉ホルモンの分泌を調節する放出ホルモン（releasing hormone；RH）と抑制ホルモン（inhibiting hormone；IH）を産生する．これらの機能は，高次中枢の影響と，最終的に放出されたホルモン濃度によるフィードバックによっても調節されている．

後葉からの分泌ホルモンは抗利尿ホルモン（ADH）とオキシトシンである．後者は室傍核でつくられ，授乳期乳腺の筋上皮収縮と子宮平滑筋収縮の作用がある．ADH は

表 2-16 視床下部の病変と症状

| 障害の部位 | 主たる症状 |
|---|---|
| 視床下部前群 | 両耳側半盲，性腺機能低下，高体温，肥満，悪液質 |
| 漏斗部 | 尿崩症，性腺機能低下，下垂体前葉からのホルモンの障害 |
| 視床下部中群 | 性腺機能低下，尿崩症 |
| 視床下部後群 | 性早熟症，低体温 |

主に視索上核でつくられ，腎の遠位尿細管，集合管で水再吸収の促進作用があり，尿を濃縮する．分泌調節には視索上核付近，左房，頸動脈洞や大動脈弓の浸透圧受容体，伸展受容体からの情報が影響する．

### 2）視床下部の病変

正中線上に発生しやすい腫瘍，頭蓋咽頭腫，胚細胞腫，奇形腫，松果体腫，上皮腫，脈絡叢乳頭腫など，原発性または転移性脳腫瘍で浸潤，圧迫を受けた状態，肉芽腫や炎症の波及，外傷，あるいはその他の病変で視床下部の病変が起こる．機能障害の病変の解析はいまだ進んでいないが，視床下部障害の部位と症状の関係は，表 2-16 のようであることがわかっている．

### 3）尿崩症

ADH の生成・分泌の障害から尿濃縮障害（多尿）を起こした状態．視床下部-下垂体後葉の病変によるものを真性といい，腎の尿細管の ADH リセプターに障害があるものを腎性尿崩症（vasopressin 抵抗性尿崩症）という．真性のものでは，症候性（約 40％），特発性（約 60％）と，少数の家族性のものがみられる．症状は 5 L/日以上の多尿，口渇，多飲で，血漿浸透圧が上昇する．

### 4）ADH 異常分泌症（syndrome of inappropriate secretion of ADH；SIADH）

異所性 ADH 産生腫瘍（肺がんの小細胞がんに多い），急性ポルフィリアなどの脳疾患，左心房の伸展受容体などが刺激される胸腔内疾患，薬物などのために ADH が過剰に分泌され，水再吸収促進のため循環血液量が増加し，血中レニン低値と低ナトリウム血症となる．

## 3　下垂体前葉

### 1）下垂体前葉産生ホルモン

下垂体前葉産生ホルモンの種類と作用などを表 2-17 に示す．

### 2）下垂体前葉の発生異常，炎症など

Rathke 囊の遺残，下垂体無形成や低形成，位置異常などがみられる．無脳症のとき，下垂体は肉眼的にみつかりにくいが，連続標本で検索すると存在することがわかっている．まれに化膿性下垂体炎や膿瘍がみられる．敗血症や周辺からの炎症の波

表 2-17 下垂体前葉産生ホルモン

| ホルモンの種類 | 作用 | 通常の染色法 | PAS | アルデヒドフクシン | 割合 | 電顕的顆粒の大きさ |
|---|---|---|---|---|---|---|
| GH（STH） | 成長促進，蛋白合成促進，脂肪酸動員利用促進，インスリン感受性の低下 | 好酸性 | − | − | 50% | 350 nm |
| LTH | 黄体形成の促進 | 好酸性 | − | − | 15% | 600 nm |
| prolactin | 乳汁分泌の促進 | 好酸性 | − | − | 15% | 600 nm |
| TSH | 甲状腺ホルモン分泌促進，ヨードの取り込み促進 | 好塩基性 | + | + | 10% | 140 nm |
| FSH | 性腺で卵胞と精子形成の促進 | 好塩基性 | + | − | 10% | 200 nm |
| LH | 排卵の促進 | 好塩基性 | + | − | 10% | 200 nm |
| ACTH | 副腎皮質ホルモンの分泌促進 | 嫌色素性 | | | 15〜20% | 200〜250 nm |
| その他 | | 嫌色素性 | − | − | | 少数の顆粒のみ |

GH：growth hormone, STH：somatotropin, LTH：luteotropic hormone, TSH：thyroid stimulating hormone, FSH：follicule stimulating hormone, LH：luteinizing hormone, ACTH：adrenocorticotropic hormone.

及で起こる．慢性リンパ球性下垂体炎や肉芽腫性疾患の波及もまれにみられる．アミロイド，鉄，カルシウムなどの沈着もみられることがある．

### 3）下垂体前葉の循環障害

下垂体出血は外傷，腫瘍，くも膜下出血に伴って起こるが，まれである．分娩後などに凝固壊死を起こし，下垂体前葉機能低下症が起こることがあり，これを**シーハン（Sheehan）症候群**という．剖検例で細かく観察すると，微小な梗塞巣はしばしば認められるが，臨床症状を伴うことはまずない．2/3〜3/4 以上が壊死に陥って中等度の症状，90〜98% 以上で強い症状が出ることがわかっている．

### 4）下垂体前葉の腫瘍

**下垂体腺腫**は若年・中年に好発し，男女差はない．全頭蓋内腫瘍の約 10% くらいである．腺腫の大きさは顕微鏡的なものから数 cm の大きいものまである．産生ホルモンの異常から発症することもあるが，腺腫の視交叉圧迫による両耳側半盲や外上方 1/4 の視野欠損など眼科的症状でみつかることが多い．

組織学的には，従来より**表 2-18** のように分類されてきた．

組織学的，電顕的，免疫細胞化学的検索を加えて，**表 2-19** のような分類が行われるようになってきた．臨床症状，血中濃度との対比が容易であるが，必ずしも腺腫細胞の形態学的所見と合致しない結果も少数みられている．

悪性下垂体腺腫や下垂体がんはきわめてまれである．頭蓋咽頭腫はトルコ鞍に発生することが多いが，下垂体内に発生することもある．

表 2-18 下垂体腺腫の分類

| 種類 | 頻度 | 産生ホルモン | 組織の特徴 |
|---|---|---|---|
| 嫌色素性腺腫 | 65〜85% | prolactin, GH, ACTH, TSH, FSH, LH | 胞体に顆粒（−） |
| 好酸性腺腫 | 15〜30% | GH, prolactin | 好酸性顆粒 |
| 好塩基性腺腫 | 5%以下 | ACTH | 好塩基性顆粒<br>Crooke 変性 |

GH：groth hormone

ACTH：adrenocorticotropic hormone

TSH：thyroid stimulating hormone

FSH：follicule stimulating hormone

LH：luteinizing hormone

表 2-19 下垂体腺腫分類

| | | | |
|---|---|---|---|
| GH 細胞腺腫 | 密な顆粒をもつ<br>疎な顆粒をもつ | 8.0<br>12.0 | 20.0 (%) |
| プロラクチン細胞腺腫 | 密な顆粒をもつ<br>疎な顆粒をもつ | 0.5<br>31.5 | 32.0 (%) |
| GH とプロラクチン細胞の混合した腺腫 | | 6.5 (%) | |
| 好酸性幹細胞腺腫 | | 3.0 (%) | |
| ACTH 細胞腺腫 | Cushing 病合併<br>Nelson 症候群合併<br>無症状 | 3.0<br>3.5<br>6.5 | 13.0 (%) |
| TSH 細胞腺腫 | | 0.5 (%) | |
| 好性腺細胞腺腫 | | 1.0 (%) | |
| 未分化細胞腺腫 | 非オンコサイト性<br>オンコサイト性 | 18.0<br>6.0 | 24.0 (%) |

（Ezrin ら：Endocrine pathology. Williams & Wilkins, 1982）

## 5）下垂体機能亢進症

前葉から分泌される個々のホルモンの産生・分泌亢進状態を総称していう．

### (1) クッシング（Cushing）病（下垂体性クッシング症候群）

下垂体の ACTH 分泌過剰によるものをいい，多くは腺腫による（90％）．1 cm 以下の小さいものが多く，中葉に近い下部に発生することが多い．好塩基性腺腫が大部分で，嫌色素性のこともある．腺腫以外の好塩基性細胞に Crooke 硝子変性（PAS 反応陽性）をみる．症状，副腎の変化については p.114 を参照のこと．

### (2) ネルソン（Nelson）症候群

副腎皮質亢進症に対して，両側副腎の全摘後，数年して ACTH 産生の腺腫が発生するもの．副腎皮質ホルモンの減少から ACTH の分泌亢進が起こり，以前からあった微小腺腫が発育すると考えられる．

### (3) 先端巨大症，巨人症

成長ホルモン（GH）の分泌亢進により，四肢末端あるいは全身の肥大した状態をいう．骨端線閉鎖前の発症では巨人症となる．好酸性，嫌色素性，両者の混合した腺腫による場合が多く，また視床下部でノルアドレナリン活性が高いことから，GH 分泌亢進が起こる場合も考えられている．プロラクチン分泌亢進を伴うことも多く，無月経，不妊，性欲減少，乳汁漏出がみられることもある．

表 2-20 下垂体前葉機能低下症の症状

| | |
|---|---|
| GH | 身体発育不良, 易疲労性感, 低血糖, 活動性低下 |
| LH と FSH | 無月経, 性腺発育不全, 腋毛恥毛の脱毛 |
| ACTH | 低血糖, 易疲労感, 低血圧, 食欲不振 |
| TSH | 身体発育不良, 精神・知能発達障害, 粘液水腫 |
| prolactin | 乳房発育不良, 乳汁分泌不良 |

### 6) 下垂体前葉機能低下症

視床下部・前葉の障害によって前葉ホルモン産生・分泌の全部〔シモンズ (Simmonds) 病〕, 部分的, 単独の減少, 欠乏状態をきたすことをいう. 成人では Sheehan 症候群, 腺腫や他の腫瘍による圧迫などによる. 小児では原因のわからないものが多い. 一般的に GH, LH と FSH, ACTH, TSH, プロラクチンの順に欠乏しやすい. 欠乏したときの症状を列記すると**表 2-20** のとおりである.

## 4 甲状腺

### 1) 甲状腺産生ホルモン

濾胞上皮細胞で合成され, 濾胞中にサイログロブリン (thyroglobrin) と結合して, monoiodothyronine (MIT) や diiodothyronine (DIT) となり, 貯蔵される. 下垂体の甲状腺刺激ホルモン (TSH) の刺激によりサイログロブリンから遊離の甲状腺ホルモン (thyroxine; $T_4$, triiodothyronine; $T_3$) が生成され, 分泌される. このホルモンは血中でサイロキシン結合蛋白 (TBP) と結合し組織に運ばれる. 甲状腺ホルモンはヨードを含んだホルモンで, 甲状腺には体内に存在するヨードの 86.3% が存在する. 甲状腺ホルモンには $T_4$ と $T_3$ の 2 種があり, 量的には前者が後者の 50 倍多いが, 活性は後者のほうが強力である.

$T_4$, $T_3$ は代謝を全般的に亢進させ, 組織における酸素消費量を増加させる.

甲状腺ホルモンはヨウ素分子を取り込んだめずらしいアミノ酸である.

甲状腺には濾胞間の間質に傍濾胞細胞 (parafollicular cell, C-cell) が存在し, カルシトニン〔calcitonin; CT, thyrocalcitonin〕を産生することが知られている. CT は 32 個のアミノ酸よりなるポリペプチドで, 骨吸収を抑えて血中カルシウム, リン酸を低下させる作用があり, 副甲状腺ホルモン (PTH) と拮抗する.

### 2) 甲状腺腫

甲状腺全体が, びまん性あるいは多結節性に大きい状態を goiter といい, struma ともいう. 過形成であり, 腫瘍ではないが, 昔から甲状腺腫と訳されている. 結節性甲状腺腫 (多結節性甲状腺腫) ともいわれる. これに対して, いわゆる**バセドウ** (Basedow) **病**は中毒性甲状腺腫という. バセドウ病は女性に多くみられ, 男性の 6 倍. 通常, 甲状腺機能は正常である (代償されている) が, 亢進や低下を示すものもある.

甲状腺腫の原因として, ①ヨード摂取不足から TSH 分泌が高まり, びまん性過形成を示すもの (地域性甲状腺腫), ②逆に, 過剰摂取から甲状腺ホルモン合成障害を起こし, 腫大するもの, ③思春期女性で, 需要が高いときの一過性の

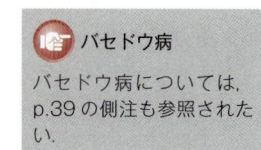

> **バセドウ病**
> バセドウ病については, p.39 の側注も参照されたい.

もの，④家族性のもの，⑤原因不明のものがある．

病理学的には，40g以上となり，①びまん性腫大を示し，軟らかく，コロイドの少ないもの（単純性甲状腺腫），②濾胞の過形成と退縮が混合して，多結節性の過形成を示すもの（腺腫様甲状腺腫），③びまん性に過形成を示す濾胞中にコロイドの充満しているコロイド甲状腺腫がみられる．

腺腫様甲状腺腫と甲状腺腺腫の鑑別には，前者に多発性結節，被膜形成が不完全か欠如，多彩な組織像がみられることなどが重要である．

### 3）甲状腺の萎縮

甲状腺の萎縮が強いと3～6gまでになり，濾胞も小さく，上皮は扁平またはヒュルトレ（Hürthle）細胞となる．甲状腺自体に原因のあるもの（原発性）と，視床下部-下垂体病変による二次性のものがある．先天性のものは，甲状腺の無形成，低形成，ホルモン合成酵素の欠如などによって起こり，**クレチン病**とよぶ．これに対して成人発症のものは，臨床的に**粘液水腫**といい，橋本病，他の甲状腺炎，ヨード欠乏，甲状腺切除，甲状腺を含む頸部への照射，抗甲状腺剤投与，特発性の原因で起こる．全身の変化として，皮膚，心筋間質などにムコポリサッカライドやヒアルロン酸が沈着し，圧痕を残さない浮腫，うっ血性心筋症が起こり，高コレステロール血症から粥状硬化症や，ほかに精神障害が起こる．

### 4）甲状腺の過形成

**甲状腺機能亢進症**が最もみられるのは，臨床的にいうびまん性中毒性甲状腺腫である．前に述べたgoiterと紛らわしい名称であるが，機能亢進（中毒性）という機能面と形態像（過形成状態）が内分泌臓器・組織では必ずしも一致しないことからくる混乱である．

ともあれ，この疾患は全甲状腺疾患の約4割を占めるほど多いもので，20～40歳の女性に多く，男性の5～6倍といわれる．症状は全般的な代謝の亢進した状態で，動悸，頻脈，やせ，振戦，倦怠感，精神不安，過敏，発汗亢進などが主体で，ほかに眼症状（上眼瞼のつり上がり，眼裂拡大，眼球突出，瞬目減少，輻輳不全），皮膚症状（湿潤，温いこと，色素沈着，Plummer爪，限局性粘液水腫）など多彩なものがみられる．

病理所見では，甲状腺は左右対称性にびまん性の腫大（goiter）を示し，表面は結節状のことが多く，重さは35～60gくらい．組織像は大小さまざまな濾胞が増生し，上皮は背の高い円柱上皮よりなり，乳頭状増殖，コロイドの周辺で吸収の空胞像をみる．コロイド量は症状の程度と期間により枯渇する．間質へリンパ球浸潤やリンパ濾胞形成をみることもある．外科切除の前に抗甲状腺剤を投与されていると，切除材料に不規則な退縮性変化が混じっている．

病因について，患者血清よりlong-acting thyroid stimulator（LATS）が発見されたのが発端で，次にLATS-protector（thyroid-stimulating Ig；TSI）やTSH-binding inhibitor Ig（TBII）がみつかり，これらがTSH（これではフィー

---

**甲状腺機能亢進症**

グレーブス（Graves）病，バセドウ（Basedow）病，眼球突出性甲状腺腫ともいい，病理では原発性甲状腺過形成とよんでいる．

ドバックがかかる）と濾胞上の結合を阻害し，TSH様の働きを持続するために本疾患が成立するのではないかとの注目すべき考えがある．また，患者のリンパ球に正常甲状腺ホモジネートを加えるとTSIが合成され，培養するとプロスタグランジンE，Fが産生され，これは濾胞上皮のcyclic AMPを増加させた実験事実も報告され，自己免疫説が有力である．

二次性甲状腺過形成とは，二次性甲状腺機能亢進を伴った甲状腺腫〔プランマー（Plummer）病〕や甲状腺腫の患者にヨード投与をした場合などをいう．また，二次性甲状腺機能亢進症は，胞状奇胎，絨毛がん，下垂体腫瘍などからTSHが産生されたり，卵巣甲状腺腫，照射，甲状腺の血管腫，転移性甲状腺がんにより甲状腺ホルモンが増加したり，TRH分泌が上昇したり，亜急性甲状腺炎や橋本病の一時期でも起こる．

### 5）甲状腺の炎症

急性化膿性甲状腺炎，膿瘍を形成することもあるがまれで，慢性甲状腺炎が重要である．

#### (1) 橋本病（橋本甲状腺炎，リンパ球性甲状腺腫）

中高年の女性（平均50歳くらい）にみられ，男性にはまれ．症状は甲状腺腫，全身倦怠感などで，甲状腺機能低下症を示すこともある．

外科的に切除された材料の肉眼像は，60〜225 g，ゴム様の硬さで，コロイドは減少している．組織学的にリンパ球と形質細胞の浸潤，胚中心を伴ったリンパ濾胞形成，コロイド濾胞の縮小と減少，濾胞上皮の扁平化と好酸性変化（ヒュルトレ細胞）をみる．通常の経過はゆっくりと甲状腺機能低下症に向かう．

病因について，サイログロブリン，他のコロイド成分，ミクロソーム分画，核成分，$T_3$，$T_4$とTSHリセプターに対する自己抗体が高値を示すことから，自己免疫性の関与が強く考えられている．

#### (2) リーデル（Riedel）甲状腺腫（線維性甲状腺腫）

甲状腺実質が結合織成分に置換したもので，濾胞は縮小，細胞浸潤も強く，石様の硬さとなる．他部位の硬化症と合併したものを多巣性線維硬化症という．

#### (3) 亜急性甲状腺炎〔肉芽腫性，カーベーン（de Quervain）甲状腺炎〕

女性に多く，男性の6倍．流行性耳下腺炎ウイルスなどのウイルス性感染が原因と考えられている．甲状腺は45〜60 gに腫大し，周辺組織と癒着する．異物反応型の肉芽腫性炎症がみられ，線維成分の増加，膿瘍形成やシュウ酸カルシウムの沈着も起こる．数カ月後に治癒する．

#### (4) 非特異性甲状腺炎

上記のような特別の疾患概念に入らないもので，単純性慢性甲状腺炎，リンパ腺様甲状腺腫とか慢性硬化性甲状腺炎ともよばれる．種々の炎症の終末像と考えられる．

---

**橋本病**

橋本病発見者の橋本 策（はかる）は，京都帝国大福岡医科大学（現九州大学医学部）を1907年第1回卒業生として卒業した外科医である．1911年4月，「甲状腺ノリンパ腫様変化ニ関スル組織的並ビニ臨床的知見ニ就キテ」として発表し，後にこれが橋本病とよばれるようになった．世界的な業績があるにもかかわらず，伊賀の開業医の父親を継いで地域医療に貢献し，52歳のときに腸チフスで死亡した．
ちなみに，日本人の名前がついている病名は，橋本病，川崎病，高安病，菊池病の4つである．

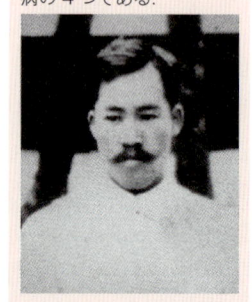

表 2-21 甲状腺がんの組織型別特徴

| | 好発年齢 性差 | およその割合 | 肉眼所見 | 組織所見 | 転移 | 予後（5年生存率） |
|---|---|---|---|---|---|---|
| 乳頭がん | 30～70歳 女性に多い | 60～80% | 1～5 cm, 被膜（−）, 硬化がんは微小 | 乳頭状増殖を示し, 濾胞形成（＋）石灰沈着, 砂粒体 | リンパ行性転移 | よい 80%（10年生存率） |
| 濾胞がん | 40歳以上 女性に多い | 10～25% | 大小さまざま, 被膜（＋）, 周辺への直接浸潤が強い | 大中小の濾胞形成, 索状配列 | 血行性転移（骨, 肺） | 約50% |
| 未分化がん | 50歳以上 男＝女 | 10% | 大きい腫瘤で周辺への浸潤が強い | 未分化上皮性で, 小細胞, 巨細胞, 紡錘型細胞, 多形細胞型に分けられる | 急速な増殖で, リンパ行性, 血行性転移も強い | きわめて悪い 20～25% |
| 髄様がん（C細胞がん） | 若・青・壮年 男＝女（MEN-II型, MEN-III型） | 1～2% | 2～3 cm, 灰白色, 硬い, 被膜（−）, 家族性のとき多発 | 多角形細胞の索状, 胞巣状増殖, アミロイド沈着 | リンパ行性, 血行性, 転移もみる | さまざま |

### 6）甲状腺の腫瘍

甲状腺の腫瘍は腺腫, がん, リンパ腫などがみられる.

#### (1) 甲状腺腺腫

被膜をもった単発性で, 1～3 cm のものが多いが, ときに 10 cm 以上の大きいものもある. 大きい腺腫では出血, 嚢胞変性, 線維瘢痕, 石灰化をみる. 組織学的には大部分が濾胞腺腫である. 頸部腫瘤としての症状以外はないことが多い.

腺腫そのものは良性腫瘍であるが, まれに被膜や血管に浸潤しているものをみる. その頻度は乳頭腺腫, 胎児性腺腫, 胎生性腺腫などに多い. このような症例は少ないが存在し, 血管浸潤性腺腫とよぶ人もいるが, 取り扱いに困難を伴う. 浸潤があれば, 細胞・組織の異型性が少なくてももはや腺がんとする考え方もある. いずれにしろ, 被膜部を多数切り出して, 弾性線維染色をし, 浸潤の有無をしっかり観察しなければならない.

#### (2) 甲状腺がん

甲状腺がんの組織型には主要な4種類があり, そのなかでは乳頭（状腺）がんが大多数を占めている. 組織型によって生物学的性状, 予後などに違いがみられる（表 2-21）.

## 5 副甲状腺（上皮小体）

### 1）副甲状腺産生ホルモン

副甲状腺は小型, 卵型の内分泌腺で甲状腺に近接し, 通常2対の腺体があり, 甲状

腺の後表面両側に1対ずつ存在する．副甲状腺は血清のカルシウムとリン酸の濃度を副甲状腺ホルモン〔parathyroid hormone；PTH，パラトルモン（parathormone）〕を介して調節する．3通りの方法がある．

① 骨に直接作用し，破骨細胞による骨吸収を増加し，骨基質の破壊を促進することによる．
② 腎へ直接作用し，腎尿細管でのカルシウムイオン再吸収を増加し，リン酸イオンの再吸収を抑制する．
③ 小腸からのカルシウム吸収を促進する．この効果はビタミンDにも及ぶ．

副甲状腺には次の3種類の分泌細胞がみられる．

① 主細胞：もっとも多く，PTH分泌に関与する．主細胞は大型の核と比較的少量の細胞質を有する．細胞質は分泌活動の程度に応じて染色性が変わる．活発に分泌活動を行っている細胞は多量の粗面小胞体を有し，濃染する．これとは対照的に，不活発な細胞は少量の粗面小胞体しか含まず，染まりも悪い，
② 好酸性細胞：主細胞よりも大型であるが，はるかに少数である．集合して出現する傾向を有する．小型で濃染する核をもち，小顆粒を有する好酸性の細胞質を有する．思春期にいたるまで，ほとんど好酸性細胞はみられない．その後，年齢とともにその数を増す．
③ 水様明細胞：まれにしかみないが，この移行型はしばしばみられる．

> **PTH**
> PTHは84個のアミノ酸よりなる単鎖ポリペプチドで，分子量は9,500である．

## 2）副甲状腺の過形成

### (1) 原発性副甲状腺過形成

症状は後述の原発性副甲状腺機能亢進症がみられ，病理学的には赤褐色調に全部の副甲状腺が腫大する．通常，主細胞の過形成であるが，好酸性細胞が混じたり，水様明細胞だけからなる過形成もみられる．

### (2) 続発性副甲状腺過形成

腎不全，腎尿細管性アシドーシス，クル病と骨軟化症，ビタミンD代謝障害，吸収不良症候群などで起こる．この経過中に自律性にPTHを分泌亢進するようになったもの（腺腫形成）を，自律性続発性過形成，三次性副甲状腺機能亢進症という．

## 3）副甲状腺の腫瘍

腺腫とがんがあり，原発性副甲状腺機能亢進症の80～90％を腺腫，3％をがんが占める．

腺腫は単発性が多く，40～50歳に好発し，女性が男性の2.5倍の頻度で発症する．下部副甲状腺に多く，縦隔，甲状腺内や食道後部に発生することもある．重さは100mg～50gくらい．肉眼的に薄い被膜をもち，割面は赤褐色，黄色透明の水を含んだ囊胞，出血，壊死を示すこともある．組織像は主細胞の増殖が主体で，充実性，索状，腺房様，濾胞状構造をもつ．しばしば異型の巨大核をみる．組織像だけでの過形成との鑑別はかなりむずかしい．

がんは，男性にやや多く，30～40歳代に好発する．肉眼的に硬く，周囲へ

の浸潤がしばしばみられる．組織学的に細胞がやや大きく，血管周囲の柵状配列を示し，分裂像が多い．被膜や血管侵襲，甲状腺への浸潤がしばしばみられ，局所リンパ節，肺，肝，骨へ転移する．副甲状腺機能亢進の症状は強い．

### 4）副甲状腺機能亢進症

原発性と続発性があり，原発性副甲状腺機能亢進症は，①腺腫（80～90%），②過形成（約15%），③がん（3%）により起こる．PTHの過剰分泌状態により，骨（汎発性線維性骨炎，病的骨折），腎（尿路結石），高カルシウム血症（口渇，多尿，食欲不振，便秘），消化器（消化性潰瘍，膵炎），脳（抑うつなどの精神症状）などの症状を起こす．検査データでは血清カルシウム上昇，リン酸低下，ALP上昇，尿中カルシウム上昇，PTH高値がみられる．

> **続発性副甲状腺機能亢進症**
> 甲状腺髄様がんによってカルシトニン分泌の亢進，妊娠，授乳など，持続する低カルシウム血症を起こす疾患や病態によって，代償性にPTH分泌が亢進し，その亢進状態のままとなった状態をいう．症状は原因疾患のものと骨の変化がみられ，検査データでは血清カルシウム低値か正常，PTHは著増している．

### 5）副甲状腺機能低下症

特発性，続発性のものがあり，続発性副甲状腺機能低下症は甲状腺摘出，放射線ヨード治療などで副甲状腺が摘除されたり損傷を受けた場合である．

特発性副甲状腺機能低下症はきわめてまれで，遺伝性と先天性の原因が考えられている．胸腺の無形成（DiGeorge）と合併したもの，副腎皮質不全，橋本病，糖尿病と胃粘膜萎縮と合併したもの，カンジダ症との合併，自己免疫性の関与などが知られている．

病態はPTHの生成・分泌の障害のため，低カルシウム血症を示す．症状は低カルシウム血症によるテタニー，クボステーク（Chvostek）徴候（顔面神経現象），トルーソー（Trousseau）徴候（テタニーのとき，大血管か神経幹を圧迫すると四肢の屈筋が痙攣する），知覚異常，毛髪・皮膚・歯牙の異常，白内障などである．

このほかに，PTHのリセプターの異常から副甲状腺機能低下症を起こすものを偽性副甲状腺機能低下症という．

## 6　副腎皮質

### 1）副腎皮質産生ホルモン

副腎皮質では50種類以上のステロイドホルモンが生合成されており，ステロイド環の複雑な構造をもっている．基本的には図2-15の構造で，炭素原子の数から次のように分けられる．

$C^{21}$ステロイド：cortisol, corticosterone

$C^{19}$ステロイド：androgen

$C^{18}$ステロイド：estrogen

そして皮質の層分化との対比からは，球状層がアルドステロン，網状層と束状層が$C^{21}$, $C^{19}$, $C^{18}$ステロイドの産生を行っていることがわかっている．生理学的に重要なのは，糖質コルチコイド（glucocorticoid）といわれるコルチゾルと，ミネラルコルチコイドといわれるアルドステロンである．糖質コルチコイドの分泌調節は上位中枢，副腎皮質刺激ホルモン（adrenocorticotropic hormone；ACTH）によって行われ，血中濃度のネガティブフィードバック機構が働く．ミネラルコルチコイドの分泌調節はレニン・アンギオテンシン系を介している．

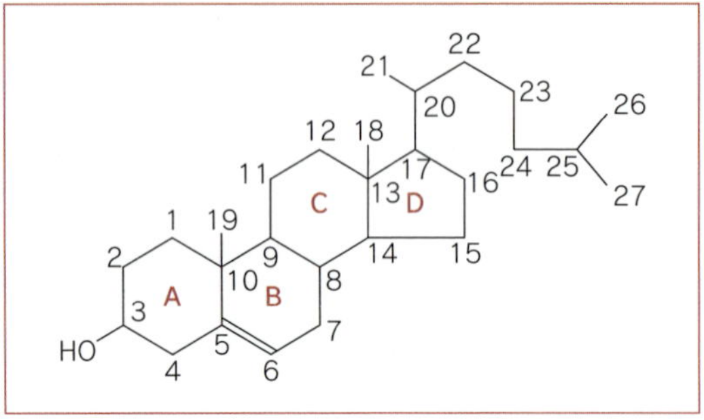

図 2-15　ステロイド環

## 2）ストレス・外傷への反応
　皮質，ことに束状層の脂肪の減少が局所的あるいはびまん性にみられ，一部の細胞の変性や出血をみることもある．

## 3）副腎皮質機能亢進症
### (1) クッシング（Cushing）症候群
　副腎皮質からの糖質コルチコイドの慢性的な分泌過剰状態をいう．原因として次のものがある．
＜副腎に原因のあるもの＞（副腎性 Cushing 症候群）約 15％
　①副腎皮質の増生（びまん性，結節性）
　②副腎皮質の腺腫
　③副腎皮質がん

＜副腎外に原因のあるもの＞
　①下垂体腺腫（好塩基性，嫌色素性）（下垂体性 Cushing 症候群）約 72％
　②ACTH，副腎皮質ホルモン治療
　③異所性 ACTH 産生腫瘍（Liddle 症候群）約 13％
　副腎皮質のびまん性増生は，視床下部-下垂体に原因のあることが多い．結節性増生は腺腫様増生ともいい，皮質腺腫との鑑別は，①結節性増生が片方にあると，対側のものもびまん性か結節性増生を示し，②腺腫があると，腺腫側の副腎も対側も萎縮性であることが多い．また，血中 ACTH が結節性増生では高値で，腺腫では反対に低値であることからも鑑別できる．皮質腫瘍のほとんどは良性で，単発性が多く，重量は 10〜70 g．割面は黄色〜赤橙色を呈し，リポフスチンが多いと黒っぽくなり，black adenoma ということもある．皮質がんでは 1〜4 kg と巨大なものが多く，灰白色ないしは淡赤色で，出血や壊死も強い．

### (2) コン（Conn）症候群（原発性アルドステロン症）
　副腎皮質からのアルドステロン過剰分泌状態をいう．30〜50 歳に好発し，

> **クッシング症候群の臨床症状**
> 30 歳代の女性に好発し，妊娠や出産に関係することも多い．①身体所見として，四肢が細く躯幹の中心性肥満，満月様顔貌（moon-face），皮膚線条，皮膚の萎縮，筋の萎縮，②性腺機能低下症状として，多毛症，座瘡，無月経など，③骨症状として，骨粗鬆症，高カルシウム血症，腎結石など，④心血管系症状として，高血圧，浮腫，低カリウム血症，⑤高血糖，インスリン抵抗性糖尿病などの症状，⑥多血症，⑦易感染性，⑧多彩な精神障害などがみられる．

男女比は1：2である．原因は，①皮質腺腫（約70%），②びまん性か結節性増生（約20%），③がん（約2%）で，その他は腺腫か増生か区別のつきにくいものである．症状としては，高血圧，多尿，周期性四肢麻痺，筋力低下などで，これは高アルドステロン血症によってナトリウムの蓄積とカリウムの喪失が起こるためである．腺腫の多くは重さ6g以下，直径3cm以下である．

レニン・アンギオテンシン系の亢進によってアルドステロン分泌過剰状態が起こるのを続発性アルドステロン症といい，①肝硬変症，ネフローゼ，心不全など，②腎血管性高血圧症，③悪性高血圧症，④Bartter症候群，⑤原発性レニン症などで起こる．

### (3) 副腎性器症候群 (adrenogenital syndrome; AGS)

先天性酵素欠損による先天性副腎皮質過形成（congenital adrenal hyperplasia; CAH）と，皮質腫瘍による場合とがある．

CAHはAGSの約90%を占め，たとえば21 hydroxylase欠損症でコルチゾルの産生が低下し，テストステロンなどの産生が増す状態となる．これはCAHの約90%にみられ，その約60%が単純男性化型で，残りは外性器の男性化にアルドステロン欠乏の加わった塩喪失型である．男性化は男児の場合は性早熟，女児の場合は陰核の肥大，両者に筋発達，骨端線の早期閉鎖が起こる．21 hydroxylaseのほかに，11β-hydroxylase, 17α-hydroxylase, 3β-hydroxysteroid dehydrogenase, 18-hydroxysteroid dehydrogenase, 20-22 desmolaseなどの先天性欠損が知られている．常染色体劣性遺伝といわれ，約80%が女児であり，乳児や小児で発症する．副腎皮質はびまん性の増生と脳回に似たシワを呈し，組織像は好酸性で細顆粒状の小さい細胞の増殖を示している．

皮質腫瘍による場合は，小児から成人まで発症し，約80%が女性である．男性化も女性化も存在するが，男性化を示すものがほとんどである．副腎性Cushing症候群と重なりあうこともあり，腺腫のときとがんのときがある．

## 4) 副腎皮質機能低下症

### (1) 急性副腎不全

これは，①急性副腎出血壊死が，敗血症〔ウォーターハウス・フリードリクセン（Waterhouse-Friderichsen）症候群〕，ショック，ストレス，新生児副腎出血（低酸素と出産障害），副腎静脈血栓などで起こる場合，②慢性副腎不全の急性発症や，③ステロイド長期大量投与の急な中止などで起こる．症状は低血圧，発熱，チアノーゼ，嘔吐，頭痛，痙攣，昏睡，ショックと，きわめて重篤である．

### (2) 慢性副腎不全〔アジソン（Addison）病〕

副腎皮質機能障害によって，疲労感，筋力低下，体重減少，食欲不振，低血圧，皮膚と粘膜への色素沈着，無月経，腋毛脱落などの症状を呈する．糖質，ミネラルコルチコイド，アンドロゲンの分泌低下によるものである．

原因としては下記のものがある．特に特発性副腎萎縮（約80%を占める）で

は副腎皮質に対する自己抗体が発見されたり，甲状腺の自己免疫疾患と合併〔シュミット（Schmidt）症候群〕，糖尿病や悪性貧血と合併する例も報告されている．

＜視床下部・下垂体に原因＞

①シモンズ（Simmonds）病，②シーハン（Sheehan）症候群，③医原性（下垂体切除など）

＜副腎に原因＞

①特発性副腎萎縮，②副腎結核，③アミロイドーシス，④副腎真菌症，⑤転移性副腎がん，⑥ヘモクロマトーシス，⑦急性副腎出血の後，⑧先天性低形成や副腎性器症候群に合併

＜副腎皮質ステロイドの長期大量投与治療＞

## 7 副腎髄質と傍神経節

### 1）カテコラミンの代謝と機能

副腎髄質と傍神経節は神経内分泌系の末梢部を受け持つもので，胎生期には対等の自律神経機能の調節に一役かっているといわれる．ともに神経冠由来で，図2-16に述べるカテコラミン代謝系をもち，交感神経機能に働いている．

細胞内分泌顆粒として貯えられたカテコラミンは，種々の刺激に対して血中に放出され，血圧維持，上昇作用（NA，ノルアドレナリン），心機能亢進，代謝促進（A，アドレナリン）などに作用する．最終的にNAもAも尿中にVMA（バニリルマンデル酸）となって排泄される．副腎髄質には少数ながらカテコラミンとは別のAPUD細胞が存在していることがわかっている．

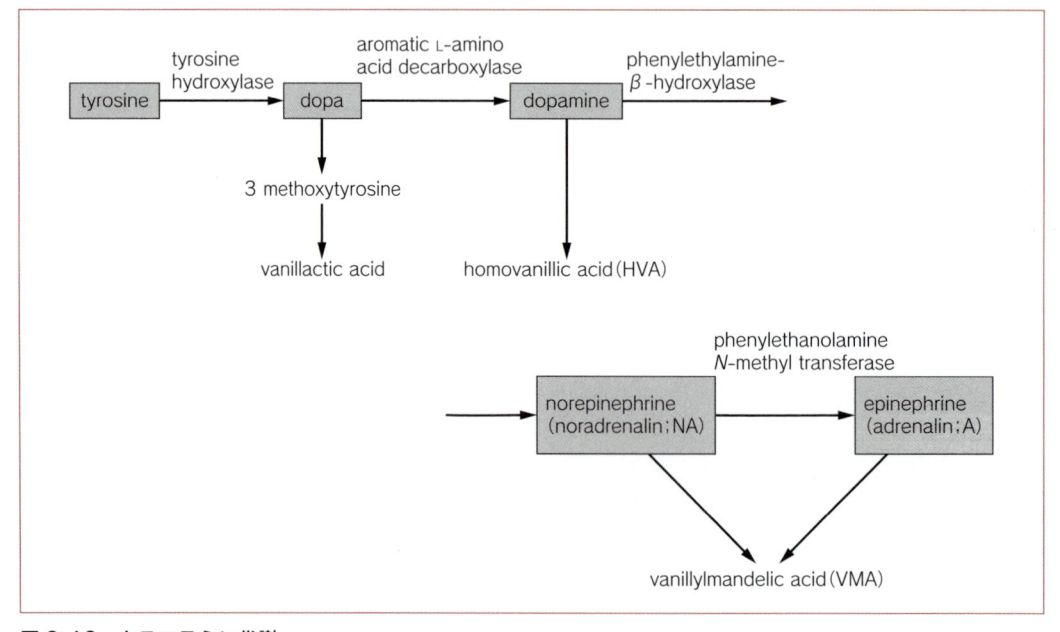

図2-16 カテコラミン代謝

## 2）副腎髄質の腫瘍
### (1) 褐色細胞腫

カテコラミンを産生するクロム親和性細胞の腫瘍をいうが，ACTH，PTH，カルシトニンなども同時に産生するものが報告されている．20〜40歳代に好発し，発作的あるいは持続性に高血圧を呈する．肉眼的に暗赤色充実性の腫瘍で，大きさは顕微鏡的なものから2kgをこえるものまで報告されているが，通常は直径5〜6cmで90g．組織像では，好塩基好性細顆粒を含んだ多角形の細胞の胞巣状増殖よりなる．ほとんどが良性で，悪性例は12％以下．副腎以外の傍神経節に発生するものが約10％ある．レックリングハウゼン（von Recklinghausen）病，アルブライト（Albright）症候群，ヒッペル・リンドウ（von Hippel-Lindau）病，シップル（Sipple）症候群，MEN-Ⅱ型などとの合併が知られている．

### (2) 神経芽腫

胎生期に副腎髄質へ神経芽細胞が入ってきて，通常では消滅するか神経節細胞へ分化する．これが未分化のまま腫瘍化したのが先天性副腎神経芽腫といわれるもので，先天性とはいうものの，胎生期より発生したという意味である．2歳ごろに発症し，約75％にカテコラミンの上昇がみられる．発見が早く外科的切除が間に合えば予後はよいが，本来はきわめて悪性の腫瘍である．新生児期の尿中VMA測定が早期発見に有効である．成人の発症例もまれにみられるが，副腎外発生のものが多くなる．肉眼的に灰白色で軟らかく，出血や嚢胞変性を起こすものが多い．組織像は胞体の少ない小円形の核をもった未分化細胞の胞巣状，充実性増殖がみられ，ロゼットや偽ロゼット構造をつくることが特徴的である．まれにドパミン産生のものもあり，このときは尿中にはhomovanillic acid（HVA）が上昇する．

### (3) 神経節腫，神経節芽腫

神経芽腫より神経節細胞に分化した細胞からなる腫瘍で，予後も比較的よい．

## 8　膵臓ランゲルハンス島
### 1）膵臓ランゲルハンス島ホルモン

膵のランゲルハンス島（ラ島）（**写真2-47**）は膵実質内に散在して存在し，膵全体の体積の約2％を占める．ラ島が主な内分泌機能をもつが，膵管上皮の一部，また小さい膵管枝の周りに少数のグループでも内分泌細胞が存在することがわかってきた．胃腸管と膵の内分泌機能がより関連したものとして，内分泌の胃腸膵系（gastroentero-pancreatic system；GEP系）という概念も提唱されている．

### 2）糖尿病（diabetes mellitus；DM）（**写真2-48，-49**）

原因不明のものを一次性（真性）糖尿病という．通常の糖尿病とは一次性のものをいう．

一次性糖尿病は，1型（インスリン依存型：IDDM）と2型（非インスリン

---

**膵臓ランゲルハンス島ホルモンの作用**

グルカゴンは肝での解糖，インスリンは肝での糖新生，グリコーゲン分解，末梢組織で糖利用の促進，血糖値を下げるなどのほか，多種類の作用，ソマトスタチンは成長ホルモン（growth hormone；GH），インスリン，グルカゴン，ガストリン，セクレチン，モチリンなどの分泌を抑制し，vasoactive intestinal peptide（VIP）は血流増加，血圧低下，血糖上昇などの作用をもつ．pancreatic polypeptide（PP）の作用はわかっていない．

**二次性糖尿病**

①膵疾患：急性と慢性膵炎，膵がん，外科的切除，②ヘモクロマトーシス（青銅糖尿病），③内分泌疾患（島外性糖尿病）：Cushing症候群，先端巨大症，グルカゴノーマ症候群，甲状腺中毒症など，④遺伝性疾患に合併，⑤その他：ステロイド糖尿，腎性糖尿，飢餓性糖尿，視床下部や脳幹部損傷による糖尿，肝性糖尿病などでみられる．

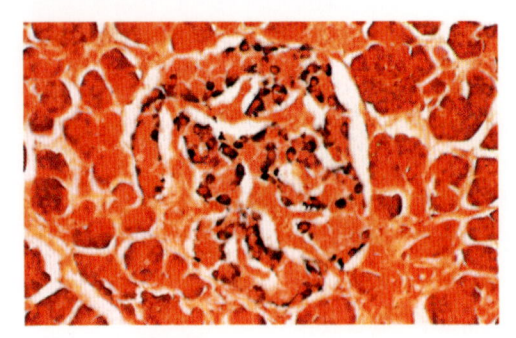

**写真 2-47　膵ラ島**
Grimelius 染色.

依存型：NIDDM）に分類される．1型は発病が急速で，30歳以下で発症することが多く，若年発症型の多くがこれに属する．全糖尿病の10〜15%を占め，橋本病，悪性貧血，バセドウ（Basedow）病，アジソン（Addison）病，シュミット（Schmidt）症候群などとの合併も多い．成因については，島細胞抗体，島細胞膜抗体の出現，HLA-B8とHLA-DW3との相関が高いことなどから，自己免疫やウイルス感染の機序が強く疑われている．病理学的にも，ラ島の減少，消失，β細胞の減少の変化が強く，また微小血管や神経の病変が強く認められる．

2型では発症が一般に緩徐で，ケトーシスへの傾向は低い．約80〜85%がこれに属する．肥満，過剰栄養と関連が深く，体重を減少させることにより病態が改善することも多くみられる．ラ島の形状は正常，増加，軽度減少，β細胞は正常または増加していることが多い．成因についてHLA系，免疫機序の関与は小さいと考えられ，ラ島の再生，インスリン作用のリセプターまたは糖負荷による初期インスリン分泌などの障害が重要な成因と考えられている．NIH（1979年），WHO（1980年）によると，この2型を2A型（成人発症型）と2B型（若年にみられる成人発症型）に亜分類し，前者は40歳以降に，後者は20〜25歳くらいで発症するという．

こういった臨床的症状を呈する糖尿病に関して，発症以前のものに対して，前糖尿病状態，耐糖能障害，境界型糖尿病，化学的糖尿病，既往耐糖異常，潜在性耐糖異常などの概念も使われる．

病的所見は，全身諸臓器に多岐にわたり，腎，網膜，末梢神経の障害をトリオパチーという．膵ではラ島の数の減少，硝子変性（**写真 2-48**），または逆に数の増加と肥大，β細胞の減少，変性などがみられるが，変化のないことも多い．腎には，糸球体の結節性硬化（キンメルスチール・ウィルソンの糸球体硬化）病変（**写真 2-49**），びまん性硬化病変，滲出性病変（フィブリンキャップ，カプスラードロップ）などの糸球体硬化症，細動脈の硝子様硬化，胃内動脈のアテローム硬化症，尿細管上皮への糖質沈着〔アルマンニ・エプスタイン（Armanni-Ebstein）病変〕がみられ，腎盂腎炎や乳頭壊死がみられることも

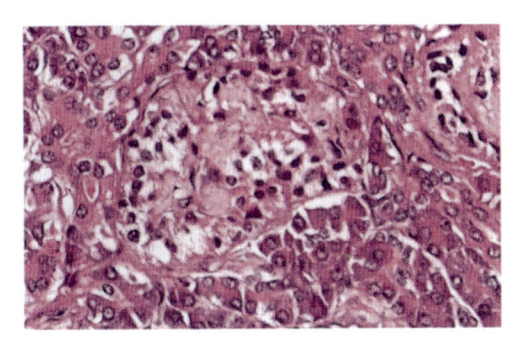

写真 2-48　糖尿病のラ島の硝子化
H-E 染色.

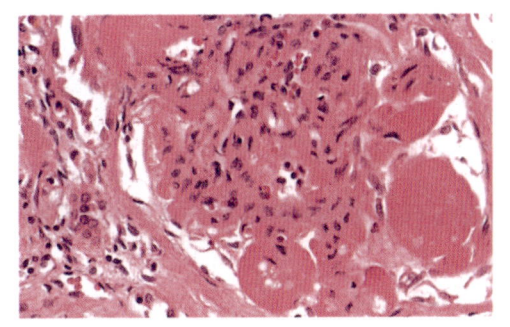

写真 2-49　結節性糸球体硬化症（糖尿病）
H-E 染色.

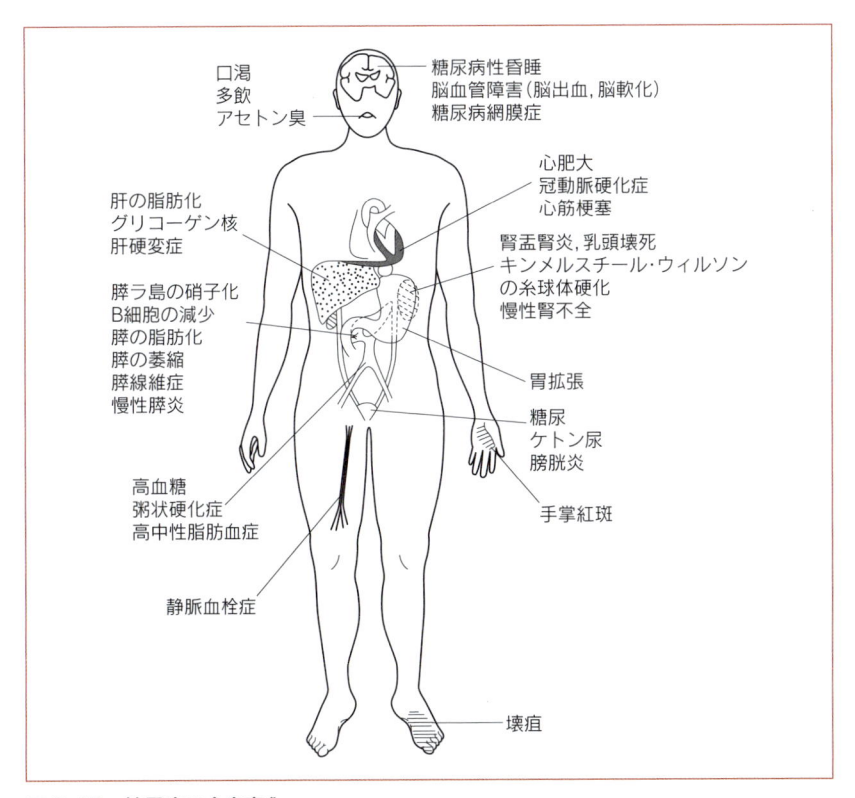

図 2-17　糖尿病の全身変化

ある．全身の大動脈，動脈系にアテローム硬化症もよくみられ，虚血性心疾患（心筋梗塞など），脳血管障害，四肢末端の壊疽も好発する．網膜には小血管に微小動脈瘤が形成され，破裂や漏出から，網膜出血，網膜剥離，網膜中心静脈血栓，白内障などが起こる．これらを総称して，糖尿病網膜症という．末梢神経の障害は，深部反射の消失，知覚異常や多彩な自律神経障害などがみられ，糖尿病神経障害という．以上のような多彩な症状や病変を図示すると**図 2-17**のとおりである．

表 2-22 ランゲルハンス島構成細胞の腫瘍

| 腫瘍名 | 起源細胞 | 症状の特徴 | 病理所見 |
|---|---|---|---|
| インスリノーマ | B 細胞 | 低血糖発作, 20〜60 歳, 20%くらいは無症状 | 1〜2 cm の大きさ, 円柱上皮の索状増殖, アミロイド沈着 |
| グルカゴノーマ | A 細胞 | 皮膚症状, 糖尿病, 貧血など（グルカゴノーマ症候群） | 1〜35 cm, 灰色, 多くが悪性 |
| ソマトスタチノーマ | D 細胞 | 45〜70 歳, 糖尿病, 胆石, 脂肪便, 体重減少 | 大型のふくらんだ細胞が索状増殖, 悪性が多く肝転移 |
| ガストリノーマ Zollinger-Ellison 症候群 | G 細胞 | 中年, 難治性の消化性潰瘍, 胃酸分泌亢進, 下痢, 低 K 血症 | 1〜10 cm, 充実性〜索状配列, 2/3 が悪性 |
| WDHA 症候群 (ヴァーナー・モリソン Verner-Morrison 症候群) | 非 A, B, D 細胞 | 水様下痢, 低 K 血症, 胃液の無酸症 | 他の島細胞に似る, 半数が悪性, VIP, GIP, セクレチン様のものの分泌が疑われている |

表 2-23 腎の先天性囊胞性疾患

| 分類 | 遺伝 | 特徴 |
|---|---|---|
| 乳児型囊胞腎 (Potter の 1 型) | 常染色体劣性遺伝 | 直径 1〜2 mm 大の囊胞が皮髄質に均等分布, sponge kidney, 集合管の囊胞性拡張 |
| 多囊胞性腎形成異常 (Potter の 2 型) | | 集合管の分化成熟障害による大小の囊胞形成 |
| 成人型囊胞腎 (Potter の 3 型) | 常染色体優性遺伝 | 部分的集合管成熟障害による 1〜2 cm 大の囊胞, 肝, 膵, 脾の囊胞, 脳動脈瘤の合併 |
| 先天性閉塞性微小囊胞性異形成 (Potter の 4 型) | | Bowman 囊, 集合管の小囊胞化 |
| 腎髄質囊胞症 | 常染色体遺伝 | 髄質外側の集合管の拡張, 結石あり |
| 孤立性腎囊胞 | | 皮質に発生し, 下極に多く, 大きいものがある |

## 3）ランゲルハンス島構成細胞腫瘍

ラ島構成細胞の腫瘍は，**表 2-22** のものが知られている．

# V 泌尿器系

## 1 腎

### 1）腎の形成異常

無形成（無腎症），低形成，過剰腎，骨盤腎，交差性位置異常，馬蹄形腎などの異常がみられる．先天性囊胞性疾患がみられるのも腎に特有である．分類と各型の特徴をまとめると**表 2-23** のとおりである．

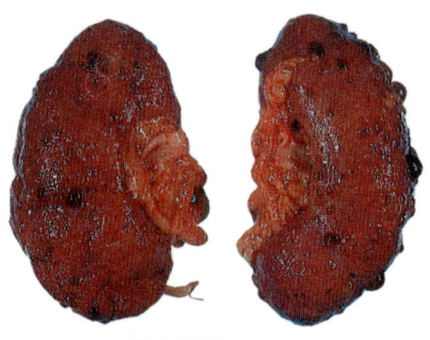

写真 2-50　動脈硬化腎

## 2）腎血管系の病変（写真 2-50）

### (1) 良性腎硬化症（細動脈硬化性腎硬化）

臨床的な良性本態性高血圧に対応する腎病変をいう．肉眼的に軽度萎縮し，表面は細顆粒状，皮質の幅はやや狭くなる．組織学的には，輸入細動脈と小葉間動脈の壁の硝子化が著明で，他の腎内動脈枝の内膜肥厚と中膜の肥大，糸球体基底膜の肥厚と糸球体の硝子化，尿細管の萎縮などがみられる．

### (2) 悪性腎硬化症

臨床的な悪性高血圧症に対応する腎病変をいう．良性腎硬化症，糸球体腎炎などの基礎疾患から移行する場合と，最初から悪性腎硬化症が発生する場合とがある．肉眼像は，基礎疾患がなければ普通大で，表面は平滑，多数の点状出血が特徴的である．組織学的には，小葉間動脈，輸入細動脈，腎糸球体の類線維素変性と壊死が特徴的であり，血栓形成もみられる．現在では透析療法で延命がはかられるので，新鮮な病変をみる機会は少ない．高血圧コントロールのための腎摘材料などでは，細小動脈の内膜の同心円状層状肥厚がみられる．

### (3) 腎梗塞

腎動脈の塞栓症，腎動脈の動脈炎などで，腎皮質に楔形の貧血性梗塞が起こる．陳旧化すると黄白色の瘢痕となり，表面が陥凹している．

### (4) 腎皮質壊死

両側の腎皮質が帯状に凝固壊死に陥った状態をいい，臨床的には急性腎不全を示す．妊娠，分娩，流産などに関連して起こることが多いが，敗血症や薬剤などによっても起こる．時間がたつと線維化，石灰化を起こす．

## 3）腎糸球体病変（写真 2-51～56）

腎糸球体には，膠原病などの系統的疾患，血管性病変，代謝性疾患，遺伝性疾患などで種々の病変が起こるが，それらを続発性糸球体疾患といい，それ以外の原因で糸球体に病変が集中するものを**原発性糸球体疾患**という．糸球体病変の解析は，針生検の導入，電顕あるいは蛍光抗体法の検索から，たいへん進んできた．糸球体の純粋形態変化から，原発性糸球体疾患のWHO分類（1982年），臨床症状，形態変化の特徴を併記すると**表 2-24**のとおりである．

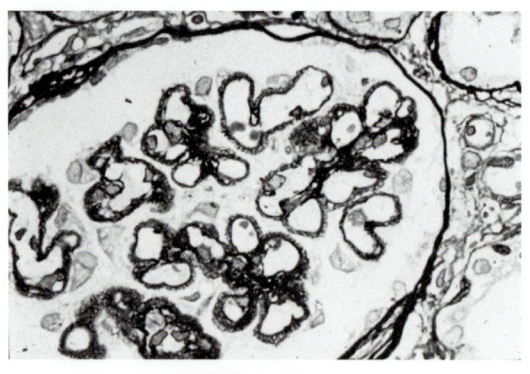

写真 2-51 びまん性膜性糸球体腎炎
PAM 染色すると毛細血管基底膜が棘状（鋸歯状）に肥厚(spike)している．

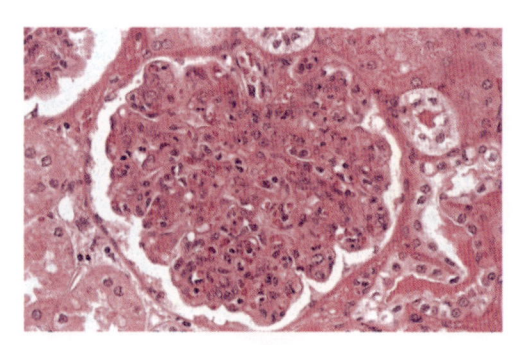

写真 2-52 急性糸球体腎炎
H-E 染色．

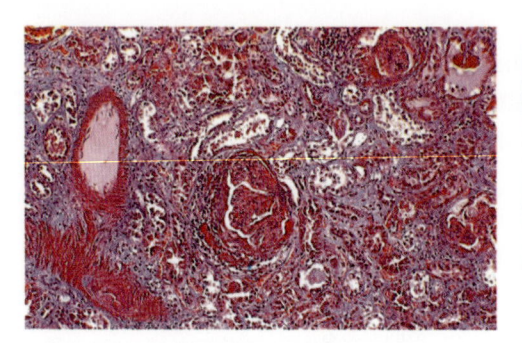

写真 2-53 半月体形成性糸球体腎炎（SLE）
Masson trichrome 染色．

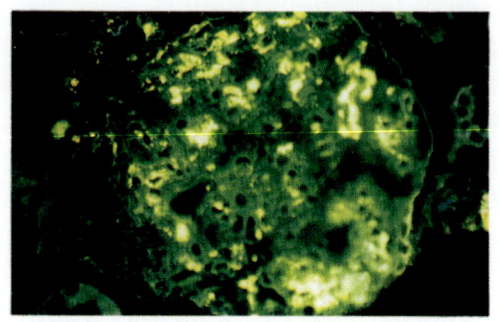

写真 2-54 IgA のメサンギウム領域への沈着（IgA 腎症）
蛍光抗体直接法．

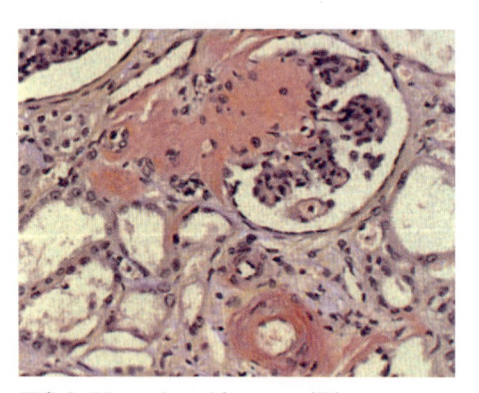

写真 2-55 アミロイドーシス（腎）
Congo red 染色．

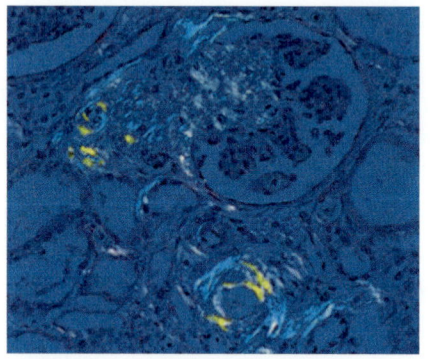

写真 2-56 アミロイドーシス（腎）
写真 2-52 と同染色の偏光による観察．

　この分類では巣状糸球体腎炎に入るもので，IgA 腎症という一病型がある．男子の児童，若年者に突発性血尿，無症候性の軽度蛋白尿として発見され，腎生検の組織像は多彩であるが，蛍光抗体法で共通して IgA が陽性に染まるものである．経過はゆっくりと慢性に進行する．WHO 分類では続発性糸球体疾患

表 2-24 原発性糸球体疾患の分類

| 組織学的分類 | 臨床 | 光顕所見 | 電顕所見 | 蛍光所見 |
|---|---|---|---|---|
| A．微小変化群 | ネフローゼ症候群，ステロイド感受性と非感受性あり | 軽度の上皮変化，腫大．ときに軽度メサンギウム増加 | 足突起の癒合 | （－）まれに IgM, IgG, C3 など微小沈着 |
| B．巣状分節性病変 |  | 巣状分節性糸球体糸球体硝子 |  |  |
| 　巣状分節性糸球体硬化 | ステロイド抵抗性のネフローゼ症候群 | 巣状分節性糸球体硝子化，硬化像．ときにメサンギウム細胞増加，領域拡大 | びまん性足突起癒合．メサンギウム基質増加（底膜様物質） | ±IgM, ±C3, C1q |
| 　巣状糸球体腎炎 | 血尿，蛋白尿．ときにネフローゼ症候群または急性腎炎症候群 | 巣状分節性ないし巣状びまん性の滲出性，増殖性，壊死性，硬化性変化 | メサンギウム細胞，基質の増加．メサンギウムに沈着物（＋） | IgA, ±IgG, C3, フィブリン（メサンギウム領域） |
| C．びまん性糸球体腎炎 |  |  |  |  |
| 　1．膜性糸球体腎炎（膜性腎症） | ネフローゼ症候群 | 基底膜のびまん性棘状（鋸歯状）肥厚．"spike" | 上皮下の規則的な沈着物による基底膜の鋸歯状像 | IgG, C3 の顆粒状沈着（係蹄末梢部），まれに IgM, IgA, C1q, フィブリン |
| 　2．増殖性糸球体腎炎 |  |  |  |  |
| 　　a．メサンギウム増殖性腎炎 | 蛋白尿±血尿，またはネフローゼ症候群 | メサンギウム細胞増殖±基質増加 | メサンギウム増加±メサンギウム沈着物±足突起癒合 | IgA±IgG, ±C3, IgM±C3, （－）（不定） |
| 　　b．管内増殖性糸球体腎炎 | 急性糸球体腎炎 | 内皮細胞，メサンギウム細胞の増殖±好中球浸潤．係蹄腔狭小化 | 上皮下の半球状沈着物（"humps"）．ときに内皮下．メサンギウムの沈着物（＋） | C3 の顆粒状沈着（係蹄壁）．IgG, IgM, IgA（不定） |
| 　　c．膜性増殖性糸球体腎炎 | ネフローゼ症候群，または高度蛋白尿ないし急性腎炎症候群 | 基底膜の分裂重複化＋メサンギウム増殖．分葉化傾向 | メサンギウム細胞増殖＋mesangial interposition．基質増加．内皮下メサンギウムへの沈着物 | C3 の不規則な粗大融合性沈着（係蹄末梢，メサンギウム領域），±IgG, ±IgM, ±IgA, ±C1q フィブリン（半月体，管内），IgG, C3 線状沈着（Goodpasture）か（－） |
| 　　d．管外増殖性糸球体腎炎（半月体形成性，または壊死性糸球体腎炎） | 急速進行性糸球体腎炎．ときにネフローゼ症候群 | 半月体形成（50％以上の糸球体に） | 基底膜破綻．ときに内皮下の濃染性ないし透亮性沈着物（＋） |  |
| 　3．硬化性糸球体腎炎 | 慢性腎不全症状（慢性糸球体腎炎） | 広範な糸球体硬化，荒廃，Bowman 嚢肥厚，癒着，尿細管萎縮，間質線維化 | 基礎病型を反映．不定 | 不定，多くは非特異的 IgG, IgM, C3 沈着（＋） |
| D．分類分能の糸球体腎炎 |  |  |  |  |

(WHO 分類，Churg, J.: Renal disease. Igaku-Shoin, 1982 一部改変)

に入れられているが，わが国では原発性として扱うことが多い．

　糸球体腎炎の大部分は免疫学的機序によって起こる原発性糸球体疾患と考えられる．臨床経過からみると急性，急速進行性，慢性型があり，臨床症状からみると無症候性蛋白尿，血尿だけだったり，ネフローゼを伴ったり，腎不全への移行にも差がみられる．

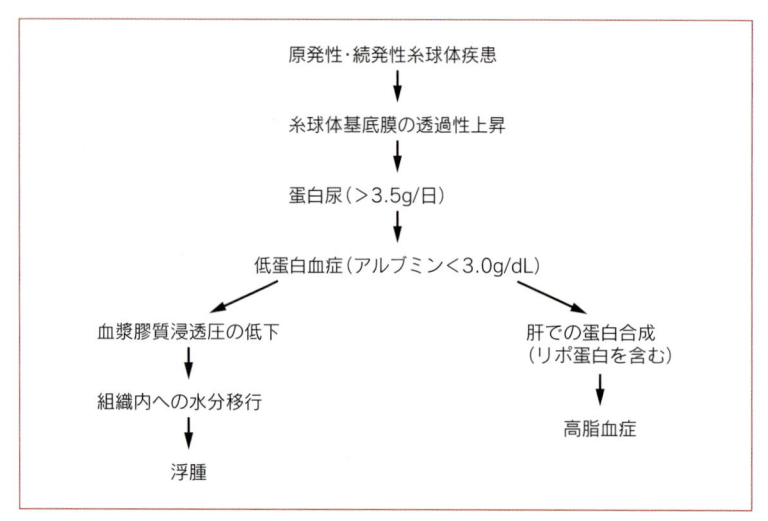

図 2-18 ネフローゼ症候群の病態

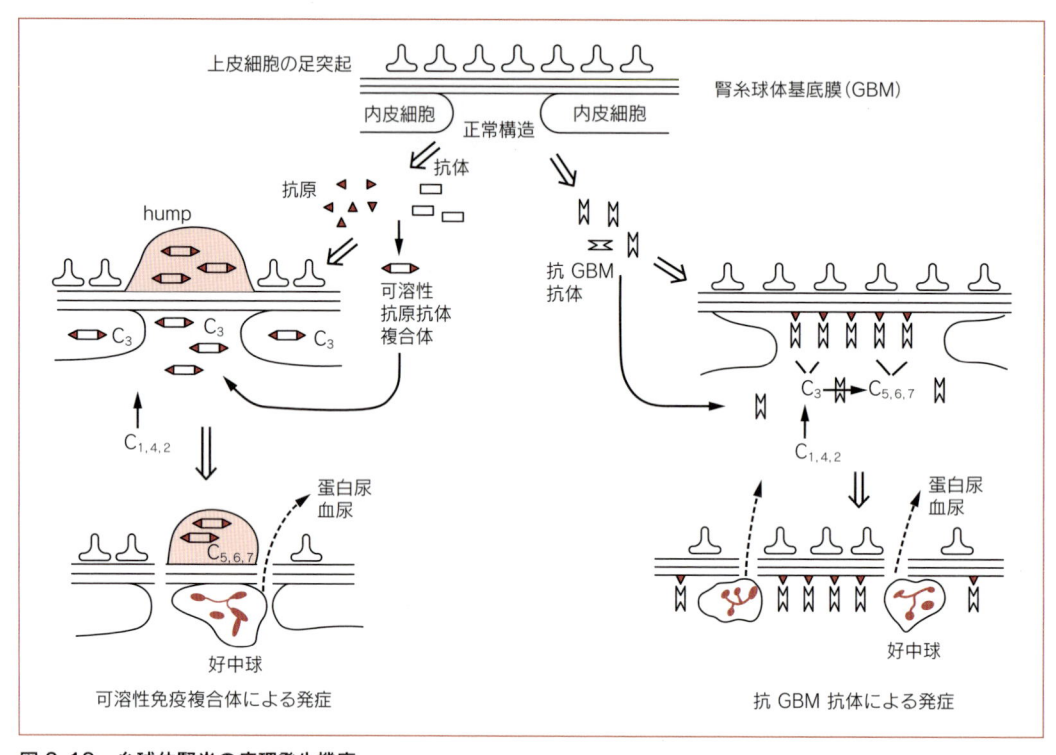

図 2-19 糸球体腎炎の病理発生機序

ネフローゼ症候群も臨床的概念で，**図 2-18** のような病態が考えられている．

糸球体腎炎の病因として，①免疫複合体が糸球体基底膜に沈着し，補体系を活性化して糸球体腎炎を引き起こす場合と，②抗糸球体基底膜抗体が直接，糸球体基底膜に結合して糸球体腎炎を起こす場合とがある．これを模式化して説明すると**図 2-19** のとおりである．前者は，急性血清病性腎炎の実験動物例，

> **ネフローゼ症候群の症状**
> ①全身浮腫，②蛋白尿 3.5 g/日以上(0.1 g/体重 kg/日以上)，③低蛋白血症，④脂質異常症，の4主徴を呈する症候群である．

表 2-25 全身性疾患，血管系疾患などに伴う糸球体疾患

Ⅰ．全身性疾患に伴う糸球体腎炎
　　A．ループス腎炎
　　　Ⅰ型　微小メサンギウムループス腎炎
　　　Ⅱ型　メサンギウム増殖性ループス腎炎
　　　Ⅲ型　巣状ループス腎炎
　　　Ⅳ型　びまん性ループス腎炎
　　　Ⅴ型　膜性ループス腎炎
　　　Ⅵ型　進行した硬化性ループス腎炎
　　B．IgA 腎症（Bager 病）
　　C．紫斑病性腎炎（Henoch-Schönlein 紫斑病）
　　D．抗 GMB 糸球体腎炎（Goodpasture 症候群）
　　E．全身性感染症における糸球体病変
　　F．寄生虫感染に伴う腎症

Ⅱ．血管系疾患における糸球体病変
　　A．全身性血管炎（高安病，結節性多発動脈炎，Wegener 肉芽腫症，顕微鏡的結節性多発動脈炎など）
　　B．血栓性微小血管症（溶血性尿毒症症候群，血栓性血小板減少性紫斑病）
　　C．糸球体血栓症（血管内凝固症候群）
　　D．良性腎硬化症
　　E．悪性腎硬化症
　　F．全身性硬化症

Ⅲ．代謝疾患における糸球体病変
　　A．糖尿病性糸球体症
　　B．Dense Deposit Disease（膜性増殖性糸球体腎炎 Type2）
　　C．アミロイドーシス
　　D．単クローン性免疫グロブリン沈着症
　　E．原線維性糸球体腎症
　　F．イムノタクトイド糸球体症
　　G．Waldenström マクログロブリン血症
　　H．クリオグロブリン血症
　　I．肝疾患に伴う腎症
　　J．鎌状赤血球貧血症に伴う腎症
　　K．チアノーゼを呈する先天性心疾患や肺高血圧症に伴う腎症
　　L．著明な肥満に伴う腎疾患
　　M．Alagille 症候群

Ⅳ．遺伝性腎疾患
　　A．Alport 症候群
　　B．良性反復性血尿，菲薄基底膜症候群
　　C．Nail-patella 症候群
　　D．先天性ネフローゼ症候群
　　E．新生児ネフローゼ症候群
　　F．Fabry 病および他の脂肪代謝異常症（家族性 LCAT 欠損症，Gaucher 病など）
　　G．リポ蛋白糸球体症

Ⅴ．その他の糸球体疾患
　　A．妊娠中毒症の腎症
　　B．放射線腎症

Ⅵ．末期腎

Ⅶ．腎移植後の糸球体病変

急性溶レン菌感染後糸球体腎炎，SLE の糸球体腎炎，HBV 感染に関連した糸球体腎炎などの例でみられる．後者は，Goodpasture 症候群，実験的馬杉腎炎，Steblay 腎炎，Heymann 腎炎などでみられる．とはいえ，膜性糸球体腎炎，膜性増殖性糸球体腎炎，IgA 腎症，その他の原発性糸球体疾患の抗原についてはまだわかっていない．以上が原発性糸球体疾患であるが，全身性疾患に伴う糸球体疾患を**表 2-25** にあげる．

### 4）尿細管病変
**(1) 急性尿細管壊死**（acute tubular necrosis；ATN）（**写真 2-57**）

臨床的な急性腎不全を示す病像の大半に対応する病変である．急性腎不全の原因の

---

**溶血性尿毒症症候群**（hemolytic uremic syndrome；HUS）

小児に多いもので，胃腸症状，溶血性貧血，血小板減少症，急性腎不全を示す．大腸菌の Vero 毒素（Vero toxin）による血管内皮細胞障害が原因であることが多いが，薬剤性，家族性，特発性，自己免疫疾患，移植腎などにも合併する．

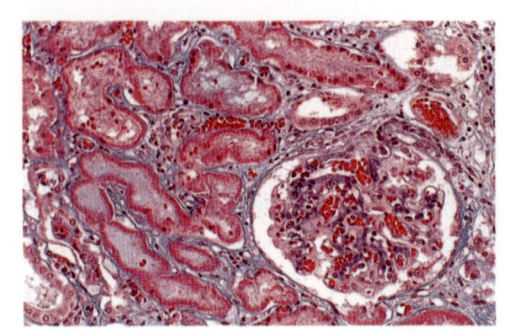

写真 2-57　急性尿細管壊死
Masson trichrome 染色．

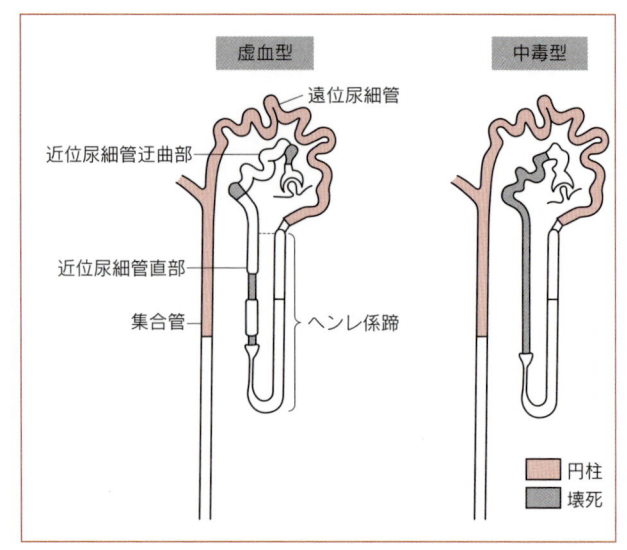

図 2-20　急性尿細管壊死の虚血性と中毒性の 2 型
（Robbins & Cortran：Pathologic basis of disease. Sounders）

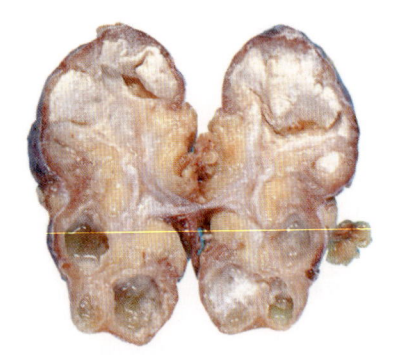

写真 2-58　腎結核（モルタル腎）

うちの腎前性のものは虚血性として，腎性の多くは中毒性として，血管収縮や尿細管に障害を与え，乏尿，無尿をきたすと考えられる．腎は肉眼的に腫大し，皮質は貧血状である．組織学的には，尿細管上皮の変性，壊死，剥離がみられ，管腔は拡張し好酸性の円柱を多数含んでおり，間質に浮腫がみられることが多い．時間がたつと尿細管上皮の再生がみられ，間質に小円形細胞も浸潤する．図 2-20 のように，虚血性では病変が分節状に，中毒性では連続性に起こることが多い．

### (2) その他の尿細管病変

多発性骨髄腫の腎病変を骨髄腫腎といい，骨髄腫蛋白を尿細管内に貯留し，巨細胞の反応が起こることもある．浸透圧性腎症，低カリウム血症性腎症で空胞変性がみられる．黄疸性腎症は肝障害のときの尿細管障害を総称する．尿細管上皮の代謝障害による疾患，たとえば尿細管性アシドーシスなど多数存在する．

## 5）腎間質の病変

### (1) 腎盂腎炎

下部尿路からの上行性感染が多いが，血行性感染，リンパ行性感染も少数みられる．大腸菌，緑膿菌，プロテウス菌，クレブシエラなどの細菌感染が多い．

急性腎盂腎炎で腎は腫大し，小膿瘍が多数みられ，腎盂に膿苔が付着している．組織学的に，腎盂粘膜の出血，びらん，尿細管内から間質に小膿瘍がみられる．小膿瘍が癒合して肉眼的にみえるようになると腎膿瘍といい，腎周囲膿

瘍をつくることもある．

慢性腎盂腎炎で腎は表面が凹凸不整となり，陥凹した瘢痕，腎盂腎杯の変形と拡張，腎盂の肥厚がみられる．組織学的には，尿細管の萎縮と消失，間質の線維化，硝子状円柱を含んだ尿細管の集合（甲状腺化），ボウマン嚢周囲の線維化，種々の虚血性糸球体硬化像，動脈硬化症がみられる．

黄色肉芽腫性腎盂腎炎は，泡沫状の組織球の反応を伴い，プロテウス属の細菌感染によるものである．

### (2) 腎結核（写真 2-58）

臓器結核症の一つであるが，結核性腎盂腎炎のかたちをとる．腎実質内に多数の乾酪壊死巣がみられ，肉眼的にモルタル腎と形容される．腎盂，腎杯の変形と続発性尿管狭窄のため水腎症を伴うことが多い．

### (3) 間質性腎炎

上記の腎盂腎炎も間質性腎炎の一つと考えられるが，そのほかに薬剤によるもの，Balkan腎炎，腎乳頭壊死，痛風性腎症などもこの概念に入れられる．

> **薬剤による間質性腎炎**
> アンピシリン，リファンピシン，メチシリン，ゲンタマイシン，セファロチン，ディランチン，アスピリン，フェナセチンなどにより起こる．

## 6）腎不全の病理

腎不全とは，腎の尿生成能，排泄機能が低下し，体液と電解質の恒常性の破綻をきたした状態をいう．血中尿素窒素（BUN），クレアチニンとカリウム値の上昇，糸球体濾過率（GFR）の低下，腎血漿流量（RPF）の低下がみられる．通常，GFRが30％以下に低下したものを腎不全とよび，透析などの治療を必要とする．急性腎不全（acute renal failure；ARF）と慢性腎不全（chronic renal failure；CRF）を区別するが，ARFで発症しそのままCRFに移行する（腎皮質壊死，悪性高血圧症など）ものもある．尿毒症とは，通常GFR 20％以下，BUN 70 mg/dL以上ということもできるが，神経症状などの多彩な症状を呈する症候群を総称していうものである．全身にみられる変化は図2-21のとおりである．

## 7）腎の腫瘍

腎の腫瘍では，腎がん（腎細胞がん），腎盂がん（尿路上皮がん），腎芽腫が代表的なものである．腎盂がんは下部尿路の腫瘍の項で扱う．

### (1) 腎がん〔グラヴィッツ（Grawitz）腫瘍〕

全腎腫瘍の85％を占め，60歳代に好発し，男女比は2：1で男性に多い．症状は無症候性血尿，疼痛，後腹膜腫瘤で，診断は経静脈的腎盂撮影，腹部CT，血管造影，尿細胞診で行われる．

肉眼的には被膜下に突出する球型の腫瘤で，割面では黄色，灰白色の分葉状を示すが，出血，壊死，コロイド様物質を含んだ囊胞形成などを伴っている．腎実質との境界は明瞭で，腎実質は圧排されて萎縮していることが多い．腎静脈，下大静脈への腫瘍血栓をしばしばつくっている．

組織像は上皮性細胞の胞巣状，腺管状，乳頭状，囊胞状および充実性の配列で増殖しているが，間質に類洞様の毛細血管が豊富なことが特徴的で，また，

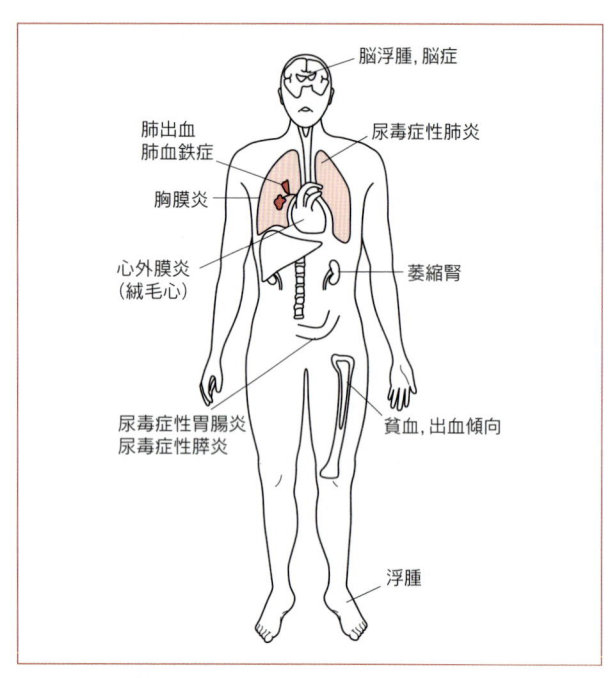

図 2-21　尿毒症の全身所見

線維瘢痕，軟骨様，骨様化生，石灰化，砂粒小体，ヘモジデローシスなどをみることも多い．

　腎細胞がんは淡明細胞がん，顆粒細胞がん，嫌色素性細胞がん，紡錘細胞がん，嚢胞随伴性腎細胞がん，乳頭状腎細胞がんの6型に分けられ，ほかに腎由来悪性上皮性腫瘍として集合管がん（Bellini 管がん）がある．悪性度の分類は，Riches，Skinner により提唱されたが，Mostofi は浸潤転移の病期のほうが予後に対して意味があるとしている．

(2) 腎芽腫〔ウィルムス（Wilms）腫瘍〕

　中胚葉の後腎芽組織（後腎芽細胞）とその発生段階にみられる上皮性および間葉系分化産物を伴った悪性混合腫瘍で，多くが5歳以下（70%）の小児にみられ，2歳にピークがあり，性差はない．腹部腫瘤とそれによる圧迫症状を初発症状とすることが多く，まれに両側性のことがある．肉眼的には軟らかい灰白色の腫瘤で，ときに出血や嚢胞を伴っている．組織学的には腎原基の構成成分を含むもので，未熟な間葉系の紡錘形細胞，未熟な糸球体や尿細管様構造物の増殖がみられ，横紋筋や軟骨なども認められることがある．

　組織学的分類は以下のように行われる（日本病理学会小児腫瘍組織分類委員会，2008年）．

　A）腎芽腫
　　1．混合型（通常型），2．上皮型，3．間葉型，4．後腎芽細胞優位型
　B）腎芽腫特殊型および腎芽腫関連病変
　　1．退形成腎芽腫，2．中胚葉の後腎芽組織（後腎芽細胞）遺残と腎芽腫

症，3．囊胞性部分的分化型腎芽腫および囊胞性腎腫，4．両側性腎芽腫，5．腎外腎芽腫

C）染色体異常，奇形（症候群）を伴う腎芽腫

1．11p13領域の異常を伴うもの ―WT1遺伝子を含めて―，2．11p15領域の異常を伴うもの，3．家族性腎芽腫

早期に完全摘出ができれば予後はよいが，肺，肝，副腎，後腹膜リンパ節への転移をみる．

### (3) その他の腎腫瘍

髄質線維腫，血管筋脂肪腫，平滑筋肉腫などが発生する．

## 2 下部尿路

### 1) 下部尿路の形成異常

腎盂・尿管の形成異常には，重複腎盂，重複尿管，尿管開口異常，尿管瘤，尿管憩室，巨大尿管がある．膀胱では臍尿膜管瘻，尿膜管遺残，尿膜管囊腫，不完全重複膀胱，完全矢状中隔，膀胱外反症，膀胱憩室などがみられる．

### 2) 下部尿路の炎症

膀胱炎は尿道の短い女性に多く，多くが上行性感染（経尿道的）とみられる．頻尿，排尿痛，下腹部痛，血尿，膿尿を示し，大腸菌などの細菌性感染がほとんどである．尿管炎，腎盂炎は膀胱炎からの波及によるもので，形成異常，結石，腫瘍，妊娠，糖尿病などに合併しやすい．臨床的には，膀胱炎〜腎盂炎を尿路感染症（urinary tract infection；UTI）と一括していうことが多い．急性と慢性炎症がみられる．

慢性膀胱炎では，濾胞性，囊胞性，間質性，放射線性，好酸球性膀胱炎の型がみられる．特殊なものとして結核性膀胱炎，マラコプラキアがみられる．

尿路結石は，腎結石の下降によるものが多く，尿管結石，膀胱結石よりなる．

> **マラコプラキア**
> 黄色扁平な多発性隆起病変としてみられ，組織学的には泡沫状の組織球からなり，PAS反応陽性，鉄反応陽性，Ca染色陽性の同心性層状の封入体Michaelis-Gutmann小体を認める．電顕的には石灰化したリソソームで，成因は不明．まれに尿管，腎盂，腎，精巣，前立腺，消化管粘膜にも発見されている．

### 3) 下部尿路の腫瘍

腎盂，尿管，膀胱とも同一の尿路上皮（移行上皮）よりなっているので，発生する腫瘍の性状もほとんど同じである．膀胱がんが圧倒的に多く，腎盂・尿管がんは少ない．また，膀胱がんがあると上部尿路にもがんを併発していることが多く，腎盂がんがあるとさらに高率に尿管や膀胱にがんを併発していることが多い．腫瘍の種類としては，尿路上皮系腫瘍（90％以上），扁平上皮系腫瘍，腺系腫瘍，尿膜管に関連する腫瘍，神経内分泌腫瘍などがみられる．

#### (1) 非浸潤性平坦状尿路上皮腫瘍

初期の腫瘍と思われるもので，尿路上皮異型性と尿路上皮内がんがみられる．

#### (2) 非浸潤性乳頭状尿路上皮腫瘍（写真2-59）

単発性，多発性に発生し，下部尿路腫瘍の10％以下の頻度で，50歳以上の男性に多い．以前は乳頭腫，乳頭腫症といっていたが，今ではより細かく，尿路上皮乳頭腫，内反性乳頭腫，低異型度非浸潤性乳頭状尿路上皮がん，高異型

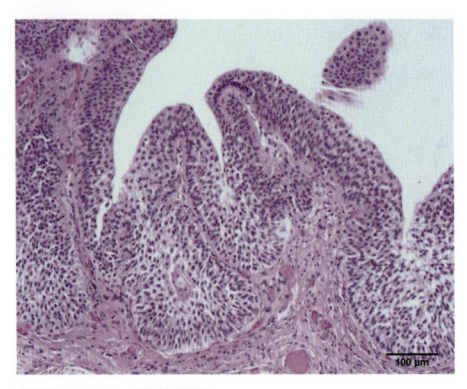

写真 2-59 膀胱腫瘍
非浸潤性乳頭状尿路上皮腫瘍.

表 2-26 膀胱がんの T 分類

| | |
|---|---|
| pTx | 原発腫瘍の評価が不可能 |
| pT0 | 原発腫瘍を認めない |
| pTa | 乳頭状非浸潤癌 |
| pTis | 上皮内癌：いわゆる "flat tumor" |
| pT1 | 粘膜上皮下結合織に浸潤する腫瘍 |
| pT2 | 筋層に浸潤する腫瘍 |
|   pT2a | 浅筋層に浸潤する腫瘍（内側1/2） |
|   pT2b | 深筋層に浸潤する腫瘍（外側1/2） |
| pT3 | 膀胱周囲組織に浸潤する腫瘍 |
|   pT3a | 顕微鏡的 |
|   pT3b | 肉眼的（膀胱外の腫瘤） |
| pT4 | 次のいずれかに浸潤する腫瘍：前立腺間質，精嚢，子宮，腟，骨盤壁，腹壁 |
|   pT4a | 前立腺間質，精嚢，または子宮または腟に浸潤する腫瘍 |
|   pT4b | 骨盤壁，または腹壁に浸潤する腫瘍 |

(「腎盂・尿管・膀胱癌取扱規約（第1版）」金原出版, 2011 年より)

度非浸潤性乳頭状尿路上皮がんに分ける．

### (3) 浸潤性尿路上皮がん

　50～70歳代に好発し，男性に多い．初発症状は肉眼的血尿であることが多く，診断は膀胱鏡，尿細胞診，膀胱粘膜生検，経尿道的腫瘍切除材料 TUR-Bt による．がん発生について，アニリン色素，ベンゼン，ベンチジン，サッカリンなどの化学物質，喫煙，フェナセチン，膀胱炎などとの関係が注目されている．肉眼的には内腔に突出して乳頭状発育を示すことが多い．多中心性発生をみることも多い．

　組織学的には，尿路上皮がんがほとんどで，これは以前には移行上皮がんとよんでいたものである．扁平上皮や腺上皮への分化を伴うものもある．扁平上皮，腺上皮へ分化を示す腫瘍細胞のみから構成されるときは扁平上皮がん，腺がんと分類する（**表 2-26**）．

　直接浸潤は，前立腺，精嚢腺，子宮，直腸，骨盤腔へ広がる．リンパ行性転移は鼠径部，骨盤内，後腹膜リンパ節にみられ，血行性転移は肝，肺，骨，脳

に好発する．

### (4) 腎盂がん，尿管がん

病理組織学的性状は膀胱がんと同様である．症状は血尿，疼痛などで，診断に尿細胞診，逆行性腎盂造影が有効なことが多い．尿管がんでは水尿管，水腎症を起こしやすく，また尿管壁のほうが薄いこともあって，尿管がんのほうが周辺へ浸潤することが多い．

## VI 生殖器および乳腺

### 1 男性生殖器

#### 1）男性生殖器の先天異常

精巣では，停留睾丸，無精巣，単精巣，癒合精巣，精巣形成不全（クラインフェルター（Klinefelter）症候群）が，陰茎と尿道では，尿道下裂，尿道上裂，包茎などがある．停留睾丸は精巣下降の中断で起こり，強い萎縮を示し，腫瘍発生の頻度が高い．Klinefelter 症候群の染色体は 47,XXY で，仮性半陰陽，女性化乳房，類宦官症を示す．

#### 2）男性生殖器の炎症

精巣上体の炎症は結核性，淋菌性，非特異性のものがあり，精巣炎では耳下腺炎性，梅毒性，特発性のものがみられる．ともに少ない．前立腺炎では非特異性のものが多く，結核性，肉芽腫性のものがある．陰茎では亀頭包皮炎，梅毒，軟性下疳，鼠径リンパ肉芽腫，鼠径肉芽腫，ヘルペス性外陰炎，ペイロニー（Peyronie）病などがみられる．

#### 3）精巣腫瘍

精巣より発生する腫瘍の大部分は悪性の性格をもち，青壮年期に好発する．胚細胞由来と性索/性腺間質由来に大別され，その比は 95：5 ぐらいである．

##### (1) 精上皮腫（セミノーマ）

全精巣腫瘍の約 40％と最も多い．40 歳以後にみられ，悪性度は低い．灰白色，分葉状で，弾性軟の充実性腫瘍であり，境界明瞭な膨張性発育をする．組織学的には細胞境界の明瞭な円形ないし多角形の大型細胞が胞巣状，ときに索状に増殖している．核は大型で，細胞質は明るく豊富なグリコーゲンを含有している．間質成分は乏しいが，ときにリンパ球浸潤は強いものがあり，予後と関連しているとの見方もある．

##### (2) 胎児性がん

灰白色，弾性軟で辺縁不規則な腫瘍で，出血や壊死を伴い，被膜へ浸潤性発育をみるものが多い．細胞境界不明瞭な大型の未分化上皮性細胞が腺房状，腺管状，乳頭状あるいは充実胞巣状発育をみる．間質にリンパ球浸潤をみることは通常ない．AFP の上昇をみ，hCG の上昇はない．放射線抵抗性であり，予後

> **精上皮腫のホルモンマーカー**
> 卵胞刺激ホルモン（follicle stimulating hormone；FSH）の上昇をみることがあるが，α-フェトプロテイン（α-fetoprotein：AFP）とヒト絨毛性ゴナドトロピン（human chorionic gonadotropin：hCG）の上昇はみられない．

は不良.

### (3) 絨毛がん

青壮年期に好発し，早期に肺などへ血行性転移を起こすもので，悪性度は高い．肉眼的には小さくても強度の出血を伴っている．組織学的には合胞体性と細胞性絨毛細胞（合胞細胞とラングハンス細胞）の増殖よりなるが，純型は少なく，多くは胎児性がん，奇形腫や精上皮腫中に一部分として見出されることが多い．hCGの高値をみ，純型ではAFPの上昇はない．

### (4) 奇形腫

灰白色の大きい腫瘍で，嚢胞状～胞巣状を呈する．組織学的に内・中・外胚葉性の分化，未熟な組織の増殖よりなる．未熟型では転移をみることがあり，悪性転化を伴う型では奇形腫の一部にがんあるいは肉腫を合併している．hCG, AFPの上昇は通常ない．

## 4) 前立腺肥大症（結節性増生）

50歳以上に高率に発生するが，障害を生ずるものは肥大を示すうちの10%以下で，症状は排尿障害，膀胱炎である．通常は側葉と中葉に発生し，肉眼的に結節をつくり，弾性ゴム様の硬さで，割面は蜂窩状，黄白色のさらっとした粘液で湿っている．組織学的には腺性成分と間質性成分がともに増生を示すことが多い．感染，梗塞，結石の合併も多い．外科的切除材料，経尿道的切除材料では微小がんがときどきみつかることがある．前立腺肥大からがんが発生するという考えは一般的でなく，まず別個に発生すると考えられる．

## 5) 前立腺がん

60～70歳代に多く，加齢とともに増加の傾向がみられる．欧米では男性の悪性腫瘍死因の第2～3位，わが国では第8位である．前立腺徴候などの症状が現れるのは進行がんで，早期診断が困難である．通常，後葉か後側葉の被膜下外腺部に好発し，増殖は比較的緩徐なものが多く，エストロゲン療法が有効なものが多い．

組織学的には腺がんが圧倒的に多く，腺房形成，篩状，充実性，索状構造をもち，通常，高分化，中分化，低分化の3型に分け，Gleason分類が行われる．ほかに，移行上皮がん，扁平上皮がん，未分化がんがみられる．血行性転移が多く，腰椎や骨盤骨への骨形成性転移，肺，肝などへ広範に広がる．

前立腺がんは甲状腺がんと並んで，潜在（伏）がん，不顕性がんの好発部位である．前立腺肥大症としての摘出材料にまれにがんが発見されることがあり，偶発がんという．エストロゲン治療を受けたがん細胞は変性し，核の縮小と空胞化，核内クロマチンの減少，尿路（移行）上皮と扁平上皮化生などが出現する．

---

**Gleason分類**

前立腺がんの組織学的形態を1～5のパターンに分類したものを基にする．最も多いものを第1パターン，次いでみられるものを第2パターンとする．Gleasonスコアは，例えば3+4=7の形式で記載する．

**Gleasonパターン**

Gleasonパターン1：各々が独立した中型の腺管が密在し，明瞭な結節を形成．
Gleasonパターン2：独立した中型の腺管からなり，大部分で境界明瞭な結節を形成．一部に浸潤傾向がみられる．
Gleasonパターン3：パターン1, 2よりも小型，明瞭な管腔をもつ独立腺管よりなり，既存の非腫瘍性腺管の間に浸潤する．
Gleasonパターン4：癒合腺管，篩状腺管，hypernephromatoid，不明瞭な管腔形成がみられる．
Gleasonパターン5：充実性増殖，索状配列，孤在性増殖，面疱状壊死がみられる．

## 2　女性生殖器

### 1）外陰部，腟

#### （1）外陰部の炎症

バルトリン（Bartholin）腺炎（膿瘍）は炎症によって導管が閉塞され，粘液様物質を充満している囊胞を形成する．細菌性炎症ではジフテリア外陰炎，鼠径部肉芽腫，軟性下疳，梅毒をみ，ウイルス性感染では尖圭コンジローマ，単純ヘルペス，伝染性軟属腫，性病性リンパ肉芽腫などがある．

#### （2）外陰部の腫瘍

扁平上皮乳頭腫，異形成，上皮内がん，乳房外 Paget 病，扁平上皮がん，腺がん，基底細胞がん，悪性黒色腫などがみられる．外尿道口付近に尿道カルンクルが発生する．

#### （3）腟の炎症

トリコモナス症，カンジダ症などの真菌感染と，萎縮性腟炎をみる．

#### （4）腟の腫瘍

扁平上皮がん，腺がん，悪性黒色腫がまれにみられる．

### 2）子宮

#### （1）子宮頸部の非がん病変

慢性子宮頸管炎は頸管腺の粘液分泌亢進と間質への小円形細胞浸潤を伴うもので，ナボット小胞，予備細胞増殖や表皮化生を合併することも多い．子宮頸部びらんや子宮腟部びらんという病名がよく使われるが，子宮頸部内膜の外翻状態を指していることが多く，組織上のびらんをみることは少ない．子宮頸管ポリープは頸部内膜の過形成で真の腫瘍ではない．単層円柱上皮におおわれるものがほとんどで（頸部内膜ポリープ），しばしば表皮化生を伴っている．

#### （2）子宮頸部上皮内腫瘍と扁平上皮がん

好発年齢は40歳代で，50歳代，30歳代の順に多い．多産婦，早婚に多く，未産婦に少ないことがいわれている．症状のないことが多く，接触出血，血性帯下などをみる．腟拡大鏡（colposcopy）は早期発見にきわめて有効で，がんのときは異常隆起，白斑形成，潰瘍形成や異常血管がみられる．剥離細胞診は簡便にできて検診などに適し，早期診断にきわめて貢献している．組織学的分類はWHO分類がよく用いられる．扁平上皮がんが約90％と最も多く，腺扁平上皮がん，腺がんの順である．

**子宮頸部上皮内腫瘍**（cervical intraepithelial neoplasia；CIN）：以前には異型性（dysplasia），上皮内がん（carcinoma *in situ*；CIS）とよんでいたものがこれに含まれる．HPV感染との関係を重視したベセスダシステムの扁平上皮内病変（squamous intraepithelial lesion；SIL）とも重なっている．

**微小浸潤扁平上皮がん**（microinvasive squamous cell carcinoma）：がん細胞が間質内へ浸潤をして，その深さが表層基底膜から5 mm以内，縦軸方向の広がりが7 mm以内のものと定義された．

**扁平上皮がん**（squamous cell carcinoma）：重層扁平上皮への分化を示す浸

---

**prostatic intraepithelial neoplasia（PIN）**
子宮頸部の異形成（cervical intraepithelial neoplasia：CIN）に準じてPINという概念が提唱された．導管や腺房内への上皮の過形成によるもので，多層化，核の重層化と軽度の異形を示す．low-grade PIN（LGPIN）とhigh-grade PIN（HGPIN）に分類される．HGPINが前がん病変であろうと考えられている．

**CIN1**
軽度異形成（mild dysplasia），軽度low SIL．コイロサイトーシス，2核や多核の細胞がみられる．核分裂像は上皮の下層1/3に限局してみられる．

**CIN2**
中等度異形成（moderate dysplasia），高度high SIL．層構造や極性の乱れ，核分裂像が下層2/3にみられる．

**CIN3**
高度high SIL．層構造や極性の乱れ，核分裂像が上皮全層にみられる．

図 2-22　子宮内膜の月経周期

潤がんをいう．角化型と非角化型に分けるが後者が圧倒的に多い．

### (3) 子宮内膜の非がん病変

不正子宮出血，無月経，過多月経，遅延月経などに対して，吸収細胞診，内膜生検，内膜掻爬（そうは）による組織診で，病変，内膜周期，がんなどの診断が行われる．

子宮内膜炎は少なく，月経により内膜が絶えず取り換わっていることに関連すると思われる．子宮内膜ポリープは子宮内膜と同様の組織よりなり，腺管は小囊胞状拡張を示し，月経周期をもたないものが多い．子宮内膜増殖症は無排卵が起こりやすい初潮直後の若いときと，更年期に発生が多く，持続的なエストロゲン刺激下の内膜腺と間質の増生状態である．卵巣機能不全，エストロゲン産生腫瘍（たとえば顆粒膜，莢膜細胞などの腫瘍）との関連性を調べないといけない症例もある．組織学的には腺腫様増殖症と囊胞状腺増殖症に分類され，前者は内膜がんとの鑑別に注意を要する．異型子宮内膜増殖症は，上記の良性病変と内膜がんの中間に位置する．アリアス・ステラ（Arias-Stella）反応とは，正常妊娠，子宮外妊娠，胞状奇胎，絨毛上皮がんにみられる内膜の腺上皮の反応で，異型核，胞体の空胞化，乳頭状発育がみられる．

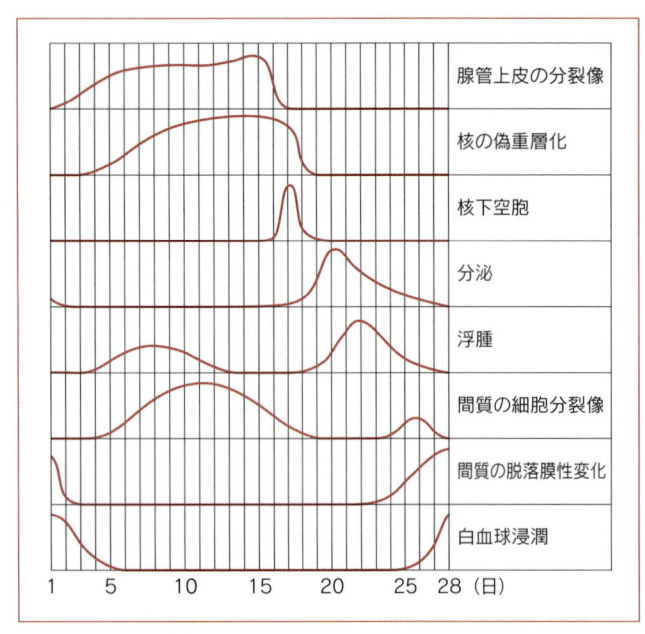

### (4) 子宮内膜の月経周期

子宮内膜の月経周期は**図 2-22**のとおりである．

＜増殖期＞
早期（第4～第7日）：薄い再生表層上皮，短くて狭い直走する腺管，多少の核分裂と大きい核をもつ緻密な間質

中間期（第8～第10日）：円柱状表層上皮，より長い，迂曲した腺管，種々の程度の間質浮腫，間質細胞の多数の分裂像

後期（第11～第14日）：波状表層，増殖と偽重層化をみる迂曲した腺管，増生の

さかんな間質
　＜分泌期＞
　排卵後36～48時間：はっきりとした顕微鏡的変化を欠く
　第16日：核下空胞の出現
　第17日：核は整然と並び，核上には均質な細胞質とその直下に大きい空胞がみられる
　第18日：空胞は小さくなり，核は次第に細胞底部に近づく
　第19日：少数の空胞，管腔内に分泌物の出現
　第20日：管腔内好酸性分泌物のピーク
　第21日：浮腫の急激な出現
　第22日：浮腫のピーク
　第23日：らせん動脈が目立つ
　第24日：表層下の動脈周辺に前剥脱膜細胞の出現
　第25日：表層細胞直下に前脱落膜細胞の出現
　第26日：多核白血球浸潤の出現
　第27日：多核白血球浸潤が目立ち，局所に壊死と出血が現れる
　第28日：顕著な壊死と出血

(5) 子宮体がん
　子宮体がんの多くは子宮内膜がんであり，閉経後の50～60歳代に好発し，未産婦や不妊症，エストロゲン療法を受けた者に多い．全子宮がんの5%以下．子宮底の後壁に好発し，限局型とびまん型，外向型と内向型がみられる．組織学的には以下のように分類する．

　　a．類内膜がん　　　b．漿液性腺がん　　　c．明細胞腺がん
　　d．粘液性腺がん　　e．扁平上皮がん　　　f．混合がん
　　g．未分化がん

　上皮性と間葉性の混合した悪性腫瘍は腺肉腫，がん線維腫とがん肉腫に分ける．がん肉腫は，ミューラー管混合腫瘍といっていたもので，いわゆるがん肉腫とよんでいたものは同所性がん肉腫，また中胚葉性混合腫瘍とよんでいたものは異所性がん肉腫とよばれる．

(6) 子宮筋層の病変
　平滑筋腫が代表的なもので，30歳以後の未産婦に多いが，閉経後は自然に縮小するといわれている．月経異常，不正子宮出血，貧血，腰痛などの症状を呈する．体部底，後壁に好発し，まれには頸部にもみられる．発育の性状から，漿膜下，壁内，粘膜下，有茎性と分ける．有茎性粘膜下筋腫が子宮口より露出する場合があり，筋腫分娩という．肉眼的には境界明瞭な球形の腫瘍で，きわめて硬い．割面は白っぽく，渦巻き状または唐草模様状を呈している．組織像は，紡錘形の平滑筋細胞が増殖し，線維筋腫，細胞性平滑筋腫，異様平滑筋腫，平滑筋芽腫（類上皮性平滑筋腫）と分けることもある．大きい筋腫となると硝子変性，粘液様変性，囊胞変性，石灰沈着，出血，中心部壊死などを伴う．

(7) 妊娠に関連した病変
　流産とは妊娠22週未満の胎児の娩出をいい，8～12週に多い．組織学的に

---

**平滑筋肉腫**
まれなもので，肉眼的に平滑筋腫より軟らかく，割面で渦巻き～唐草模様はなく，灰白色を呈し，結節状というよりびまん性発育を示すことが多い．

**子宮腺筋症**
子宮筋層内に内膜組織が異所的に存在することをいう．月経周期とともに機能するものが多く，疼痛，不正子宮出血，月経困難などをみる．通常，子宮筋腫と臨床的に診断されて切除されるものが多いが，肉眼的にも平滑筋腫と違って境界不明瞭，海綿状の割面を呈し，出血を伴っていることが多いので，鑑別は容易である．

**子宮内膜症**
子宮以外の臓器，組織に子宮内膜と同様の組織が異所的に出現する状態をいい，卵巣，卵管，子宮靱帯，腹膜，直腸・膣中隔，虫垂，骨盤靱帯，膀胱，骨盤リンパ節などにみられる．出血に関係して，腫瘍として，あるいは偶然みつかることが多い．閉経期以後に自然消退するといわれる．

は脱落膜の出血や壊死，変性壊死に陥った絨毛，胎児成分をみる．

子宮外妊娠のほとんどは卵管妊娠で，下腹部の激痛，性器出血，腹腔内出血，ショックをみる．子宮内膜掻爬材料で，Arias-Stella 反応や脱落膜反応を認める．

胞状奇胎とは，絨毛細胞の増殖により絨毛がブドウの房状になったもので，通常径 2 mm 以上をいう．全妊娠の 0.2〜4% の頻度といわれる．全奇胎，部分奇胎に分ける．ヒト絨毛性ゴナドトロピン（hCG）測定でのフォローアップが必要である．

> **絨毛性疾患**
> 胞状奇胎，破壊性胞状奇胎，絨毛がん，存続絨毛症の総称．

破壊性（侵入性）胞状奇胎は組織上は胞状奇胎と同様であるが，子宮筋層や血管内へ侵入し増殖する．腟壁や肺へ転移することもあるが，自然消退するか，原発部除去で消失する．

絨毛がんは合胞体性絨毛細胞と細胞性絨毛細胞が増殖する悪性腫瘍で，正常の絨毛形成がみられない．30 歳前後に好発し，胞状奇胎，正常分娩，流産，外妊などのあとに発生する（妊娠性絨毛がん）ことが多く，まれに非妊娠性のものが胚細胞腫瘍として卵巣，睾丸，前縦隔，松果体などに発生する．もっとも多いのは子宮絨毛がんで，腟内あるいは筋層内に軟らかくもろい，出血性の強い腫瘤としてみられ，他に類をみないほどの出血を伴っているので，疑えば肉眼的にもわかる．発育と転移はきわめて早く，肺，脳，肝，腎などに血行性転移を起こしやすく，転移巣症状で発見されることもある．まれに子宮内での原発巣が消退して転移巣しかみつからない例もある．血中・尿中 hCG の測定が有用である．

## 3）卵管，卵巣

### (1) 卵管の病変

卵管炎には急性と慢性があるが，慢性のものでは峡部や漏斗部で狭窄し，膨大部が拡張し，卵管蓄膿症，卵管水症，血卵管の状態をつくる．卵管の腫瘍はきわめてまれで，悪性のものでは乳頭状腺がんが発生する．ワルタルド（Walthard）細胞遺残が卵管の漿膜下，卵巣，子宮鞍帯に出現することがあり，移行上皮様の細胞集団で小囊胞をつくる．がんの播種性転移との鑑別が必要である．

### (2) 卵巣の炎症

卵巣炎にも急性と慢性がある．経卵管性の感染であることが多いが，ほかに血行性，リンパ行性，経腹膜性（腹膜炎からの波及）のものもある．慢性卵巣炎では厚い結合織に置換し，中心部に偽囊胞や膿瘍をつくり，卵巣腫瘍と間違えられることがある．

### (3) 卵巣の非腫瘍性囊胞

囊胞には，腫瘍性のものと非腫瘍性のものがある．非腫瘍性囊胞には，卵胞囊胞，多囊胞性囊胞，黄体囊胞，白体囊胞，妊娠黄体，チョコレート囊胞（子宮内膜症性囊胞）などがある．チョコレート囊胞は卵巣内に子宮内膜症があり，月経に伴って出血を繰り返して生じる．

表 2-27 卵巣腫瘍の臨床病理学的分類

| | 良性腫瘍 | 境界悪性腫瘍 | 悪性腫瘍 |
|---|---|---|---|
| 表層上皮性・間質性腫瘍 | 漿液性嚢胞腺腫<br>粘液性嚢胞腺腫<br>類内膜腺腫<br>明細胞腺腫<br>腺線維腫（上記の各型）<br>表在性乳頭腫<br>ブレンナー腫瘍 | 漿液性嚢胞性腫瘍，境界悪性［低悪性度腫瘍］<br>粘液性嚢胞性腫瘍（同上）<br>類内膜腫瘍（同上）<br>明細胞腫瘍（同上）<br>腺線維腫（上記の各型）<br>表在性乳頭状腫瘍，境界悪性［低悪性度腫瘍］<br>ブレンナー腫瘍，境界悪性［増殖性］ | 漿液性（嚢胞）腺がん<br>粘液性（嚢胞）腺がん<br>類内膜腺がん<br>明細胞腺がん<br>腺がん線維腫（上記の各型）<br>腺肉腫<br>中胚葉性混合腫瘍［ミューラー管混合腫瘍］［がん肉腫］<br>悪性ブレンナー腫瘍<br>移行上皮がん<br>未分化がん |
| 性索間質性腫瘍 | 莢膜細胞腫<br>線維腫<br>硬化性間質性腫瘍<br>セルトリ・間質細胞腫瘍（高分化型）<br>ライディッヒ細胞腫［門細胞腫］<br>輪状細管を伴う性索腫瘍 | 顆粒膜細胞腫<br>セルトリ・間質細胞腫瘍（中分化型）<br>ステロイド［脂質］細胞腫瘍（分類不能型）<br>ギナンドロブラストーマ | 線維肉腫<br>セルトリ・間質細胞腫瘍（低分化型） |
| 胚細胞腫瘍 | 成熟嚢胞性奇形腫［皮様嚢胞腫］<br>成熟充実性奇形腫<br>卵巣甲状腺腫 | 未熟奇形腫（G1, G2）<br>カルチノイド<br>甲状腺腫性カルチノイド | 未分化胚細胞腫<br>卵黄嚢腫瘍［内胚葉洞腫瘍］<br>胎芽性がん［胎児性がん］<br>多胎芽腫<br>絨毛がん<br>悪性転化を伴う成熟嚢胞性奇形腫<br>未熟奇形腫（G3） |
| その他 | 非特異的軟部腫瘍<br>腺腫様腫瘍 | 性腺芽腫（純粋型） | がん腫<br>肉腫<br>リンパ腫（原発性）<br>二次性［転移性］腫瘍 |

## (4) 卵巣腫瘍

本腫瘍の分類については，良性か悪性か，内分泌活性の有無，嚢胞性か充実性か，上皮性か非上皮性か，組織発生学的母地の観点からと種々の立場で多種の分類が行われてきた．現在までのところ国際産婦人科連合（FIGO）分類，WHO分類，日本産科婦人科学会卵巣腫瘍登録委員会分類（日産婦分類），卵巣腫瘍取扱い規約（2009年）の4つの分類がある．

ただ，卵巣腫瘍には明らかに良性，悪性のもののほかに，中間に位置する病変（境界領域病変）があり，borderline case (low potential malignancy)〔FIGO分類〕，borderline malignancy (carcinoma of low malignant potential)〔WHO分類〕，中間群（低悪性度）〔日産婦分類〕などとよばれる．このカテゴリーのものは通常のがん腫と異なり，よい経過をたどることがわかっている．しかし，少数の患者は転移などにより死亡する．卵巣腫瘍分類を**表2-27**に示す．

表 2-28　漿液性・ムチン（粘液）性および子宮内膜様嚢胞腺がんの鑑別法

| 特徴 | 漿液性嚢胞腺がん | ムチン（粘液）性嚢胞腺がん | 内膜様嚢胞腺がん |
|---|---|---|---|
| 相対的頻度 | 65〜80% | 10% | 10〜25% |
| 大きさ | 中等大 | しばしば巨大 | 中等大 |
| 液体成分の性質 | 透明 | 粘稠 | 出血性 |
| 子宮内膜症の合併 | 1%以下 | 1%以下 | 10〜20% |
| 乳頭状領域 | しばしば | まれ | まれ |
| 子宮内膜増殖症あるいはがんの合併 | 例外的 | 例外的 | 27% |
| 上皮細胞 | 立方形 | 円柱状・基底部に位置する核 | 円柱状，基底部近くに位置する核 |
| 粘液 | 管腔辺縁にのみ | しばしば富，胞体内 | 管腔辺縁のみ |
| 扁平上皮化生 | 例外的 | 例外的 | 50% |
| 線毛 | しばしば | (−) | まれ |
| psammoma body の出現 | しばしば | 例外的 | 例外的 |
| 5 年生存率（分化型の） | 35.7% | 39% | 61.8% |

(Ackerman & Rosai：Surgical pathology)

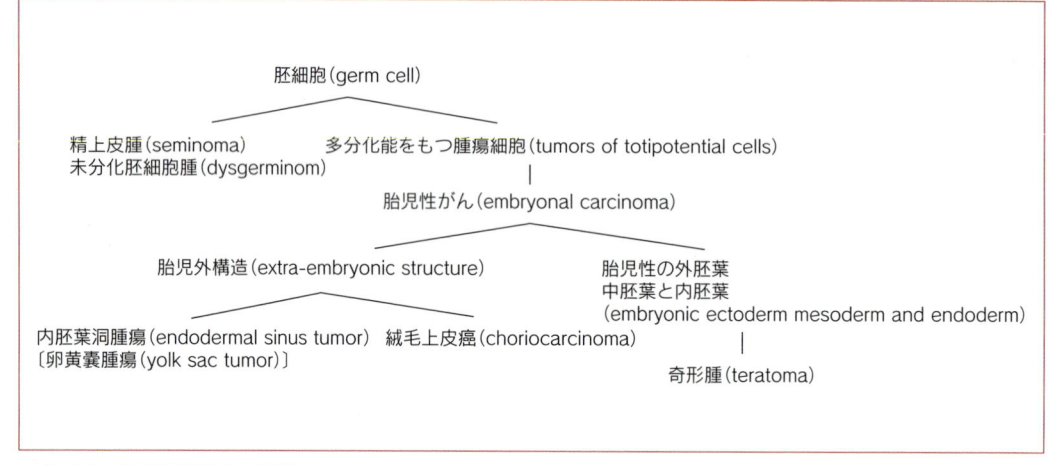

図 2-23　胚細胞腫瘍の組織発生 (Teilum, 1976 年の考え)

最近，各種の腫瘍マーカーが知られ，診断や治療に役立っている．

頻度の高いものは，線維腫，漿液性腫瘍，粘液性腫瘍，奇形腫である．臨床病理学的に重要な腺がんの鑑別法を表 2-28 に示す．

奇形腫には良性嚢胞性奇形腫（皮様嚢腫）と充実性奇形腫（奇形芽腫）があり，前者では嚢胞内に皮脂が充満し，毛髪，骨，歯，気管支，腸，膵，神経組織など三胚葉成分が認められる．後者は未分化な三胚葉成分が増殖し，発育が急速で腹腔内散布を起こし，悪性ないし中間群のものである．

(5) 胚細胞由来腫瘍

胚細胞由来腫瘍の組織分類と組織発生は議論の多いところである．性腺の原基は胎児長が約 6 mm に成長したころ明らかになり，体腔上皮，原始的間質細胞，原始胚細胞がみられ，これらの細胞が成熟分化して，卵巣では莢膜細胞，

顆粒膜細胞と卵細胞に，精巣ではライディッヒ（Leydig）細胞，セルトリ（Sertoli）細胞と精母細胞になる．腫瘍の発生は精巣においてより研究が進んでいるが，卵巣のものにも共通すると考えられている．

　Teilum は 1976 年に**図 2-23** のような考えを示している．彼の考えの中心は多分化能をもつ腫瘍細胞を仮定したのであるが，これが証明されていない．Azzopardi, Skakkeback, Hedinger, Mostofi らにより精細管内の悪性胚細胞の存在がいわれ，すべてこれから発生するとの考えが一般的となってきた．

## 3　乳腺
### 1）乳腺の炎症
　現在では激しい乳腺炎はきわめてまれとなった．急性化膿性乳腺炎は別名，産褥性乳腺炎といい，授乳を始めると起こる．慢性乳腺炎（形質細胞性乳腺炎）は乳腺症，外傷，手術に合併することが多く，乳管の閉塞から乳管周囲に異物型の肉芽腫をつくったり，脂肪壊死，乳管拡張症と合併したりする．

### 2）乳腺症
　主として成熟期（30〜50歳）にみられる非炎症性，非腫瘍性の増殖性病変で，臨床的には腫瘤として触れ，乳がんとの鑑別が問題となる．この原因について，卵巣ホルモンの不均衡，ことに高エストロゲン状態と深い関係があるとされている．以前は乳腺症を乳がんの前がん状態とする考え方が有力であったが，現在は否定的意見のほうが一般的である．外側上四分円（C領域）に好発し，境界不明瞭な結節で，割面で大小の囊胞をみることが多い．組織像は，増生，化生と退行性変化が複雑に混合しているので，たいへん多彩である．
　構成する病変は，囊胞，乳管乳頭腫症，小葉増殖，閉塞性腺増生症，硬化性腺増生症（線維化性腺増生症），アポクリン化生，線維腺腫症などである．このなかで硬化性腺増生症とは，小葉内細乳管が高度に増殖するもので，間質がほとんど消失した（開花期）ものと，細乳管周囲が強い線維化を起こした（硬化期）ものとがみられ，これらは浸潤がんとの鑑別がしばしば困難なものがある．

### 3）女性化乳房
　男性の片側または両側の疼痛を伴った乳房の肥大で，エストロゲンの過剰によると考えられている．肝硬変症，精巣腫瘍（絨毛がん），下垂体腫瘍，副腎腫瘍，女性ホルモン療法（前立腺がんなど），薬物治療などに随伴することがある．組織学的には乳管の拡張，周囲結合織の強い浮腫状の増殖がみられ，腺房形成はない．

### 4）乳腺の良性腫瘍
　線維腺腫がもっとも多く，20〜30 歳代に好発する．腫瘤は境界明瞭な球状をし，通常は単発性であり，渦巻き状，小分葉状の割面をしている．組織像は

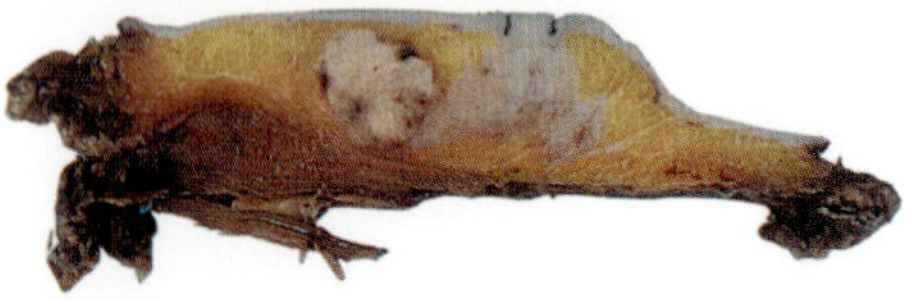

写真 2-60　乳がん（割面）

表 2-29　浸潤性乳管がんの組織型での特徴

| | 進展形式 | 分化度 | リンパ節転移 | 予後 |
|---|---|---|---|---|
| 腺管形成型 | 管内進展 | 高い | 低率 | 良好 |
| 充実型 | 管外圧排性 | 中から低い | 中間 | 中間 |
| 硬性型 | 管外浸潤性 | 低い | 高率 | 不良 |

上皮成分と間質結合織がともに増殖しており，管周囲型と管内型に分けるが，よく混在してみられる．まれに急速な発育を示す巨大線維腺腫がみられる．これは間質線維成分が浮腫性に強く増殖して，輸出管腔を圧排し葉状にみえることから葉状嚢胞肉腫という名もある．肉腫とあるが，誤った使い方で，本来は良性のものを指している．

管内乳頭腫とは，拡張した乳管内に結合織成分を伴って乳頭状に突出した乳管上皮の増殖で，良性腫瘍である．大きな嚢胞内にあるときは嚢胞内乳頭腫という．40〜50歳に好発し，乳頭付近の中心部に多い．がんとの鑑別でしばしば苦慮することがあり，上皮の2層性，篩状構造，アポクリン化生や硬化性腺増生症の随伴，壊死傾向などの有無が有力な所見となる．

### 5）乳がん（写真 2-60）

女性がん死亡のうちで約9％を占めている．45〜50歳に好発し，年齢が進むにつれて発生率が下がる．疫学的に更年期前後，未婚，不妊，肥満，未出産，不規則授乳者に多いといわれる．欧米諸国では女性がん死の第1位を占めるほど発生率が高く，また加齢にしたがって頻度が高くなっている．今後，わが国でも増加していくものと考えられている．

多くは一側性に，外側上四分円（C領域）と中心部に好発する．大きいものになると可動性がなく，乳房の変形，皮膚の陥凹をつくる．割面は黄白色〜灰白色で，線維成分の増加から，硬く，周辺へ浸潤性のものが多い．

組織学的には非浸潤がんと浸潤がんに分ける．非浸潤がんとはがん細胞が乳管および小葉内に限局しており，基底膜を破っていないものをいう（非浸潤性乳管がん，ductal carcinoma in situ；DCIS）．がん細胞の組織型そのものは両者で差はないが，非浸潤がんに乳頭腺管がんが多い．基底膜を破って浸潤しているものを浸潤がんという．

組織型で大半を占めるものは浸潤性乳管がんとして一括した群のものである．一般的に，周辺の結合織，脂肪織への浸潤と，リンパ行性の転移が多いことが特徴である．各組織型での特徴を表2-29にまとめた．

乳がんは悪性腫瘍のなかでは予後のよいほうで，5年生存率より10年生存率がよく判定に用いられる．組織型別にみた10年生存率では硬がんの予後が不良である．

**鎧がん**
肩のほうまで皮下に広範に浸潤し硬くなった状態を鎧がんというが，現在では少ない．

**乳腺のパジェット（Paget）がん**
1874年 J. Paget の報告に始まるもので，乳頭の落屑性湿疹，組織学的には乳管がんと乳頭表皮への腺がんの進展を特徴とする（Paget病）．多少このあたりの定義で混乱があり，Paget病のうち太い乳管部のがんが非浸潤性であるものを Paget がん，乳腺内に浸潤がんがあり乳頭表皮へも浸潤したものを pagetoid がんとして区別する考えが便利である．Paget 細胞は表皮扁平上皮層内にみられ，大型の明るい細胞質と大きい核をもつこと，胞体が粘液染色（PAS，Alcian blue，mucicarmine など）に陽性である特徴をもつ．乳房外パジェット病は外陰部，肛門周囲などにみられるもので，アポクリン汗腺がんの初期病変あるいは表皮浸潤と考えられる．

# VII 造血臓器系

## 1 骨髄

### 1) 造血臓器の年齢変化

血球成分は赤血球, 白血球, 血小板よりなり, その産生部位は年齢とともに変遷する. 胎生2カ月まで卵黄嚢で産生され, その後, 肝, 脾とリンパ節, 骨髄と主体が変わっていく. 出生後は造血のほとんどが骨髄に限られるようになる. 出生後, 病的状態で骨髄以外の臓器や組織で造血が行われることを髄外造血という. 骨髄の造血能のさかんな部位は肉眼的に赤っぽいので赤色髄（細胞髄）, 造血能の乏しい部位を黄色髄（脂肪髄）という.

血液の病的変化をとらえるのに, 末梢血液の検査とあわせて, 骨髄穿刺による骨髄像（myelography）もしばしば有効な検査として用いられる. 成人では, 胸骨, 腸骨, 肋骨, 脊椎棘突起, 小児では, 脛骨, 腸骨, 脊椎棘突起などが穿刺部位となる.

### 2) 血球の分化

骨髄での各血球産生は赤血球形成, 顆粒球形成, 血小板形成と大きく分けられる. リンパ球形成だけは, 骨髄外のリンパ装置でも増殖が起こる.

### 3) 白血球数増減の病態像

#### (1) 白血球増加症

白血球数の増加している状態. 多くは急性化膿性炎症などでみられる好中球増加症.

#### (2) 白血球減少症

白血球数の減少している状態. 多くは好中球減少症で, 無顆粒球症や再生不良性貧血でみられる.

#### (3) 好酸球増多症

アレルギー性疾患, 寄生虫症などでみられる.

#### (4) リンパ球増多症

ウイルス感染症, リンパ性白血病, 再生不良性貧血などでみられる.

#### (5) リンパ球減少症

放射線照射, 制がん剤, ステロイド治療や先天性免疫不全症候群などでみられる.

#### (6) 核左方移動

末梢血中に後骨髄球, 骨髄球や前骨髄球が出現する場合をいい, 化膿症や骨髄の成熟抑制のときにみられる.

#### (7) 核右方移動

顆粒球の増加が通常あり, 分節球の分葉が5～7核性と多分葉したものが多く出現する場合をいう. 悪性貧血, 胃全摘後, 感染症のときにみられる.

#### (8) 類白血病反応

高度の白血球増多（通常10万以下）があり, 10%以下の骨髄芽球, 前骨髄球の出現をみる場合で, 重篤感染症, がんの骨髄転移などで起こる. 慢性骨髄性白血病（chronic myeloid leukemia；CML）との鑑別では, 好中球アルカリホスファターゼ

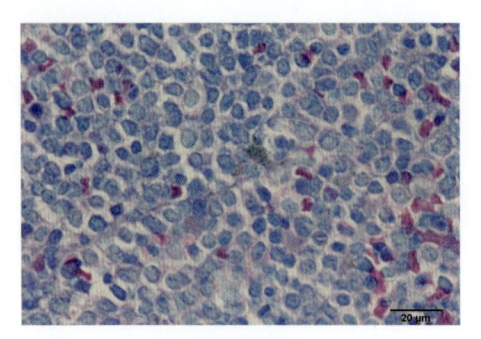

写真 2-61　急性骨髄性白血病
Giemsa 染色.

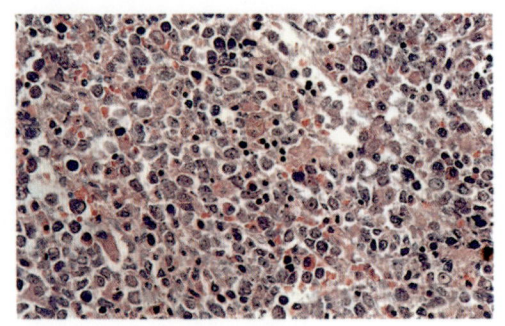

写真 2-62　慢性骨髄性白血病
Giemsa 染色.

表 2-30　白血病の従来の分類

1．急性白血病
　1）急性骨髄性白血病（AML）
　　a．急性骨髄芽球性
　　b．急性前骨髄芽球性（APL）
　　c．急性骨髄単球性（AMMoL）
　　d．急性単球性（AMoL）
　　e．赤白血病
　2）急性リンパ性白血病（ALL）
2．慢性白血病
　1）慢性骨髄性白血病（CML）
　2）慢性リンパ性白血病（CLL）
3．特殊型の白血病
　1）好酸球性白血病
　2）好塩基性白血病
　3）形質細胞性白血病
　4）巨核芽球性白血病
　5）慢性好中球性白血病
　6）慢性骨髄単球性白血病
　7）未分化白血病
　8）白血性細網症
　9）有毛細胞（hairy cell）白血病
　10）前リンパ球性白血病
　11）成人 T 細胞白血病

(neutrophile alkaline phosphatase；NAP）が正常ないし高値，Ph 染色体陰性などで行う．

(9) 無顆粒細胞症（無顆粒球症）

末梢血中に顆粒球の著減ないしは消失をきたすもので，突然の高熱と口腔・咽頭あるいは肛門周囲の壊死性炎症で発症する．原因の大半はアミノピリン，フェナセチンなどの薬剤によるものである．

### 4）白血病（leukemia）（写真 2-61，-62）

造血細胞が腫瘍性増殖を起こした系統的疾患を白血病という．増殖した幼若な細胞が末梢血液に出現している場合を白血性（化），出現していない場合を非白血性（化），わずかに出現している場合を亜白血性と分ける．経過の長短から急性，慢性などと区別していたが，治療法の向上によって経過だけからの分類がむずかしくなり，増殖する細胞の分化度によって分類するようになってきた．従来から表 2-30 のように分類されてきたが，French-American-British（FAB）分類がよく用いられるようになってきた（表 2-31）．

わが国の白血病の頻度をみると，旧来の分類でいう AML がもっとも多く，

**FAB 分類**

M0 は未分化と称され，ペルオキシダーゼ陽性細胞が 3％以内．M1 は成熟がなく，芽球 30％以上，I 型の芽球が大部分を占める．M2 は顆粒球系への成熟傾向があり，Auer 小体がみられる．M3 は急性前骨髄球性白血病．M4 は急性骨髄単球性白血病で，骨髄系の芽球が 30％以上あって，さらに単球系の細胞が 20 から 80％あるものをいう．M5 は急性単球性白血病で，幼若な単球系細胞の増殖からなる．M6 は赤白血病，M7 は急性巨核芽球性白血病である．

表 2-31　急性白血病の FAB 分類

| 急性白血病（FAB 対象症例：骨髄正～過形成，骨髄中に芽球≧30%） |
|---|
| I．急性骨髄性白血病（AML）：ミエロペルオキシダーゼ（MPO）陽性芽球≧3%（M0 と M7 を除く）<br>　M0：芽球は MPO 陰性，ただし CD13/CD33/電顕 MPO/anti-MPO のいずれかが陽性，リンパ系マーカー陰性<br>　M1：骨髄芽球≧90%<br>　M2：30%≦骨髄芽球＜90%，前骨髄球以降に分化した細胞≧10%（非赤芽球成分中）<br>　M3：前骨髄性白血病（M3V：アズール顆粒が少ない）<br>　M4：顆粒球系細胞≧20%と単球系細胞≧20%の混在（非赤芽球成分中）（M4E$_0$：好酸球≧5%を伴う）<br>　M5：単球系細胞≧80%（M5a：単芽球≧90%，M5b：前単球と単球への分化傾向あり）<br>　M6：赤芽球≧50%かつ骨髄芽球≧30%（非赤芽球成分中）<br>　M7：巨核芽球（電顕 PPO 陽性/CD41 陽性）≧30%，MPO は陰性<br>II．急性リンパ性白血病（ALL）：MPO 陽性芽球＜3%<br>　L1：核小体に乏しい小型リンパ芽球が主体<br>　L2：核小体の明瞭な大型リンパ芽球が主体<br>　L3：大型で円型核と濃青色胞体に空胞を多数もつ Burkitt 型リンパ芽球が主体 |

CML，AMoL，ALL の順で，CLL，AMMoL はきわめて少ない．病因として，遺伝，ウイルス，放射能および化学物質の影響などがいわれている．

1976 年に高月らによって発見された成人 T 細胞白血病（adult T cell leukemia；ATL）は，レトロウイルスである HTLV-1 によるものである．20 歳以上の成人に発症し，患者の出身地の大半は九州，沖縄，四国南部である．1.5：1 くらいで男性にやや多い．皮膚症状，リンパ節腫脹，肝脾腫，高カルシウム血症などの症状がみられ，白血球数は正常から数十万まで増加している．末梢血液像での白血球に多分葉核となり，花冠状を呈したり，好塩基顆粒や，2 つにくびれた核をもつなどの特徴ある異常リンパ球が出現する．患者血液中に ATLA 抗体が存在する．病型として，急性型，慢性型，くすぶり型，リンパ腫型，急性転化型が知られ，急性型では 4～6 カ月で死亡する．ヒトにおける最初の確実な腫瘍ウイルスとして，発がん機構の解明が注目されている．

### (1) 急性骨髄性白血病（AML）（写真 2-61）

末梢血液で白血球増多，または 1/3 以下では白血球減少を呈し，どちらの場合も正常顆粒球が減少している．白血病細胞はペルオキシダーゼ，オキシダーゼ，ズダン黒 B，ナフトール AS-D クロロアセテートエステラーゼが陽性で，胞体内に Auer 小体が存在し，白血病裂孔が出現する．ほかに貧血と血小板減少がみられることが多い．骨髄生検の組織像は，著明な白血病細胞の増殖，赤芽球系と巨核球系の著減がみられる．化学療法で寛解，再燃を繰り返すものが多い．強力な化学療法後は再生不良性貧血のときに似た脂肪髄となることが多く，徐々に続発性骨髄線維症となるものもある．

全身への浸潤は，脾，肝，リンパ節，腎，内性器，髄膜，皮膚などにみられる．髄膜に及んだ場合を特に髄膜白血病とか CNS（中枢神経系）leukemia とよぶ．まれに臓器の被膜や骨膜の外に腫瘍を形成することがあり，これを腫瘤形成性白血病という．そのうち緑色を呈するものを緑色腫と特別の名称でよんでいる．プロトポルフィリンが多量にあることによるが，ホルマリンで早く退

色する．死因としては，感染症，特に日和見感染と出血性素因によるものが多い．

### (2) 急性前骨髄球性白血病（APL）

末梢血中に前骨髄球が著増し，急速な経過，赤沈が促進しないこと，出血性素因が強いことで特徴づけられる．病理像では AML に似るが，DIC の合併が多い．FAB 分類では M3 と分類される．

### (3) 慢性骨髄性白血病（CML）（写真 2-62）

血液像上で 10 万以上の白血球増多，白血病裂孔なく，Ph 染色体陽性（90％くらい），CFU-C（colony forming unit in culture）の増加，好中球アルカリホスファターゼ（NAP）の低下などが認められる．臨床症状は軽いことが多く，肝脾腫，またそれによる消化管の圧迫症状，軽度の発熱などである．骨髄生検像では高度の細胞髄を示し，各系統の細胞が著明に増生している．治療による影響は AML と同様であるが，続発性骨髄線維症の頻度は高い．再燃するとき，AML と同様に細胞異型の強い骨髄芽球が増生し，白血球裂孔を伴う．こういう場合を CML の急性転化といい，この病的骨髄芽球が Ph 染色体陽性のこと，terminal deoxynucleotidyl transferase（TdT）活性の上昇などから AML と鑑別する．

### (4) 急性リンパ性白血病（ALL）

末梢血中にリンパ芽球が増加し，系統的にリンパ節が腫脹する．小児と若年者に多い．白血病細胞はオキシダーゼ，ペルオキシダーゼ反応陰性で，TdT 活性が高値をとる．

### (5) 慢性リンパ性白血病（CLL）

高齢者に多く，経過は長い．成熟リンパ球を主体とする白血球増多があり，ミエログラムでリンパ球系細胞が 80％以上を占める．

### (6) 有毛細胞白血病（hairy cell leukemia）

1958 年，Bouroncle が leukemic reticuloendotheliosis として発表し，1970 年に Plenderleith がこの名称を最初に提唱した．白血病細胞は Giemsa 染色でリンパ球様にみえ，胞体の辺縁に毛髪状の突起を示す．酸ホスファターゼ活性が陽性で，電顕的に ribosome lamellar complex が認められる．慢性の経過をとり，巨脾があり，リンパ節腫大は軽度かあるいはない．

### (7) 非定型的白血病

発症や経過が通常と異なるものをいい，前白血病，低形成型白血病，腫瘤形成型白血病，中枢神経白血病，髄膜白血病，ハイブリッド型白血病，混合型白血病がある．

### (8) 赤白血病

急性型は，血液像で巨赤芽球か骨髄芽球か区別しにくい芽球が増加し，最終的に AML となるものが多い．慢性型は，顆粒球系でいう CML に相当すると考えられるが，学問的にも議論のあるところである．

表 2-32　骨髄異形成症候群（MDS）の FAB 分類

| 病型 | 末梢血液 | 骨髄 |
|---|---|---|
| 不応性貧血（refractory anemia；RA） | 芽球＜1% | 芽球＜5% |
| 不応性鉄芽球性貧血<br>　（RA with ringed sideroblasts；RARS） | 芽球＜1% | 芽球＜5% |
| 芽球増加型不応性貧血<br>　（RA with excess of blasts；RAEB） | 芽球＜5% | 5%≦芽球＜20% |
| 慢性骨髄単球性白血病<br>　（chronic myelomonocytic leukemia；CMMoL） | 芽球＜5%<br>単球≧1,000/μL | 芽球＜20% |
| 急性白血病移行型<br>　（RAEB in transformation；RAEB-t） | 芽球≧5% | 20%≦芽球＜30%<br>（またはアウエル小体のある芽球） |

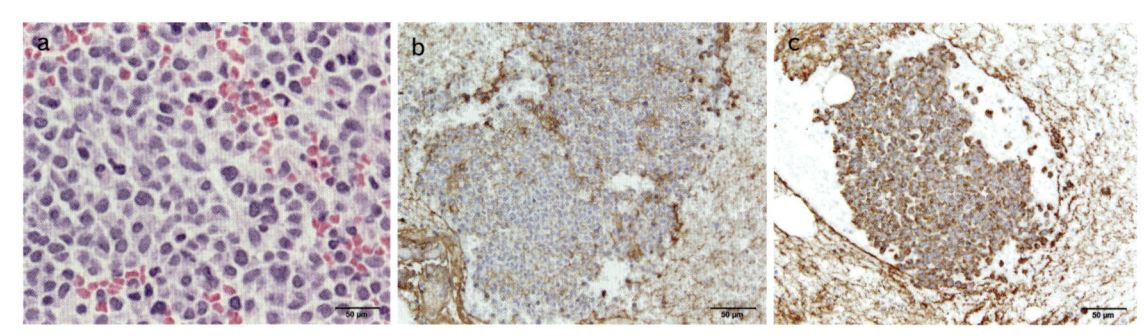

写真 2-63　多発性骨髄腫
a：HE 染色，b：κ鎖染色，c：λ鎖染色．

（9）骨髄異形成症候群（myelodysplastic syndrome；MDS）

　造血幹細胞のクローン性増殖が起こり，1 系統以上の血球の異形成と無効な造血が特徴である．芽球の増加は 20%に達しない状態である．数カ月から数年の後に一部は急性白血病に移行する．異形成の状態や芽球の増加状態から，不応性貧血，不応性鉄芽球性貧血，芽球増加型不応性貧血，慢性骨髄単球性白血病，急性白血病移行型などと細かく分類される（表 2-32）．

## 5）形質細胞の障害
（1）多発性骨髄腫（multiple myeloma）（写真 2-63）

　高齢者，特に男性に多い．頭蓋骨（打ち抜き像），長管骨（石けん泡沫状像）の X 線所見，血清カルシウムの上昇，単クローン性免疫グロブリンと尿中 Bence Jones 蛋白（light chain）の出現を特徴とする．病理像は，骨髄に未分化な形質細胞の結節性増殖がみられ，他臓器へも浸潤していることがある．

　骨髄腫腎，アミロイドーシスの合併がみられる．まれには髄外形質細胞腫が報告されている．孤立性骨髄腫（形質細胞腫）もまれながら知られており，そのなかの一部は多発性骨髄腫に移行する．多発性骨髄腫の経過中に骨髄腫細胞が末梢血中に出現してくることがあり，こういう場合を形質細胞性白血病という．

### (2) マクログロブリン血症〔macroglobulinemia, ワルデンストレーム（Waldenström）マクログロブリン血症〕

血清中に IgM 免疫グロブリンが増加し，骨髄組織もびまん性にこれを産生する形質細胞の増殖で占められる．肝脾腫，リンパ節腫大や他の悪性腫瘍の合併がみられる．

### (3) 良性単クローン性免疫グロブリン血症，良性多クローン性免疫グロブリン血症

抗体産生細胞の増殖から，単(多)クローン性免疫グロブリンが高値を示す場合で，リンパ腫，自己免疫疾患，悪性腫瘍，慢性感染症，原発性免疫不全症などに合併する場合と原因のわからない場合とがある．一部は多発性骨髄腫へ移行する．

### (4) 重鎖病（heavy chain disease）

免疫グロブリンを構成する H 鎖のみが異常に高く産生される疾患で，IgG では γ 鎖病，IgA では α 鎖病，IgM では μ 鎖病という．まれなもので，予後は不良である．結核，関節リウマチ，他の自己免疫疾患との合併も知られているが，B 細胞性リンパ腫，CLL との差異が今後検討される．

## 6）骨髄線維症

原因のわからない特発性〔idiopathic myelofibrosis；IMF，原発性（primary myelofibrosis；PMF）〕と CML，粟粒結核症，炎症などのあとに続発するものとに分けられている．臨床症状は巨大な脾腫がみられ，経過は慢性で緩慢．血液像は赤芽球と幼若顆粒球の出現のみられる貧血．NAP が高値，Ph 染色体陰性で，骨髄穿刺は dry tap である．病理像は系統的に骨髄の髄腔は線維成分が増加し，正常造血像は減少する．脾，肝，リンパ節に高度の髄外造血を認める．病態の解明が遅れ，有効な治療法はまだない．

> **骨髄線維症**
> 骨髄線維症は別名，aleukemic myelosis, agnogenic myeloid metaplasia of the spleen, myeloreticulosis などとよばれる．

## 7）貧血

血液内の赤血球数あるいはヘモグロビンが減少した状態を貧血という．貧血は疾患名でなく症状名であって，以下のような条件下で起こる．

①骨髄における赤血球産生の異常あるいは低下
　a．産生材料の不足：鉄欠乏性貧血，巨赤芽球性貧血
　b．産生機構の異常：先天性球状赤血球症，先天性非球状赤血球性溶血性貧血，異常ヘモグロビン症，ヘム合成障害
　c．産生機能の低下：特発性再生不良性貧血，薬物や放射能などによる再生不良性貧血，造血空間の減少によるもの（白血病，がんの骨髄転移など）

②赤血球の破壊亢進（溶血性貧血）
　a．球内性因子によるもの：発作性夜間ヘモグロビン尿症，上記の①-b の疾患
　b．球外性因子によるもの：後天性溶血性貧血，Banti 症候群

③赤血球の血管外喪失（出血性貧血）

平均赤血球ヘモグロビン濃度（mean corpuscular hemoglobin concentration；MCHC）と平均赤血球容積（mean corpuscular volume；MCV）を組み合わせて，

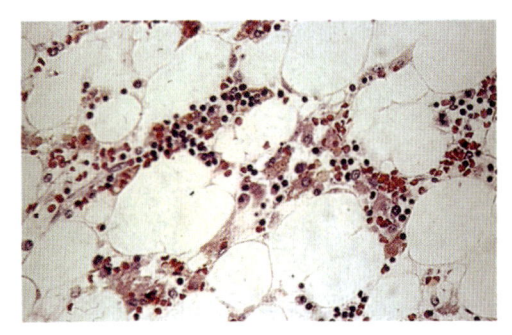

**写真 2-64 再生不良性貧血**
H-E 染色．

以下のように分類すると，診断上はわかりやすい．
- 小球性低色素性貧血（MCV＜80，MCHC＜30）
   鉄欠乏性貧血，萎黄病，Cooley 貧血
- 正球性正色素性貧血（MCV 80～94，MCHC 30～36）
   失血性貧血，溶血性貧血，再生不良性貧血（**写真 2-64**），鎌型赤血球症
- 大球性正色素性貧血（MCV＞95，MCHC＞36）
   巨赤芽球性貧血（悪性貧血，胃全摘後の貧血，妊娠，吸収不良症候群や抗がん剤に伴う貧血）

貧血一般の臨床症状としては，顔色が白いこと，眼瞼結膜が蒼白であること，心悸亢進，立ちくらみ，耳鳴りなどがみられる．病理像は，各臓器への低酸素血症の影響，たとえば心や肝への脂肪沈着や左心室肥大，骨髄での赤芽球系の反応性増殖，髄外造血，内臓諸臓器の貧血などがみられる．再生不良性貧血では，上記の骨髄での赤芽球系の増殖や髄外造血はない．大量の輸血が治療として行われると，血鉄症が起こる．

## 8）出血性素因

血液が血管外に流出，漏出することを出血というが，生体では出血と同時に止血機序も働く．血管，血小板，凝固因子が重要な役割を果たす．止血の機序には血小板の役割が大きく，シェーマで示すと**図 2-24** のとおりである．血小板の異常による出血性素因には**表 2-33** のようなものがある．

### (1) 特発性血小板減少性紫斑病（idiopathic thrombocytopenic purpura；ITP）

急性型と慢性型があり，前者は小児でウイルス感染症のあとなどにみられ，比較的予後がよいのに比し，後者は 20～40 歳の女性に多く，1/3 くらいが治療抵抗性である．血液検査では，血小板数が 10 万以下，出血時間の延長，毛細血管抵抗の減弱〔ルンペル・レーデ（Rumpel-Leede）現象陽性〕，骨髄巨核球は正常ないし増加する．抗血小板抗体（Harrington）の存在や血小板寿命の短縮（$^{51}$Cr 標識による）もみられる．血小板輸血，ステロイド療法，免疫抑制剤，摘脾などの治療をする．

> 凝固因子の種類と局在，血液凝固の機序については『最新臨床検査学講座/血液検査学』の「第4章 凝固・線溶系」を参照．

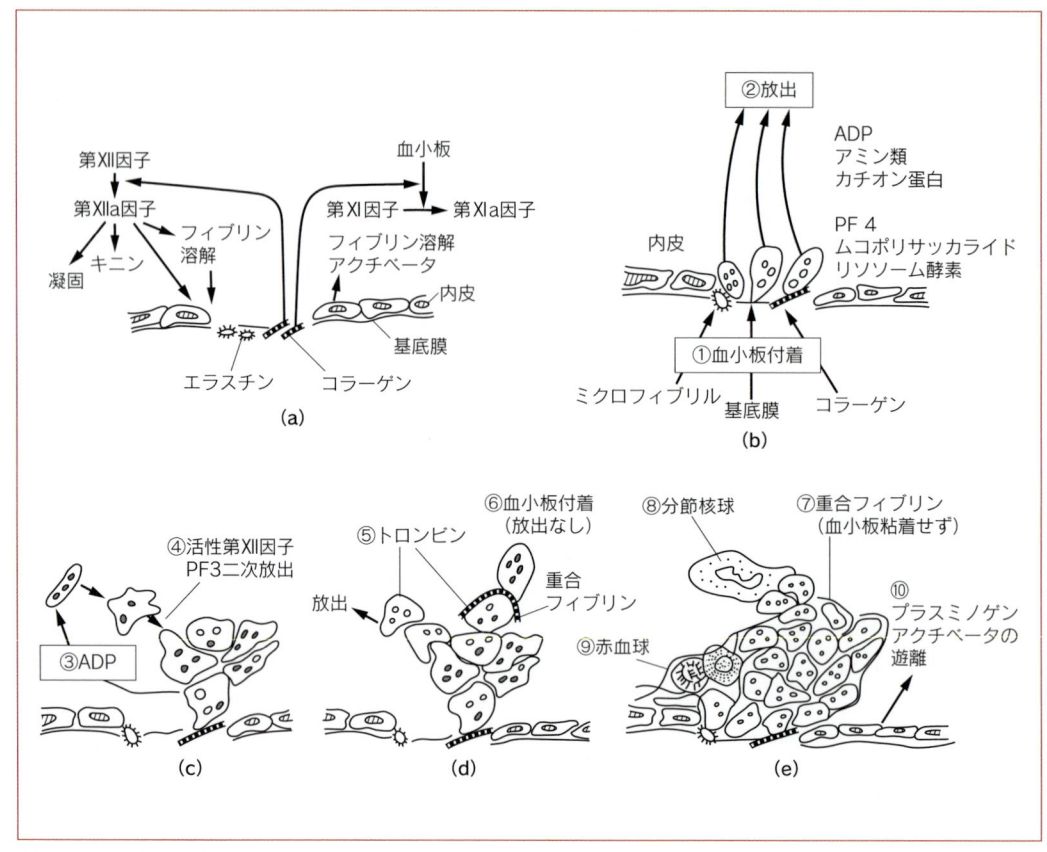

図 2-24 止血の機序

表 2-33 血小板異常

I. 血小板の量的異常
1. 血小板減少
　1）産生障害
　　a. 先天性障害：①Fanconi 症候群，②先天異常を伴う無巨核球性血小板減少，③トロンボポエチン欠損，④遺伝性血小板減少症
　　b. 後天性障害：①再生不良性貧血，②急性白血病，③がんの骨髄転移，④放射線，⑤薬物（サイアザイド系利尿薬，アルコール，エストロゲンなど），⑥栄養障害（ビタミン $B_{12}$・葉酸欠乏など），⑦ウイルス感染（麻疹，インフルエンザ，デング熱など），⑧発作性夜間ヘモグロビン尿症（PNH）
　2）血小板破壊亢進
　　a. 先天性障害：①新生児赤芽球症，未熟児腎静脈血栓症，感染，血小板減少血管腫症候群，②免疫的機序によるもの：薬剤アレルギー，新生児同種免疫，母体が特発性血小板減少性紫斑病（ITP）に罹患時
　　b. 後天性障害：①感染，DIC，TTP，溶血性尿毒症症候群，薬剤作用，②免疫機序によるもの：薬剤アレルギー，輸血後の紫斑アレルギー，ITP（急性，慢性），③血小板の貯留（sequestration）によるもの：脾機能亢進症，④血小板損失によるもの：出血，体外循環

2. 血小板増加症
　1）原発性：①本態性血小板増加症，②骨髄増殖症
　2）二次性（反応性）：①慢性および急性感染症，②出血，③鉄欠乏症，④溶血性貧血，⑤悪性腫瘍，⑥術後

II. 血小板の質的異常
1. 先天性異常
　1）血小板無力症（thrombasthenia）
　2）血小板異常症（thrombopathia）
　　①Bernard-Soulier 症候群，②storage pool 病，③May-Hegglin 異常症，Wiskott-Aldrich 症候群
2. 後天性異常
　1）尿毒症
　2）骨髄増殖症
　3）マクログロブリン血症
　4）肝疾患

(2) **血栓性血小板減少性紫斑病** (thrombotic thrombocytopenic purpura；TTP)

1925 年，Moschcowitz により最初に報告され，溶血性貧血，血小板減少症，多彩な神経症状を 3 主徴とする．若年の女性に多く，急性劇症型と慢性型に分けられる．血液検査では溶血性貧血，間接ビリルビンの上昇，網状赤血球の増加，ハプトグロビン低下，変形赤血球の出現，赤血球寿命の短縮，クームス (Coombs) 試験陰性，PTT（部分トロンボプラスチン時間，partial thromboplastin time），プロトロンビン時間は正常，フィブリノゲンも正常，フィブリン分解産物 (fibrin degradation products；FDP) は軽度上昇することもある．骨髄像は巨核球の増加，出血に相当して赤芽球系の増殖がみられる．

病理像の中心は，全身諸臓器の小動脈から毛細血管内に硝子血栓がみられ，内皮細胞がこの血栓の表面をおおうことも多い．微小血管の血栓による閉塞という現象が本態で，諸臓器の病変の強さによって多彩な神経症状から昏睡，腎不全，心不全などの諸症状が出現する．

病因は，中毒，感染，アレルギー説があるが，まずなんらかの微小血管内皮細胞障害があって，そこに血小板血栓が形成されるものと考えられる．DIC に似ているが，DIC では TTP ほどの溶血はみられない．溶血性尿毒症症候群 (hemolytic uremic syndrome；HUS) は幼児に多いが，近縁の疾患と考えられている．

(3) **播種性血管内凝固** (disseminated intravascular coagulation；DIC)

血小板や凝固因子の消費亢進，フィブリン血栓が各臓器内微小血管へ出現，二次線溶の亢進で FDP が流血中に出現といったことで特徴づけられる．急性 DIC が多く，血液検査では血小板減少，プロトロンビン時間 (PTT) とトロンビン時間の延長，フィブリノゲンの低下，FDP の上昇，赤沈の遅延，アンチトロンビンの低下，$\alpha_2$-プラスミンインヒビターの減少がみられる．DIC の基礎疾患として**表 2-34** のものが知られている．

## 2 リンパ節

リンパ節の疾患は，腫脹をきたして気づかれることが多く，大きく腫瘍性と非腫瘍性疾患に分けることができる．腫瘍性疾患は，リンパ腫，細網症・組織球症，がんの転移（白血病も含めて）がみられる．

### 1) リンパ節の非腫瘍性疾患

**表 2-35** のような疾患がみられる．リンパ節炎は，そのリンパ節に流れ込むリンパ流領域の局所の炎症が波及するかたちで起こる．局所の炎症→リンパ管炎→リンパ節炎という経路であるが，リンパ管炎がはっきりしないことが多い．また，炎症がリンパ節にとどまれば，全身への波及はまぬかれることになる．組織学的には，辺縁洞から変化が起こることが多く，好中球の浸潤，膿瘍形成，洞の組織球の増生がみられる．結核，サルコイドーシスでは特有の肉芽腫がみられ，猫ひっかき病では小膿瘍を取り

表 2-34 DIC の基礎疾患

1. 組織トロンボプラスチン様物質血中流入
   悪性腫瘍, 急性白血病, 胎盤早期剥離, 羊水塞栓, 火傷, 熱射病, 外傷, 前立腺や肺の手術
2. 異物との接触
   巨大血管腫, 解離性大動脈瘤, 血管炎, 体外循環
3. 感染症
   グラム陰性桿菌敗血症, その他
4. 抗原抗体反応
   不適合輸血, 自己免疫性溶血性貧血, アナフィラキシーショック, 急性薬物アレルギー, SLE
5. 血流障害
   ショック, 多血症, 多発性骨髄腫
6. 蛇毒
7. 網内系活性化因子処理機構障害
   劇症肝炎, 肝硬変

表 2-35 リンパ節腫脹を示す非腫瘍性疾患

1. 炎症性疾患
   1) 急性リンパ節炎：細菌, ウイルス
   2) 慢性リンパ節炎：慢性炎症 (反応性リンパ濾胞増生)
      a. 特異性炎：結核, サルコイドーシス, トキソプラズマ症, 真菌, 猫ひっかき病など
   3) 壊死性リンパ節炎
2. 反応性腫脹
   1) 膠原病とその類縁疾患：SLE, RA など, 川崎病, 木村病
   2) 皮膚病性リンパ節症
   3) 薬剤アレルギー
3. 脂質代謝異常による脂質沈着
4. 異物の沈着：炭症, 硅症
5. 免疫グロブリン異常疾患
   血管免疫芽球性リンパ節症
6. キャスルマンリンパ腫

囲んで類上皮細胞が出現し, トキソプラズマ症では微小な壊死と少数の類上皮細胞がみられる. 壊死性リンパ節炎の原因はわかっていない. 伝染性単核球症 (腺熱) は EB ウイルスによる感染症で, 末梢血に異型リンパ球の出ることを特徴とする. 組織上, 大型の異型リンパ球, 形質細胞, 腫大した細網細胞が混在して増生しており, リンパ濾胞は消失していることが多い. キャスルマン (Castleman) リンパ腫は, 名前はリンパ腫とついているものの腫瘍なのか単なる増殖性病変なのかはっきりしていないが, 良性病変である. がんの周辺のリンパ節に, ときおりサルコイド様の病変がみられることもある.

### 2) リンパ腫 (lymphoma)

　リンパ節, リンパ装置などを構成する細胞に由来する悪性腫瘍の総称である. 多くはリンパ節由来 (リンパ節性) であるが, リンパ節外からのもの (節外性) もある. 古くからさまざまな分類が提唱されてきたが, 現在では発生由来の細胞とその成熟段階をもとにした分類が大勢となり, **Hodgkin リンパ腫**と**非 Hodgkin リンパ腫**に大別し, 後者を **B 細胞性**と **T/NK 細胞性**に分ける. 臨床病理学的には治療・予後との関係で, 低悪性度 (慢性), 高悪性度, 高々悪性度 (急性) に分ける. 診断は, 免疫染色, フローサイトメトリ, 染色体分析, 遺伝子解析を総合して行われるようになってきている.

　組織亜型別の頻度は国や人種によって異なっていて, わが国では非 Hodgkin リンパ腫, B 細胞リンパ腫が多く, また, びまん性大細胞型 B 細胞リンパ腫 (diffuse large B cell lymphoma；DLBCL) が多く (35%), Hodgkin リンパ腫 (4%) と濾胞性リンパ腫 (7%) が少ないのに対して, 欧米では Hodgkin リンパ腫 (20〜30%), 濾胞性リンパ腫 (17〜33%) が多く, DLBCL は 25〜30% ほどである. 加えて, 九州・四国地方では成人 T 細胞白血病/リンパ腫

表 2-36　B 細胞性リンパ腫の悪性度

| 低リスクのもの（低悪性度/慢性） | 慢性リンパ性白血病/小細胞性リンパ腫<br>リンパ形質細胞性リンパ腫<br>ヘアリー（有毛）細胞白血病<br>節性および脾の辺縁帯 B 細胞リンパ腫<br>MALT リンパ腫<br>濾胞性リンパ腫（grade 1, 2, 3a） |
|---|---|
| 中等度リスクのもの（高悪性度） | 形質細胞性腫瘍<br>マントル細胞リンパ腫<br>濾胞性リンパ腫（grade 3b）<br>びまん性大細胞型 B 細胞性リンパ腫 |
| 高リスクのもの（高々悪性度/急性） | リンパ芽球性リンパ腫/急性リンパ芽球性白血病<br>バーキットリンパ腫<br>形質細胞白血病 |

(Hiddemann, W. et al.: *Blood*, **88**: 4085～4089, 1996 より)

(ATLL) が多いことも知られている．T 細胞，B 細胞，NK 細胞については p.36, 37 を参照のこと．

(1) B 細胞リンパ腫（B cell lymphoma）（表 2-36）

①**前駆細胞性リンパ腫**：B 細胞性のリンパ芽球性リンパ腫と急性リンパ芽球性白血病は同じ疾患単位であり，前者が腫瘤を形成し，後者が白血化している違いである．

②**慢性リンパ性白血病/小細胞性リンパ腫**：前駆細胞性リンパ腫と同様に，腫瘤形成あるいは白血化している違いである．染色体異常でトリソミー 12 と 13q13 の欠失が知られている．

③**マントル細胞リンパ腫**：リンパ腫細胞が胚中心に接して増殖し，マントル帯を模倣している．染色体異常では t(11;14)(q32;q33) が大部分の症例でみられ，これは免疫グロブリン重鎖遺伝子と *cyclin D1* 遺伝子の相互転座を意味し，cyclin D1 が免疫組織化学で高発現する．予後不良な例が多く，難治性である．

④**濾胞性リンパ腫**（写真 2-65）：リンパ節の基本構造が失われ，大きさのそろった腫瘍性の濾胞が多数認められる．大型リンパ腫細胞の出現頻度から grade 1～3 に分類する．特徴的な染色体異常は t(14;18) で，*BCL2* 遺伝子が活性化しているので，これが欠如している反応性濾胞との鑑別に BCL2 蛋白の免疫組織化学が有効である．

⑤**節外性辺縁帯 B 細胞性リンパ腫 MALT 型（粘膜関連リンパ組織リンパ腫）** (extranodal marginal zone lymphoma of mucosa-associated lymphoid tissue; MALT lymphoma)：リンパ節以外の臓器・組織にみられるリンパ組織は粘膜関連リンパ組織とよび，胃，甲状腺，呼吸器，唾液腺などから発生した低悪性度 B 細胞リンパ腫のことを MALT リンパ腫という．わが国では DLBCL に次いで多い型である．リンパ腫細胞が粘膜上皮の腺管に浸潤するリンパ上皮性

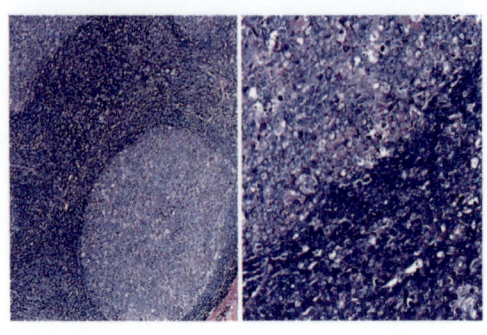

写真 2-65　濾胞性リンパ腫
Giemsa 染色．右：強拡大．

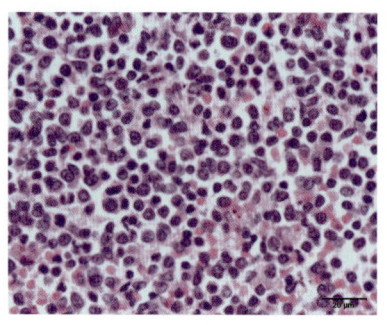

写真 2-66　びまん性大細胞型 B 細胞性リンパ腫

病変，リンパ腫細胞が形質細胞への分化を示すこと，核内封入体に似た Dutcher 体が特徴的な組織学的所見である．胃の MALT リンパ腫では H. pylori 感染との関連が深く，この除菌で多くの症例が完全寛解となる．染色体異常では t(11；18)(q21；q21) が知られている．

⑥ **リンパ形質細胞性リンパ腫**：Waldenström のマクログロブリン血症を伴う．

⑦ **節性および脾の辺縁帯 B 細胞リンパ腫**：辺縁帯とはリンパ濾胞のマントル帯の外側にみられる帯状のリンパ球の一群で，脾臓などで明瞭である．脾臓とリンパ節にはこの細胞由来と考えられるリンパ腫があり，辺縁帯リンパ腫とよばれる．

⑧ **形質細胞性腫瘍**：骨髄での増殖，骨破壊，骨折，血清 M 蛋白，高カルシウム血症などで特徴づけられる形質細胞性骨髄腫（plasma cell myeloma）と，髄外性の局在性にみられる形質細胞腫がみられる．後者では形質細胞の単クローン性の増殖からなり，髄外性が多いが，骨孤立性のものもある．

⑨ **びまん性大細胞型 B 細胞性リンパ腫**（diffuse large B cell lymphoma；DLBCL）（写真 2-66）：高頻度にみられるもので，リンパ節内に大型のリンパ腫細胞が一様に増殖している．増殖の程度は，Ki-67 抗原の検索による Ki-67 のラベル指数（MIB-1 index）がおおいに役に立つ．DLBCL のなかには，T 細胞/組織球豊富型，未分化大細胞型，ALK（anaplastic lymphoma kinase）発現型，血管内大細胞型 B 細胞性リンパ腫，縦隔 B 細胞性大細胞型リンパ腫，膿胸後リンパ腫といった亜型もみられ，かなり多様なものが含まれている．膿胸後リンパ腫はわが国に特有のもので，肺結核に対する胸郭整形術後に起こった膿胸をもとに，EB ウイルス感染を伴った B 細胞性リンパ腫である．

⑩ **バーキットリンパ腫**（Burkitt lymphoma）：節外性に発生する高々悪性度のリンパ腫で，西アフリカで最初に発見された．アフリカに多い EB ウイルスとの関連の深い風土病的なもの，わが国でみられる EB ウイルスとの関連のないもの，HIV 感染に関連したものの型がある．小児に発生することが多く，局

> **血管内リンパ腫**
> 節外性リンパ腫で，リンパ腫細胞が血管内で選択的に増殖，浸潤するもの．大細胞型 B 細胞性リンパ腫がほとんどである．

所の腫瘍や白血病で発症する．c-myc 標的遺伝子の高レベルな発現が基本で，染色体異常では t(8；14)(q24；q32) が多い．この腫瘍細胞の増殖はきわめて高度で，Ki-67 のラベル指数も 90％をこえる．また壊れる細胞も多く，腫瘍細胞に含まれているカリウム，リン，尿酸などが血液中に放出され，治療を開始するとなおさらこれらの物質の放出が増加し，不整脈・腎不全などが生じる．このような病態を腫瘍崩壊症候群とよぶ．

⑪原発性滲出液リンパ腫：胸腹水にリンパ腫細胞が認められる特殊なリンパ腫で，体腔内リンパ腫ともいわれる．AIDS や HHV-8 の感染との関連が深い．

(2) T/NK 細胞リンパ腫（T/NK cell lymphoma）

①血管免疫芽球性 T 細胞リンパ腫：高齢者に多く，多彩な症状を示すが，多クローン性高 γ-グロブリン血症を示す特徴がある．濾胞樹枝状細胞の増生，高内皮細静脈の分枝状増生，血管周囲に淡明細胞の浸潤がみられる．

②未分化大細胞型リンパ腫：小児に多く，リンパ節以外にも節外浸潤も多い．ALK 陽性のものが多い．腫瘍細胞は CD30/Ki-1 が陽性で，本来は上皮性マーカーである上皮膜抗原や糖鎖抗原が高率に陽性になる特徴がある．

③末梢性 T 細胞リンパ腫，非特異型：臨床的にも病理組織学上も多様なリンパ腫で，低悪性度から高悪性度のものまでみられる．

④鼻型節外性 NK/T 細胞リンパ腫：鼻またはその周辺に発生するのが特徴的なもので，nasal NK/T cell lymphoma ともよばれる．血管中心性の浸潤，増殖が強く，壊死も強い．ほぼ全例に EB ウイルスの感染がみられる．

⑤成人 T 細胞白血病／リンパ腫(adult T cell leukemia/lymphoma；ATLL)：九州，四国，太平洋沿岸，カリブ海地域にみられ，HTLV-1 感染との関連がある．母乳や血液を介して新生児に感染し，成人になって発症する．腫瘍細胞の形態は多様であるが，患者は抗 ATLA 抗体が陽性である．

⑥菌状息肉症（腫）/セザリー（Sézary）症候群：菌状息肉症（腫）は皮膚症状を初発症状とした末梢性 T 細胞リンパ腫で，典型的には紅斑期，扁平浸潤期，腫瘍期と数年から数十年かけて進展し，さらには全身の臓器に浸潤する．セザリー症候群は紅皮症，全身リンパ節腫脹，末梢血に腫瘍細胞を認め，菌状息肉症（腫）の亜型と考えられているが，予後不良である．

(3) ホジキンリンパ腫（Hodgkin lymphoma）（写真 2-67）

①結節性リンパ球優位型ホジキンリンパ腫：リンパ球などの結節状増殖が主体で，ポップコーン細胞といわれる大型細胞の出現で特徴づけられる B 細胞腫瘍である．

②古典的ホジキンリンパ腫

・結節硬化型：結節を囲む帯状の増生と凹窩細胞で特徴づけられる．この細胞は変性しミイラ化細胞となる．典型的な Reed-Sternberg (R-S) 細胞は少ない．R-S 細胞は大型で，分葉状または腎臓形の単核か多核で，明るい核，大型の核小体をもち，細胞質は淡明か好酸性である．左右対称の核の配置を示すことも多く，これを鏡像という．単核のものは Hodgkin 細胞ともよばれる．

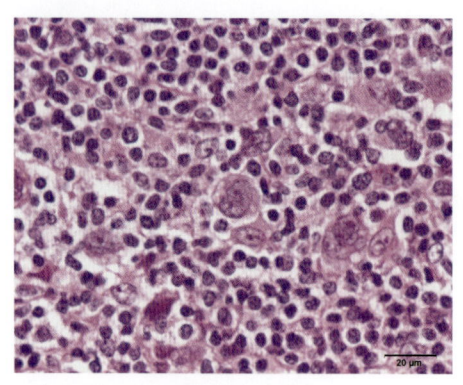

**写真 2-67　Hodgkin リンパ腫**
多数の Hodgkin 細胞がみられる．

**表 2-37　Hodgkin リンパ腫の病期分類〈Ann Arbor 分類（Cotswolds 改訂）〉**

| | |
|---|---|
| I 期 | 1つのリンパ節領域またはリンパ組織に病変がとどまっている場合/リンパ節以外の臓器の限局的なリンパ腫の病変がある場合 |
| II 期 | 横隔膜を境界として，その上下いずれか一方に限局した2つ以上のリンパ節領域・リンパ組織の病変 |
| III 期 | 横隔膜の両側に及ぶリンパ節領域またはリンパ組織の病変 |
| IV 期 | 広範な，リンパ節以外の臓器への浸潤 |
| E | リンパ節以外の臓器の限局した病変があるとき，"E"とつける |
| A，B | 継続または繰り返す38℃以上の原因不明の発熱，盗汗，6カ月以内の10％以上の体重減少があるときは"B"を，これらの症状がないときは"A"とつける |

(Ann Arbor, 1989)

CD30（Ki-1）が陽性であり，起源については多くが成熟 B 細胞（胚中心細胞）由来との意見が多い．

・リンパ球豊富型：古典的ホジキンリンパ腫の初期病変と考えられる．小型リンパ球の増殖のなかに少数の R-S 細胞を認める．予後良好である．

・混合細胞型：びまん性にリンパ球，組織球，好中球，好酸球，形質細胞が増殖するなかに R-S 細胞が出現する．EB ウイルスは多くの症例で検出される．

・リンパ球減少型：R-S 細胞のびまん性の増殖がみられる．

これらの型は経過によって移行像がみられ，病期分類（**表 2-37**）とあわせて予後を判定する．

### (4) 細網症，組織球症

網内系において細網細胞または組織球が，反応性，代謝性あるいは腫瘍性に増殖した状態を総称していう．通常は系統的に起こるものに限って用いられている．

①histiocytosis X：好酸球性肉芽腫，ハンド・シュラー・クリスチャン（Hand-Schüller-Christian）病，レッテラー・シーヴェ（Letterer-Siwe）病の3疾患を，Lichtenstein が全身の網内系臓器で組織球が増殖する疾患と考えて，この名称を提唱した．

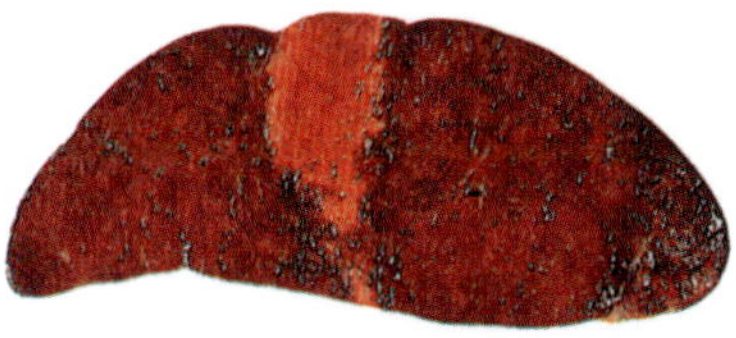

写真 2-68　脾のうっ血と貧血性梗塞

表 2-38　脾腫をきたす疾患

| | |
|---|---|
| A）門脈高血圧症<br>　1）肝硬変<br>　2）心臓弁膜症<br>　3）日本住血吸虫症<br>　4）原発性肺ヘモジデリン症（IPH）<br>　5）バッド・キアリ（Budd-Chiari）症候群<br>　6）門脈血栓症<br>B）感染症<br>　1）敗血症<br>　2）心内膜炎<br>　3）マラリア<br>　4）カラアザール<br>　5）フェルティ（Felty）症候群<br>　6）粟粒結核 | C）代謝性疾患<br>　1）ゴーシェ（Gaucher）病<br>　2）ニーマン・ピック（Niemann-Pick）病<br>　3）ハンド・シュラー・クリスチャン<br>　　　（Hand-Schüller-Christian）病<br>　4）糖尿病<br>　5）アミロイドーシス<br>D）血液疾患<br>　1）溶血性貧血，悪性貧血<br>　2）真性多血症，赤血病<br>　3）急性・慢性骨髄性白血病<br>　4）骨髄線維症<br>　5）悪性細網症<br>E）悪性腫瘍 |

　②**悪性細網症**：異型性のある，ただし，貪食能を保持した組織球あるいは細網細胞が系統的に増殖しているもので，他の悪性腫瘍，感染症や代謝性疾患を除外できるものをいう．臨床的にも，病理学的にも，本態のはっきりしない最たる疾患である．

> **悪性細網症**
> 別名，悪性組織球症，組織球性骨髄状細網症，白血性細網症ともいう．

## 3　脾臓

### (1) 無脾症
　まれなもので，重篤心奇形や内臓逆位と合併する．逆に，多脾症もある．

### (2) 脾のうっ血（写真 2-68）
　門脈血栓，肝硬変，心不全などで脾のうっ血が起こる．脾腫は腫大，硬度を増し，割面で赤脾髄の拡大と白脾髄の縮小がみられる．組織像でバンチ（Banti）脾とまではいかないが，静脈洞の拡張，洞の増生が起こる．病態生理上は門脈高血圧症の状態と相関する．

### (3) 特発性門脈高血圧症〔idiopathic portal hypertension；IPH，バンチ（Banti）症候群〕
　中年以後に起こり，女性に多い．貧血と脾腫で始まり，肝腫，出血性素因の出現，末期に肝硬変となる．脾の組織像は洞の増生，線維腺症，ガムナ・ガンディ（Gamna-Gandy）結節がみられる．摘脾で血液検査結果は改善するが，食道静脈瘤，肝硬変まできたすと予後不良である．

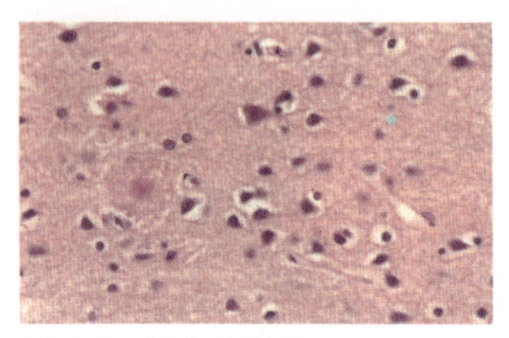

写真 2-69　老人斑（大脳皮質）
H-E 染色.

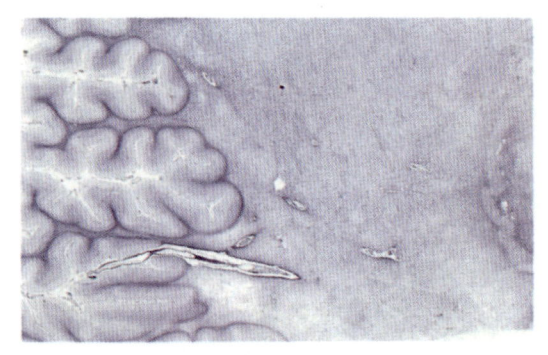

写真 2-70　小脳白質の脱髄と周辺のグリオーシス
Holzer 染色.

**(4) 脾炎**

　急性脾炎のときは 200〜400 g までの脾腫を起こし，軟らかく，割面は膨隆し，脾汁も増加する．組織像でも，洞内に強い充血，髄索と洞内に好中球やマクロファージの浸潤をみる．慢性感染症のときは 1 kg を超える脾腫も起こる．

**(5) 脾腫をきたす疾患**

　脾腫をきたす疾患を**表 2-38** に示す．

## Ⅷ 神経系

### 1 中枢神経系

#### 1）中枢神経系組織の基礎的病変

**(1) 神経細胞**

　中枢神経の部位により個々に形や数が違うので，正常像を知らないと病変がわからない．H-E，Nissl＋Krüver-Barrera（KB）染色がよく用いられる．

**(2) 神経線維**

　軸索と樹状突起の検索には Bodian，Bielschowsky の鍍銀法がよい．老人斑，neuritic plaque（**写真 2-69**）は中心にアミロイドの芯があり，好銀性線維と顆粒が囲んでいるもので，老人，アルツハイマー（Alzheimer）病などの大脳皮質にみられる．H-E 染色だとわかりにくく，鍍銀法のほか，Masson 染色でもよくわかる．プルキンエ（Purkinje）細胞に cactus（stellate body），torpedo や somal sprout などの変化が，変性症，中毒，老人性変化，メンケス（Menkes）病などでみられる．

**(3) 髄鞘**

　中枢では oligodendroglia，末梢ではシュワン（Schwann）細胞がつくる．Klüver-Barrera 法や Wölcke（ヴェルケ）法が用いられる．障害像は腫脹，海綿状態，断裂，球状崩壊，消失（脱髄）（**写真 2-70**）などの変化をみるが，微細な変化は電顕でないとわからない．崩壊すると大食細胞（マクロファージ：macrophage）が浸潤し脂質を貪食する．髄鞘再生は中枢性でも弱いがあるとされ，末梢性では盛んである．脱髄と再生が繰り返して起こると onion bulb 形成がみられる．

**(4) 神経膠細胞**

　星状膠細胞，乏突起膠細胞，小膠細胞の 3 種に分けるが，小膠細胞は中胚葉起源が

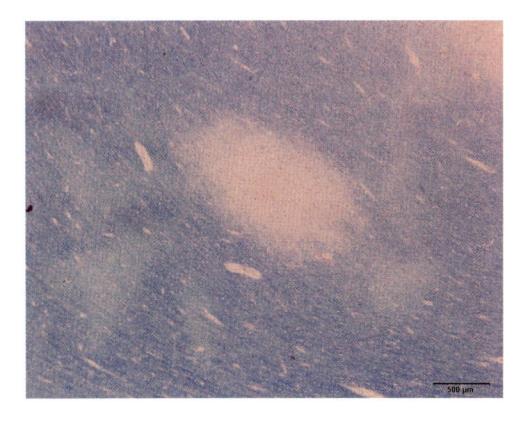

写真 2-71 進行性多巣性白質脳症（PML）
Krüver-Barrera 染色.

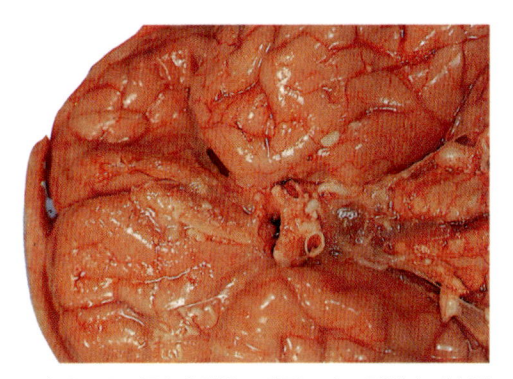

写真 2-72 類表皮嚢胞の破裂による髄膜炎（大脳下面）

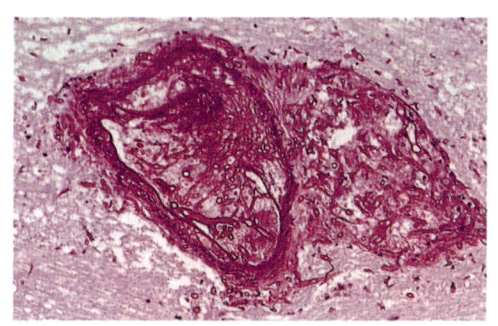

写真 2-73 脳カンジダ症
PAS 反応.

いわれ，別に扱われることもある．本来は Cajal（カハール）法などの鍍銀法によらねばならないが，H-E，Holzer，PTAH 染色などでおよその区別をつけ，病変を検索することが多い．

乏突起膠細胞の変化には，腫脹，水腫様変性，ムコイド変性，衛星細胞増殖などの変化のほか，ヘルペス脳炎，亜急性硬化性全脳炎（SSPE），進行性多巣性白質脳症（PML，**写真 2-71**）などで核内に好酸性封入体をみたり，大脳白質変性症のとき脂質沈着をみる．

小膠細胞〔オルテガ（Hortega）細胞〕は普段目立たないが，壊死が起こるとそこの清掃にあたり（清掃細胞），髄鞘崩壊物を貪食して大食細胞，泡沫細胞，脂肪顆粒細胞，色素顆粒細胞などとよばれ，変幻自在の細胞である．血液中の単球由来といわれるが，議論がある．ほかに進行麻痺のとき桿状細胞となったり，神経貪食に働いている．

## 2）中枢神経系の感染症（写真 2-72，-73）

炎症の主たる部位から髄膜炎，脳炎，脊髄炎に分け，髄膜炎というときはくも膜下腔と軟膜の炎症であることが多い．脳炎はまた，灰白質脳炎，白質脳炎，汎発性脳炎と分ける．病原体が脳に侵入するには，頭蓋骨や硬膜を通って外部

VIII 神経系 157

から直接到達するか（中耳炎，副鼻腔炎，骨折，手術など），血液を介して血液脳関門を通過して入るかのどちらかである．脳組織の病原体に対する炎症反応は他の組織に比べて弱いが，脳圧亢進を起こしたり，生命維持の中枢を侵したりするため，重篤な状態となりやすい特徴をもっている．なかでも髄膜炎，脳膿瘍，ウイルス性脳炎が重要である．

### (1) 髄膜炎

急性化膿性髄膜炎は髄膜炎菌，肺炎球菌，インフルエンザ桿菌，レンサ球菌，ブドウ球菌，大腸菌などで起こる．血行性の感染は敗血症によるもので，原発感染巣は上気道感染，肺炎，心内膜炎などによるものが多い．臨床症状は発熱，頭痛，髄膜刺激症状，意識障害，痙攣などである．

病理所見は，くも膜下腔にべっとりと黄緑色，黄白色の膿が滲出しており，脳は著しく腫大している．組織学的には，多数の好中球，組織球，フィブリンなどがくも膜下腔にみられ，脳の表面からウィルヒョウ・ロバン（Virchow-Robin）腔に，脊髄腔にも広がる．

炎症は脳実質へ波及しないのが普通であるが，血栓や血管炎が起こると循環障害の病変がみられる．抗生剤の発達した今日，単独の激しい髄膜炎の例は少なく，重篤基礎疾患に合併した例をみる．結核性髄膜炎は頭蓋底に好発し，くも膜下腔に小さい結核結節が多発する．血管炎の合併が多く，また連続性に脳実質への波及もきたしやすい．無菌性髄膜炎は流行性耳下腺炎ウイルス（mumps），ECHO，コクサッキー，ポリオなどのエンテロウイルス，帯状疱疹ウイルス，EB ウイルス，リンパ球性脈絡髄膜炎ウイルスなどで起こる．滲出性の変化とリンパ球，組織球の浸潤がみられ，反応としては非特異的である．髄液などの培養や抗体価がウイルス同定の決め手となる．

### (2) 脳膿瘍

病原体が脳実質内に侵入し，限局性化膿性脳炎として始まり，慢性化すると膿瘍壁をもつ．起炎菌はブドウ球菌，レンサ球菌，大腸菌，真菌，まれには寄生虫による場合がある．多くは単発だが，血行性の場合は多発することが多い．組織学的には，中心部に膿汁をいれ，肉芽組織と線維性グリオーシスの被膜で囲まれている．血行性感染の原発感染巣としては，気管支拡張症に化膿巣を伴ったもの，膿胸，肺膿瘍や心内膜炎がみられる．

### (3) ウイルス性脳炎

ウイルスは宿主である脳の細胞の中に入り込んで増殖し，細胞を破壊し，また次の細胞に感染するというように病変は広がっていく．臨床所見は一般的感染症の症状のほか，軽度から昏睡にいたるまでの意識障害，痙攣，特定の場所が選択的に侵された場合の局所症状と多彩である．

組織学的所見として共通することは，血管周囲腔にリンパ球，組織球が多数集積すること，神経細胞の変性，壊死，消失と，それに伴って周辺に単核細胞が浸潤していること，グリア細胞の変化が起こり，乏突起膠細胞が侵されると脱髄（透明斑という小円形の脱髄巣），小膠細胞が集積，時がたつと星状膠細胞

---

**ヘルペス脳炎**

単純ヘルペスウイルスによる壊死性脳炎で，主として側頭葉に好発する．Ⅰ型（oral type）のものが多く，Ⅱ型（genital type）は新生児に全身感染を起こす．好発年齢は 10 歳以下の子供と成人で，通常は口唇ヘルペスが先行し，2 週間後に急性に発病する．iodo-deoxyuridine（IDU）など DNA 合成阻止剤が有効．病理学的には，側頭葉，前頭葉下面，大脳辺縁系に対称性に出血性壊死性の病変がみられ，顕微鏡的には神経細胞や乏突起膠細胞の核内に Cowdry A 型の封入体（大型で halo をもち，核小体は偏在する）をみる．

症が起こることの3点が重要な変化である．

巨細胞性封入体病はサイトメガロウイルスによるもので，従来は子宮内感染から新生児に脳の奇形や進行性ないし停止性の脳炎が引き起こされていた．免疫抑制剤や抗がん剤投与の成人例にもみられるようになった．

日本脳炎は蚊によって媒介され，7〜9月に瀬戸内海沿岸に多かったが，最近は激減している．病理学的には，間脳，中脳，大脳皮質に微小壊死巣が多発し，perivascular cuffing, glial nodule, 透明斑をみる．

急性灰白髄炎（ポリオ）はポリオウイルスの経口感染で起こり，脊髄と延髄の運動神経細胞が標的となる．優勢期になるとその前角細胞などが萎縮，消失してグリオーシスをみる．小児に多いが，1980年以降は患者は出ていない．

狂犬病は病犬の咬傷から感染し，アンモン（Ammon）角（海馬）の錐体細胞，延髄，橋，黒質，視床下部，脊髄の後根神経節やガッセル（Gasser）神経節が標的となる．小脳ではPurkinje細胞が選択的に侵される．神経細胞の胞体内に数個のエオジン好性封入体〔ネグリ（Negri）小体〕がみられる．現在の日本にはないといわれている．

### (4) 遅発性ウイルス感染症

ウイルス感染から数カ月〜数年後に発病し，進行性の経過をとって致死的状態となる．形態学的特徴は，炎症反応がないか，きわめて弱いこと，灰白質の海綿状変性などである．

亜急性硬化性全脳炎は4〜20歳に，知能と意欲の低下，性格変化，認知症，運動失調，痙攣や除脳硬直などの症状が徐々に進行して発病する．ミクソウイルスに属するもので，麻疹ウイルスに似ているとされる．病理学的には，皮質の変性と壊死が強く海綿状変性を示し，神経細胞と乏突起膠細胞の核内にCowdry A型の封入体をみるものから，白質に広範なgliosisをみるものまである．

進行性多巣性白質脳症はパポバウイルスによるもので，白血病，リンパ腫の末期や免疫が抑制された状態で感染するとされる．白質に小円形の脱髄巣が多発し，乏突起膠細胞に好酸性の核内封入体がみられ，異型星状膠細胞の増生もみられる．

### (5) プリオン病

プリオン病は，プリオンという蛋白が中枢神経系に蓄積し，神経を荒廃させ，死に至らせる感染性の疾患である．代表的な疾患が，ヒトのCreutzfeldt-Jakob病，Kuruで，動物でも，スクレイピーや牛海綿状脳症（狂牛病）が知られている．プリオンに感染性があるとはいっても細菌，ウイルスなどの病原体ではなく，正常なプリオン蛋白自体は誰の体内にも存在している．異常構造のプリオン蛋白がいったん体内に入ると，正常構造のプリオン蛋白の構造を変え，次第に体内に蓄積され，最終的には多くが脳の神経細胞に蓄積し，長い潜伏期を経て発病させると考えられる．

**Creutzfeldt-Jakob病**（CJD）は，全身の不随意運動と急速に進行する認知症を主徴とする中枢神経の変性疾患で，治療法はない．脳の変化は，海綿状脳症といわれるように大脳新皮質の虫食い状の萎縮と海綿状変化が主体で，広範な神経細胞の脱落が起こる．感染型プリオン蛋白の沈着は免疫組織化学やウエスタンブロット法で証明する．Kuru斑は異常蛋白の集簇でCongo red染色，PAS反応で陽性になる．発症後の平均余命は約1.2年程度である．孤発性，医原性，遺伝性，変異型に分類される．

---

**プリオン**
proteinaceous infectious particleの略で，プリオン病の感染物質としてPruisnerによって名づけられた．

**CJD**
1920年および1921年にそれぞれ症例報告を行ったドイツの2人の神経学者ハンス・ゲルハルト・クロイツフェルトとアルフォンス・マリア・ヤコブとにちなんで名づけられたものである．ただし，クロイツフェルトが報告した症例の臨床像は今日理解されているCJDの症状と相違があるため，CJDの病名も"ヤコブ病"と改めるべきであるという主張も近年なされている．

**クールー（Kuru）**
パプアニューギニアの高地に住むフォア族にみられた，手足が震え認知症となる不治の病のことであった．Gajdusekらが検討し，1966年以降に葬儀の際の人食いの習慣（cannibalism）が原因であることを明らかにした．当時はKuruを伝染させる原因物質を特定できなかったが，後の研究によりプリオン病の一つであることが判明した．

**スクレイピー（scrapie）**
18世紀ごろより英国・西ヨーロッパで知られていたヒツジの病気で，ヒツジがしきりに身体を柵などにこすりつけ（scrapie）ることから名付けられた．振戦，後ろ脚の脱力が起こり，数カ月から数年以内に死亡する病気であった．

表 2-39 頭蓋内出血の原因

| 外傷性 | | |
|---|---|---|
| 原発性（非外傷性） | 高血圧と動脈硬化 | 脳出血，脳梗塞（血栓） |
| | 血管奇形の破裂 | 動脈瘤破裂（くも膜下出血）<br>動静脈奇形<br>血管腫 |
| | 血液疾患 | 白血病・リンパ腫<br>TTP・ITP<br>低プロトロンビン血症<br>抗凝固剤治療<br>DIC<br>多血症<br>Waldenström macroglobulinemia<br>血友病 |
| | 他の原因から2次的 | ヘルニアに伴う脳幹出血<br>腫瘍内の出血<br>脳梗塞（塞栓症）<br>その他の原因 |

孤発性（散発性）は，発症の原因が不明なものである．遺伝性（家族性）とは，プリオン蛋白をコードする第20染色体の短腕上に存在する遺伝子の変異を原因とするもので，15種類の点変異と8種類の"オクタペプチドリピート"とよばれる挿入変異とが知られている．変異型CJDは，狂牛病のウシの内臓などを食べることにより，牛海綿状脳症が人間に感染したものである．イギリスに端を発し，世界中で社会問題となった．かつてニューギニア島で行われていた葬儀の際の食人習慣に起因するKuruも類縁疾患である．医原性は，異常プリオンに汚染された医療器具の使用，CJD患者由来の乾燥硬膜（ライオデュラ）や角膜などの組織の移植，患者由来の下垂体ホルモンの投与など，医療行為を原因とするものである．

> **牛海綿状脳症（狂牛病）**
> 1986年ごろより英国で発生したウシのプリオン病で，スクレイピーに似た臨床症状を生じる．これは，子牛の飼料の中に混ぜたヒツジの肉・骨の粉末の中にスクレイピーに感染していたものが混じっていたためにスクレイピーがウシに感染したものと推定されている．

### 3）脳血管障害（循環障害）

脳血管の種々の原因による破綻から脳内および髄膜の出血（頭蓋内出血）が起こると，頭蓋内圧亢進を起こすこと，神経の脱落症状を起こすこと，生命維持が困難になることなどから重篤な疾患といえる．出血の原因を整理すると表2-39のとおりである．また，出血の部位によって図2-25のように分類される．

#### (1) 脳(内)出血（写真2-74, -75）

中高年の高血圧の人にみられ，突然の進行性の意識障害（昏睡）として発症する．神経症状は出血部位によって異なるが，大脳基底核出血で内包が障害され，片側の錐体路症状を示すことが多い．

病因として，大脳動脈枝の走行の特徴，つまり穿通枝は急角度で皮質内に入り，短い走行距離しかもたず，血圧と血流の変動に弱いこと，元来中膜が貧弱で外弾性板を欠くという組織学的特徴のあること，持続的高血圧負荷による動脈枝への障害，血流力学的要因などが影響しあって起こるとされる．直接の破

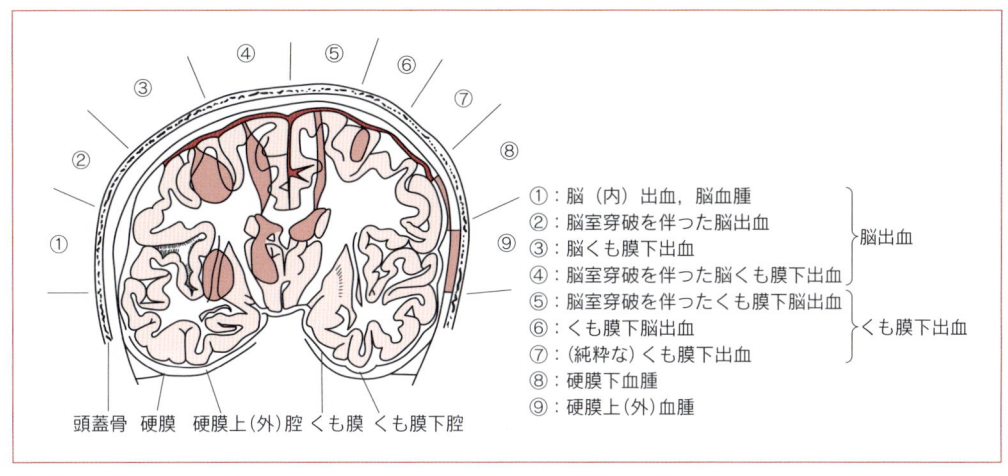

図 2-25　頭蓋内出血の部位

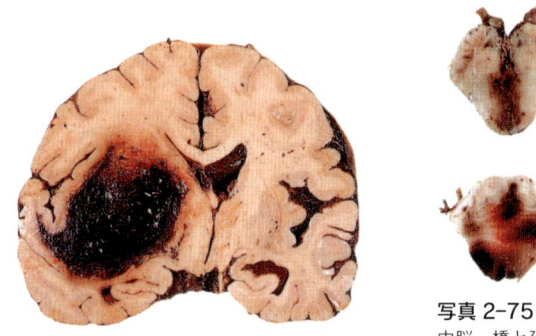

①：脳（内）出血，脳血腫
②：脳室穿破を伴った脳出血　　　　　　　　　　　　　　　　　　　　　　　　　　　　　　　　　脳出血
③：脳くも膜下出血
④：脳室穿破を伴った脳くも膜下出血
⑤：脳室穿破を伴ったくも膜下脳出血
⑥：くも膜下脳出血　　　　　　　　くも膜下出血
⑦：（純粋な）くも膜下出血
⑧：硬膜下血腫
⑨：硬膜上（外）血腫

頭蓋骨　硬膜　硬膜上(外)腔　くも膜　くも膜下腔

写真 2-74　脳出血（大脳割面，外側型）

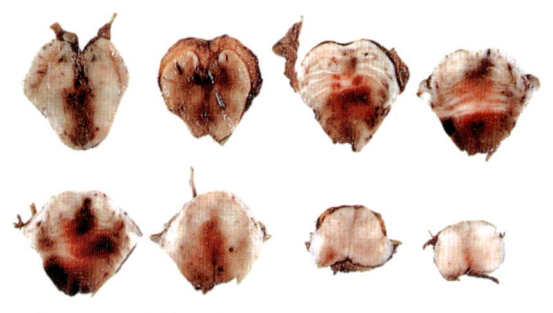

写真 2-75　脳幹部出血
中脳，橋と延髄．

綻をきたす脳内動脈枝については直径 50〜400 $\mu m$ の大きさのものに好発し，内皮細胞の障害，中膜平滑筋細胞の壊死，内弾性板の融解の変化が起こり，小動脈瘤が形成され，これが多数出血を起こして大出血巣ができるのではないかとの考えが一般的である．

出血部位は大脳基底核に多く，特に被殻外側部（外側線条体動脈：Charcot の脳出血動脈の支配領域），次に視床（内側型基底核出血），橋（**写真 2-76**），小脳の順にみられる．大脳白質の出血は皮質直下に位置し，小出血巣であることが多い．急性期の出血巣の周辺には二次的な点状出血や浮腫がみられる．数週間後に出血巣は肉芽組織に囲まれ，数カ月から数年後にはヘモジデローシスを伴った瘢痕，髄液を含んだ軟化空洞となる．

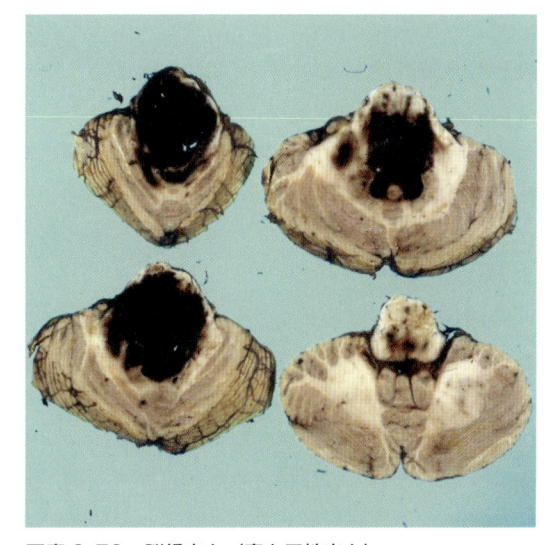

写真 2-76　脳橋出血（高血圧性出血）
黒っぽいところが出血で脳橋である．

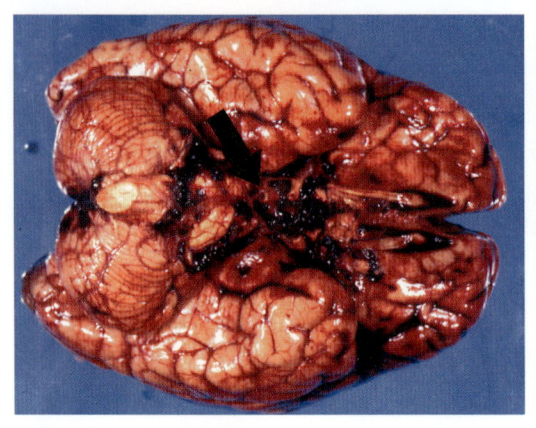

写真 2-77　くも膜下出血
脳底部の出血．矢印は脳動脈瘤．

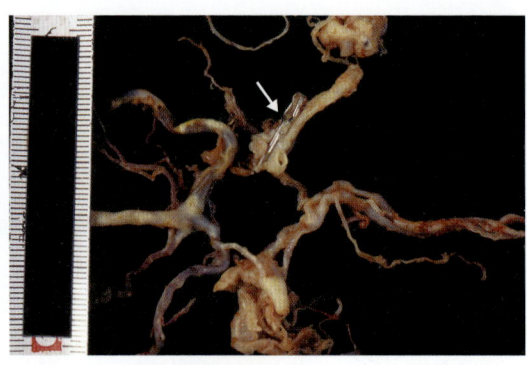

写真 2-78　脳動脈瘤クリップ後
大脳動脈瘤の根部にクリップをかけている状態（矢印）．脳底動脈は粥状硬化が強い．

### (2) くも膜下出血（subarachnoidal hemorrhage；SAH）（写真 2-77, -78）

脳底部 Willis 輪の分岐部に好発する動脈瘤の破裂によるものが最も多いが，血液疾患，外傷，動静脈奇形，脳出血に伴う場合などでもみられる．前交通動脈部，内頸動脈と前大脳動脈あるいは後交通動脈分岐部，中大脳動脈領域のもので 90％以上を占める．形態的に袋型（先天性），紡錘型（粥状硬化性），感染性（真菌性）と分けるが，先天性袋型のものが圧倒的に多い．組織学的に瘤状部は中膜筋層が菲薄化，線維成分で置換あるいは消失し，内弾性板も断裂，消失している．破綻部は壊死による欠損，フィブリノイド壊死，血栓付着をみる．また動脈瘤内に古い血栓をみることも多い．

### (3) 脳梗塞（写真 2-79）

主として脳血管障害による局所的な脳実質の壊死で，原因がわかる場合は脳血栓症，脳塞栓症という．貧血性梗塞や古くなった出血性梗塞は肉眼的に軟化しているので，脳軟化症という病名を使うこともある．肉眼的には貧血性梗塞，出血性梗塞と両者の混合したものをみる．脳出血と脳梗塞，特に出血性梗塞は現象的には脳実質内に出血している点は共通しているが，脳血管の虚血性変化としての意味が脳梗塞のほうに強く，梗塞の広がりは障害のある血管支配領域に限られる．

臨床症状は血栓と塞栓で大きく違う．血栓による場合は，もともと脳動脈粥状硬化症が進んでいて，一過性脳虚血発作（transient ischemic attack；TIA）の前駆症状があり，睡眠中か起床後に発症し，症状は時間とともに進行することが多い．神経症状は梗塞部位により異なる．塞栓の場合はもともと心疾患があることが多く，脳症状は突発的に発症する．

脳出血との鑑別に脳 CT が有効で，脳出血では早期から high-density として造影され，貧血性梗塞では早期からかなりの時期 iso-density で，正常部と区別がむずかしく，出血性梗塞では high-density と low-density が混在すること

**脳梗塞の原因**
血栓，塞栓によるものが多いが，そのほか動脈の攣縮，急激な血圧低下発作，動脈炎，動脈の線維筋異形成，血液疾患，静脈の閉塞などでみられる．

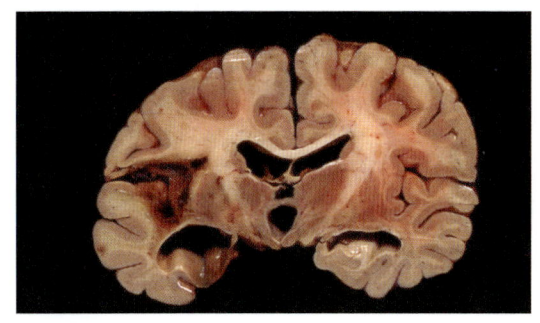

**写真 2-79　脳梗塞**
右大脳側頭葉の脳島，レンズ核に陳旧性の脳梗塞がみられる．
右脳室の拡大もみられる．

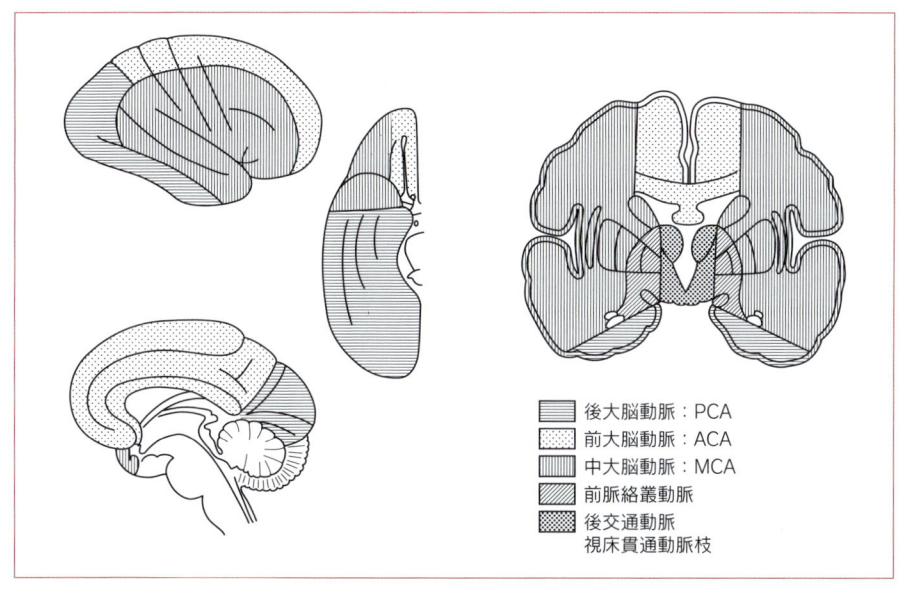

**図 2-26　脳内動脈枝の支配領域**

　後大脳動脈：PCA
　前大脳動脈：ACA
　中大脳動脈：MCA
　前脈絡叢動脈
　後交通動脈
　視床貫通動脈枝

(Escourolle & Poirier : Manual of basic neuropathology. Saunders)

が多い．

　貧血性梗塞巣は経時的に変化をし，最も初期の段階では健常部との境界もなく浮腫とうっ血がみられるのみで，顕微鏡的には神経細胞の乏血性変化ぐらいしかわからない．その後の進展は，2～3日までを壊死期といい，神経細胞の壊死，髄鞘の腫大，グリア細胞の腫大，小血管のうっ血や白血球うっ滞などがみられ，壊死が完成する．10日から数週までを液化吸収期といい，壊死組織内へ多数の大食細胞（脂肪顆粒細胞ともいう組織球）が浸潤し，健常部との境界に毛細血管が新生されてくる．数カ月すると，小さな梗塞巣はグリア瘢痕，大きな梗塞巣は囊胞となり周辺にastrocytic gliosisがみられ，瘢痕期とよばれる．

　梗塞巣の広がりとその支配血管の閉塞部位とその病変の性状を知ることは大切なことである．**図 2-26**に，各動脈枝の支配領域の模式図を示した．

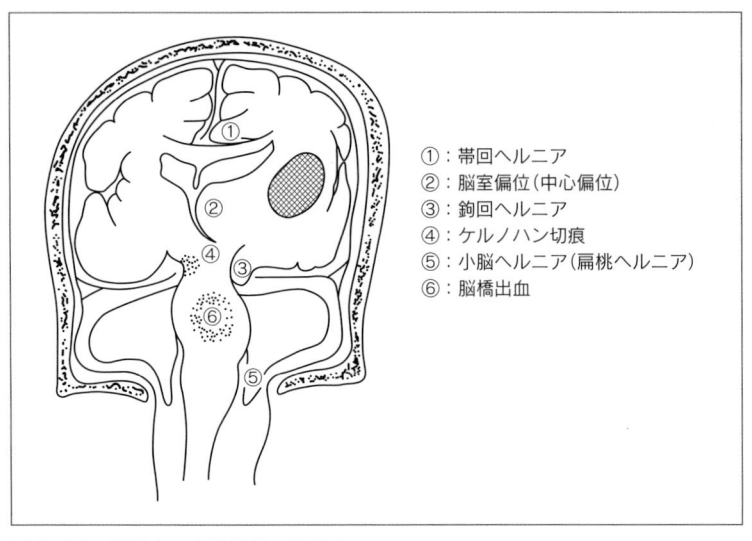

図 2-27 頭蓋内圧亢進状態の脳変化

①：帯回ヘルニア
②：脳室偏位（中心偏位）
③：鉤回ヘルニア
④：ケルノハン切痕
⑤：小脳ヘルニア（扁桃ヘルニア）
⑥：脳橋出血

（平野朝雄：神経病理を学ぶ人のために．医学書院より）

### (4) 脳浮腫

　脳組織の水分量の増加した状態をいい，頭蓋内圧亢進を起こす大きな原因と考えられている．内水頭症，外水頭症は脳室内，硬膜下に水が貯留したもので，脳浮腫とはいわない．多くは血管透過性の亢進から血漿成分が漏出されるためといわれ，外傷，腫瘍，脳血管障害，炎症などに合併するとされる．まれに，スローウイルス感染症など星状膠細胞に細胞障害が起こって浮腫となることもあるとされる．肉眼的に脳実質の体積が増大し，割面では白質が腫大する．組織学的には，血管周囲の拡大，細胞外の拡大などがみられるが，パラフィン切片の場合は収縮の問題もあるので，はっきりいえないことが多い．

### 4）頭蓋内圧亢進状態の脳変化

　脳は硬い頭蓋骨に囲まれ保護されているが，脳外傷，腫瘍，血管障害（出血），炎症，脳浮腫などの原因により，いったん頭蓋内圧が上昇する状態（increased intracranial pressure；IICP）となると，圧の逃げ場がないため致命的となることが多い（図2-27）．

　このほか，眼窩回ヘルニア，側頭葉小窩がみられる．後頭蓋窩（テント下）の病変のため小脳の一部がテントに突出する上行性ヘルニアもある．脳底動脈，後大脳動脈の圧迫から橋・中脳の正中部，後頭葉内側面（視覚領）の出血，梗塞が起こることもある．また，急性内水頭症，下垂体前葉の梗塞なども起こることがある．

### 5）神経系の代謝異常

　先天性に特定の酵素が欠損または活性低下しているために起こるもので，神経細

胞，グリア細胞や血管壁に異常物質の蓄積がみられる．臨床症状と病理形態から病名がつけられていたが，欠損した酵素あるいは蓄積物質の種類によって再分類が進んでいる．脂質代謝に関係あるものが多く，従来，神経脂質症といわれてきた．

### (1) 白質変性症

大脳白質の広範な髄鞘形成不全を主体とする疾患の総称で，以前はシルダー (Schilder) 病（汎発性脳硬化症）といわれてきた．病変は左右対称で，大脳皮質病変が精神の異常，認知症，痙攣から発症しやすいのに対して，本症は運動の異常，進行性麻痺，運動失調から始まることが多い．GLD, MLD のように酵素欠損がわかったものもあるが，他のものでは成因が不明である．

### (2) 家族性黒内障性白痴

黒内障を伴う遺伝性の進行性神経疾患の総称．発症年齢から4型に分けられていた．

①乳児型〔テイ・サックス (Tay-Sachs) 病〕：ユダヤ人に好発．1年以内発症．神経細胞の中に電顕的に membranous cytoplasmic body (MCB) が蓄積する．

②幼児型：1〜2歳ごろ発症．中枢神経に $GM_1$-ganglioside, 内臓に ganglioside とムコ多糖が蓄積する．

③若年型〔バッテン・シュピールマイヤー・フォークト (Batten-Spielmeyer-Vogt) 型〕：2〜6歳ごろに網膜の色素変性を伴い，神経症状を呈する．

④成人型〔クーフス (Kufs) 病〕：多くは網膜病変を伴う．

### (3) 遺伝性ムコ多糖症

リソソーム酵素の先天的欠損によって酸性ムコ多糖が分解されず蓄積する遺伝性疾患の総称で，臨床的に7型に分けられるが，神経系の重篤な症状を呈するものはⅠ型〔ハーラー (Hurler) 病〕，Ⅱ型〔ハンター (Hunter) 病〕，Ⅲ型〔サンフィリッポ (Sanfilippo) 病〕である．

### (4) ウィルソン (Wilson) 病（肝レンズ核変性）

常染色体劣性遺伝の銅代謝異常疾患で，肝（肝硬変），大脳，腎，角膜 (Kayser-Fleischer 環) に銅が沈着する．大脳ではレンズ核に沈着が著明で，萎縮を起こす．皮質や基底核に Alzheimer Ⅰ・Ⅱグリア，オパルスキー (Opalski) 細胞が出現する．

### (5) メンケス (Menkes) 病（縮れ毛病）

消化管の銅の吸収障害による伴性劣性遺伝の疾患．男の幼児に縮れ毛，精神運動発達障害，痙攣，低体温で発症する．小脳 Purkinje 細胞の細胞質突起 (somal sprout, cactus, torpedo) の変化 (**写真 2-80**)，大脳皮質・視床の神経細胞の脱落，髄鞘形成不全などがみられる．弾性線維，毛髪の形成に銅を含む酵素が必要で，この不足から血管壁の脆弱 (**写真 2-81**)，縮れ毛が起こる．

### (6) アミノ酸代謝の障害

フェニルケトン尿症は肝臓のフェニルアラニンヒドロキシラーゼの欠損からの代謝障害で，チロシンやメラニンの生成ができない状態となる．乳児期のはじめから知的障害，痙攣発作，金髪，白い皮膚がみられる．また，髄鞘形成の障害がみられる．そのほか，メープルシロップ尿症，アルギニン尿症，シスタチオニン尿症など多数の先天性アミノ酸代謝異常で知的障害などの神経症状がみられる．

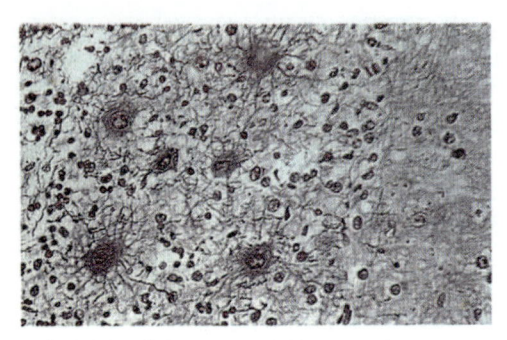

写真 2-80　小脳 Purkinje 細胞の somal sprout
Bodian 染色.

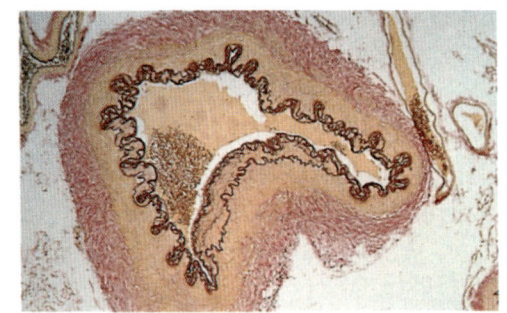

写真 2-81　脳底動脈の内弾性板の蛇行と重層化（メンケス病）
EVG 染色.

### 6）脱髄性疾患

髄鞘は中枢神経系では乏突起膠細胞から，末梢神経系では Schwann 細胞からつくられ，神経系組織にしかみられないものである．髄鞘の崩壊を脱髄といい，脳梗塞，脳出血，脳腫瘍などで白質が広範に壊死に陥ったときや，ニューロンの細胞体や軸索が感染，浮腫，乏血，ワラー（Waller）変性などで変性したときにも認められる．脱髄性疾患という場合は髄鞘のみが選択的に崩壊し，軸索が初期には保たれている病的状態を意味する．つまり，いったんできあがった髄鞘が壊れることをいい，白質脳症のような髄鞘形成の異常がみられるものは別の病態と考える．

脱髄病変は組織学的に髄鞘染色で染め出されるべき髄鞘の変性や消失，小血管周囲にリンパ球や組織球の浸潤，髄鞘崩壊産物の組織球による貪食，周辺への astrocytic gliosis がみられる．

#### (1) 多発性硬化症

20〜40歳くらいに視力障害，運動麻痺，知覚障害などの症状で急に発病し，多彩な神経症状の増悪と寛解を繰り返す慢性疾患．病因はアレルギー性ともウイルス感染ともいわれるが，不明である．病変の特徴は多数の脱髄斑が散在することで，血管支配領域や特定の神経路の走向にも一致しない分布であるが，好発部位は脳室周辺，視神経，脳幹と脊髄である．標本上，髄鞘染色でないとわかりにくく，また軸索は通常よく保存されている．脱髄斑に新旧があり，新しいものでは不完全脱髄，完全脱髄斑，大食細胞の反応，古い病変では血管周辺のグリオーシスがみられる．

#### (2) ギラン・バレー（Guillain-Barré）症候群

青壮年に四肢あるいは脳神経の運動障害，腱反射の早期消失で急性発症し，寛解と再燃を繰り返す．末梢神経，神経根の炎症を伴った節性脱髄が起こる．

#### (3) その他

デヴィック（Devic）病（視神経脊髄炎）や以前のシルダー（Schilder）病（汎発性脳硬化症）がみられる．

### 7）中毒性疾患

#### (1) CO 中毒

臨床的には，初期では自律神経症状，視力低下，痙攣，昏睡がみられ，のちには性

格変化，認知症，錐体外路症状，失外套症候群が現れる．数日から数週間の寛解後，再燃する間欠型と，症状の続く非間欠型がある．病理学的には，急性期では強いうっ血と血管周囲の小出血がみられ，慢性期になると白質のU線維を除くびまん性の脱髄，両側淡蒼球の壊死，アンモン角皮質の層状壊死などもみられる．

### (2) clioquinol 中毒

急性または亜急性に下肢のしびれ感，脱力，視力障害，緑色舌苔，緑便がみられる．病理像では，脊髄後索と錐体路の変性，視路では視神経と視索の対称性変性，網膜の変性，末梢神経の軸索障害がみられる．

### (3) アルキル水銀中毒（水俣病）

熊本県水俣地区で1953年以降，集団発生した．症状は知覚障害，運動失調，求心性視野狭窄，難聴，しびれ感，歩行・構音障害，振戦，精神障害，知能低下などがみられる．病理学的には，大脳皮質の神経細胞脱落，海綿状態，小脳皮質の顆粒細胞とPurkinje細胞の変性，末梢知覚神経障害がみられる．

### (4) 慢性アルコール中毒に伴う病変

アルコールそのものの直接中毒作用も知られているが，この本態ははっきりしない．一般には胃腸障害によるビタミン$B_1$欠乏，肝硬変に伴う脳症（肝性脳症），小脳萎縮，大脳萎縮，マルキアファーバ・ビグナミ（Marchiafava-Bignami）病などが知られている．アルコール性小脳萎縮は，小脳上虫部にPurkinje細胞と顆粒細胞の脱落とBergmann gliosisが起こり萎縮する．Marchiafava-Bignami病では，脳梁などの交連線維の脱髄がみられる．

## 8) 変性疾患

神経細胞の変化を主とし，現在のところ血管性，感染，代謝障害，中毒などの原因をつきとめることができない疾患群である．一般に成長後，または初老期に起こるもので，ある程度特定の神経路を選択的に侵すので，系統変性疾患ともいわれる．形態学的病変の共通性は，原因不明で神経細胞が変性し，二次的に髄鞘が変性し，反応性のグリオーシスが起こった状態である．

### (1) 大脳皮質を主として侵す疾患

初老期認知症といわれるものには，Alzheimer型認知症，Pick病がある．

### (2) 皮質下神経核を主として侵す疾患

パーキンソン（Parkinson）病は老人期にみられ，振戦と筋硬直を主症状とするもので，生化学的に黒質で生合成されるドパミンの欠乏症が本態とわかった．黒質の神経細胞の突起は線条体に伸び，そこのドパミン受容体が健全であればL-dopaが有効である．病理像は，黒質，青斑核などのメラニン含有神経細胞の脱落，グリオーシス，残存細胞にLewy小体，淡蒼球の萎縮などがみられる．ほかに，進行性核上性麻痺，ハンチントン（Huntington）舞踏病などがある．

### (3) 小脳を主として侵す疾患

小脳オリーブ萎縮症，オリーブ橋小脳萎縮症，歯状核赤核萎縮症などがある．

### (4) 脊髄を主として侵す疾患

フリードライヒ（Friedreich）病（Friedreich型運動失調症）では，上行性の後脊髄小脳路，後索（Goll束）と下行性の錐体側索路の3つの系と後根が左右対称性に侵

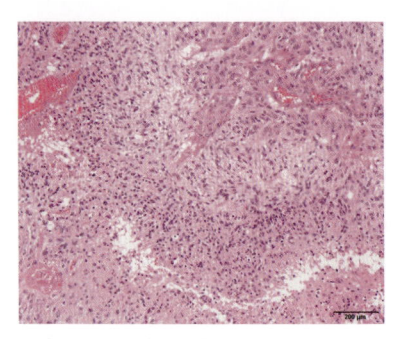

写真 2-82　神経膠芽腫
H-E 染色.

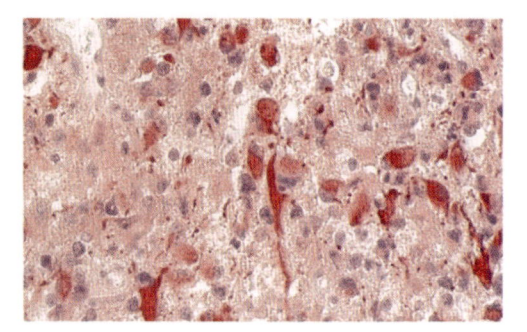

写真 2-83　神経膠芽腫（GFAP）
酵素抗体法.

表 2-40　中枢神経系の腫瘍

| |
|---|
| **本来の頭蓋脊椎管内組織に由来する腫瘍** |
| 　1．神経外胚葉性腫瘍—グリア，神経細胞，神経鞘系細胞の腫瘍（髄芽腫などの未分化型腫瘍を含む） |
| 　2．脳脊髄膜の腫瘍—髄膜腫と髄膜肉腫 |
| 　3．下垂体腫瘍 |
| 　4．松果体腫瘍 |
| **神経組織の発生途上にみられる形成異常からの腫瘍** |
| 　頭蓋咽頭腫，類皮嚢胞，血管腫瘍と血管奇形など |
| **転移性脳腫瘍** |

（石田陽一：外科病理学．文光堂）

される．

　motor neuron disease（MND）とは，皮質のベッツ（Betz）細胞に代表される第一次（上位）運動ニューロンと脳幹の諸運動神経核と脊髄前角細胞よりなる第二次（下位）運動ニューロンのどちらか，あるいは両方に障害のある疾患の総称として用いられる．

　両方に障害があるのが筋萎縮性側索硬化症（amyotrophic lateral sclerosis；ALS）で，シャルコー（Charcot）病ともいう．中年の成人に，手指の脱力，筋萎縮，下肢の痙性麻痺で発病し，数年で球麻痺となり呼吸不全が起こる．脊髄前角細胞の変性，萎縮と消失，前索と側索の対称性変性とグリオーシス，脊髄前根と末梢神経の萎縮，四肢遠位筋の神経原性筋萎縮がみられる．側索の変化は主として太い神経線維に起こり，軸索も髄鞘も消失し，マクロファージの浸潤がみられる．グアム島や紀伊半島の一部に ALS の高い発生率がみられている．

　下位運動ニューロン疾患は脊髄運動核以下のニューロンが侵されるものである．

## 9）脳腫瘍（写真 2-82，-83）

　中枢神経系の腫瘍というと，脳と脊髄の腫瘍すべてをいうことになり，**表 2-40** の 3 群からなる．脳腫瘍というときは，頭蓋内の新生物という意味で使うことが多い．狭義の意味では神経外胚葉性腫瘍のことをいう．組織型の分類については古くよりいろいろ議論のあるところであるが，各型に好発年齢，好発部位，性差などがみられる．脳，脊髄の解剖学的占拠部位によってテント上，

表 2-41 脳腫瘍の代表的組織型の特徴

| | 好発年齢 | 性差 | 好発部位 | 肉眼像の特徴 | 組織像の特徴 |
|---|---|---|---|---|---|
| 星状膠細胞腫 (astrocytoma) | 全年齢層 | m=f | 大脳（成人）小脳（子供）橋（若年層） | 白っぽい限局性で硬い | 低細胞密度，グリア線維形成強い<br>1．線維型<br>2．原形質型<br>3．肥胖細胞型<br>4．毛様細胞型 |
| 膠芽細胞腫 (glioblastoma) | 中年・高年 | m>f | 大脳 | 壊死・出血浸潤性 | 高細胞密度，異型性強い壊死巣，偽柵状配列，血管増殖著明<br>1．紡錘形細胞型<br>2．円形〜楕円形型<br>3．巨細胞型<br>4．混合肉腫 |
| 乏突起膠細胞腫 (oligodendro-glioma) | 若年・中年（30〜50歳） | m=f | 大脳 | 限局性，粘液変性石灰化 | 円形細胞の密な増殖核周囲に halo（honey comb），鉄石灰沈着<br>多くに星状細胞混在 (oligoastrocytoma)<br>1．乏突起神経膠腫（純型）<br>2．混合乏突起星状膠細胞<br>3．悪性型 |
| 上衣腫 (ependymoma) | 小児・若年 | | 脳室，特に第四脳室 脊髄，特に馬尾 | 赤色調，限局性結節，分葉状（胎盤に似る） | 1．上皮型（ependymaltubule）<br>2．乳頭型（mucopapillary）<br>3．細胞型（perivascular psendorosette）<br>4．悪性型<br>5．ependymo-blastoma<br>6．subependymoma |
| 脈絡叢乳頭腫 (chroid plexus papilloma) | 小児（10歳以下） | m>f | 脳室 | カリフラワー状 | 血管周囲に乳頭状に配列で脈絡叢に似る．水頭症の原因悪性型もまれにあるががんの転移と鑑別が必要 |
| 髄芽腫細胞腫 (medullo-blas-toma) | 小児 | m>f | 小脳中部 | 灰白色，浸潤性出血・壊死 | 小円形核で胞体の少ない細胞が高密度に増殖，carrot-shape Homer Wright型のrosette形成<br>神経細胞とグリア細胞の両方に分化傾向もみられる<br>1．通常型<br>2．desmoplastic<br>3．髄芽筋芽腫<br>4．髄芽上皮腫<br>5．primitive polar spongioblastoma<br>6．gliomatosis cerebri |
| 神経膠細胞腫 (ganglioglioma) | 小児・若年 | | 第三脳室床 側頭葉 | 限局性，小さい顆粒状の割面 | 神経細胞と星状膠細胞が混在，組織奇形的腫瘍 |
| 松果体腫 (pinealoma) | 小児・成人 小児 | m=f<br>m>f | 松果体 | 限局性<br>浸潤性 | 松果体細胞腫<br>松果体芽細胞腫（髄芽腫に似る）<br>広義では，胚細胞腫と奇形腫が入る |
| 神経鞘腫 (neurilemmoma, schwannoma, neurinoma) | 中年 | m<f | 小脳橋角部 | 結節状，白っぽいときに嚢胞変性 | 1．束状型（Antoni A 型）palisading<br>2．網状型（Antoni B 型） |

（次ページへ続く）

表 2-41 つづき

| | 好発年齢 | 性差 | 好発部位 | 肉眼像の特徴 | 組織像の特徴 |
|---|---|---|---|---|---|
| 髄膜腫<br>(meningioma) | 中年・高年 | m<f | 上矢状洞付近<br>大脳鎌 | 結節状<br>灰白色，硬い，石灰化 | 1. 髄膜上皮型<br>2. 線維型（線維芽細胞型）<br>3. 移行型（混合型）<br>4. 砂粒腫型<br>5. 血管腫型<br>6. 血管芽腫型<br>7. 血管外皮腫型<br>8. 乳頭状型<br>9. 未分化型（悪性型） |
| 下垂体腺腫<br>(pituitary adenoma) | 若年・中年 | m=f | 下垂体 | 限局性<br>軟らかく脆い | 1. 好酸性<br>2. 好塩基性<br>3. 混合型<br>4. 嫌色素性<br>5. 下垂体腺がん |
| 頭蓋咽頭腫<br>(craniopharyngioma) | 小児・若年 | | トルコ鞍部 | 被膜あり<br>嚢胞状で脂肪を含む<br>石灰化 | 扁平上皮，エナメル上皮，角化，microcystic degeneration．コレステロール結晶 |
| 脊索腫<br>(chordoma) | 中年 | m>f | トルコ鞍部<br>斜台<br>仙尾部 | 灰白色で，軟らかい膨隆性腫瘤<br>浸潤性 | 担空胞細胞 physaliphorous cell（グリコーゲン豊富）の小葉構造と硝子様基質 |
| 血管芽腫<br>(hemangioblastoma) | 若年・中年 | m>f | 小脳半球<br>脊髄<br>延髄 | 単発性，多発性<br>暗赤色<br>嚢胞性 | 血管網と泡沫細胞<br>網膜にもあれば von Hippel-Lindau 病 |
| リンパ腫<br>(lymphoma) | 中年・高年 | m=f | 大脳半球 | 脳炎様の広がりで結節状のことも | B-cell 系が多いといわれる<br>以前は microglioma といわれた |
| 類表皮腫（真珠腫）<br>(epidermoid cyst)<br>(cholesteatoma) | 成人 | m>f | 小脳橋角部<br>視床付近 | 嚢胞性<br>破れると髄膜炎様にケラチンが撒布される | 皮膚にみられるものと同様 |

テント下，大後頭孔腫瘍などといわれる．

　臨床症状は，一般的には持続性の頭痛，嘔吐や脳圧亢進症状などであるが，上記の占拠部位によって種々の神経症状が現れる．組織学的分類は Bailey と Cushing の分類以来，繰り返し議論があるが，WHO 分類が一般的である．代表的な組織型の特徴を**表 2-41** に示す．
　脳腫瘍は組織学像から良性，悪性に分けることができるが，頭蓋内という特殊な部位のため，良性腫瘍といえども中枢神経系を圧排して生命維持に重篤な影響を与えることになる．そういった意味からは，生物学的にはすべてが悪性ということができる．Kernohan らは星状膠細胞腫などに grade 1〜4 をつけ，悪性度の指標を提案した．その後，Zülch は臨床的悪性度という概念を提唱し

表 2-42 臨床的悪性度（Zülch）

| 臨床的悪性度 | 腫瘍全摘後の平均生存期間 |
|---|---|
| Grade I （benign） | 5 年以上 |
| Grade II （semi-benign） | 3〜5 年 |
| Grade III （less malignant） | 2〜3 年 |
| Grade IV （highly malignant） | 6〜15 カ月 |

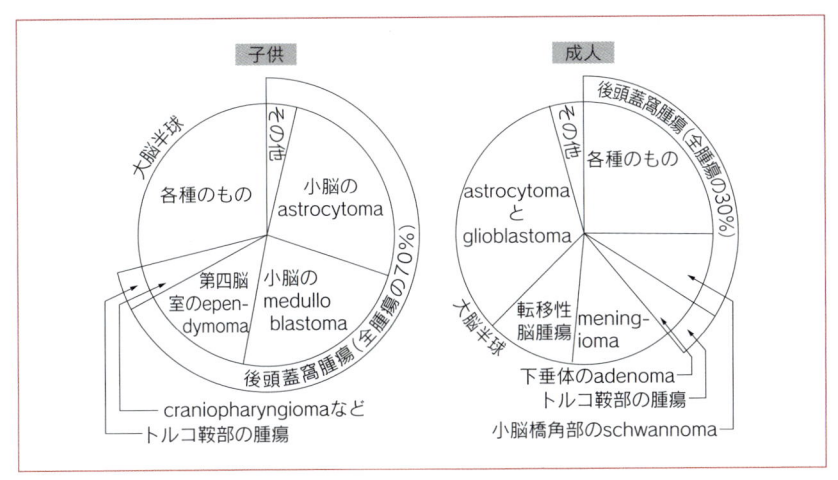

図 2-28 脳腫瘍の子供と成人の比較
（Escoulle & Poirier：Manual of basic neuropathology. Saunders）

ている．一応の目安になると思われる（**表 2-42**）．

近年，びまん性星細胞系腫瘍では isocitrate dehydrogenase （IDH）の変異の有無が問題にされ，免疫染色で検出できるようになった．

占拠部位，組織型の頻度を子供と成人に分けたのが**図 2-28**である．子供では後頭蓋窩，正中線上のものが多く，成人では大脳半球のものが多いことがわかる．

一般に原発性脳腫瘍は膨張性の発育をし，悪性のものでは周辺に浸潤性で，髄膜（くも膜下腔）か脳室を通じて転移する．膠芽腫では脳梁など左右の交通線維に沿って対側へ浸潤もする．悪性のものでも頭蓋・脊髄腔の外へ転移することはきわめてまれである．手術操作，脳室・腹腔 V-P シャントなどを加えると，通常の血行性転移や腹腔内播種がみられる．

転移性脳腫瘍は原発性脳腫瘍より発生頻度が高く，特に成人では顕著である．それを起こす原発巣としては肺がん，乳がん，腎がん，胃がんなどが多い．

多くの脳転移は脳内に複数の結節をつくるが，髄膜にびまん性に，まるで髄膜炎様に広がるものがあり，髄膜がん腫症（がん性髄膜炎）とよばれる．胃がん，肺がん，乳がんなどのときにみられるが，臨床的に診断がつけにくいこと

が多い．

## 2　末梢神経系

末梢神経系は後根神経節，運動神経，感覚神経，自律神経からなり，髄鞘の有無により有髄神経と無髄神経に分類される．末梢神経は軸索，髄鞘，シュワン細胞，その周辺の結合織などからなっている．

### 1）末梢神経の病変

**（1）ワーラー変性**

末梢神経が切断されると末梢部末端までの軸索と髄鞘までが変性し，変性産物はシュワン細胞が貪食する現象をいう．

**（2）軸索変性**

軸索の病変が末梢端から始まり，次第に中枢側に向かって進行することをいう．

**（3）節性脱髄**

シュワン細胞の障害により1つの髄節の脱髄が起こることをいう．軸索は障害されず，シュワン細胞が回復すれば髄鞘が再生する．肥厚性ニューロパチーにみられる神経線維を同心円状に取り囲む onion bulb は，脱髄と再生が繰り返し起こったものである．

**（4）再生**

軸索は切断端から末梢に向かって1日1 mm の速度で伸びる．伸展が阻止されると断端（外傷性）神経腫とよばれる腫瘤をつくる．

### 2）末梢ニューロパチー

炎症性，代謝性，中毒性，遺伝性の末梢ニューロパチーがある．炎症性のものの代表は Guillain-Barré 症候群で，末梢神経系に多発性の脱髄病変をつくる．代謝性，中毒性のものは糖尿病，尿毒症，アミロイドーシス，悪性腫瘍，ビタミン欠乏，アルコール中毒，薬剤性などで起こる．遺伝性の代表は Charcot-Marie-Tooth 病で，足の変形，歩行障害，下肢の萎縮などを示し，onion bulb の形成がみられる．

### 3）末梢神経の腫瘍

神経鞘腫，神経線維腫，悪性シュワン細胞腫などがある．

# IX　運動器系

## 1　骨格筋

### 1）筋線維の各種病変

筋線維が細くなったものを萎縮，逆に太くなり円形化したものを肥大という．萎縮には無為性，神経原性，乏血性の3種類がみられ，神経原性萎縮では小グループ単位で萎縮することを特徴とする．

核の変化では，数の増加，中央部への移動，連鎖状配列などがある．

筋線維の変性には，①空胞変性〔周期性四肢麻痺，マカドレ（McArdle）病，SLE

表 2-43 筋ジストロフィの分類

| 筋ジストロフィの各型 | 遺伝型式 | 発症年齢 | 臨床像の特徴 | 予後 |
|---|---|---|---|---|
| デュシェンヌ（Duchenne）型 | X染色体劣性 | 男，4～5歳 | 四肢近位より筋力低下，筋の仮性肥大 | 心筋障害，感染で20歳前後に死亡 |
| ベッカー（Becker）型 | X染色体劣性 | 男，5～25歳 | Duchenne型に似るが，程度が軽い | 良好 |
| 顔面肩甲上腕型 | 常染色体優性 | 子供～成人 | ミオパチー顔貌 | 良好 |
| 肢帯型 | 常染色体劣性 | 子供～成人 | 腰帯型，肩甲帯型があり，1/3に筋の仮性肥大 | さまざまである |
| 遠位性 | 常染色体優性 | 子供～成人 | 手指の運動障害，膝，肘より遠位の筋力低下 | 比較的良好 |
| 眼筋性 | 常染色体優性 | 子供～成人 | 眼瞼下垂，複視など外眼筋の障害 | まれに進行性のものあり |

などでみられる〕，②硝子様変性〔デュシェンヌ（Duchenne）型筋ジストロフィ〕，③顆粒状，絮状変性は筋ジストロフィ，ミオグロビン尿症，多発性筋炎，ワイル（Weil）病，火傷，凍傷，ガス壊疽などでみられる筋線維の融解壊死像のことをいい，④標的線維は中心部にエオジン濃染の芯をもち，その周辺が淡明であるものをいい，ALSなど神経原性萎縮で神経再支配を受けた筋線維にみられる．

筋線維の再生像は好塩基性の胞体と多核により特徴づけられ，壊死性筋疾患に多くみられる．筋線維間，つまり間質に主座をおく病変には，結節性動脈炎，サルコイドーシス，アミロイドーシスなどがみられる．

## 2）筋ジストロフィ

遺伝性の，ある特有の筋群に退行性変化を示す疾患をいう．筋線維の形態変化はほぼ同一のもので，侵される筋の分布によって各疾患の同定が行われる（**表 2-43**）．筋線維の変化は，筋線維の大小不同，核の内方移動，種々の程度の変性，壊死，組織球による貪食，線維化を伴った筋線維の再生，筋の萎縮と脂肪織による置換などである．

## 3）ミオパチー

骨格筋の進行性変性をきたす疾患を総称してミオパチーという．先天性ミオパチーは臨床症状の面から筋ジストロフィと類似しているが，筋線維の病変が特徴ある形態像をもつことから区別されている．**表 2-44** のような疾患，原因から起こる．

# 2 骨
## 1）骨の先天性発育異常
### （1）軟骨発育不全症（胎児性軟骨異発育症）

常染色体優性遺伝で，短い四肢，骨の太さは正常，躯幹の発育も正常なことを特徴とする．軟骨内化骨が障害され，骨膜性骨新生は正常なため，長管骨の長さの発育障害が現れる．

表 2-44 ミオパチーの分類

1. 先天性
    1) 良性先天性弛緩症
    2) 筋線維型不均症
    3) central core disease
    4) nemaline myopathy
    5) myotubular myopathy
    6) 多発性関節拘縮症
2. 代謝性
    1) 糖原病（Ⅱ, Ⅲ, Ⅴ, Ⅶ, Ⅷ）
    2) 周期性四肢麻痺
    3) 高 Ca 血症
3. 内分泌性
    1) 甲状腺機能亢進症
    2) 甲状腺機能低下症
    3) 副甲状腺機能亢進症
    4) Cushing 症候群
    5) 高アルドステロン症
    6) 下垂体機能低下症
4. 中毒性
    1) ステロイド
    2) クロロキン
    3) アルコール
5. 膠原病
    1) 急性リウマチ熱
    2) SLE
    3) 結節性動脈炎
    4) リウマチ性多発性筋痛
6. 感染
    1) コクサッキー B ウイルス
    2) 梅毒
    3) トキソプラズマ症
    4) トリパノソーマ症
    5) 旋毛虫症
    6) 胞虫症
7. がん関連
    1) 神経ミオパチー
    2) ミオパチー
    3) 筋無力症性ミオパチー症候群
8. サルコイドーシス
9. 糖尿病性

### (2) 大理石病

常染色体優性遺伝で，骨の硬化が異常に亢進し，骨はもろく骨折しやすい．組織学的にも骨梁が高度に肥厚し，破骨細胞の減少がみられる．

### (3) モルキオ（Morquio）病（骨軟骨異栄養症，遺伝性ムコ多糖症Ⅳ型）

常染色体劣性遺伝で，首の短いこと，短小な躯幹，脊椎の強い後彎を特徴とする．$N$-acetylgalactosamine 6-sulfatase（A 型）あるいは $\beta$-galactosidase（B 型）の先天性欠損によって骨端軟骨，関節軟骨の発育障害が起こったもの．

### (4) ハーラー（Hurler）症候群（遺伝性ムコ多糖症Ⅰ型）

常染色体劣性遺伝で，乳児期より鬼瓦様顔貌，骨格の変形が出現する．$\alpha$-L-iduronidase の先天性欠損により，ムコ多糖類が全身に沈着することから起こる．

### (5) マルファン（Marfan）症候群

常染色体優性遺伝で，細長いクモ状の指，細長い四肢，水晶体の亜脱臼，大動脈瘤，大動脈中膜壊死，関節の過伸展，脱臼，心弁膜の異常などの症状をきたす．

## 2）骨折の治癒過程

骨折とは，骨の連続性の種々の程度の断裂をいい，基礎疾患があって，普通であれば起こらないような弱い外力で起こる骨折を病的骨折という．骨折の治癒過程には一次性と二次性があり，後者では仮骨を介して骨化が起こる．組織学的には，骨折と同時に血管の破綻から血腫が形成され，白血球や組織球の遊走が起こり，次いで線維芽細胞と毛細血管の増殖から肉芽組織が形成され，血腫は吸収される．骨折縁より骨芽細胞が増殖し，肉芽組織内に類骨組織が1週

間くらいでつくられる．そこにカルシウムの沈着から仮骨が形成され，その後，過剰仮骨が破骨細胞により吸収され，骨梁の改変が起こり，二次性骨折治癒は終わる．一次性骨折治癒の場合は管内骨形成機転が働いて仮骨形成を伴わない．骨折治癒の障害には偽関節，遷延治癒，変形治癒などがある．

### 3）骨髄炎

化膿性骨髄炎は骨髄の局所に細菌が化膿巣をつくった状態で，原発炎症巣からの血行性，開放性骨折，周囲の化膿巣からの波及などによって起こる．長管骨の骨幹端，特に大腿骨遠位端と脛骨近位端が好発部位である．骨が壊死に陥ったものを腐骨，膿瘍腔を死柩（骨柩），死柩から周囲へ通じている瘻孔を汚溝，病巣周辺の骨は炎症刺激により増殖し，反応性骨硬化という．急性と慢性に分ける．

> **ブロディー（Brodie）膿瘍**
> 慢性化膿性骨髄炎の一種で，弱毒黄色ブドウ球菌の感染によるもの．膿または粘液を病巣につくり，腐骨の形成はない．

### 4）骨の無腐性壊死

非感染性に骨壊死の起こる疾患の総称で，X線像で病巣は骨硬化像に囲まれた透明巣としてみられる．組織学的には骨細胞の消失，骨の壊死の拡大，壊死骨の吸収像，肉芽組織の形成，類骨形成，骨再形成などのいずれかの段階が観察される．

病因により7つに分類されるが，骨端症が代表的疾患である．骨端の血流障害によるものであるが，発生部位によりペルテス（Perthes）病（大腿骨頭），オズグッド・シュラッター（Osgood-Schlatter）病（脛骨結節），ケーラー（Köhler）病（足舟状骨），フライバーグ（Freiberg）病（第2中足骨），キーンベック（Kienböck）病（月状骨軟化症），プライザー（Preiser）病（手舟状骨），ディートリッヒ（Dietrich）病（第2－5中手骨），シーマン（Thiemann）病（指骨）などとよばれる．

他の6つとは，反復する小外傷による離断性骨軟骨炎，SLE，Behçet病やアルコール中毒者に起こりやすいとされる特発性大腿骨骨頭壊死，減圧のとき空気塞栓から生じる減圧性骨壊死，外傷による外傷性骨壊死，鎌型赤血球性貧血における塞栓による骨壊死と，ステロイドホルモンの長期投与などで起こる医原性骨壊死がある．

> **ガレー（Garré）硬化性骨髄炎**
> 子供の下顎骨にみられる非化膿性炎症である．ほかには結核や梅毒によるものがある．

### 5）骨粗鬆症

骨基質が強度に減少した状態で，骨折を起こしやすい．X線像で骨皮質は菲薄化し，骨密度は低下している．尿中Caの排泄が増加しているが，血中Ca，P，ALP値は正常である．壊血病が代表的な疾患である．これはビタミンCの欠乏が原因で起こり，骨の粗鬆化のほか，骨膜下出血，予備石灰化層の肥厚などがみられる．副甲状腺機能亢進症での破骨の亢進，Cushing症候群による造骨の低下，蛋白欠乏あるいは低下症（肝硬変症，ネフローゼ症候群，malabsorption症候群など）によるものや，老人性のものによっても起こる．

### 6）骨軟化症（クル病）

骨基質への石灰沈着の減退と類骨組織の増加がみられる状態をいう．原因としては，表2-45に示すものなどがある．

クル病（rickets）は乳児期のビタミンD欠乏によって起こるもので，肋骨にみられ

表 2-45 骨軟化症の原因

| 1. ビタミンDの欠乏 | 2. 低リン血症に合併するもの | 3. 骨への石灰沈着障害 |
|---|---|---|
| i 食事性の欠乏<br>ii 紫外線の不足<br>iii 広範な腸管切除後<br>iv malabsorption症候群 | i 尿細管性アシドーシス<br>ii 家族性低リン血症<br>iii Fanconi症候群<br>iv 糸球体性クル病 | i 低ホスファターゼ症 |

表 2-46 原発性骨腫瘍の分類

| 1. 軟骨性 | 2. 骨性 |
|---|---|
| 骨軟骨腫（骨軟骨性外骨腫）<br>　単発性<br>　多発性<br>軟骨腫（内軟骨腫）<br>　単発性<br>　多発性<br>骨膜性軟骨腫（外軟骨腫，傍骨性軟骨腫）<br>軟骨芽細胞腫（良性軟骨芽細胞腫）<br>軟骨粘液線維腫<br>軟骨肉腫<br>間葉性軟骨肉腫<br>脱分化型軟骨肉腫 | 骨腫<br>類骨骨腫<br>骨芽細胞腫（良性骨芽細胞腫）<br>骨肉腫<br>傍骨性骨肉腫<br>骨膜性骨肉腫<br>3. 線維性<br>非骨化性線維腫<br>類腱線維腫<br>線維肉腫<br>悪性線維性組織球腫 |

（日本整形外科学会骨腫瘍委員会骨腫瘍分類表改訂より）

るクル病性念珠，O脚，X脚，頭蓋癆，クル病性侏儒などがみられる．骨端軟骨層の予備石灰化層に石灰沈着が不良なもので，X線上骨端線が広がってみえる．骨軟化症とは，広義には骨の状態を総称し，また，狭義には成人型クル病という疾患名を意味する．腎性クル病とは，腎に原因のあるものを総称した名称である．

## 7) 骨腫瘍と腫瘍類似疾患

骨に原発する腫瘍は，**表 2-46** のような原発性骨腫瘍がみられ，骨成分以外の間葉系由来のものもみられる．多発性骨髄腫，白血病などは，通常，骨腫瘍に入れないで扱う．

### (1) 骨肉腫

骨に発生する悪性腫瘍のなかで最も多く，ほとんどが若年者の長管骨の骨幹端，特に膝関節周囲に好発する．肺への血行性転移が必発で，予後は不良である．X線上，Coldmanの三角形陰影，陽光陰影（sun burst），玉ねぎの皮様層状陰影（onion peel）などの骨膜反応を伴うことが特徴であるが，他の腫瘍と鑑別のむずかしいものも多い．肉眼的には出血や壊死が広範で，白，黄，橙，赤色と多彩な色を呈する．組織学的には異型性の強い骨芽細胞と紡錘形細胞の増生をみ，類骨，骨，軟骨の形成もみられる．骨芽細胞型，軟骨芽細胞型と線維芽細胞型の3型に分類する．

### (2) 軟骨肉腫

若年者の骨盤骨や大腿骨に好発し，高齢者のものは軟骨腫からの悪性化である場合が多い．骨肉腫に比して発育はゆっくりで，予後もよいほうである．

### (3) 骨巨細胞腫

髄腔の結合織由来あるいは破骨細胞由来と考えられているが，いまだ発生母地は確定されていない．長管骨骨端，ことに膝関節周囲に好発し，20～40歳に多い．X線上は骨破壊性で，通常は骨膜反応をみない．肉眼的に血管成分の多い黄赤色の腫瘍で，組織学的には大型の多核巨細胞と小型の単核細胞（間質細胞）の両者が混在して増生している．巨細胞の頻度，核の数から悪性度の分類も行われたが，個々の細胞の異型度やX線像のほうが悪性度の評価に関係が深い．半数に再発，10～15％に肺転移をみる．

### (4) ユーイング（Ewing）腫瘍

20歳以前の長管骨骨幹に好発し，骨髄炎様の臨床症状を呈する．X線上には反応性の骨形成がみられ，玉ねぎ皮（onion peel）などといわれる．肉眼的には出血を伴った灰白色の腫瘍で，組織学的にはリンパ球の2～3倍の胞体の乏しい円形細胞が密に増生する．神経芽腫やリンパ腫との鑑別には，胞体にグリコーゲンが豊富なことで区別できる．由来について血管外皮細胞との考えもあるが，確定的でない．

### (5) 転移性骨腫瘍

骨原発性腫瘍より頻度的には多い．転移を起こしやすいものは乳がん，肺がん，前立腺がん，胃がん，甲状腺がん，腎がん，神経芽腫などがある．X線上，骨形成性のもの，溶骨性のもの，両者の混在するものとがあり，溶骨性のものが最も多い．骨形成性の代表は前立腺がんで，混在型は肺がん，乳がん，胃がんなどでみられる．

## 3　関節

### 1）関節の炎症性疾患

化膿菌，淋菌，結核菌などでも関節炎が起こるが，関節リウマチ（rheumatoid arthritis；RA）が圧倒的に多い．1：3～4と女性に多く，更年期と思春期に発病が好発する．四肢末端に始まり，中枢側の大関節に及ぶことが多い．検査所見では，RF，CRPが陽性で，BSRの亢進，$\alpha_2$と$\gamma$-グロブリンの増加がみられ，X線上は骨透過性の亢進，関節腔の狭小化，関節面の破壊像などがみられる．組織学的には滑膜細胞の増加，滑膜絨毛の肥厚，滑膜表面へのフィブリノイドの沈着，血管増生，リンパ球と形質細胞の強い浸潤，リンパ濾胞の形成，線維化などの変化をみ，まれにリウマチ結節の出現がみられる．こういった炎症性変化が寛解と再燃を繰り返し，関節軟骨の破壊，変形，強直を起こしていく．注目すべきこととして，関節だけの病気ではなく，心，筋，肺，虹彩，血管など系統的な間葉系組織にも病変を及ぼすことが多いことである．

表 2-47　発生母地による軟部腫瘍の分類

| 発生母地（細胞） | 良性腫瘍 | 良悪性境界腫瘍 | 悪性腫瘍 |
|---|---|---|---|
| 線維芽細胞 | 線維腫<br>線維腫症 | 侵襲性線維腫症 | 線維肉腫 |
| 組織球〜線維芽細胞 | 良性線維黄色腫群 | 隆起性皮膚線維肉腫 | 悪性線維性組織球腫 |
| 脂肪（芽）細胞 | 脂肪腫<br>脂肪芽腫（症） |  | 脂肪肉腫 |
| 平滑筋（芽）細胞 | 平滑筋腫 | 平滑筋芽腫 | 平滑筋肉腫 |
| 横紋筋（芽）細胞 | 横紋筋腫 |  | 横紋筋肉腫 |
| 血管 | 血管腫 | 血管外皮腫 | 血管肉腫 |
| リンパ管 | リンパ管腫 |  | リンパ管肉腫 |
| 滑膜細胞 |  |  | 滑膜肉腫* |
| 末梢神経 | 神経鞘腫<br>神経線維腫 |  | 悪性シュワン細胞腫<br>神経（線維）肉腫 |
| 交感神経 | 神経節腫 |  | 神経芽細胞腫 |
| 不明のもの | 顆粒細胞腫瘍 | 骨巨細胞腫瘍 | 胞巣状軟部肉腫<br>ユーイング肉腫 |

*：p.43, 表 1-15 の表外の注を参照.

悪性関節リウマチ（malignant rheumatoid arthritis）とは，RA に系統的な血管炎を合併したもので，心嚢炎，心筋炎，間質性肺炎，多発性神経炎，強膜炎などの全身症状を呈し，予後不良である．

### 2）関節の非炎症性疾患

加齢に伴う場合や，外傷後に生ずる変形性関節症（炎）は，膝，股，肘関節と負担の重い部位にかかりやすい．病変は関節軟骨の弾力性低下，亀裂の出現，線維成分の増加，潰瘍形成，欠損と骨の露出，軟骨内化骨などがみられる．反応性骨増殖から辺縁隆起や骨棘の形成がみられ，骨片の遊離から関節遊離体が生じる．

痛風はプリン代謝異常から尿酸塩が系統的に沈着する病気であるが，関節軟骨，骨軟骨境界，滑膜，腱，関節皮下などに沈着が起こりやすく，反復性の激しい関節の痛風発作を起こす．母趾の中足指関節が最も好発部位である．組織学的には，針状結晶の集塊とそれに対する異物型肉芽腫の形成がみられる．末期には全身に沈着し，特に腎への沈着から痛風腎となり，腎不全となる．

## 4　軟部腫瘍
### 1）軟部組織の定義

軟部とは，広義に硬組織以外のすべてをいうが，通常はこれらから内臓，皮膚の上皮成分，骨髄とリンパ節などを除き，他の骨格を包むすべての組織をさしている．頭頸部，躯幹と四肢の外軟組織が中心であるが，縦隔，後腹膜，腸間膜，胸腔や腹腔の壁，鼻腔，眼窩なども内軟組織として含まれる．

表 2-48 軟部腫瘍マーカーと陽性像を示す腫瘍

| マーカー | 腫瘍 |
| --- | --- |
| cytokeratin | 滑膜肉腫，類上皮肉腫，中皮腫，類上皮血管肉腫，悪性ラブドイド腫瘍，軟部混合腫瘍，脊索腫，アダマンチノーマ，がん腫 |
| epithelial membrane antigen（EMA） | がん腫，滑膜肉腫，類上皮肉腫，未分化大細胞型リンパ腫，脊索腫，アダマンチノーマ |
| S-100 蛋白 | 良悪性末梢神経腫瘍，良悪性軟骨性腫瘍，良悪性脂肪性腫瘍，顆粒細胞腫，明細胞肉腫，悪性黒色腫，脊索腫，ランゲルハンス細胞組織球症 |
| HMB45，Melan A | 明細胞肉腫，悪性黒色腫，PEComa |
| desmin | 平滑筋腫，平滑筋肉腫，横紋筋腫，横紋筋肉腫，線維形成性小円形細胞腫瘍 |
| muscle specific actin | 平滑筋腫，平滑筋肉腫，横紋筋腫，横紋筋肉腫 |
| smooth muscle actin | 平滑筋腫，グロームス腫瘍，平滑筋肉腫，筋線維芽細胞性腫瘍 |
| myogenin | 横紋筋肉腫 |
| CD31 | 血管腫，血管内皮腫，血管肉腫 |
| CD34 | 血管腫，血管内皮腫，血管肉腫，孤在性線維性腫瘍，隆起性皮膚線維肉腫，類上皮肉腫 |
| factor VIII-related antigen | 血管腫，血管内皮腫，血管肉腫 |
| D2-40 | リンパ管腫，中皮腫 |
| CD68 | 腱鞘巨細胞腫，びまん型巨細胞腫（色素性絨毛結節性滑膜炎） |
| MDM2，CDK4 | 分化型脂肪肉腫/異型脂肪腫様腫瘍，脱分化型脂肪肉腫 |
| ALK | 炎症性筋線維芽細胞性腫瘍 |
| SMARCB1/INI1 | 悪性ラブドイド腫瘍および類上皮肉腫で発現消失 |
| β-catenin | デスモイド腫瘍で核に発現 |

(Weiss SW. Goldblum JR, eds. Enzinger & Weiss's Soft Tissue Tumors. Fifth ed. Mosby Inc：2008. p129-174；小田義直. 生検，免疫組織化学染色と遺伝子診断. 大塚隆信ほか編. 骨軟部腫瘍 臨床・画像・病理. 東京：診断と治療社；2011. p.62-69 より抜粋)

組織学的には，真皮，皮下組織，筋肉，筋膜，腱，腱膜，滑膜，漿膜などを構成している中胚葉由来の間葉系組織を主体とするが，外胚葉由来の末梢神経と交感神経組織は便宜上軟部として取り扱われることが多い．

## 2）軟部腫瘍

軟部腫瘍はまれなもので，およそ全悪性腫瘍の 1% 以下と考えられる．組織像は多彩であり，反応性の良性病変や上皮性腫瘍と鑑別がむずかしいことが多い．発生母地という点からは，**表 2-47** のように分類することができる．

軟部腫瘍の分類，診断という点で，電子顕微鏡的および酵素組織化学的観察が従来より行われており，一定の細胞内特有構造物や一定の酵素活性の検索が進んでいる．たとえば，筋原性腫瘍では胞体内に多量のマイクロフィラメント，dense body（濃密体）や Z バンドがみられ，平滑筋腫瘍では腫瘍細胞を基底膜様物質が取り囲んでいる像をみる．また，ミオシン-ATPase は横紋筋肉腫の

多くのものにきわめて特異性が高い．血管内皮性腫瘍ではWeibel-Palade body という，マイクロチュブルス様の管状構造物を含んだ円柱状桿状構造物が特徴的で，アルカリホスファターゼ活性が高い．

細胞質内の線維状成分の研究が進み，現在のところ大別してマイクロフィラメント，マイクロチュブルス，中間型フィラメントの3種類が知られ，これらを総称して細胞骨格（cytoskeleton）とよばれる．

中間型フィラメントを含め，種々の蛋白や酵素の免疫組織化学的検索が，光顕，電顕，酵素組織化学とあわせて診断や研究に用いられるようになってきた．軟部腫瘍に関連する抗原物質を表2-48にまとめた．

> **中間型フィラメント**
> 直径10 nmの線維で，直径6 nmのアクチンと直径13 nmのミオシンの中間の直径ということからこの名称がついている．形態学的には区別がつかないが，生化学的，免疫学的にケラチン，ビメンチン，デスミン，グリア線維性酸性蛋白とニューロフィラメントの5種類に分けられる．この中間型フィラメントが腫瘍の鑑別診断のマーカーとして利用できるという点が，病理学的にも注目されている．

## X 感覚器系

### 1　視覚器の腫瘍

眼，眼付属器および眼窩に発生する腫瘍および腫瘍様病変は多彩である．

#### (1) 眼瞼の腫瘍

**がん**：皮膚がんと瞼板腺がんがあり，外傷や熱傷，瘢痕，慢性放射線皮膚炎などから生ずることが多い．

**悪性黒色腫**：眼瞼のみならず，結膜，ブドウ膜（虹彩，毛様体，脈絡膜）に広く分布する．

**扁平黄色腫**：上眼瞼内角部に近く左右対称的に発生する．肥厚した真皮内に脂肪顆粒を有する黄色腫細胞をみる．コレステロールやトリグリセライドの増加に伴うものとされているが，これらの代謝に異常のないものも少なくない．

**軟性神経線維腫**：主として上眼瞼皮膚の中に軟らかな境界不鮮明な腫瘍が発生し，徐々に著しく腫大して醜形をもたらす．コーヒー様母斑，小結節様または有茎瘤状のやや硬い腫瘍を全身皮膚に生じ，肝，脾肥大，骨や神経の症状を伴うものはRecklinghausen（レックリングハウゼン）病といい，虹彩，まれには眼底にも小結節が認められることがある．組織学的には両者ともに神経の外鞘またはシュワン（Schwann）鞘の増殖である．

**眼球黒色症**：太田母斑（眼上顎部橙色母斑）の2/3に眼球黒色症を認める．眼瞼，強膜，虹彩がやや青色調を帯びるが，ほとんど隆起はない．

眼瞼には，瞼板腺（マイボーム腺），ツァイス（Zeis）腺，モル（Moll）腺，涙腺，副涙腺〔クラウゼ（Krause）腺，ヴォルフリング（Wolfring）腺〕などがあり，これらの腫瘍も脂腺，汗腺，混合腺の腫瘍として理解される．

#### (2) 涙腺の腫瘍

眼窩内のがん腫や肉腫はまれであるが，涙腺原性のものが多い．無痛性の上眼瞼皮下深部の腫瘤により眼球突出や転位，運動障害を生じる．これらの症状は，炎症性疾患でも生じ，眼窩偽腫瘍あるいは炎症性偽腫瘍などと称される．涙腺の腫脹する疾患としては，両側涙腺とともに唾液腺が腫脹するミクリッツ（Mikulicz）病，Hodgkinリンパ腫，白血病，サルコイドーシス，結核，梅毒，流行性耳下腺炎などがある．

### (3) 結膜の腫瘍

**結膜がん**：きわめてまれに角膜輪部結膜から扁平上皮がんが発生する．瞼結膜に発生するものはさらにまれであるが，早期には瞼板の肥厚を伴った片側性慢性結膜炎の所見を呈する．

**皮様嚢腫**：しばしば角膜輪部，外眼角部付近の球結眼下に生ずる．外眼角部に生じた腫瘍の尾部は眼窩深部に及ぶことが多く，完全摘出は困難なため，しばしば再発をみる．

**結膜嚢腫**：結膜リンパ腫，結膜肉芽腫などがあるが，いずれも発育はきわめて遅い．

### (4) 角膜の腫瘍

皮様嚢腫以外はきわめてまれであるが，輪部に扁平上皮がん，基底細胞がんの発生をみることがある．

### (5) 強膜の腫瘍

強膜は角膜とともに眼球の最外壁を構成する強靱な膜で，主として膠原線維よりなる．血管に乏しいので，膠原病などを除いては強膜の疾患は一般には起こりにくい．強膜ブドウ腫といわれるものは，強膜炎，外傷，手術などのあとにできた瘢痕部が眼内圧により限局性に拡張して，薄くなった強膜を通して内面のブドウ膜（脈絡膜と毛様体）が青黒く透見できるようになったものである．

### (6) ブドウ膜の腫瘍

眼球の中膜を構成する血管に富む膜がブドウ膜で，最前部が虹彩，それに続く毛様体，さらに後方の脈絡膜の3つの部分からなる．

**黒色腫**：一般に虹彩と毛様体の腫瘍はまれであり，黒色腫も大部分は脈絡膜に生ずる．組織学的には紡錘形細胞型，類上皮細胞型およびこの両者の混合型があるが，混合型の頻度が高い．血管内浸潤，血管周囲性に強膜への浸潤および視神経浸潤症例の予後は悪い．

**血管腫**：スタージ・ウェーバー（Sturge-Weber）病において，血管腫が虹彩，毛様体，脈絡膜などにあると，血管腫の充血と腫脹および前房液の分泌過剰により緑内障や牛眼を起こすことがある．

**転移性腫瘍**：眼への転移性腫瘍は主に脈絡膜に生ずる．がん腫のみならず白血病やリンパ腫もこの部に転移を生じやすい．転移がんの原発巣は乳がんがもっとも多く，胃腸，肺のがんがこれに続く．黄斑部付近に始まることが多く，深層の濃密な限局性灰白色ないし黄灰色浸潤から，やがて網膜剥離を起こす．組織学的には原発巣の細胞とともに脈絡膜色素細胞，出血に起因する色素，壊死などを認める．予後は最終的には不良である．絨毛上皮がんもまれに脈絡膜に転移することがある．

### (7) 網膜の腫瘍（写真2-84，-85）

**網膜芽細胞腫**：小児の悪性眼内腫瘍で，生後1年以内の発症が多い．10～30％は常染色体優性遺伝で，両眼性に早期に発症し，70～90％は遺伝性がなく，多くは片眼性にやや遅く散発的に発症する．

網膜芽細胞腫は胎児性の網膜形成細胞からなる腫瘍で，網膜のどの層からも生じるものとされているが，この胎児性網膜形成細胞群のうち，一つはretinoblast→neuroglia と，両極細胞，アマクリン細胞，神経節細胞などになるもので，ここからretinoblastoma が生じ，他の一つは神経上皮（桿錐体）となりneuroepitheliomaが発生する．前者は小型円形の未分化型細胞からなり，片眼性のものに多くみられ，進展が速

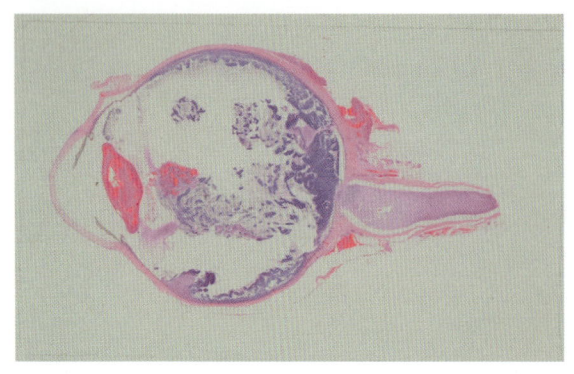

**写真 2-84　網膜芽細胞腫（弱拡大）**
左に角膜，水晶体，右に視神経がみられ，黒っぽいところが網膜芽細胞腫である．

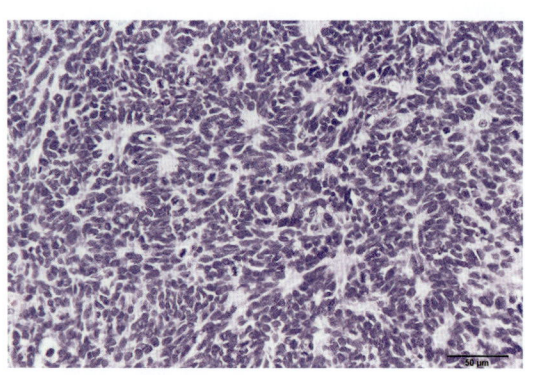

**写真 2-85　網膜芽細胞腫（強拡大）**
ロゼット形成がみられる．

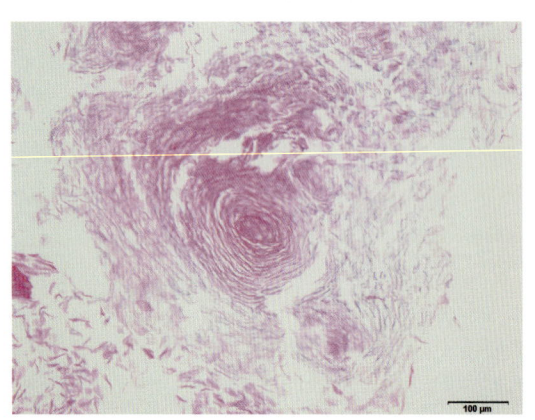

**写真 2-86　真珠腫**
層状のケラチンの塊．

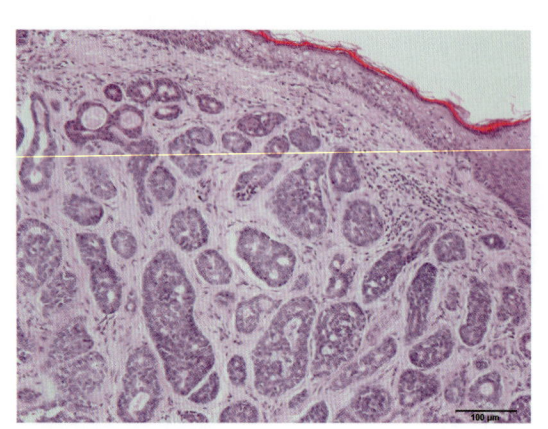

**写真 2-87　耳垢腺腫**
腺様嚢胞がんの構造を示している．

く転移を起こしやすいが，放射線感受性は高く，壊死巣石灰化巣を示しやすい．後者はかなり分化した神経上皮型細胞よりなり，両眼性のものにやや多くみられ，進展，転移ともに遅いが，放射線感受性は弱い．ロゼット形成を特徴とする．

　腫瘍の増殖形式は前方と後方への2型であって，前方へは硝子体中へ浸潤し，やがて水晶体後面に達してしばしば高眼圧を起こし，虹彩に結節を生じ，ついにはこれらを破壊し，眼球壁を破って外に出ると急速に巨大な腫瘍塊となる．後方に向かう型では，視神経内に浸潤し，頭蓋内に進展する．また，脈絡膜血流を介して全身に遠隔転移を起こす．

## 2　聴器の腫瘍（写真 2-86，-87）

　聴器の腫瘍といってもほとんどが外耳道の腫瘍で，あとは中耳と周辺側頭骨のものがみられる．外耳道皮膚由来のものに色素性母斑，悪性黒色腫，乳頭腫，がんがみられるが，皮膚および上気道に発生するものとの違いはない．この聴器領域に特有な腫瘍と腫瘍様病変には次のものがある．

耳茸（みみたけ）：鼓膜の穿孔部から外耳道のほうへ突出したポリープで，慢性中耳炎の合併症としてみられる．肉芽組織，炎症性細胞浸潤や間質の線維化がみられ，表面は扁平上皮がおおっていることが多い．

　真珠腫：鼓膜の穿孔部から外耳道の扁平上皮組織が中耳腔へ連続して入り込み，剥離したケラチンが層状に蓄積してできる．慢性中耳炎または乳様突起炎に合併する．血漿成分の流出やケラチンの分離からコレステリン結晶がしばしばみられるのでこの病名がつけられているが，腫瘍ではない．

　耳垢腺腫：外耳道にみられる耳垢腺はアポクリン型汗腺の一種で，汗腺腺腫あるいは混合腫瘍の組織像を示す．良性腫瘍であるが，不完全切除だと再発を繰り返す．まれに悪性例がみられる．

　傍神経節腫：中耳底に存在する頸静脈球などから発生する．腫瘍は毛細血管に富んで，血管を囲む腺房状配列をみせる．出血しやすい腫瘍とみられ，完全切除はむずかしい．

　扁平上皮がん：外耳道の入口部付近に発生しやすい．中耳内や乳様突起洞にもまれにみられる．

# XI 皮膚系

## (1) 発疹の分類

　皮膚の病変を発疹とよび，原発疹とそれに続発する続発疹とに分ける．肉眼的観察の名称で，**図 2-29** のように分類される．このほかに，紅皮症（全体に潮紅し落屑する状態），黒皮症（広い範囲に色素沈着），リベド（皮斑，樹枝状の紅斑），多形皮膚萎縮症（皮膚萎縮，色素沈着および脱失，毛細管拡張の混在），苔癬（長びいた丘疹），苔癬化（硬くなり皮野形成のあるもの），痤瘡（毛囊に一致して丘疹・膿疱を生じる），毛瘡（有毛部毛囊に膿疱），コンジローム（外陰部に乳頭状小結節の群生），局面（比較的大きい隆起），疱疹（小水疱，小膿疱の群生），膿痂疹（痂皮を伴う膿疱），粃糠疹（細かい落屑），乾皮症（乾燥して粗造），魚鱗癬（ウロコ状の鱗屑），搔痒症（皮疹なく搔痒のみ）などの用語がある．

## (2) 皮膚病理組織用語

　角質肥厚：角化層の厚い状態．例，乾癬，ヴィダール（Vidal）苔癬．
　不全角化：角化過程が促進された状態で，角化層内に濃縮核の残存をみる．例：乾癬．
　顆粒層肥厚：顆粒層の厚さの増加．
　表皮肥厚（棘細胞増殖）：表皮細胞の数が増加した状態．表皮突起の肥大と延長もみられる．
　表皮萎縮：表皮細胞の数の減少により扁平化した状態．
　異常角化：有棘細胞が角化層に達する前に個々に角化した状態．
　細胞浸潤：表皮内への炎症性細胞浸潤．
　水疱：表皮内，表皮下に水分が貯留した状態をいう．有棘細胞の浮腫性解離を細胞間浮腫，有棘細胞間に単胞性水疱をつくったものを海綿状水疱，有棘細胞が膨化したものを細胞内浮腫，多胞性水疱を網状変性，細胞間橋が消失し表皮内に水疱ができたものを棘融解性水疱という．
　膿疱：水疱内に白血球が浸潤した状態．

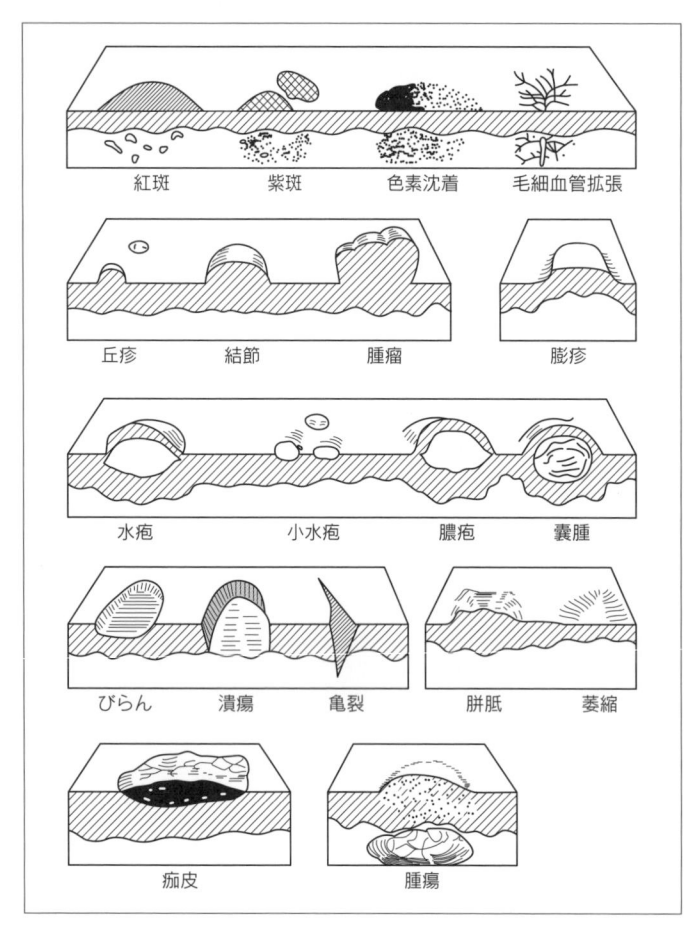

図 2-29 発疹の分類

　色素増加：表皮メラノサイトの数の増加やメラニン色素の増強.
　色素減少：表皮メラノサイトの減少やメラニン色素の減少.
　境界部活性：メラニン産生細胞が表皮と真皮の境界部で増殖し胞巣をつくっている状態.
　乳頭腫症：真皮の乳頭が表面へ突出し，皮膚全体として凹凸を示す状態.
　脂肪織炎：皮下脂肪織の変性，壊死，白血球の浸潤などを示す状態.

### (3) 湿疹と皮膚炎

　湿疹は皮膚科領域で最も多い疾患で，外来の刺激物が生体に作用し，個々の生体の準備状態に応じて反応し，その反応結果が皮膚に湿疹として表現されると理解される.
　湿疹の皮膚病変は，湿疹三角といわれるように，**図 2-30** のごとく変化する.
　急性期の病理像は，表皮細胞間浮腫，小円形細胞の表皮内浸潤，表皮内水疱形成がみられ，真皮上層での血管の拡張，細胞浸潤が認められる．慢性期では，過角化，錯角化，不規則な表皮肥厚がみられ，真皮の上中層に細胞浸潤が認められる.
　湿疹・皮膚炎は，病型により昔から種々分類（**表 2-49**）されてきた．代表的分類と接触皮膚炎の発生部位別にみた主な刺激物を**表 2-50** に示す.

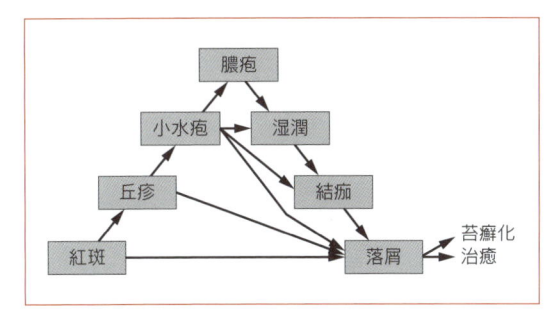

図 2-30 湿疹の症状の変化

表 2-49 湿疹・皮膚炎の分類

1. 接触皮膚炎
2. アトピー性皮膚炎
3. 脂漏性皮膚炎
4. 貨幣状湿疹
5. ヴィダール苔癬あるいは慢性単純苔癬
6. 自家感作性皮膚炎
7. その他湿疹に含まれる疾患
   a. 主婦湿疹
   b. 進行性指掌角皮症
   c. 汗疱あるいは異汗性湿疹
   d. うっ滞性皮膚炎
   e. 顔面単純性粃糠疹
   f. 口囲湿疹
   g. 乾皮症あるいは老人性皮膚瘙痒症
   h. おむつ皮膚炎

表 2-50 接触皮膚炎発生部位と主な刺激物

| 部位 | 主な刺激物 |
| --- | --- |
| 頭 | 養毛剤，毛髪用化粧品，毛染剤，シャンプー，帽子 |
| 顔 | 化粧品，香水，医薬品，装身具，メガネのつる，水中メガネのゴム，植物 |
| 頸部 | 装身具，香水，医薬品，衣料品 |
| 体幹 | 衣料品，装身具，ゴム，金属（とめ金など），洗剤，デオドラント，マッサージクリーム |
| 陰部 | コンドームなど避妊具，避妊用薬品，衣料品，洗剤，サポータ |
| 上肢 | 衣服，農薬，職場の各種接触源 |
| 手 | 皮革製品，ゴム，金属類，ウルシなどの植物，医薬品，化粧品，農薬，職場・家庭の各種接触源 |
| 下肢 | 衣料品，ゴム，金属，ポケットの中味 |
| 足 | ゴム，皮革製品，靴下，洗剤，医薬品 |

光線過敏症，放射線皮膚炎，熱傷，褥瘡，鶏眼，胼胝（たこ），薬傷・化学熱傷などの疾患がある．

### (4) 紅斑類および毛細血管拡張症

紅斑は，表皮下乳頭部の毛細血管網の可逆的な拡張と血流量の増大によって，皮膚が斑状に紅色を示す病変をいう．血管の拡張は温度上昇，機械的刺激，自律神経作用，炎症のとき放出されるヒスタミンなどによって起こる．病理組織像は，血管拡張，組織の浮腫，炎症細胞の浸潤がみられる．毛細血管拡張症は，血管が不可逆的に拡張した病変と考えられる．こういった病変をきたす疾患はきわめて多く，代表的なものを**表 2-51** に示す．

### (5) 中毒疹，薬疹

中毒疹とは，食物，薬剤，体内で生成された物質，全身性感染症が原因となって皮膚および粘膜に発疹を生じるものを総称する．そのなかで，薬剤の内服や注射によって起こるものが薬疹で，外用によるものは接触皮膚炎となる．薬疹の発生機序としてアレルギーまたは非アレルギー反応が考えられる．

### (6) 水疱性・膿疱性疾患

水疱や膿疱を生ずる皮膚疾患はきわめて多い．それの生ずる部位から**表 2-52** のよ

**エーラース・ダンロス (Ehlers-Danlos) 症候群**
別名は過剰弾力性皮膚といい，コラーゲンの生合成過程に異常のある遺伝性の疾患．症状は皮膚および関節の過伸展や弛緩，皮膚および血管の脆弱化による出血が特徴である．消化管出血，大動脈瘤をきたすことがある．現在まで8型が分類されている．

**ウェルナー (Werner) 症候群**
早期老化がみられる疾患として注目されているもので，常染色体劣性遺伝疾患．若年性白内障，低身長，若年性白髪，強皮症を思わせる皮膚変化が特徴である．培養線維芽細胞の継代期間が短いこと，酵素パターンが老人皮膚のものに似ていることが知られている．

表 2-51 紅斑をきたす疾患

| | | |
|---|---|---|
| 1. 多形滲出性紅斑 | 7. 温熱性紅斑 | 13. 皮膚筋炎 |
| 2. 遠心性環状紅斑 | 8. スウィート病 | 14. 酒皶 |
| 3. 結節性紅斑 | 9. ウェーバー・クリスチャン病 | 15. クモ状血管腫 |
| 4. リウマチ性環状紅斑 | 10. 粘膜皮膚眼症候群 | 16. 遺伝性出血性毛細血管拡張症 |
| 5. 血管神経性環状紅斑 | 11. ベーチェット病 | 17. ブルーム症候群 |
| 6. 手掌紅斑 | 12. エリテマトーデス | 18. ataxia telangiectasia |

表 2-52 水疱性・囊胞性疾患の分類

| 角層下 | 表皮中層 | 表皮下（光学顕微鏡的） |
|---|---|---|
| 1. 棘融解性<br>　落葉状天疱瘡<br>　紅斑性天疱瘡<br>　角層下膿疱症<br>　伝染性膿痂疹<br>　新生児剥脱性皮膚炎<br>　水晶様汗疹<br>　新生児中毒性紅斑 | 1. 海綿状水疱<br>　湿疹類<br>　色素失調症<br>　紅色汗疹<br>2. ウイルス性水疱<br>　単純性疱疹<br>　帯状疱疹<br>　水痘<br>3. その他<br>　掌蹠膿疱症<br>　汗疱 | 1. 電顕的基底膜より上<br>　水疱性類天疱瘡<br>　妊娠性疱疹<br>　単純型表皮水疱症<br>　（基底細胞の変性による）<br>　致死型表皮水疱症<br>　多形滲出性紅斑（表皮型）<br>2. 電顕的基底膜より下<br>　疱疹状皮膚炎<br>　栄養障害型表皮<br>　水疱症<br>　多形滲出性紅斑（真皮型）<br>　色素性蕁麻疹 |
| 表皮上層 | 表皮基底細胞直上 | 毛包中心性 |
| 1. 細胞変性による<br>　先天性魚鱗癬様紅皮症<br>　ウェーバー・コッケーン<br>　　（Weber-Cokayne）型<br>　単純性表皮水疱症<br>　ちまめ<br>2. 海綿状膿疱<br>　稽留性肢端皮膚炎<br>　疱疹状膿痂疹<br>　膿疱性乾癬<br>　ライター（Reiter）病 | 1. 棘融解性<br>　尋常性天疱瘡<br>　増殖性天疱瘡<br>　家族性良性慢性天疱瘡<br>　ダリエー（Darier）病<br>　一時的棘融解性皮膚症 | 毛包炎<br>痤瘡<br>好酸球性膿疱性毛包炎 |

うに分類される．原因としては，免疫学的機序，細菌・ウイルス感染，遺伝性機序などが考えられているが，原因のわからないものも多い．

### (7) 角化症

角化過程の異常を主病変とする疾患を総称したもので，病因により遺伝性，毛孔性，炎症性，その他に分類される．

### (8) 真皮の疾患

真皮を侵す疾患には，萎縮症，遺伝性結合織疾患，非感染性肉芽腫性疾患などがある．

### (9) 皮下脂肪組織の疾患

疾患の種類には**表 2-53** のものがある．

### (10) 母斑と皮膚良性腫瘍

母斑とは，遺伝ないし胎生的素因から，徐々に発育する皮膚面の色ないし形の異常を起こす限局性皮膚病変をいい，一種の皮膚奇形もしくは奇形に基づく良性腫瘍とい

**母斑**
母斑細胞性母斑，若年性黒色腫，扁平母斑，単純黒子，太田母斑，伊藤母斑，青色母斑，蒙古斑などがある．

表 2-53 皮下脂肪組織の疾患

| 皮下脂肪織炎 (panniculitis) | 肉芽腫性炎症を示すもの |
|---|---|
| 1. 結節性紅斑<br>2. 亜急性結節性移行性脂肪組織炎<br>3. ウェーバー・クリスチャン (Weber-Christian) 病<br>4. 皮下脂肪肉芽腫症〔ロスマン・マカイ (Rothmann-Makai) 症候群〕<br>5. ステロイド後脂肪組織炎<br>6. ループス脂肪組織炎（深在性エリテマトーデス） | パラフィン肉芽腫，各種の脂肪肉芽腫，サルコイドーシス（皮下型），ハンセン病（T型），結核，ゴム腫，深在性真菌症，リウマチ様結節，環状肉芽腫（皮下型），肉芽腫性血管炎など |
|  | 脂肪萎縮症 (lipodystrophy) |

表 2-54 母斑症の種類

| | |
|---|---|
| 全身性母斑症 | 1. ブールヌビーユ・プリングル (Bourneville-Pringle) 母斑症 (tuberous sclerosis, epiloia)<br>2. レックリングハウゼン (Recklinghausen) 母斑症 (neurofibromatosis)<br>3. ヒッペル・リンドウ (von Hippel-Lindau) 母斑症<br>4. 血管腫症 (angiomatosen)<br>5. 神経皮膚黒色症 (mélanoses neurocutanées, neurocutaneous melanosis, melanophakomatose)<br>6. ポイツ・イエガース (Peutz-Jeghers) 症候群<br>7. 色素血管母斑症<br>8. 多発性基底細胞腫症候群〔ゴーリン・ゴルツ (Gorlin-Goltz) 症候群〕 |
| 局所性母斑症 | 1. スタージ・ウェーバー (Sturge-Weber) 症候群<br>2. クリッペル・トルノネー・ウェーバー (Klippel-Trénaunay-Weber) 症候群<br>3. 眼上顎褐青色母斑（太田母斑） |

うことができる．良性腫瘍は出生後に生じるものと区別されるが，現実的には同一疾患を良性腫瘍とも母斑ともよんでいることがかなりあり，習慣上の名称であることが多い．たとえば，血管母斑―血管腫，母斑細胞性母斑―若年性良性黒色腫，青色母斑―真皮型良性黒色腫などである．

母斑症とは，母斑性の病変が皮膚にとどまらず全身の諸臓器に広がり，一つのまとまった病像を示す疾患群をいう．神経冠由来，間葉系由来，起源不明のものがあり，また，中枢神経症状をともに示すものが多いことから，神経皮膚症候群の範疇に入れられることもある．通常，**表 2-54** のものが母斑症として有名である．

### (11) 皮膚悪性腫瘍

皮膚悪性腫瘍は，皮膚に原発するものと，他臓器がんからの転移によるものに大別され，前者のほうが多い（約 95％）．発生母地から分類すると**表 2-55** のとおりである．

### (12) 細菌性皮膚疾患

皮膚に感染症を起こす代表的な細菌類は多数あるが，化膿球菌によるものが頻度が高く，膿皮症という．次に皮膚結核，梅毒がみられる．

### (13) 皮膚真菌症

皮膚・粘膜の表層に限局する表在性真菌症が多く，真皮以下が侵される深在性のものは少ない．角質物内の真菌を直接検出するのに苛性カリ法がある．パーカーブラックインキを混じて，真菌を染める方法もある．鏡検時にコントラストをつけて観察することが大切である．病名，原因真菌，好発部位を**表 2-56** にまとめる．

> **苛性カリ法**
> 皮膚糸状菌，カンジダ菌，癜風菌などを角質物と分別，透徹するため，20％苛性カリ液をかけ，熱する方法である．

表 2-55 皮膚悪性腫瘍の分類

| 上皮性悪性腫瘍 | 1. 表皮由来 | 有棘細胞がん，基底細胞上皮腫，ボーエン（Bowen）病，扁平上皮がん |
| --- | --- | --- |
| | 2. 皮膚付属器系 | エクリン汗腺がん，アポクリン汗腺がん，Paget病，脂腺がん（マイボーム腺がんなど），毛包がん |
| 神経櫛起源性悪性腫瘍 | 1. メラノサイト系 | 悪性黒色腫，悪性青色母斑 |
| | 2. Schwann細胞系 | 悪性神経鞘腫（神経線維肉腫），悪性顆粒細胞腫（悪性顆粒細胞性筋芽細胞腫） |
| 間葉系悪性腫瘍 | 1. 線維芽細胞系 | 線維肉腫，隆起性皮膚線維肉腫（線維性組織球腫），粘液肉腫 |
| | 2. 脂肪細胞系 | 脂肪肉腫 |
| | 3. 筋組織系 | 平滑筋肉腫，横紋筋肉腫 |
| | 4. 脈管系 | リンパ管肉腫，血管肉腫（悪性脈管内皮細胞腫，悪性脈管外皮細胞腫），カポジ（Kaposi）肉腫 |
| | 5. 造血組織系 | リンパ腫（Hodgkinリンパ腫，非Hodgkinリンパ腫），セザリー症候群（菌状息肉症（腫）），皮膚白血病，多発性骨髄腫，皮膚原発性形質細胞腫 |

表 2-56 皮膚真菌症

| 病名 | 原因真菌 | 好発部位 |
| --- | --- | --- |
| 白癬（tinea） | *Trichophyton rubrum*, *Trichophyton mentagrophytes* | 頭部，股部，体部 足，手，爪 |
| カンジダ症 | *Candida albicans* | 間擦部，爪，口腔，外陰 |
| 癜風（tinea versicolor） | *Malassezia furfur* | 前胸部，背部 |
| スポロトリコーシス（sporotrichosis） | *Sporothrix schenckii* | 前腕，口腔，肺 |
| クロモミコーシス（chromomycosis） | *Phialophora verrucosa*, *Phialophora dermatitidis* | 四肢，顔，殿部 |

### (14) ウイルス性皮膚疾患

ウイルス性の主要な疾患は**表 2-57**のとおりである．

### (15) 性感染症

性交によって伝染する疾患を性病とよび，梅毒，淋疾，軟性下疳，鼠径リンパ肉芽腫症（第四性病）の4疾患に限られていたが，性交に限らずそれに準じた行為によって伝染する疾患群をまとめて性感染症（sexually transmitted disease；STD）とよぶようになった．病原体は**表 2-58**のとおりである．

梅毒は先天性梅毒と後天性梅毒に分けられ，前者は神経症状（脊髄癆，進行麻痺，知能低下）とハッチンソン（Hutchinson）3徴候（歯の咬合面の陥凹，実質性角膜炎，内耳性難聴）により特徴づけられ，後者は感染からの時期によって症状が違ってくる（図 2-31）．

表 2-57 ウイルス性皮膚疾患

| ヘルペスウイルス群 | パルボウイルス群 |
|---|---|
| 1. 単純疱疹<br>2. 帯状疱疹<br>3. 疱疹状湿疹<br>4. カポジ水痘様発疹症<br>5. 水痘 | 1. 伝染性疣贅（ゆうぜい）<br>2. 尖圭コンジローマ<br>3. 疣贅状表皮発育異常症 |
| **ポックスウイルス群** | **パラミクソウイルス群** |
| 1. 痘瘡<br>2. 種痘疹<br>3. 伝染性軟属腫 | 1. 麻疹 |
|  | **トガウイルス群** |
|  | 1. 風疹 |
| **ピコルナウイルス群** | **急性の発疹症** |
| 1. 手足口病 | 1. 伝染性紅斑<br>2. 突発性発疹症<br>3. 泉熱<br>4. 伝染性単核症<br>5. ジアノッティー病 |

表 2-58 性感染症の種類

| 疾患名 | 病原体 |
|---|---|
| 梅毒 | トレポネーマ・パリダム |
| 淋疾 | 淋菌 |
| 軟性下疳 | 軟性下疳菌 |
| 鼠径リンパ肉芽腫症<br>（第四性病） | クラミジア |
| 陰部疱疹 | 単純疱疹ウイルス |
| 尖圭コンジローマ | 疣贅ウイルス |
| B 型肝炎 | HB ウイルス |
| 陰股部白癬 | 白癬菌 |
| 外陰部カンジダ症 | カンジダ |
| 腟トリコモナス症 | 腟トリコモナス |
| 疥癬 | 疥癬虫 |
| 毛ジラミ症 | 毛ジラミ |
| AIDS | HIV |

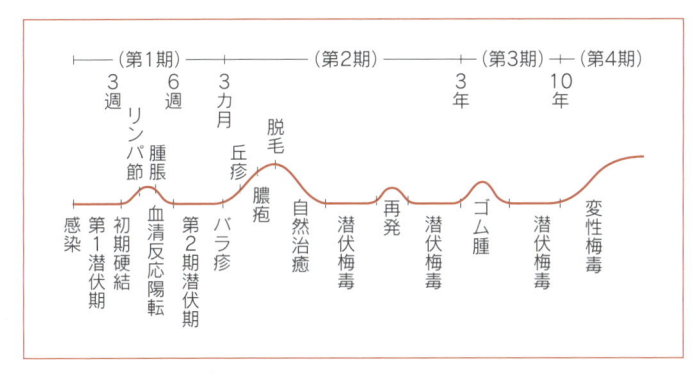

図 2-31 後天性梅毒の経過

## XII 膠原病（自己免疫疾患）

　膠原病の概念は，1942 年，Klemperer らによって提唱され，全身の膠原線維組織を系統的に侵し，フィブリノイド変性を特色とする組織像が共通している疾患，つまり関節リウマチ（RA），リウマチ熱，SLE，全身性硬化症，多発性筋炎，壊死性血管炎を同一の疾患群として把握しようとした．この概念は広く世界に普及し，拡大解釈されたが，現在では狭い意味に解釈されている．

　リウマチ性疾患とは古くから使われてきた臨床的な名称であり，関節，その周囲，筋肉，腱，骨など運動器の疼痛を伴う疾患の総称である．具体的病名としては関節リウマチ，リウマチ熱，その他の膠原病，Behçet 病，変形性関節症，椎間板障害，五十肩，結合織炎，腱鞘炎などである．

　膠原病周辺の疾患は血管系と結合織成分に病変の主座をおくため，多臓器障害を引き起こす．従来の臓器中心の病理学の枠をこえているといえる．また，病因の解明が

### 自己免疫疾患

1948 年，Hargraves によって LE 細胞（図 2-32）が発見され，その後，抗核抗体，抗 DNA 抗体などの多数の自己抗体が知られるようになると，自己免疫疾患という考えが提唱された．自己抗体自身が病因的意義をもつ場合のみを自己免疫疾患というべきかもしれない．たとえば，RA にみられるリウマトイド因子は変性 γ-グロブリンに対する抗体と考えられているが，RA の病因にどう関与しているのかはわかっていない．しかし，RA も自己免疫疾患に入れる考え方も多い．

### 結合組織病

自己免疫疾患より広い意味で用い，先天性代謝障害の疾患も含んでいる．アレルギー性疾患というときは，外来性の抗原によるものも含めて広く用いられる．

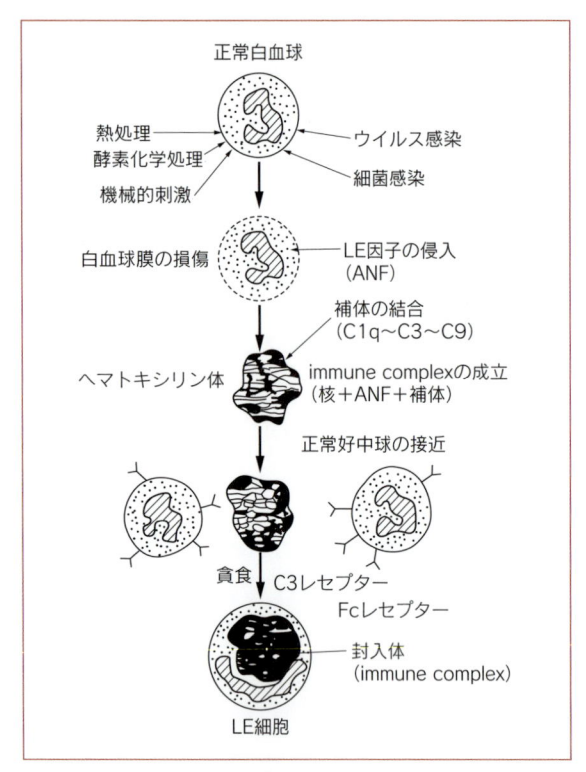

図 2-32　LE 細胞の形成機序

遅れているため，多種類の病因によるものが同一疾患に組み込まれている可能性があり，現在は膠原病の一つひとつの疾患を症候群のようにとらえておいたほうがよいと思われる．そういった意味で診断基準をここでは特に書いておいた．

### 1）関節リウマチ（rheumatoid arthritis；RA）

慢性非化膿性の多発性関節炎を中心とするが，関節以外の心血管系，皮膚，筋，肺などの間葉系組織にも系統的に病変を起こす．思春期と更年期での発症が多く，男女比は 1：3．末梢の小関節が左右対称的に侵され，大関節に波及していくが，経過中に寛解と再燃を繰り返し，関節軟骨や骨が障害されると強直や変形となる．病因はいまだ解明されていないが，リウマトイド因子（RF）の陽性率が高く，これによる免疫複合体の形成が，補体の活性化，化学的活性化物質の形成，リソソームの放出によって組織破壊を生じると考えられている．関節外症状として，皮下リウマトイド結節，胸膜炎，肺の結節状病変（リウマトイド肉芽腫），びまん性間質性肺炎，眼症状（乾燥性角結膜炎，上強膜炎，強膜炎），心嚢炎，大動脈弁閉鎖不全，末梢神経障害，Felty 症候群（脾機能亢進と白血球減少），リウマトイド血管炎（内膜増殖性閉塞性血管炎，血栓性動脈炎，壊死性血管炎），貧血，骨粗鬆症，アミロイドーシスなど多彩である．分類基準を表 2-59 に示す．

> **リウマチ**
> リウマチという言葉は"流れ"を意味するギリシャ語の rheuma に由来し，紀元前の医学では脳から phlegma（粘液）が関節などに流れてくることから痛みが起こり，痛みは関節から関節へ流れると考えた．これから，Baillou（1158～1616）が関節や筋肉の移動する疼痛をもつ疾患群をリウマチとよび，今日に至っている．

表2-59 2010年 米国・欧州リウマチ学会合同　関節リウマチ分類基準

1) 1関節以上で臨床的に滑膜炎（関節の腫れを認める）
2) 滑膜炎の原因が他の疾患で説明がつかない

| 罹患関節 | スコア |
|---|---|
| 大関節1カ所*1 | 0 |
| 大関節2～10カ所 | 1 |
| 小関節1～3カ所*2 | 2 |
| 小関節4～10カ所 | 3 |
| 11カ所以上（1カ所以上の小関節）*3 | 5 |
| **血清学的検査** | |
| リウマトイド因子陰性かつ抗CCP抗体陰性 | 0 |
| いずれかが低値陽性 | 2 |
| いずれかが高値陽性*4 | 3 |
| **急性期反応物質** | |
| CRP正常かつ赤沈正常 | 0 |
| CRP，赤沈のいずれかが異常 | 1 |
| **症状の持続** | |
| 6週未満 | 0 |
| 6週以上 | 1 |

合計6点以上で関節リウマチと診断できる

*1 大関節：肩，肘，股，膝，足関節
*2 小関節：手指，足趾，手関節など
*3 顎，胸鎖・肩鎖関節を含めてよい
*4 高値：正常上限の3倍を超えるもの

予後については，関節症状のみにとどまりほとんど機能障害のない軽症のものから，高度の関節破壊から身体障害の強いもの，肺の病変（RA lung）が強く呼吸不全にいたるもの，全身の壊死性血管炎を伴い（悪性リウマチ）予後の不良なものまでみられる．関節の病理像は，滑膜細胞の増生，血管増生，リンパ球や形質細胞の浸潤，滑膜表層へのフィブリノイド析出，滑膜の絨毛化などをみる．古くなるとリンパ濾胞形成や線維化をみるが，リウマチ結節をみることはきわめてまれである．

## 2) 全身性エリテマトーデス（systemic lupus erythematosus；SLE）

全身の結合織と血管系に病変を起こす慢性の系統的炎症性疾患で，多臓器障害性の意味から，膠原病あるいは自己免疫疾患の代表的なものである．病因は不明であるが，遺伝的素因をもった人に紫外線，薬剤，ウイルス感染などの外因，年齢，ホルモンなどの内因が作用して発症すると推定されている．

多くの自己抗体によって種々の臓器障害を引き起こすほか，自己抗体が免疫複合体となって循環し，微小血管壁に沈着して，糸球体腎炎，微小血管の血管炎，皮膚炎（紅斑）を引き起こしたりすると考えられる（**表2-60**）．

> **リウマチ結節**
> リウマチ結節とは，中心にフィブリノイド壊死があり，これを類上皮細胞が囲んだもので，多核巨細胞も出現する結節状病変で，関節周辺の皮下，肺，心などの間葉系組織に出現する．

> **SLEの自己抗体**
> 細胞核成分に対する抗核抗体（ANF），細胞質成分に対する抗ミトコンドリア抗体，抗リボソーム抗体，細胞膜に対する抗赤血球抗体，抗白血球抗体，抗リンパ球抗体，抗血小板抗体，種々の組織成分に対する抗サイログロブリン抗体，抗カルジオリピン抗体などである．抗核抗体も二本鎖dsDNA抗体，一本鎖ssDNA抗体，抗ENA抗体，抗RNP抗体，Sm抗体などが発見されている．他の自己免疫疾患に対して抗DNA抗体はSLEにかなり特異的で，dsDNAに対するIgG型抗体はまずSLEに限られ，腎病変の程度と並行することが知られている．

表2-60 SLEの診断基準

1. 頬部紅斑
2. 円板状皮疹
3. 光線過敏症
4. 口腔内潰瘍
5. 関節炎：骨破壊を伴わない
6. 漿膜炎
   a. 胸膜炎
   b. 心膜炎
7. 腎障害
   a. 持続性蛋白尿：0.5 g/日以上
   b. 細胞性円柱
8. 神経障害
   a. 痙攣
   b. 精神障害
9. 血液異常（以下のいずれか）
   a. 溶血性貧血
   b. 白血球減少：4,000/mm$^3$未満
   c. リンパ球減少：1,500/mm$^3$未満
   d. 血小板減少：10万/mm$^3$未満
10. 免疫学的異常（以下のいずれか）
    a. 抗2本鎖DNA抗体陽性
    b. 抗Sm抗体陽性
    c. 抗リン脂質抗体陽性またはSTS生物学的偽陽性
11. 抗核抗体陽性

注：11項目中4項目以上で確定診断

　自己抗体産生の機序について，①サプレッサーTリンパ球の障害からBリンパ球の作用が増強する，②自己抗体産生の禁止クローンの調節が異常となる，変性した自己成分に対する抗体が，変性していない自己成分にも抗体性をもつようになる，③ウイルス感染によってDNA情報が変化する，などの説がある．いずれにしろ自己抗体がつくられる状態になると，自己抗原は豊富であるから，持続的に抗体が産生され，持続的に免疫複合体が形成され，炎症は遷延することとなる．しかし，補体欠損症やγ-グロブリン血症にSLEの発症も知られているので，免疫反応が唯一の病因ではないという考えもある．したがって，現在のところ免疫反応が強く関与した多臓器障害を起こす症候群としてとらえておくのがよく，今後，病因の解明ともあいまって，種々の新しい独立した疾患が細分類される可能性がある．

　病理学的には，微小血管系の変化が特徴的で，壁の膨化，フィブリノイド変性やリンパ球の浸潤がみられる．この部に一致して免疫グロブリン，特にIgG，補体の沈着がみられる．

　糸球体腎炎は必発であり，膜性糸球体腎炎（wire loop病変，**写真2-88**）が代表的である．脾の動脈周囲の同心円状線維性肥厚（onion skin病変），疣贅性心内膜炎（Libman-Sacks endocarditis），びまん性間質性肺炎（ループス肺炎），肺の動脈炎と肺高血圧症などの病変がよく知られている．ステロイドの大量パルス療法などにより，急性期の死亡は著減してきた．激しい糸球体腎炎やフィブリノイド壊死を伴う動脈炎などをみる機会が少ない．ステロイドの副作用，重篤な感染，動脈硬化，心筋梗塞，慢性腎不全などをみることが多く，臨床症状や腎などの生検材料を参考にしないと，剖検材料ではとらえどころのない病像である例が増えてきている．

### 3）全身性硬化症〔systemic sclerosis；SSc，強皮症（scleroderma）〕

　皮膚症状のみ，しかも限局性である限局性強皮症とは違い，SScでは全身の皮膚，血管系，臓器としては食道，小腸，肺，心，腎などが障害される．皮膚

---

**SLEの臨床症状**

発熱，関節痛，全身倦怠感，体重減少，腎症状（糸球体腎炎，ネフローゼ），心臓障害（心内膜炎，心筋炎，心嚢炎），肝障害，脾腫，リンパ節腫大，中枢神経系障害（精神症状，痙攣，抑うつ症状），消化器症状（腹痛，下痢），呼吸器症状（間質性肺炎），多漿膜炎，眼症状，筋痛，貧血，白血球減少，皮膚症状（蝶形紅斑，掌蹠紅斑，脱毛，粘膜疹，日光過敏症）などがみられる．**表2-60**に示す診断基準が一般的である．

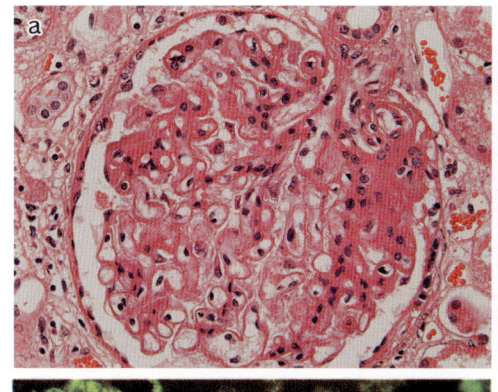

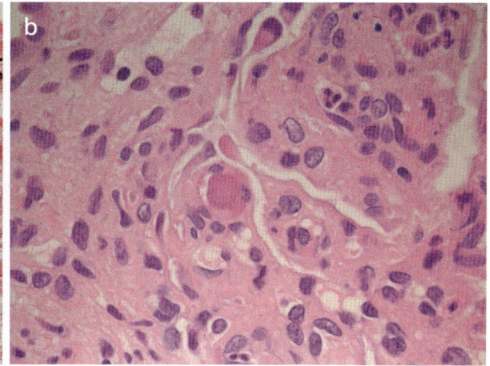

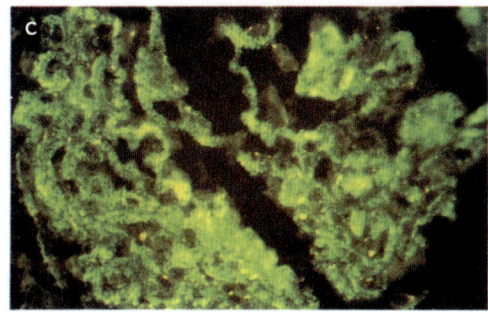

**写真 2-88 ループス糸球体腎炎**
a：H-E染色，b：ヘマトキシリン体，c：蛍光抗体直接法．
cは，IgGの内皮細胞下，メサンギウム領域への顆粒状沈着を認める．

症状から始まるので，従来，皮膚科疾患として扱われてきて強皮症という名前も使われるが，多彩な内臓障害を起こす内科的疾患であるとの認識からSScの名がつけられた．SScのなかに，汎発性強皮症，CREST症候群，急性汎発性硬化皮膚筋炎なども含まれる．男女比は1：9，中年以降より発症する．

病因不明であるが，RA，SLEに似た免疫異常，たとえばANF，Sm抗体，RNA抗体，RFなどが陽性であることが多く，また他の膠原病との合併（overlap症候群）や不全型の混合した状態（mixed connective tissue disease；MCTD）もみられることから，RAやSLEと類似の機序が想定されている．診断基準は**表 2-61**のとおりである．

病理学的には皮膚，腎，消化管の病変が特徴的で，皮下組織では膠原線維の膨化，断裂，増加と硬化など，腎では小葉間動脈と細動脈の内膜の浮腫性肥厚，まれに糸球体病変と悪性高血圧症の変化，消化管の筋層の変性と硬化などがみられる．経過は比較的緩徐で慢性のものが多い．

### 4）多発性筋炎（polymyositis；PM）と皮膚筋炎（dermatomyositis；DM）

近位の四肢筋と頸部筋を対称性に侵す原因不明の筋炎を特徴とする．多発性筋炎と皮膚筋炎は皮膚病変を伴っているかどうかの違いだけで，筋炎は同一のものとする考えから一緒に扱われることが多い．ただ，皮膚筋炎のほうに悪性腫瘍の合併率が高いこと，予後も不良なことより，別々に扱ったほうがよいと

> **全身性硬化症の臨床症状**
> レイノー現象，四肢末端の浮腫，手指の肥厚と関節の痛み，筋力低下などから始まり，次第に内臓症状が起こる．消化器では食道下部の拡張，嚥下障害，憩室，吸収障害，心臓では心筋の線維化，心囊炎，刺激伝導系の異常，肺ではびまん性間質性肺炎，肺線維症，腎では中小動脈の内膜肥厚からくる腎障害と高血圧などがみられる．

**表 2-61　全身性硬化症（強皮症）の診断基準**

| 大基準 |
|---|
| 手指あるいは足趾を越える皮膚硬化* |

| 小基準 |
|---|
| ①手指あるいは足趾に限局する皮膚硬化<br>②手指尖端の陥凹性瘢痕，あるいは手指の萎縮**<br>③両側性肺基底部の線維症<br>④抗トポイソメラーゼⅠ（Scl-70）抗体または抗セントロメア抗体陽性 |

大基準，あるいは小基準①および②～④の1項目以上を満たせば強皮症と診断

*限局性強皮症（いわゆるモルフィア）を除外する
**手指の循環障害によるもので，外傷などによるものを除く

**表 2-62　皮膚筋炎および多発性筋炎の診断基準**

| 診断基準項目 |
|---|
| ①皮膚症状<br>　a．ヘリオトロープ疹：両側または片側の眼瞼部の紫紅色浮腫性紅斑<br>　b．ゴットロンの徴候：手指関節背面の角質増殖や皮膚萎縮を伴う紫紅色紅斑<br>　c．四肢伸側の紅斑：肘・膝関節などの背面の軽度隆起性の紫紅色紅斑<br>②上肢または下肢の近位筋の筋力低下<br>③筋肉の自発痛または把握痛<br>④血清中筋原性酵素（クレアチンキナーゼまたはアルドラーゼ）の上昇<br>⑤筋電図の筋原性変化<br>⑥骨破壊を伴わない関節炎または関節痛<br>⑦全身性炎症所見（発熱，CRP上昇，または赤沈亢進）<br>⑧抗 Jo-1 抗体陽性<br>⑨筋生検で筋炎の病理所見：筋線維の変性および細胞浸潤 |

| 診断基準 |
|---|
| 皮膚筋炎：①の皮膚症状のa～cの1項目以上を満たし，かつ経過中に②～⑨の項目中4項目以上を満たすもの<br>多発性筋炎：②～⑨の項目中4項目以上を満たすもの |

| 鑑別診断を要する疾患 |
|---|
| 感染による筋炎，薬剤誘発性ミオパチー，内分泌異常に基づくミオパチー，筋ジストロフィその他の先天性筋疾患 |

の考えもある．発症年齢は5～15歳の小児期と35～45歳の中年期の2つにピークがみられ，男女比は1：2ぐらいである．病因は不明であるが，他の膠原病と類似や重複した症状をもち，同様の機序が想定されている．検査所見で血清CK，AST，ALT，LD，アルドラーゼの筋原酵素の上昇，筋電図で自動細動や鋸歯状波がみられる．診断基準を**表 2-62** に示す．病理学的には，筋線維の変性と壊死，再生像，リンパ球と形質細胞の浸潤，間質の線維化と石灰沈着などがみられる．悪性腫瘍の合併は1/3といわれ，50歳以上の男性の皮膚筋炎だと1/2以上ともいわれる．胃がん，子宮がん，乳がん，肺がん，卵巣がん，大腸がんなどがよくみられる．予後の点では増悪と寛解を繰り返す傾向があり，悪性腫瘍，感染症の合併で左右される．

## 5）リウマチ熱

若年者にみられ，A群β溶血性レンサ球菌の感染後，菌構成蛋白と心筋線維の糖蛋白と共通な抗原性をもつため，交差性自己免疫反応が引き起こされる疾患と考えられる．ただ，レンサ球菌に罹患したすべての人がリウマチ熱を発症するわけではないので，別の因子の関与も疑われている．

臨床症状は，β溶レン菌の咽頭への感染から1～2週間後に，心臓の炎症か関節炎の症状が現れる．心臓のほうは，心内膜炎（僧帽弁と大動脈弁の閉鎖不全のかたちが多い），心筋炎，心囊炎の汎心臓炎の像を呈する．病理像は時間とともに変わっていくのを特徴としている．

心内膜炎では4期に分けられる．1期（血漿の浸透期）では抗原抗体反応により心内膜が傷害され，心内膜下へ血漿の浸透と浮腫，2期（組織反応期）では心内膜の傷害部位に血小板血栓が付着して疣贅がつくられ，結合織のフィブリノイド変性や組織球の浸潤，3期（器質化期）では傷害部にリンパ球，形質細胞の浸潤，毛細血管と幼若な線維芽細胞の増生，疣贅の器質化，4期（瘢痕期）では弁尖の収縮，癒合，石灰化，腱索の肥厚，短縮，癒合などがみられ，弁膜の変形を残すこととなる．

心筋炎では3期に分けられる．1期（滲出変性期）では心筋間質の小動脈周囲に粘液様浮腫，フィブリノイド変性，リンパ球の浸潤，2期（増殖期）ではアニチコフ（Anitschkow）細胞，アショフ（Aschoff）細胞など種々の組織球，リンパ球，形質細胞，線維芽細胞の浸潤よりなる紡錘形のAschoff結節の形成，3期（治癒期）では小動脈周囲の小瘢痕巣がみられる．

心膜炎では線維素性炎症のかたちが多く，治癒すると線維性癒着性心外膜炎となる．経過としては1～2カ月で急性炎症はおさまり，6カ月以上も続くことはまれである．合併症としては心臓弁膜症，塞栓症，細菌性心内膜炎，刺激伝導障害，心不全などである．早期治療，抗生剤の使用により重篤例は激減している．

## 6）壊死性血管炎

非細菌性炎症性の壊死を伴う血管炎を総称した名称で，結節性多発動脈炎（poriarteritis nodosa；PN）が代表である．フィブリノイド壊死がみられることから膠原病に，またSLE，RAなどの血管炎に形態的に似ていることからも免疫異常の疾患概念のものと考えられている．原因不明のものが多く，周辺の血管炎も含めて列挙すると**表2-63**のとおりである．

PR3-ANCAはウェゲナー肉芽腫症に特異性が高く，急性期に高頻度に検出される．また，ELISA法で測定された抗体価は疾患の活動性をよく反映している．MPO-ANCAは顕微鏡的多発血管炎（MPA），アレルギー性肉芽腫性血管炎（AGA），急速進行性糸球体腎炎で高頻度に検出される．

これらの顕微鏡的多発血管炎，好酸球性多発血管性肉芽腫症，多発血管性肉芽腫症をANCA関連血管炎症候群と総称する．結節性多発性動脈炎では

---

**抗好中球細胞質抗体（anti-neutrophil cytoplasmic antibody；ANCA）**

抗好中球細胞質抗体とは，好中球細胞質のライソゾームなどに対する自己抗体の総称である．患者血清および蛍光色素標識抗ヒトIgG抗体を，健常人の好中球をエタノールで固定した切片上に作用させ，間接蛍光抗体法にて観察した場合に染色される場合を陽性と判断する．1982年に発見されて以来，血管炎や他の自己免疫関与の疾患で意義深いものと認識されてきた．染色パターンの違いから，好中球細胞質全体がびまん性に顆粒状に染色されるc-ANCA（cytoplasmic ANCA）と，好中球の核の周辺のみが強く染色されるp-ANCA（perinuclear ANCA）に分けられる．c-ANCAの対応する抗原の大部分が好中球細胞質のアズール顆粒に含まれるセリンプロテナーゼ-3（PR-3）であることがわかり，PR3-ANCAとよばれるようになった．一方，p-ANCAは対応抗原の1つがミエロペルオキシダーゼ（MPO）であることがわかり，MPO-ANCAとよばれる．

表 2-63　血管炎の分類

原発性の血管炎
　①巨細胞性動脈炎
　②高安動脈炎
　③結節性多発動脈炎
　④川崎病
　⑤ウェゲナー肉芽腫症
　⑥アレルギー性肉芽腫性血管炎
　⑦顕微鏡的多発血管炎
　⑧ヘノッホ・シェーンライン紫斑病
　⑨本態性クリオグロブリン血症性血管炎
　⑩白血球破砕性皮膚血管炎
続発性の血管炎
その他の血管炎・血管病変
　①バージャー病
　②線維筋性形成異常
　③モヤモヤ病

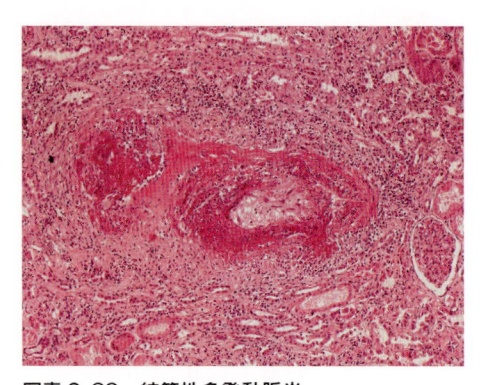

写真 2-89　結節性多発動脈炎
腎の弓状動脈にみられる汎動脈炎．

ANCA が陽性になることはない．

### (1) 結節性多発動脈炎（polyarteritis nodosa；PN）（写真 2-89）

　従来，結節性動脈周囲炎とよばれていたが，組織学的には動脈周囲の炎症に限らず，動脈壁の全層に及ぶことから単に動脈炎というほうが正確な表現で，汎動脈炎あるいは多発性動脈炎とか，結節性という言葉を省略していうことも多い．

　臨床的には，比較的若い層の人にみられ，男性に多く，発熱，体重減少，関節炎，高血圧，糸球体腎炎，末梢性神経炎，心筋梗塞，脳血管障害など，多彩な症状がみられる．

　病理学的には全身の筋型中小動脈に壊死性動脈炎がみられ，組織学的には中膜の浮腫，フィブリノイド変性と壊死から始まり，中膜外膜に細胞浸潤，壁の脆弱化と瘤状拡張，血栓形成がみられ，その後，中膜を中心に肉芽が形成され，内腔が狭窄，閉塞を起こし，最終的には瘢痕化したり，小動脈瘤形成がみられる．こういった変化は，腎，心筋，肝，肺，皮下組織，筋肉，腸，膵，腸間膜，神経系などに好発する．なかでも腎病変は90％以上にみられ，糸球体に巣状壊死性病変，皮質の出血や梗塞などをみる．病変の及んだ臓器，病変の程度により多彩な臨床像，病理像となる．予後はきわめて不良である．

### (2) 顕微鏡的多発血管炎

　前述の PN に比してより小さい血管，つまり細動脈，細静脈，毛細血管に病変がみられること，病変の新旧混在が少なく，ほぼ同時期の変化であることが多いことが特徴である．

　血管炎は，皮膚，粘膜，肺，脳，心，胃腸，腎，筋に好発する．多くの例で，急速進行性糸球体腎炎（半月体形成性糸球体腎炎），肺出血，皮膚の出血，消化管出血，多発性神経炎がみられる．加えて，血清学的に MPO-ANCA（p-ANCA）が陽性であることが多い．

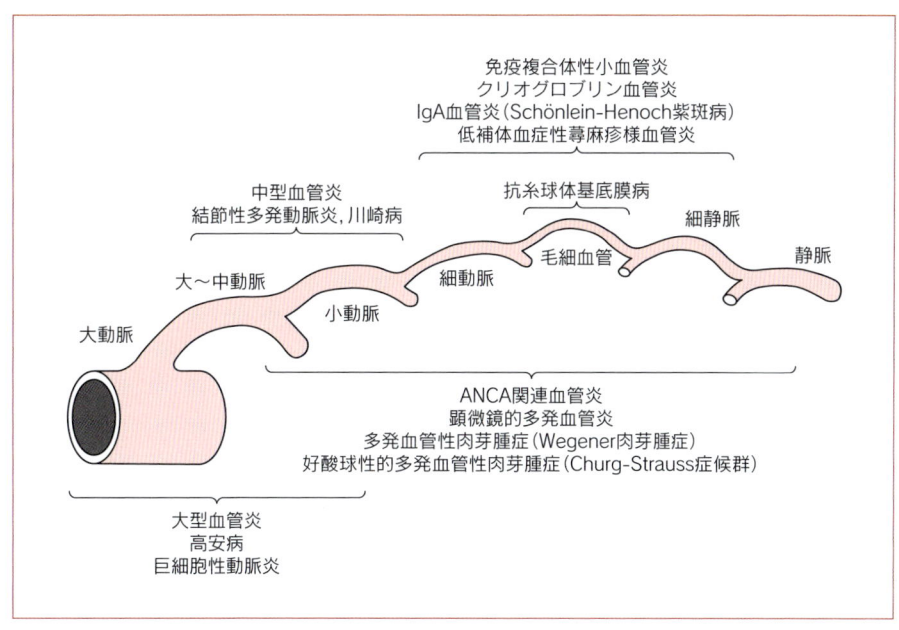

図 2-33　血管炎と生じる血管の大きさの関係

組織学的にはフィブリノイド壊死がみられるが，少数例ではこれを欠き，好中球浸潤の目立つものもある．腎には半月体形成性糸球体腎炎の合併もみられる．前述のPNを古典的PN，肉眼的PNというのに比して，これを顕微鏡的PNということもある．

**(3) 好酸球性多発血管性肉芽腫症〔アレルギー性肉芽腫性血管炎（Churg-Strauss症候群）〕**

やはりPNよりは小さめの血管に病変がみられるものであるが，著明な好酸球浸潤を伴うことが特徴である．症状では，気管支喘息あるいはアレルギー性鼻炎，好酸球増多症を伴う．顕微鏡的多発血管炎と同様にMPO-ANCA（p-ANCA）が陽性であることが多い．

**(4) 多発血管性肉芽腫症（ウェゲナー肉芽腫症）**

鼻腔，副鼻腔，上気道粘膜の血管炎を伴う進行性壊死性肉芽腫性炎症にはじまり，下部気道，肺に同様の病変，腎，脾，リンパ節などにPN様の血管炎を生じる疾患．臨床症状は発熱，白血球増加，好酸球増加，上気道の炎症，肺炎，関節痛などで，最も問題となる臓器障害は肺と腎である．腎病変は血管炎のほか，糸球体にフィブリノイド壊死，半月体性糸球体腎炎，巣状糸球体腎炎，糸球体周囲炎などの変化をみる．血清学的にPR3-ANCA（c-ANCA）の上昇が本疾患の活動性を反映することがわかってきた．早期診断による治療で，治療成績がよくなってきている．

**(5) シェーンライン・ヘノッホ紫斑病（Schönlein-Henoch purpura）**

しばしば上気道感染が先行し，皮膚の紫斑，発熱，関節痛，血性下痢を主要

XII　膠原病（自己免疫疾患）　　197

症状とし，全身的な遅延型アレルギー性血管炎を起こす疾患．小児，特に男児に多く，成人例では女性に多い．80％以上に急性糸球体腎炎，ネフローゼ症候群を合併し，過敏症様紫斑性腎炎の名もある．糸球体変化は通常巣状分節性糸球体硬化を示すが，重症例では半月体性糸球体腎炎もある．多くは一過性で予後良好である．

### 7）その他の自己免疫疾患とその近縁疾患

溶血性貧血のうちの胎児性赤芽球症と自己免疫性溶血性貧血，特発性血小板減少性紫斑病（ITP）の一部，Goodpasture 症候群，悪性貧血の一部，重症筋無力症，Sjögren 症候群，橋本病，Basedow 病，猩紅熱性腎炎（溶レン菌感染後糸球体腎炎），潰瘍性大腸炎の一部，若年性インスリン依存性糖尿病の一部，男性不妊の一部，特発性 Addison 病，原発性胆汁性肝硬変，交感性眼炎などがある（☞p.41「自己免疫疾患」）．

# 第3章 病理学的検査法

## I 病理学的検査の意義と概要

### 1 病理学的検査の意義

　病理学的検査では，生体の一部から切除・採取された組織や細胞の顕微鏡標本を臨床検査技師がつくり，病理医がそれを鏡検して病理診断が下される．病理学的検査は病気の最終診断に関与し，病期および治療方針の決定，患者予後の推定などにかかわる重要情報を臨床側へ提供する．正確かつ迅速な病理診断がなされるためには，優れた病理組織細胞標本が必須である．臨床検査技師は，患者の診断と治療に果たしている役割と責任を自覚して，検査技術の習得，向上および改良に不断の努力を忘れてはならない．

　病理学的検査には，**病理組織学的検査（組織診，histopathology），細胞学的検査（細胞診，cytology）**および**病理解剖学的検査（剖検，autopsy）**がある．以下にそれらの概要を述べる．また，図3-1に病理学的検査の大まかな流れを示す．

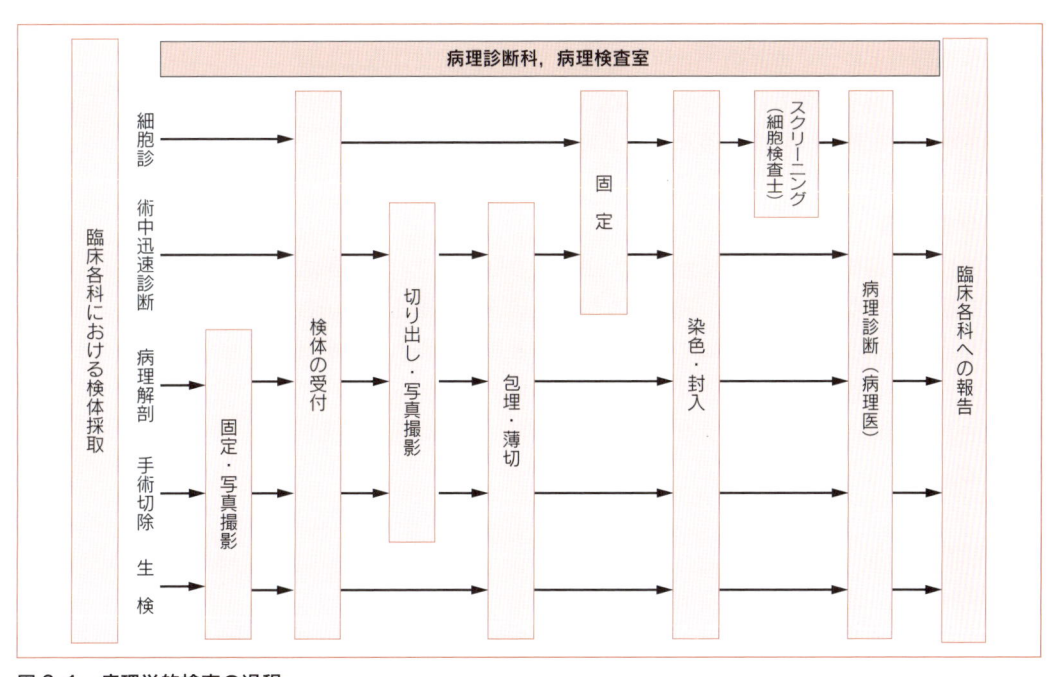

図3-1　病理学的検査の過程

## 1) 病理組織学的検査（組織診）

病理組織学的検査には，**生体組織検査（生検，biopsy）**，**手術組織検査**および**術中迅速組織検査**がある．

### (1) 生体組織検査（生検）

病変部より針や鉗子で組織の一部を採取し，病理診断を行うのが目的である．その結果をもとに，臨床医が外科的療法（手術），薬物療法，放射線療法などの治療方針を決定する．生検で取り扱う検体には，針生検検体（肝臓，腎臓，乳腺，前立腺，骨格筋，骨髄など），内視鏡的生検検体（消化管，肺），パンチ生検検体（皮膚，子宮頸部），円錐生検検体（子宮頸部）や切除生検検体（皮膚，乳腺など）などがある．

### (2) 手術組織検査

治療方針の決定や患者予後の推定のために，手術で摘出された臓器・組織について肉眼的・組織学的に検索する．生検での病理診断を確認するだけでなく，病変の深部および周囲への進展，血管・リンパ管侵襲の有無，転移を含めた副病変の有無，切除断端における病変の有無が明らかになる．そして，これらの結果をもとにして病気の進行度が決定される．

### (3) 術中迅速組織検査

手術中に腫瘍の原発巣，組織型や進行度を知り，腫瘍の切除範囲などの術式決定に関わる情報を得るために，手術中に臓器・組織の一部を採取し，ただちに標本を作製して病理診断を行う．

## 2) 細胞学的検査（細胞診）

**細胞学的検査（細胞診）**とは，擦過物，喀痰，液状検体や穿刺吸引検体から，腫瘍細胞，感染細胞などについて評価・診断する検査である．検体採取における患者の負担は軽く，標本作製も容易であるため，病気のスクリーニングや集団検診に利用される．詳細については第4章を参照のこと．

## 3) 病理解剖学的検査（剖検）

**病理解剖学的検査（剖検）**は，病気で死亡した患者から取り出された諸臓器の肉眼的および組織学的な検索を行い，病気の本態，臨床診断の適正さ，直接死因，合併症や治療効果などを明らかにすることを目的として行われる．病理解剖による検索の結果は臨床病理検討会（clinico-pathological conference；CPC）で討議され，臨床へフィードバックされるとともに，将来の医学の発展に役立てられる．

## 2　病理組織標本作製の流れ

病理組織学的検査は，**図3-2**のような流れに沿って行われる．目的に従ってそれぞれ異なった標本作製工程があるが，以下には最も広く行われているパラフィン切片の作製工程を記す．

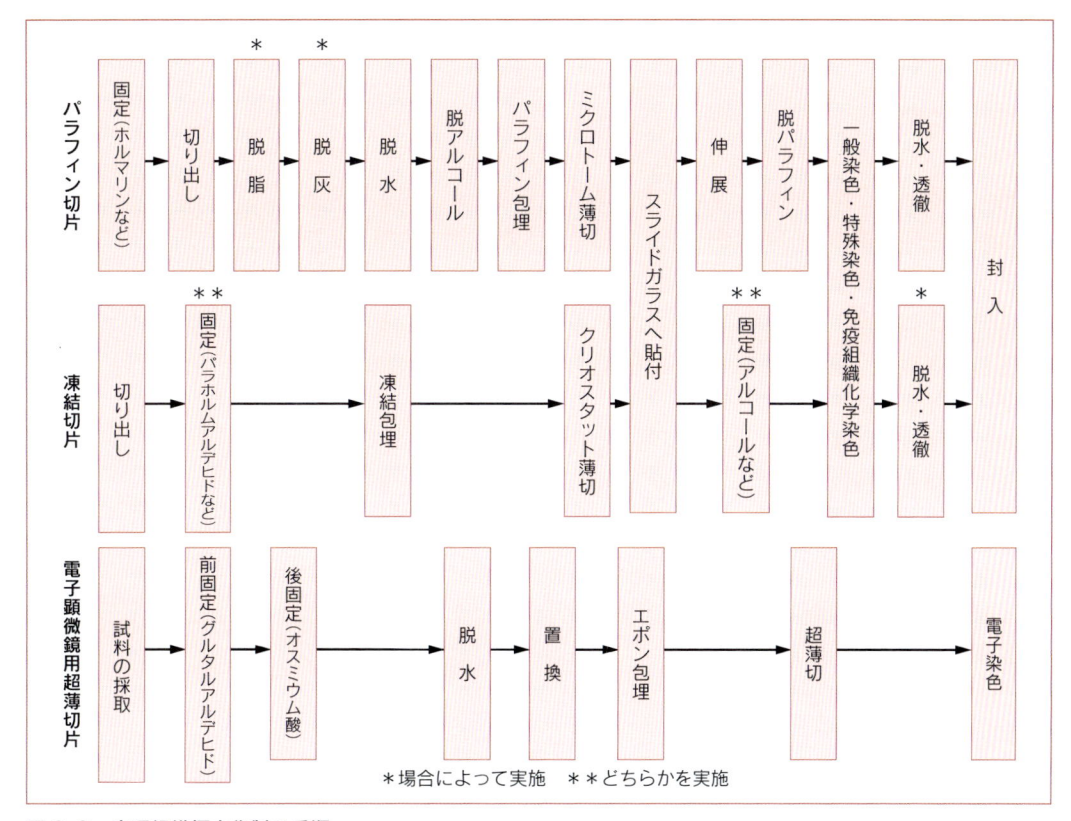

図 3-2 病理組織標本作製の手順

パラフィン切片: 固定（ホルマリンなど）→切り出し→脱脂*→脱灰*→脱水→脱アルコール→パラフィン包埋→ミクロトーム薄切→スライドガラスへ貼付→伸展→脱パラフィン→一般染色・特殊染色・免疫組織化学染色→脱水・透徹→封入

凍結切片: 切り出し→固定（パラホルムアルデヒドなど）**→凍結包埋→クリオスタット薄切→固定（アルコールなど）**→脱水・透徹*→封入

電子顕微鏡用超薄切片: 試料の採取→前固定（グルタルアルデヒド）→後固定（オスミウム酸）→脱水→置換→エポン包埋→超薄切→電子染色

＊場合によって実施　＊＊どちらかを実施

　病理組織標本作製工程においては，顕微鏡下での観察に適した状態を保てるように，まずホルマリン固定を施す．次いで，外科的に摘出された組織を適した大きさに切り分ける（切り出し）．切り出し後，包埋カセットに入れられた組織片は，脱脂・脱灰という前処理，脱水・パラフィン浸透・パラフィン包埋を経て，パラフィンブロックが完成する．このパラフィンブロックから，薄切によってパラフィン切片が作製される．その切片に対し，一般染色としてのhematoxylin・eosin（H-E）染色が施され，病理組織標本となる．病理医がその標本を顕微鏡で観察して，病理診断を行う．診断に必要な情報がH-E染色のみでは不十分と判断された場合は，特殊染色，免疫組織化学染色，電子顕微鏡検査や遺伝子解析などの特殊な病理学的検索が追加依頼される．

## 3　検体の肉眼的観察

　手術組織検査の検体は，病変を肉眼的に観察してその所見を記載し，写真を撮ってデータとして保存する．生検組織検査の検体も，必要に応じて写真撮影を行う．固定前に生の組織標本を一部採取して，電子顕微鏡用，蛍光抗体法用あるいは遺伝子検索用に処理する場合もある．

# Ⅱ 固定法

## 1 固定の目的と原理

**固定**（fixation）の目的は，蛋白質を安定化させて自家融解を防ぎ，生きた状態に近い組織・細胞形態と微細構造を保つことである．そのため，固定剤の条件としては，①内在性の蛋白分解酵素を不活化させる，②微生物を繁殖させない，③ゲル・ゾル状態の細胞質を固体化することで細胞内物質の移動・拡散を抑制する，④標本作製過程で検体の形態が損なわれないようにすることが必要である．固定にはさらに，臓器・組織に一定の強度を与え，色素との親和性をもたせるといった効果もある．

固定の原理としては，**架橋固定**（蛋白質との化学反応によってメチレン架橋を形成させる）や**凝固固定**（疎水結合を破壊し，蛋白質の周囲にある水を除去する＝蛋白質とは化学反応を起こさない）によって，蛋白質の三次元構造を変化させることが知られている．架橋型固定剤にはアルデヒド類，オスミウム酸や過マンガン酸カリウム，凝固型固定剤にはエタノール，アセトン，酢酸，ピクリン酸や昇汞（塩化第二水銀）がある．

## 2 固定の要点と実際

病理組織標本作製の最初の工程である固定は，最終的な標本の優劣を左右するため，固定液の選択，固定の方法および時間には細心の注意が必要である．

### 1）固定液の選択

病理組織学的検査（組織診）における第一選択の固定液は，細胞形態の保存性が高いホルマリンまたは中性緩衝ホルマリン（後述）であり，ほとんどの病理組織標本にはこれらの固定液が用いられている．しかし，ホルマリンは組織・細胞の形態学的特徴をとらえるうえでは適しているものの，組織中のある特定の成分を染色（検出）する際には不適な場合がある．したがって，組織片の固定を担当する者は，染色目的物に対する固定の影響をよく理解したうえで固定液を選択する必要がある．

### 2）組織片の大きさ

組織片は，固定液がすみやかに浸透する大きさであることが望ましい．組織片が大きいと深部には固定液が浸透せず，固定ムラが生じるため，厚さ5 mm（電子顕微鏡用には1 mm$^3$）であることが推奨される．しかしながら，実際の病理検査業務においては，大きい検体（手術材料など）であっても，各臓器の取扱い規約に準じて内腔を開く，割を入れるといった処理のみで（組織片の厚さをそれほど考慮せずに）固定液に浸漬しているのが現状であろう．

---

**灌流固定**
固定液を心臓に注射し，動静脈に固定液を灌流させることによって，全身の組織に浸透させる方法．循環器系を備えた高等動物を用いた実験で利用される．

## 3）固定液の量

固定液の成分は固定に伴って消費され，また組織片に含まれている水で薄められる．そのため，固定液の量としては組織片の体積の20倍以上が望ましい．また，固定液が血液や粘液などで混濁した場合は，新しい固定液に交換する必要がある．

## 4）固定に使う容器

組織片に対し十分量の固定液が入る，透明で密栓できる広口の容器を使用する．小型や細口の容器を用いると，組織片が圧迫されて変形し，固定により硬化した組織が取り出せなくなる．

## 5）固定の温度

通常は室温でよい．温度が高いと固定は促進するが，組織が硬化してしまう．特殊な組織化学染色や電子顕微鏡的検索のための固定は低温（4℃）で行う．

## 6）固定の時間

臓器・組織の摘出後はただちに固定しなければならない．自己融解や乾燥により組織・細胞の構造が損なわれるだけでなく，蛋白の抗原性が障害されるためである．

固定に要する時間は，固定液の種類，組織片の大きさや性状，固定温度などによって異なる．固定時間の過不足はいずれも組織の収縮や染色性低下の原因となる．また，固定不足では組織構造の破壊が生じ，過固定は組織片の硬化を引き起こす．

> **固定液の浸透速度**
>
> 固定液ごとの大まかな浸透速度は，浸透距離の計算式で推定できる．浸透距離＝$\kappa \times \sqrt{時間}$ ［$\kappa$ は固定液の固有係数で，4％グルタルアルデヒド：0.5（4℃），4％ホルムアルデヒド：0.8（室温），100％エタノール：1.0（室温）である］．この計算式によると，グルタルアルデヒドの浸透速度は1時間で0.5 mm，ホルマリンは0.8 mm，エタノールは1 mmと考えられる．

## 7）検体の変形防止

変形しやすい，あるいは固定液が浸透しにくい臓器などの固定に際しては，それぞれに対応した工夫が必要となる．

### (1) 脳

軟らかい臓器のため，未固定での切り出しはむずかしい．また，固定液にそのまま浸漬すると，脳が沈んで容器の底に押し付けられ，変形した状態で固定されてしまう．そのため，糸を脳底動脈の下にくぐらせ，吊るした状態で固定する（**写真 3-1**）．適宜新しい固定液に交換しながら，1週間程度固定する．

### (2) 肺

固定液を気管支内へ注入（気管支内注入固定）することによって，固定を促進させるだけでなく，肺胞が広がった状態で固定させる．

### (3) 乳腺

脂肪組織が多く固定液が浸透しにくいため，病変部から少し離れた実質部分に注射器で固定液を注入するとよい．

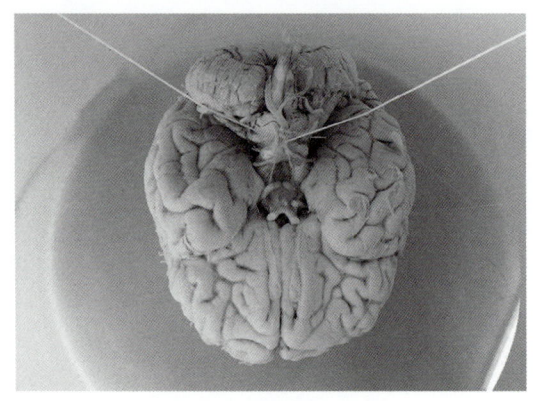

**写真 3-1 固定時における変形防止（脳）**
脳を固定する際は，糸を脳底動脈の下にくぐらせ，吊るした状態で固定液に浸漬する．

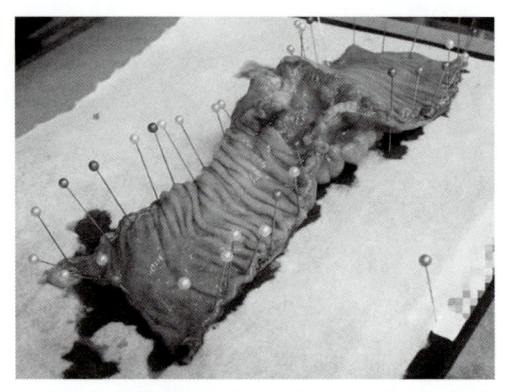

**写真 3-2 固定時における変形防止（大腸がん症例）**
大腸は腸間膜に沿って切開した後に，キッチンペーパーを敷いたゴム板に虫ピンで貼りつけてから固定液に入れる．

### (4) 食道，胃，腸，胆嚢

変形を防止するため，固定前に内腔を切開し，キッチンペーパーやガーゼを敷いたコルク板やゴム板に虫ピンで貼りつける（**写真 3-2**）．原則的には，胃は大弯に沿って，腸は腸間膜に沿って切開する．

### (5) 肝，脾

固定液が浸透しにくいので，厚さ 1 cm 程度にスライスしてから固定液に入れる．

### (6) 腎，リンパ節など

被膜があり固定液の浸透が悪いため，割を入れてから固定する．

そのほか，小さく変形しやすいものは濾紙や厚紙に貼りつけて固定する．余分な血液は，固定前に生理食塩水で軽く洗い流すか，ガーゼで拭き取るとよい．

## 8) 固定促進法

振盪器，減圧，マイクロ波などを利用して，固定液の浸透を早める工夫がなされている．

## 9) 固定後の処理

固定完了後は，臓器・組織を十分に水洗し，固定液を除く必要がある．

## 3 各種固定液

各種固定液の概要を**表 3-1**に示す．

### 1) ホルマリン

#### (1) ホルマリンとは

**ホルマリン**とは，**ホルムアルデヒド**を約37％含む水溶液のことをいう．市販のホルマリンには，日本薬局方ホルマリン（局方ホルマリン；ホルムアルデヒ

表 3-1　各種固定液の概要

| 固定液名 | 組成 | 固定温度・時間 | 対象 | 利点・欠点 |
|---|---|---|---|---|
| 10〜20%ホルマリン | ホルマリン | 室温, 24〜48時間 (4 mm 厚組織片) | 広範 | グリコーゲンや尿酸は溶出しやすい. ホルマリン色素が沈着する |
| 10%中性ホルマリン | ホルマリン, 炭酸カルシウムまたは炭酸マグネシウム | 室温, 24〜48時間 (4 mm 厚組織片) | 広範(現在はほとんど使われていない) | グリコーゲンや尿酸は溶出しやすい. ホルマリン色素が生じにくい |
| 10%等張ホルマリン | 中性ホルマリン, 塩化ナトリウム | 室温, 24〜48時間 (4 mm 厚組織片) |  | ホルマリン色素が生じにくい |
| 10%中性緩衝ホルマリン | ホルマリン, リン酸緩衝液 | 室温, 24〜48時間 (4 mm 厚組織片) | 広範 | ホルマリン色素が生じにくい |
| 2〜4%グルタルアルデヒド液 | グルタルアルデヒド, リン酸緩衝液 | 4℃, 1〜2時間 (1 mm$^3$組織片) | 電子顕微鏡標本用前固定 | 固定力が強いが, 浸透性は低い |
| 4%パラホルムアルデヒド液 | パラホルムアルデヒド, リン酸緩衝液 | 4℃, 4〜12時間 (<2 mm$^3$厚組織片) | 免疫組織化学(蛋白質抗原, 糖鎖抗原) | 免疫電顕法, in situ hybridization 法にも使用可能 |
| PLP 液 | パラホルムアルデヒド, リン酸緩衝液, リジン塩酸, メタ過ヨウ素酸 | 4℃, 4〜12時間 (<2 mm$^3$厚組織片) | 免疫組織化学(糖蛋白抗原) | 糖鎖を酸化するため, 糖鎖抗原の検出には不適 |
| 無水エタノール | エタノール | 室温, 2〜4時間 (4 mm 厚組織片) | グリコーゲン, 粘液, 核酸, 尿酸, ニッスル顆粒 | 組織が収縮・硬化しやすい. 脂肪を溶解する |
| カルノア液 | エタノール, クロロホルム, 氷酢酸 | 室温, 2〜4時間 (4 mm 厚組織片) | グリコーゲン, 粘液, 核酸, 尿酸, ニッスル顆粒 | 組織が収縮・硬化しやすい. 溶血が起こりやすい. 脂肪を溶解する |
| ブアン液 | ピクリン酸, ホルマリン, 氷酢酸 | 室温, 2〜3時間 (4 mm 厚組織片) | 内分泌顆粒, グリコーゲン, 胎児組織 | 組織が収縮・硬化しやすい |
| ザンボーニ液 | ピクリン酸, パラホルムアルデヒド, リン酸緩衝液 | 4℃, 4〜12時間 (<2 mm$^3$厚組織片) | 免疫組織化学(ポリペプチド抗原) | 組織が収縮・硬化しやすい |
| 1〜2%オスミウム酸液 | オスミウム酸, リン酸緩衝液 | 4℃, 1〜2時間 (1 mm$^3$組織片) | 電子顕微鏡標本用後固定 | オスミウム酸は毒性が強い. 酸化工程を含む染色には不適 |
| ミュラー液 | 重クロム酸カリウム, 硫酸ナトリウム | 室温, 7〜8日 | 内分泌組織, 造血組織など | 酸化工程を含む染色には不適. 重クロム酸カリウムと昇汞の有毒性および廃液処理の問題から現在ではほとんど使用されていない |
| オルト液 | 中性ホルマリン, ミュラー液 | 室温, 24〜48時間 | | |
| ヘリー液 | 昇汞, 中性ホルマリン, ミュラー液 | 室温, 6〜8時間 | | |
| ツェンカー液 | 昇汞, 氷酢酸, ミュラー液 | 室温, 6〜8時間 | | |
| マキシモウ液 | 昇汞, ホルマリン, 氷酢酸, ミュラー液 | 室温, 1〜6時間 | | |
| スーサ液 | 昇汞, ホルマリン, 氷酢酸, 塩化ナトリウム, トリクロロ酢酸 | 室温, 6〜8時間 | | |

ド含有量35〜37%)と試薬一級・特級ホルマリン(試薬ホルマリン;ホルムアルデヒド含有量37%以上)がある. 局方ホルマリンには, ホルムアルデヒドの重合が起こるのを防止するため, 10〜15%の割合にメタノールが加えられ

ている．ホルマリンは組織への浸透力が強く（浸透速度が早く），無色透明のため組織が着色しないという利点をもつ．そのため，多くの染色法に適しており，日常の病理組織標本作製に最も広く使用されている．一方，糖原（グリコーゲン）や尿酸結晶などの水溶性物質や低分子量物質（ポリペプチドホルモンなど）の保存性は高くない．さらに，架橋形成による抗原決定基のマスキングや酵素活性の阻害を引き起こすことがあり，免疫組織化学染色や酵素組織化学染色を実施する際に問題となりうる．

## (2) ホルマリンの固定原理

**ホルムアルデヒド**が蛋白質中のアミノ基と反応するとヒドロキシメチル基が生じ，これがさらにアミノ基と反応することによって**メチレン架橋**が形成され，蛋白質が安定化する（**架橋固定**）．

HCHO（ホルムアルデヒド）＋R－NH$_2$（蛋白質中のアミノ基）
→R－NH－CH$_2$OH（ヒドロキシメチル基）

R－NH－CH$_2$OH（ヒドロキシメチル基）＋R－NH$_2$（蛋白質中のアミノ基）
→R－NH－CH$_2$－NH－R（メチレン架橋）＋H$_2$O

一方，脂肪の多くはそのままの状態で保存される．

## (3) ホルマリンの固定時間

室温で24～48時間が適している（4 mm厚組織片の場合）．固定後は十分に水洗し，必要な場合は脱水操作に移る前に脱脂や脱灰を行う．

## (4) 取り扱い上の注意

ホルマリン蒸気は強い刺激性があり，気道や皮膚の粘膜，眼球結膜に傷害を起こす．また，発がん性も指摘されている．ホルマリン（ホルムアルデヒド）は毒物及び劇物取締法で劇物，労働安全衛生法による特定化学物質等障害予防規則では特定第2類に指定されており，作業環境中の管理濃度が0.1 ppm（0.00001％）と定められている（335ページ参照）．したがって，ホルマリンを取り扱うときはゴム手袋とマスクなどを着用し，吸引換気設備のある部屋やドラフト内で作業を行う．さらに，廃液にも十分な配慮が必要である．

## (5) 各種ホルマリン系固定液

① 10～20％ホルマリン

調製法

ホルマリン原液100～200 mLに水900～800 mLを加える．

特徴

ホルムアルデヒド濃度は3.7～7.4％に相当し，pHは3.2前後である．ホルマリン中のホルムアルデヒドは，空気中に放置すると酸化されてギ酸を生じ，重合して白濁する．日光によって酸化が促進されるので，密閉した褐色ビンに入れて暗所に保管する．各種ホルマリン系固定液のなかで，最も浸透力が強く，安価であることから，大量の固定液を使用する手術材料や解剖材

料などに用いられている．

しかし，本固定液に長期間浸漬すると，核の染色性が低下し，細胞質の構造も不鮮明となる．また，血液に富む組織においては，ヘモグロビンがヘマチンに変化し，さらにギ酸によって酸化ヘマチンとなる．これが褐色の**ホルマリン色素**として組織に沈着する．ホルマリン色素を除去する方法として，**カルダセウィッチ (Kardasewitsch) 法**と**ベロケイ (Verocay) 法**がある (241, 242 ページ参照)．

② 10％中性ホルマリン

調製法

ホルマリン原液 500 mL を入れたビンの底に，1～2 cm 高の層ができるように炭酸カルシウムまたは炭酸マグネシウムを入れ，激しく振盪した後 24 時間ほど静置すると中性化する（中性ホルマリン原液）．この上清を蒸留水で 10 倍希釈して使用液とする．

特徴

中性化によって核の染色性低下やホルマリン色素の沈着を防ぐことができるが，pH が容易に変動するため，現在はほとんど用いられない．

③ 10％等張ホルマリン

調製法

中性ホルマリン原液（上記）100 mL
塩化ナトリウム 8.5 g

蒸留水を加えて 1,000 mL とする．

特徴

浸透圧による組織傷害を防ぐ目的で用いられる．核の染色性低下やホルマリン色素の沈着を防ぐことができ，また，中性ホルマリンに比較してグリコーゲンなどの水溶性物質が保存されやすいという利点をもつが，現在はほとんど使われていない．

④ 10％中性緩衝ホルマリン（10％リン酸緩衝ホルマリン）

調製法

ホルマリン原液 100 mL
第一リン酸ナトリウム・二水和物 ($NaH_2PO_4 \cdot 2H_2O$) 4.368 g
第二リン酸ナトリウム・十二水和物 ($Na_2HPO_4 \cdot 12H_2O$) 25.776 g

蒸留水を加えて全量を 1,000 mL とする．pH は 7.2 前後となる．

特徴

ホルマリンのリン酸緩衝固定液で，pH 変動が少なく，ホルマリン色素が生じにくい．10％ホルマリンに比べて浸透速度は劣るが，組織の収縮率は小さい．また，グリコーゲンなどの水溶性物質，細胞内抗原蛋白や酵素が保存されやすいため，免疫組織化学染色や酵素組織化学染色にも広く利用される．日常の病理学的検査で使用する固定液のなかで最も推奨される．

> **遺伝子解析のための固定**
>
> がんの発生と進展には遺伝子変異がかかわっており，原発臓器が同じでも，患者ごとに原因となる遺伝子変異が異なる．分子標的薬による治療では，個々の患者から採取されたがん細胞・組織の遺伝子を解析して，効果が期待できる薬剤を選択し治療する個別化治療が実施されている（なお，免疫組織化学染色もがん治療薬の適応判定に利用されている．表 3-17 を参照のこと）．近年では特に，次世代シーケンサーを用いて遺伝子を網羅的に解析するゲノム診断（遺伝子パネル検査）が注目されている．
>
> 遺伝子解析にも利用しうる病理標本の品質管理が重要であり，日本病理学会編集「ゲノム診療用病理組織検体取扱い規程」では，ホルマリン固定パラフィン包埋検体の適切な作製・保管方法が示されている．たとえば，以下の事項が推奨されている．①臓器摘出後から固定までの時間：手術切除検体の場合，摘出後は速やかに冷蔵庫等（4℃）で保管し，1 時間（遅くとも 3 時間）以内に固定を行う．②固定液：10％中性緩衝ホルマリンを用いる．③固定時間：6～48 時間の固定を行う．等である．

Ⅱ 固定法 207

## 2）ホルマリン以外のアルデヒド系固定液

### (1) 2〜4%グルタルアルデヒド（glutaraldehyde；GA）液

**調製法**

$\begin{cases} 25\%グルタルアルデヒド\quad 8〜16\,mL \\ 0.1\,Mリン酸緩衝液（pH 7.4）またはカコジル酸緩衝液（pH 7.4）84〜92\,mL \end{cases}$

**特徴**

電子顕微鏡標本作製における前固定として用いられる．グルタルアルデヒドはアルデヒド基を2つ有しており，固定力が強く，微細構造の形態保持に優れている．しかし，浸透力は低い（浸透速度が遅い）ため，組織片を1 mm$^3$大に細切し，4℃，1〜2時間の固定が行われる（325ページ参照）．

### (2) 免疫組織化学染色に用いられる固定液

免疫組織化学染色は，目的とする抗原に対し，抗体を反応させて可視化する染色法である（306ページ参照）ため，組織中の抗原が適切に保存されている必要がある．しかし，一部の蛋白の抗原決定基は，ホルマリンによる立体構造の変化，ホルマリンに含まれるギ酸やメタノールの影響を受ける．そこで，抗原性の保存を目的として，**4%パラホルムアルデヒド液**，**PLP液**および**ザンボーニ液**（ピクリン酸を含む固定液の項を参照）が用いられる．実際には，組織を2 mm$^3$程度に細切して，4℃で4〜12時間固定する．

#### ① 4%パラホルムアルデヒド（paraformaldehyde；PFA）液

**調製法**

少量の0.1 Mリン酸緩衝液（pH 7.4）にPFA 4 gを加えて60℃で加温溶解し，1 N水酸化ナトリウムを少量滴下して透明にする．最後に緩衝液を加えて全量を100 mLとする．

**特徴**

メタノールやギ酸を含まないホルムアルデヒド溶液が得られるため，蛋白抗原や糖鎖抗原の保存に優れた固定液である．通常は4%濃度で使用するが，この濃度で抗原性が減弱する場合には1〜2%濃度にすることがある．*in situ* hybridization法や免疫電顕法にも使用される．

#### ② PLP（periodate-lysine-paraformaldehyde）液

**調製法**

$\begin{cases} メタ過ヨウ素酸ナトリウム\quad 0.214\,g \\ 0.1\,Mリジン・0.05\,Mリン酸緩衝液（pH 7.4）\quad 75\,mL \\ 8\%パラホルムアルデヒド\quad 25\,mL \end{cases}$

**特徴**

とくに糖蛋白抗原の固定に優れている．抗原の保存性を高めるためには，ホルムアルデヒド濃度を下げて蛋白変性作用を抑制する必要があるが，PLP液は減弱した固定力を糖鎖部分（抗原性に関与しない）の不動化で補っている．ただし，過ヨウ素酸で糖鎖が酸化されるため，糖鎖抗原の検出には適さない．

## 3）アルコール系固定液

蛋白質周囲の水を除去することによる**凝固固定**を原理とする．グリコーゲン，粘液，核酸，尿酸，ニッスル顆粒などの証明に適している．しかし，脂質成分を溶出させるため，脂肪染色には使用できない．組織や細胞に強い収縮と硬化をもたらすため，固定時間は短いほうがよい．

### (1) 無水エタノール

**調製法**

完全な無水エタノールを作製するには，市販の無水エタノール（最高濃度99.5％）に無水硫酸銅またはモレキュラーシーブを加えて水分を吸収させる（218ページ参照）．

**特徴**

水分を含まないため，水溶性物質の固定に適する．厚さ3～4 mmの組織片であれば2～4時間で固定される．

### (2) カルノア（Carnoy）液

**調製法**

| 無水エタノール | 60 mL |
| クロロホルム | 30 mL |
| 氷酢酸 | 10 mL |

**特徴**

水を含まない混合固定液で，エタノールと酢酸の相乗効果により，無水エタノール（側注参照）よりも浸透力が強い．固定時間は2～4時間（4 mm厚組織片の場合）が適当である．エタノールとクロロホルムによる脱水・脱脂作用により，組織に強い収縮・硬化をもたらすが，組織膨化作用を有する酢酸の添加により，組織の収縮が若干緩和される．ただし，酢酸によって溶血が起こりやすい．固定完了後は，固定された組織成分の流出を防ぐため，水洗せずに無水エタノールでクロロホルムと酢酸をよく除去した後，包埋操作へ移る．クロロホルムには強い有害性が指摘されているため，固定液の調製と廃液には十分な注意が必要である．

## 4）酸を含む固定液

酸は強い蛋白凝固作用をもつため，ピクリン酸，酢酸，オスミウム酸，重クロム酸カリウムなどをホルムアルデヒド液に混合して補完的に使用される．特に，ピクリン酸や酢酸は浸透力が強い（浸透速度が早い）ため，短時間の固定を目的として利用されている．

### (1) ピクリン酸を含む固定液

ピクリン酸には蛋白凝固作用，糖類の沈殿作用，弱い脱灰作用がある．単独では使用されない．

---

**無水エタノール**
エタノール含量が99.5 v/v％以上（比重：約0.8，15℃）のものと定義される．同様の語句として純エタノールがあるが，これは溶液中のエタノール（純エタノール）量を換算する際に使用される．

**氷酢酸**
濃度が99％以上である酢酸の慣用名．冷やすと氷のような結晶となることから，氷酢酸と表現される．

① ブアン（Bouin）液

**調製法**

ピクリン酸飽和水溶液　　15 mL
ホルマリン原液　5 mL
氷酢酸　1 mL

使用直前に混合する．

**特徴**

固定機序の異なるピクリン酸，酢酸およびホルマリンの相乗効果により，短時間で固定が完了する．内分泌組織（内分泌顆粒）におけるポリペプチドホルモンは，分子量が小さく（分子量1,000以下），組織中から流出しやすいため，短時間で不動化する必要がある．また，酸やホルムアルデヒドに抵抗性をもつことからも，本固定液が最適といえる．ピクリン酸の脱灰効果を利用して骨を軟化させるため，胎児組織の固定にも適している．さらに，強い浸透力から，水溶性物質（グリコーゲンなど）の保存性も良好である．しかし，過固定により組織が硬化しやすいため，固定時間は室温2〜3時間（4℃では6〜12時間）でよい．固定終了後は，固定された組織成分の流出を避けるため，水洗せずに70%エタノールに浸漬し，脱水操作へ移る．このとき，70%エタノールを頻回に取り替えて，ピクリン酸を十分に落とさないと染色性が低下する．

② ザンボーニ（Zamboni）液

**調製法**

蒸留水100 mLにパラホルムアルデヒド20 gを加え，60℃で加温溶解し，2.52%水酸化ナトリウム水溶液を少量滴下して透明にする．冷却，濾過した後，ピクリン酸飽和水溶液150 mLを混和し，さらに0.15 Mリン酸緩衝液（pH 7.3）を加えて1,000 mLとする．

**特徴**

ブアン液を改良したもので，とくに低分子量のポリペプチド抗原（主にポリペプチドホルモン）を検出する免疫組織化学染色に利用される．固定は4℃で4〜12時間行う．

(2) 1〜2%オスミウム酸液

**調製法**

オスミウム酸（四酸化オスミウム）1 gが入ったアンプル瓶にキズをつけてから，蒸留水25 mLを入れた密栓容器にアンプルを入れる．激しく混和してアンプル瓶を割り，60℃で加温溶解する．蒸留水で4%に調整し，冷蔵庫に保存する（オスミウム酸保存液）．使用時に，オスミウム酸保存液を0.1 Mリン酸緩衝液（pH 7.4）で1〜2%に調整する．

**特徴**

電子顕微鏡標本作製における後固定として用いられる．細胞内微細構造の固定力が強いが，浸透力は弱いので，組織を1 mm$^3$大に細切し，4℃，1〜2時

間固定が行われる(325ページ参照).固定によって組織が黒化することに加え,抗原性がほとんど失われるため,光学顕微鏡や免疫電顕法による検索には用いられない.また,酸化作用があるため,PAS反応（263ページ参照）などの酸化工程を含む染色には向かない.

### 5） 重クロム酸カリウム，昇汞を含む固定液

重クロム酸カリウムを含む代表的固定液として，**ミュラー（Müller）液**と**オルト（Ortho）液**がある．これらの固定液は内分泌組織や造血組織の固定に優れているとされるが，PAS反応などの酸化工程を含む染色には適さない．一方，昇汞（塩化第二水銀）は毒性のある水銀化合物で，現在は使用されていない．昇汞を含む固定液には**ツェンカー（Zenker）液**，**ヘリー（Helly）液**，**マキシモウ（Maximow）液**，**スーサ（Susa）液**があり，スーサ液以外はミュラー液を基盤としているため，重クロム酸カリウムも含む．

## III 切り出し

### 1 切り出しの目的

病理組織標本作製のために，摘出された検体を適切な大きさ・厚さに切り分けることを**切り出し**（cutting）という．臨床検査技師は，病理医が行う切り出しを介助するのが通常である．病理組織診断は肉眼所見と顕微鏡所見との対比検討によってなされるため，病変の肉眼観察を行い，適切な部位を過不足なく切り出すことが正確な診断に不可欠である．

### 2 切り出しの準備

切り出しは，吸引換気装置が設備された部屋のなかで行う必要がある（ホルムアルデヒドに対する曝露を軽減するため）．切り出しに必要な用具は，木製の切り出し台，コルク板またはゴム板，安全カミソリ，各サイズの替え刃式メスや包丁，脳刀，ハサミ，ピンセット，ゾンデ，虫ピン，各種標本ビン，ガーゼまたはペーパータオル，メッシュ袋，ゴム手袋，ものさし，墨汁またはインク，濾紙，筆記用具（有機溶剤に不溶性の専用ペンを含む）などである．また，必要な機器としては，写真撮影台または臓器コピー機，カメラ，電気ノコギリ（骨・歯などの硬組織用）などがあげられる．

### 3 切り出しの要点

①固定された臓器から組織片を切り出す場合が多いが，その際はあらかじめ十分に水洗して固定液を除く．
②迅速病理診断や電子顕微鏡的検索のためには，未固定臓器から採取する．その場合は，あらかじめ専用の固定液・包埋剤などを準備しておき，できるかぎり新鮮なうちに切り出しを行う．

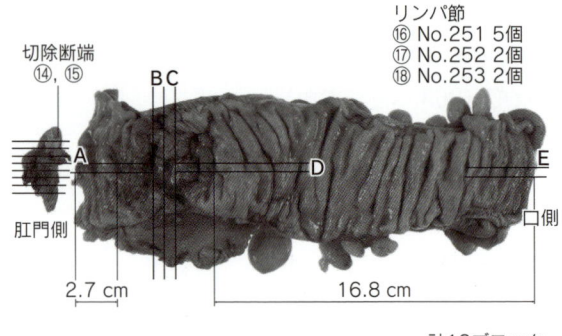

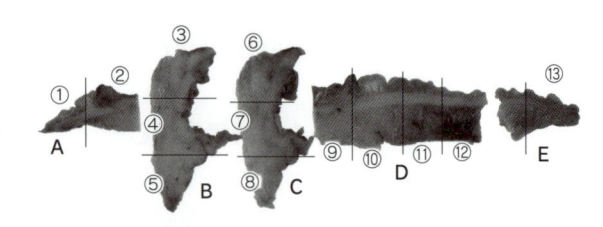

写真 3-3　大腸がん症例の切り出し図

写真 3-4　大腸がん症例の切り出し図（割面）

③切り出す部位は，主病変の中心部（主病変の深達度などをみる），主病変と副病変の境界（両者の因果関係をみる），腫瘍と非腫瘍部の境界（腫瘍の周囲への進展をみる），切除断端（切除断端に病変が存在するかどうかを確認する）などである．腫瘍の切り出しについては，各臓器の癌取扱い規約を参考にすることが望ましい．

④切り出す大きさは，スライドガラスに貼付してカバーガラスで被覆できる程度で，厚さは3〜5mmにする．

## 4　切り出しの実際

①臨床経過・所見を記した依頼書とよく照合し，患者氏名・性別・年齢，臓器・組織名などを確認する．その後，受付（検体）番号を記入して，必要があれば肉眼標本の写真撮影（またはコピー）を行う（**写真 3-3**）．この際，スケールと検体番号を添える．

②切り出す前に，検体全体の形・大きさ，病変の位置・大きさ・色・硬さ，表面の状態，病変の周囲との関係などを観察し，それらの所見を記録する．次に，割面についても写真撮影する．印刷された写真あるいはパソコン内の画像データに切り出し番号を記しておく（**写真 3-4**）．これらの記録は，病理組織標本の鏡検（病理診断）時に参照される．

③薄切面がわかるように墨汁やインクで組織片に印をつけておくと，包埋や薄切の際に都合がよい．

④番号を記入した包埋カセットを並べ，切り出した組織片を順番に入れる．この作業中に組織片が乾燥しないよう配慮が必要である．包埋カセットに番号を記入する際には，有機溶剤に浸漬しても文字が消えない専用ペンを使うと便利である．包埋カセット専用の印字機も普及している．

⑤針生検検体や内視鏡的生検検体などはそのまま包埋カセットに入れる．ただし，組織片が小さい場合は，メッシュ袋などを利用する必要がある．

⑥カセットにフタをして，脱水・包埋操作に移るまで70％エタノールに浸漬し

ておく．必要な場合は，カセットに入れたまま脱脂や脱灰を行う．
⑦組織片のコンタミネーションを防止するため，メス，ピンセットや切り出し台は検体ごとに洗浄したほうがよい．

## Ⅳ 脱脂法

### 1 脱脂の目的

脂肪は有機溶剤に可溶性であるため，パラフィン包埋過程において脱水（エタノール）や脱アルコール（キシレン）である程度溶出される．しかし，脂肪成分を多く含む組織（乳房，腸間膜，脳や脂肪腫）の場合は，脂肪が完全には溶出されず組織内に残ってしまう．その状態でパラフィンブロックを作製すると，伸展時に薄切切片がバラバラに離散してしまう．したがって，そのような組織ではあらかじめ余分な脂肪を取り除く必要があり，その操作を**脱脂**（degreasing）という．脂肪が混在する硬組織（骨髄など）を脱灰する場合においても，脂肪が存在すると脱灰液の浸透が妨げられるため，脱灰前に脱脂を行う．

### 2 脱脂の要点と実際

組織に対して十分量の脱脂液を用い，常に攪拌しながら脱脂を行う．また，脂肪が溶出して脱脂液が黄色調を帯びてきたら，新しい脱脂液に交換する．脂肪組織の色調が黄色から無色透明に変わることにより，脱脂完了が確認できる．脱脂に要する時間は通常6〜48時間であるが，脂肪が少量の場合（骨髄，リンパ節や皮膚）は3時間以内で脱脂が完了する場合もある．

### 3 脱脂液の種類

無水エタノール，アセトン，メタノール・クロロホルム混合液，メタノール・キシレン混合液などが用いられている．

## Ⅴ 脱灰法

### 1 脱灰の目的と原理

骨や歯などの硬組織，石灰化した病巣などは，そのまま包埋すると薄切が困難となる．薄切を可能にするために，石灰をあらかじめ除去する操作を**脱灰**（decalcification）という．脱灰法には，酸による方法とキレート剤による方法があり，**脱灰促進法**として電気脱灰法やイオン交換樹脂を用いる方法（側注）がある．酸による脱灰の化学式は $Ca_{10}(OH)_2(PO_4)_6 + 8H^+（酸）\rightarrow 10Ca^{2+} + 6HPO_4^{2-} + 2H_2O$，$CaCO_3 + 2H^+ \rightarrow Ca^{2+} + H_2O + CO_2$，キレート剤による脱灰は $Ca_{10}(OH)_2(PO_4)_6 + EDTA \rightarrow Ca\text{-}EDTA$ キレート化合物で表される．

---

**電気（電極）による脱灰促進法**

脱灰液のなかに通電して脱灰を促進させる方法である．ギ酸などの脱灰液を入れたガラス容器に2本の炭素棒（陽極と陰極）を装着する．組織片を陽極炭素棒につけ，直流電流5V，5Aを通じると，脱灰によって溶出したカルシウムイオンが陰極炭素棒に向かって移動する．脱灰液の温度が上がりやすく，染色性が障害される欠点がある．

**イオン交換樹脂による脱灰促進法**

脱灰液中に溶出したカルシウムイオンをイオン交換樹脂で除去することによって，脱灰を促進する方法である．カチオンレジン（イオン交換樹脂）10gを10〜20％ギ酸溶液80mLの底に沈ませて，組織片を樹脂層の上に置く．

## 2 脱灰の要点と実際

### 1）脱灰前の処置

①脱灰前に十分に固定することが重要である．固定液としてはホルマリンが最もよい．また，脱灰する組織片はできるだけ薄く小さく切り出す．固定不十分な場合，組織片が大きく脱灰に時間がかかりすぎた場合は，組織の膨化，溶解などの傷害や核の染色性低下が起こりやすい．

②脂肪が存在すると脱灰液が組織内に浸透しにくいため，脂肪に富む組織片を脱灰する場合は，脱灰前に脱脂を十分に行う．固定→水洗→脱脂→水洗→脱灰の手順である．

### 2）脱灰の実際

固定が十分になされた場合でも，脱灰処理によって組織傷害が少なからず生じる．また，脱灰後の H-E 染色標本では，ヘマトキシリンによる核の染色性が低下する反面，細胞質や結合組織はエオジンに濃染する傾向がある．したがって，脱灰の影響を最小限におさえるために，以下の諸点を考慮する必要がある．

#### (1) 脱灰液の濃度

酸の濃度が高すぎると組織傷害が強く，染色性が著しく低下する．逆に，濃度が低すぎると，脱灰に時間がかかりすぎて結合組織の膨化が生じる．そのため，酸の濃度は 5〜10% とするのが基本である．

#### (2) 脱灰液の量

十分量（組織片体積の 100 倍以上）の脱灰液を用い，1 日に 1〜2 回新しい液と交換する．

#### (3) 脱灰液の温度

脱灰液の温度が高いほど脱灰は速まるが，組織傷害や染色性低下が著しくなる．逆に，温度を低くすると脱灰速度は遅くなるが，組織傷害や染色性低下が少ない標本となる．したがって，酸による脱灰では 15℃前後が推奨されており，染色性や抗原の保存性をとくに考慮する必要がある場合は低温（4℃）で行われる．なお，エチレンジアミン四酢酸（EDTA）液で脱灰する際の適温は約 30℃である．

#### (4) 脱灰方法

脱灰によって溶出したカルシウム塩が脱灰液の下層に沈殿するため，下層では脱灰作用が低下する．そのため，組織片をメッシュ袋などに入れ，糸で吊り下げるとよい．容器の底に脱脂綿やガーゼを敷き，その上に組織片を置く方法もある．一方，振盪，撹拌，超音波やマイクロ波の照射によって脱灰時間を短縮することができる．酸を用いて脱灰する場合は，炭酸ガスが発生するため，容器は密栓しないようにする．

### 3）脱灰完了を知る方法

組織片がメスで抵抗なく切れた場合や針で突き刺すことができた場合に，脱

灰が完了したと判断する．染色性の低下を防ぐために，脱灰が完了した組織片はただちに脱灰液から取り出して，過脱灰を防ぐことが重要である．

## 3　各種脱灰液

酸を用いる脱灰液は，**無機酸**，**有機酸**とそれらの混合酸による**迅速脱灰液**に分類される．脱灰液によって，脱灰速度や染色性への影響などが異なるため，組織の種類，結果の迅速性や染色用途を考慮して，適切な脱灰法を選択する必要がある．

### 1）無機酸
#### (1) 塩酸
3～10％水溶液として使用する．脱灰時間は小組織片の場合，数日である．脱灰力は強いが，組織傷害と染色性低下が著しいため，単独では使われない．
#### (2) 硝酸
5～10％水溶液として使用する．小組織片の場合は数日で脱灰が完了する．脱灰力は塩酸より弱いが，組織傷害と染色性低下が認められる．

### 2）有機酸
#### (1) ギ酸
10％水溶液として使用する．脱灰時間は無機酸より長いが，組織傷害や染色性への影響が少ないため，現在広く用いられている脱灰液の一つである．70％アルコールに5％の割合でギ酸を加える方法や，10％ギ酸・10％ホルマリン等量混合液を使用する方法もある．これらは固定を兼ねるため，組織傷害が低減される．
#### (2) トリクロロ酢酸
5％水溶液として用いる．ギ酸よりpHが低いため，脱灰力が強いが，組織傷害や染色性への影響が大きい．

### 3）プランク・リクロ（Plank-Rychlo）液（迅速脱灰液）

| 塩化アルミニウム・一水和物（$AlCl_3 \cdot H_2O$）　　70 g
| 蒸留水　　1,000 mL
| ギ酸　　50 mL
| 濃塩酸　　85 mL

無機酸と有機酸の混合脱灰液で，組織膨化を抑制するために塩化アルミニウムが含まれている．特に硬い組織（頭蓋骨，下顎や歯など）に利用される．脱灰速度がきわめて速く，10 mm$^3$の組織片なら24時間以内にほぼ脱灰できる．しかし，脱灰速度が速いがゆえに，過脱灰による染色性低下が生じやすい．そのため，4℃で緩やかに脱灰する低温脱灰法が推奨されている．この方法では脱灰に多少時間を要するが，染色性への影響はほとんど認められない．

### 4）エチレンジアミン四酢酸（ethylenediaminetetraacetic acid；EDTA）液

キレート化合物であるEDTA・二ナトリウム塩（EDTA-2Na）またはEDTA-4Naの10%水溶液として用いる．10%EDTA-2Na水溶液はアンモニア水や水酸化ナトリウムで，10%EDTA-4Na水溶液は塩酸やクエン酸によりpH 7.4〜7.5に調整する．脱灰速度がきわめて遅いが，中性溶液として使用するため，組織傷害が少なく染色性に優れている．そのため，免疫組織化学染色や電子顕微鏡的検索を目的とした場合に用いられる．遺伝子解析を行う場合にも推奨されている．

## 4 脱灰後の処理

脱灰完了後，ただちに水に入れると組織が膨化する．無機酸（硝酸，塩酸）やプランク・リクロ液など強酸を含む液で脱灰した場合，組織膨化を防ぐために5%硫酸ナトリウム（または5%硫酸リチウム，5%ミョウバン）に12〜24時間浸漬（中和）した後，十分に水洗する．その後，70%アルコールに浸し，1日に数回取り替えながら完全に脱灰液を除く．以後は脱水・包埋の操作へ移る．

一方，有機酸（ギ酸，トリクロロ酢酸）のような弱酸で脱灰した組織片は，5%硫酸ナトリウムなどで処理すると組織が著しく収縮するため，直接70%アルコールへ入れて脱灰液を除去する．なお，EDTA液を用いた場合も中和処理は不要である．

# Ⅵ 包埋法

## 1 包埋の目的

光学顕微鏡で組織や細胞の構造を観察するためには，試料に光を透過させる必要がある．その条件として，光の透過を妨げない厚さで組織を均等に薄切しなければならない．しかし，観察する組織をそのままの状態で薄切しても，軟らかすぎるために組織構造の損傷が生じやすく，条件を満たす切片を得ることは困難である．

**包埋**（embedding）を行う目的は，薄切が可能となる硬度を試料にもたせることである．組織内部の中空を含め，硬軟さまざまな成分を均一化させ，さらに組織周囲に支持する部位を設けることで均等な厚さの薄切を容易にする．包埋は，組織の傷害や染色性の阻害がなく，組織片から容易に除去できる物質（**包埋剤**）を組織内に浸透させることによって行われる．包埋剤には疎水性（非水溶性）の**パラフィン**（**写真 3-5**），**セロイジン**（**写真 3-6**），メタクリル樹脂，**エポキシ樹脂**，親水性（水溶性）の**カーボワックス**，**ゼラチン**などがある（**表 3-2**）．現在，最も広く使用されているのはパラフィンである．

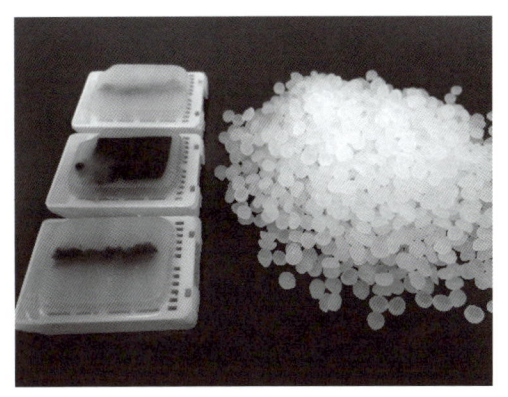

写真 3-5　パラフィン包埋ブロックとパラフィン（pellet）

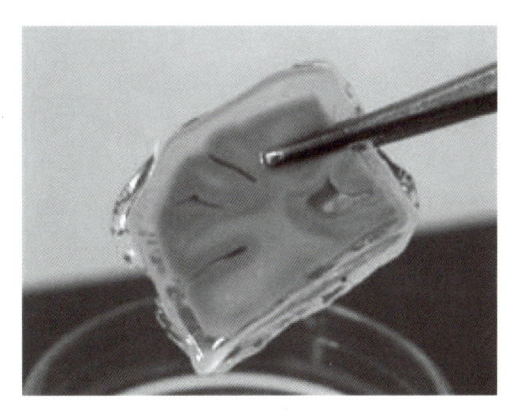

写真 3-6　セロイジン包埋ブロック

表 3-2　包埋剤の種類

| 包埋法 | 種類 | 特徴 | 用途 |
|---|---|---|---|
| パラフィン | 非水溶性 | 冷蔵で固化する包埋剤．1〜10μmの薄切切片を得ることが可能．組織片の永久的保存に最適であるが，包埋操作における脱水や熱処理などによって失活する物質がある． | 病理組織検査全般 |
| セロイジン | 非水溶性 | 常温で固化する包埋剤．熱による収縮・硬化がないが，1カ月以上の時間を要する．10μm以下の薄切切片の作製ができない． | 脳や心臓の全体像の観察 |
| セロイジン・パラフィン | 非水溶性 | セロイジンとパラフィンの利点を活かした方法．パラフィンと同等の薄切切片が得られる． | 脳や心臓の全体像の観察 |
| カーボワックス | 水溶性 | 冷蔵で固化する包埋剤．脱水や熱処理などが不要であるため，パラフィン包埋では保存性が低い物質の検出に適する． | 脂質，酵素などの検出 |
| ゼラチン | 水溶性 | 凍結で固化する包埋剤．脱水や熱処理などが不要であるため，パラフィン包埋では保存性が低い物質の検出に適する． | 迅速診断標本作製や脂質，酵素などの検出 |
| OCTコンパウンド | 水溶性 | | |
| エポキシ樹脂 | 非水溶性 | 熱重合で固化する包埋剤．透過型電子顕微鏡用（1μm以下）の超薄切片作製に用いる． | 細胞内小器官の観察 |

## 2　パラフィン包埋法

　パラフィン（paraffin, $C_nH_{2n+2}$）は飽和炭化水素の総称で，常温で半透明白色の固体である．包埋に用いられるパラフィン（側注参照）は，炭素原子数が20〜35の直鎖飽和炭化水素（ノルマルパラフィン）を主成分とし，少量の分岐鎖状飽和炭化水素（イソパラフィン），環状炭化水素（シクロパラフィン）などを適度な比率で配合して性状をコントロールしたものである．

　パラフィン包埋が広く用いられているのは，①他の包埋法に比較して取り扱いや操作が簡便である，②薄切切片の厚さ調整（1〜10μm）が可能で連続切片作製にも対応できる，③組織片を永久的に保存できる，といった利点があるためである．一方で，パラフィン浸透前に有機溶剤を用いるため，脂肪成分の溶出，酵素や一部の抗原蛋白の失活が生じること，また組織片が収縮することが欠点である．組織の収縮率は，パラフィン浸透で最も大きく5〜8%（溶融熱の影響），次いで脱アルコール過程で2〜5%，脱水過程で1〜2%である．

### パラフィン

パラフィンには，融点が45〜52℃の軟パラフィンと54〜60℃の硬パラフィンがあるが，厳密な温度境界はなく，病理学的検査の分野にほぼ限定して用いられる用語である．以前は，季節に応じて両者の混合比率を調整する，両者を使い分ける（浸透用に軟パラフィン，包埋用に硬パラフィン）といった工夫がなされていた．しかし，現在は硬パラフィンのみが使用されているため，両者の用語は用いられなくなっている．

パラフィンは水やアルコールに不溶であり，キシレン（キシロール）やクロロホルムなどの有機溶剤に溶解する性質をもつ．そのため，パラフィンを組織に浸透させる前に，アルコールによる水分の除去（**脱水**），キシレン（またはクロロホルム）によるアルコールの除去（**脱アルコール**）が必要である．一般に脱水からパラフィン浸透までは，自動固定包埋装置（219ページ参照）によって行われる．

## 1）脱水（dehydration）

水と親和性がないパラフィンを臓器に浸透させるためには，組織重量の約70％を占める水分を可能なかぎり除去する必要がある．通常，**脱水剤**にはアルコールが用いられ，組織内の水をアルコールで段階希釈することによって脱水が行われる．この工程では水分と同時に脂肪成分も除去されるため，脱水・脱脂ともよばれる．

従来，脱水を高濃度のアルコールから始めると組織の収縮や変形をきたすため，低濃度から高濃度へ（70％，80％，90％，95％，無水の順）と順次移行させる必要があるとされてきた．しかし，1槽目から**無水アルコール**（99.5％）を用いても，70％アルコールから始めても，組織に対する影響差はわずかである．したがって，脱水効率の点から，組織片は市販の無水アルコール5槽以上（最終槽はさらに無水化したもの）に浸すことが推奨されている．ただし，これは組織が十分に固定されていることを前提としている．固定が不十分であることが想定される場合は，慣用される上昇アルコール系列で脱水を行って，組織の変形を抑制する必要がある．

### (1) アルコールの無水化

市販のアルコール（無水アルコール，試薬アルコール）は0.5％程度の水分を含んでいるため，真の"無水"アルコールを準備する場合は，**無水硫酸銅**や**モレキュラーシーブ**（側注参照）などを浸して一晩放置する．これにより水分含量を0.001％まで除去することが可能である．ただし，アルコールには吸湿性があるので，時間とともに水分含量は増加する．

### (2) アルコールの種類

脱水剤のアルコールとして，エタノールかメタノールが常用されている．組織への浸透速度はメタノールのほうが1.7倍程度早いが，脱脂効果はエタノールのほうが高い．

### (3) アルコールの交換

交換の頻度は，脱水処理する検体数によって異なるが，通常は4サイクル程度使用したら交換することが推奨される．第1槽目のアルコールには多量の水分が直接持ち込まれているため，これを廃棄して順次移動させ，最終槽の無水アルコールを新調する．

> **モレキュラーシーブ**
> 結晶性ゼオライトからつくられるペレット状吸着剤の商品名である．1 nm以下の多孔を有し，水分子を強く吸着するため，溶媒の水分除去に用いられる．

## 2）脱アルコール（dealcoholization）

　パラフィンはアルコールにも親和性がないため，脱水が完了した組織片に浸透しない．そのため，アルコールとパラフィンの両方に親和性がある溶液で置き換えることによって，組織内のアルコールを除去する．**脱アルコール剤**には**キシレン，クロロホルム，トルエン，ベンゾール，ツェーデル油**があり，アルコールとパラフィンを橋渡しする意味で媒介剤，仲介剤，中間剤，置換剤ともよばれる．現在，キシレンが多用されているが，キシレン曝露によって健康被害（側注参照）を引き起こす可能性が指摘されているため，室内への拡散を防ぐ局所排気装置などの設置が必要である（335ページ参照）．そのため，低毒性の**キシレン代替剤**が開発・市販されている（側注参照）．一方，クロロホルムには発がん性，皮膚・眼・肝臓・腎臓などに対する毒性が指摘されているため，なるべく使用を避けたい．

　組織片は3槽以上の脱アルコール槽に浸すことが推奨されており，脱アルコール剤も脱水剤と同様に定期的に新調する．組織片を脱アルコール剤に浸したときに白濁した場合は脱水不良が原因であるため，再びアルコールに戻して十分に脱水を行う．

> **キシレンによる健康被害**
> その曝露によって，倦怠感，頭痛などの急性神経症状を引き起こし，また，妊娠や出産，授乳機能に影響を及ぼす．現在，女性労働基準規則により，女性労働者は管理濃度以上のキシレン曝露がある場所での就労が禁止されている．

> **キシレン代替剤**
> Tissue-Clear, Hemo-De, Hemo-Clear, Lemosolなどが各社から販売されている．これらキシレン代替剤はキシレンよりもパラフィン溶解能が低い．また，わずかな水分混入で置換不良となるため，脱水を厳密に行う必要がある．

## 3）パラフィンの浸透

　最後に，約60℃で溶融したパラフィンで組織内の脱アルコール剤を段階的に置換すると同時に，溶融熱と減圧によって蒸発させ，組織内にパラフィンを浸透させる．パラフィン槽は4槽準備するが，最終槽は脱アルコール剤の混入していない純度の高いものが望ましい．最終槽に脱アルコール剤が混入していると，包埋ブロック作製後，脱アルコール剤が蒸発してその表面に凹みが生じるからである．したがって，最終槽のパラフィンに脱アルコール剤の臭気を感じたら新調する必要がある．

## 4）自動固定包埋装置

　組織片の脱水，脱アルコール，パラフィン浸透の工程は，密閉式の自動固定包埋装置（**写真3-7**）で行っている施設がほとんどである．この装置は，単一の処理槽に各工程の薬液を自動的に注入・排液する方式をとっている．また，各処理工程で組織への薬液浸透を高めるための攪拌・加圧・減圧機能が設定可能であるため，効率性が向上し，安定した品質の標本作製が可能である．各薬液の浸透時間は，検体数や組織の大きさを考慮して各施設でさまざまな設定がなされており，合計15〜30時間を要して行われる．なお近年，低出力のマイクロウェーブ機能を有する自動固定包埋装置が開発され，短時間（1〜3時間）でパラフィン浸透までを終えることが可能になっている．一方，パラフィン包埋ブロックを作製する本来の包埋は手作業で行われる．

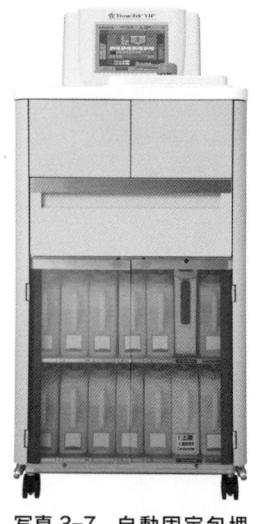

写真 3-7　自動固定包埋装置

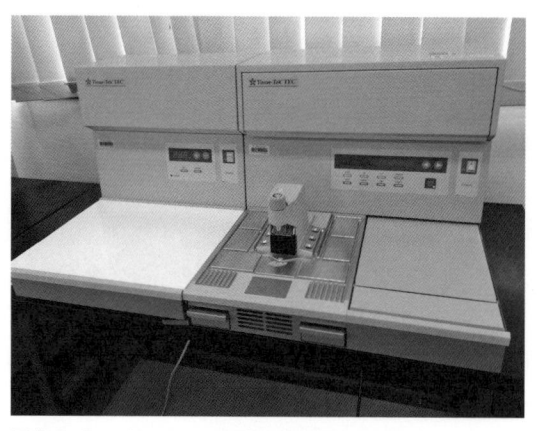

写真 3-8　パラフィン自動分注包埋センター

## 5）パラフィン包埋（包埋ブロック作製）

　パラフィン浸透した組織片を新しいパラフィンの入った包埋皿に沈めて固化する．この作業はパラフィン溶解槽，パラフィンディスペンサー，ホットプレート，コールドスポット，コールドプレートおよび包埋皿を備えた**パラフィン自動分注包埋センター**（写真 3-8）で行われる．

### (1) 包埋ブロック作製方法の一例

①パラフィン浸透を終えた組織片をカセットごとパラフィン溶解槽に移す．
②ピンセットを用いてパラフィン溶解槽からカセットを取り出し，ホットプレート上に置く．そして，カセットのフタを静かに開き，取り外す（**写真 3-9-a**）．
③組織片の大きさに合った包埋皿を選び，ディスペンサー下のホットプレート上に置く．
④パラフィンディスペンサーから包埋皿へ十分量のパラフィンを注入する（**写真 3-9-b**）．
⑤組織片をピンセットで優しくつまんで，観察する面（薄切面）を下にして包埋皿に沈め，方向と配置位置を決める（**写真 3-9-c**）．なお，消化管組織であれば，粘膜〜漿膜（外膜）の各層が観察できるように入れる（粘膜面は白〜乳白色，固有筋層や脂肪組織は透明感ある白色を呈している）．カセットは後で使用するので，そのまま置いておく．
⑥包埋皿を静かにコールドスポットへ移し，薄切面が包埋皿の底につくように，組織片をピンセットで軽く押さえて位置を固定する（この作業は速やかに行う，**写真 3-9-d**）．組織固定器具（ダンパー）で押さえてもよい．
⑦カセットを包埋皿に置き，パラフィンが漏れ出ないように強く押さえる（**写真 3-9-e**）．そして，包埋皿ごと持ち上げて，ディスペンサー下でさらにパ

**写真 3-9　包埋ブロック作製方法**

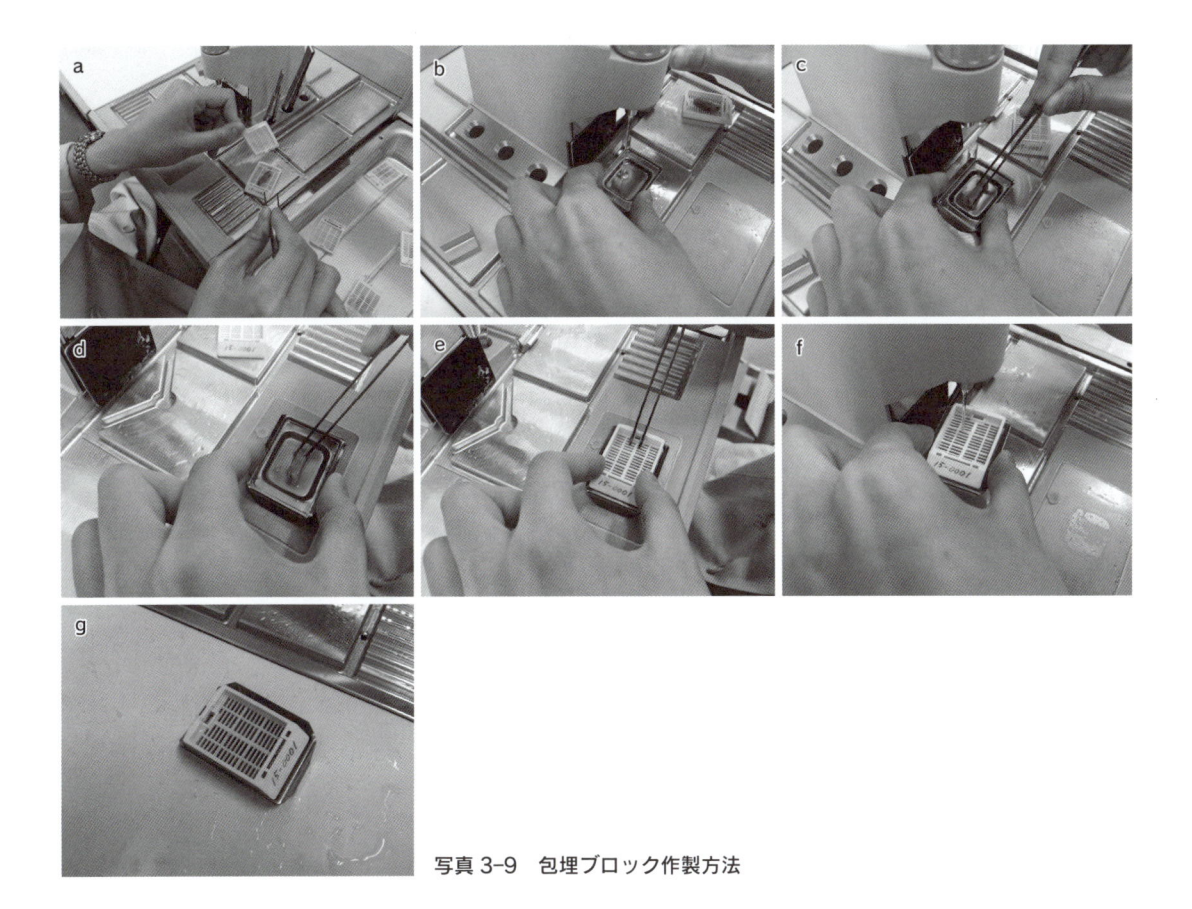

ラフィンを注入する（**写真 3-9-f**）．パラフィンはこの後の冷却で収縮するので，ここでは多めに注入しておく．

⑧包埋皿をコールドプレート（−5〜0℃）に移して冷却する（**写真 3-9-g**）．

⑨冷却してから約 15 分を目安に，包埋皿からブロックを取り外す（30 分以上放置すると，ブロックがひび割れることがある）．ブロックのひび割れを防止するために，コールドプレート上にペーパータオルなどを敷いておくとよい．

⑩カセット周囲に付着したパラフィンはミクロトームに設置する際に障害となるので，スパーテルなどを用いて削りとる．カセット周囲に付着したパラフィンを除去する専用機器を利用してもよい．

# Ⅶ 薄切法

## 1　薄切の目的

　光学顕微鏡で組織や細胞の構造を観察するため，光の透過を妨げない厚さに組織片をスライスする工程を**薄切**（sectioning）という．また，組織片を薄切する機器を**ミクロトーム**（microtome）とよび，**滑走式**と**回転式**に大別される．

表3-3 ミクロトームの種類

| | 構造 | 使用目的 | 特徴 |
|---|---|---|---|
| ユング（Jung）型 | 滑走式 | パラフィン切片 | 組織ブロックを固定し，滑走路上でミクロトーム刀を動かして薄切する． |
| シャンツェ（Schanze）型 | | パラフィン切片 | ユング型に比べて小型．滑走路は1つで，刀固定台が往復移動すると，円盤の回転によって試料固定台が上方へせり上がり，設定した厚さに薄切される． |
| テトランダー（Tetrander）型 | | 大型のセロイジン切片とパラフィン切片 | ユング型に比べて大型．構造はシャンツェ型と同様であるが，滑走路上の刀固定台は重量があり，堅固に押さえられているため安定した水平移動が可能．テコの原理を利用したレバー操作により行われる． |
| ザルトリウス（Sartrius）型 | 回転式 | 凍結切片 | 試料台の組織片を液化炭酸ガスで凍結し，ミクロトーム刀の固定軸を中心として，水平に弧を描くように半回転運動させて薄切する． |
| ミノー（Minot）型 | | パラフィン切片 凍結切片 透過型電子顕微鏡用の超薄切片 | ミクロトーム刀は上に向けて垂直に固定する．回転ハンドルを回し，組織ブロックを上下させて薄切する． |

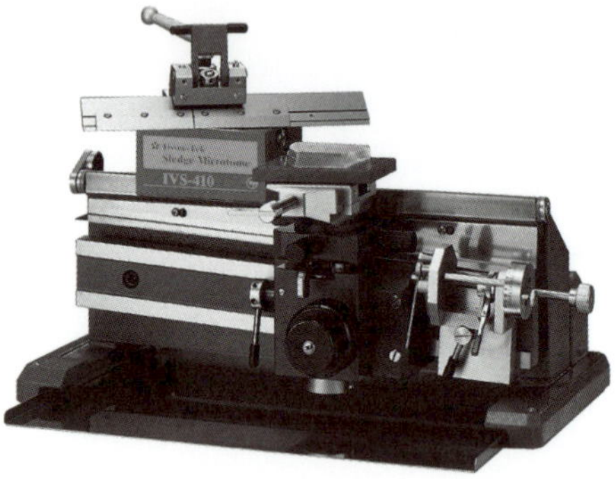

写真3-10 ユング型ミクロトーム（逆V字型） 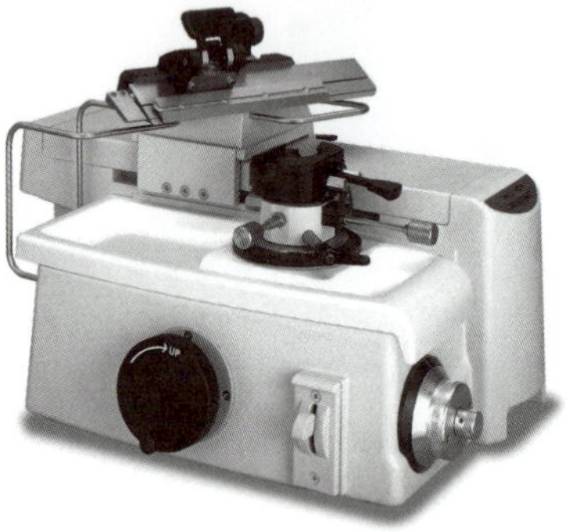　　写真3-11 クロスローラーベアリング方式のミクロトーム

## 2 ミクロトームの種類

ミクロトームは，その構造や使用目的により**表3-3**のように分類される．

### 1）ユング型ミクロトーム

最も汎用されるミクロトームである．左右に平行する2組の滑走路からなり，左は上り傾斜で試料固定台がのり，右は水平で刀固定台がのる．試料台が少しずつ後方へ送られるとともに，組織ブロックが上昇し，刀を手前に水平移動することによって薄切される．刀固定台がのる滑走路は，初期のタイプでは溝がV字型をしているが，後に逆V字型（**写真3-10**）のものが開発された．両型ともに，滑走中の浮揚を防ぐおもりが刀固定台についているが，硬組織や大きいブロックを薄切するとミクロトーム刀が浮き上がる欠点がある．

近年では，従来のタイプに代わり，**クロスローラーベアリング方式**のミクロ

写真 3-12　ミノー型ミクロトーム　　　　図 3-3　刃角と逃げ角

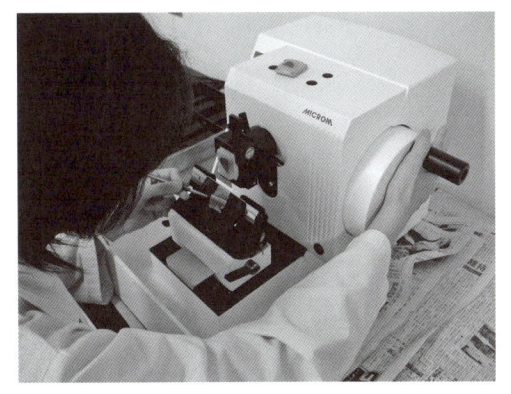

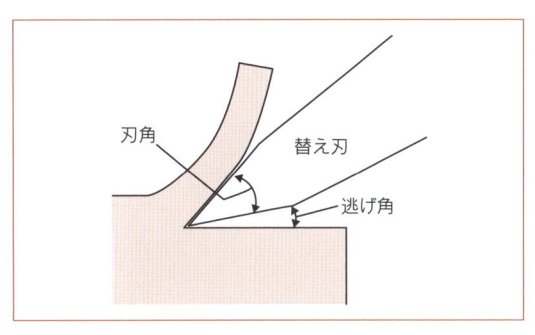

トーム（**写真 3-11**）が普及しつつある．滑走路上の刀固定台の駆動部が 2 本のベアリングで挟み込まれ，機器内部に収納されている．また，試料台は滑走式ではなく固定式である．ミクロトーム刀が浮き上がりにくく，安定した滑走が得られること，また滑走路の露出がないため，油の塗布が不要でメンテナンスがしやすいのが特徴である．

## 2）ミノー型ミクロトーム（写真 3-12）

ミクロトーム刀は上に向けて垂直に固定される．ハンドルを回転させると，組織ブロックを装着した試料台が前進しながら上下移動して薄切される．1 つの試料から連続切片を作製する際や硬組織の薄切に適している．しかし，試料台の上下移動の距離が短いため，大型試料には適さない．パラフィン切片作製用としては，ロータリー式ミクロトームの名称で販売されている．また，凍結切片作製用は大型の冷凍庫内にミノー型ミクロトームが組み込まれた構造で，クリオスタット（クライオトーム）とよばれる（235 ページ参照）．一方，超薄切片作製用はウルトラミクロトームとよばれ，ミクロトームに試料観察用の実体顕微鏡がついているのが特徴である（326 ページ参照）．

## 3　ミクロトーム刀の構造

替え刃式の**ミクロトーム刀**が用いられる．刃は重厚なステンレスでつくられており，替え刃を装着して使用する．ユング型ミクロトームではミクロトーム刀の替え刃をペアで装着でき，一方を荒削り用，他方を本削り用として使い分けることができる．

### 1）刃角（図 3-3）

刃の先端の角度を**刃角**という．刃角が大きいと切れ味は悪いが耐久性が高く，刃角が小さいと切れ味は良いが刃こぼれして傷つきやすい．刃角 22°，35° などの替え刃が各社から販売されている．また，薄切時の摩擦抵抗によって生じるカーリングや塑性変形を防止するために特殊加工されたものや，硬組織

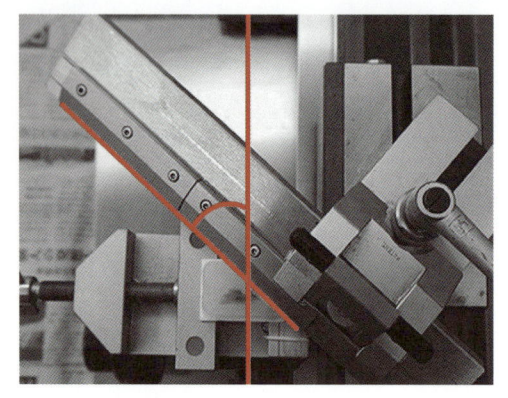

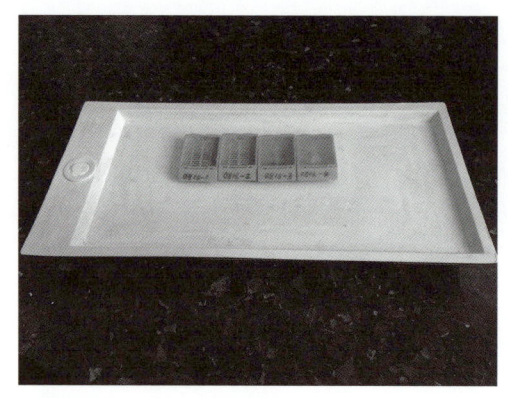

写真 3-13　引き角　　　　　　　　　写真 3-14　ブロックの冷却

用，軟組織用などタイプ別の替え刃も市販されている．

### 2）逃げ角と引き角
　薄切で重要なのは，ミクロトームに装着した際のミクロトーム刀の**逃げ角**と**引き角**である．ユング型ミクロトームの逃げ角は組織薄切面と刃面とがなす角度である（**図 3-3**）．逃げ角の大きさは，ブロックへの刃の切り込みやすさに関係しており，ユング型では 2〜5°に調整する．ただし，現状では初期の V 字型ミクロトーム以外は逃げ角の調整ができない．一方，ミノー型の場合は約 2〜10°に調整する．引き角は刀台滑走路に対して刃が交わる角度であり，ミクロトームを上から観察した際の角度である（**写真 3-13**）．ミノー型ミクロトームの場合は，試料と刃が交わる角度（90°）である．パラフィン包埋ブロックを薄切する際の引き角は小さいほど薄切切片の歪みが強くなるが，ブロックにくい込む刃先の鋭さは増す．したがって，硬組織は 45°付近で薄切し，軟組織は 90°に近づけると切片の斜めの歪みが少なくなる．通常は 45°前後に合わせて薄切を行い，薄切の容易さに応じて角度を調整するとよい．

## 4　ユング型ミクロトーム（逆 V 字型）を用いた薄切の実際
### 1）用具の準備
　パラフィン切片を作製するための用具は，①ミクロトーム油，②替え刃，③刷毛または筆（刀やブロック周囲の切り屑をはらう），④小紙片，割り箸，ヘラなど（薄切切片を釣る），⑤冷却剤，⑥切片分別槽（切片を浮かせる水槽）である．

### 2）薄切
#### （1）準備
①ブロックの表面を氷や冷却剤で冷やす（**写真 3-14**）．ブロックを冷やすことにより硬度が増し，薄切が容易になる．しかし，冷やしたブロックが室温ま

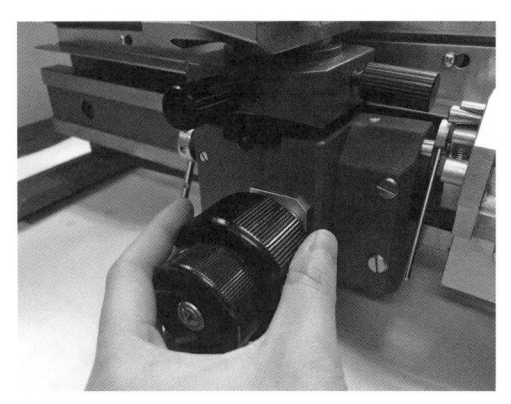

写真3-15 上下粗動ハンドル

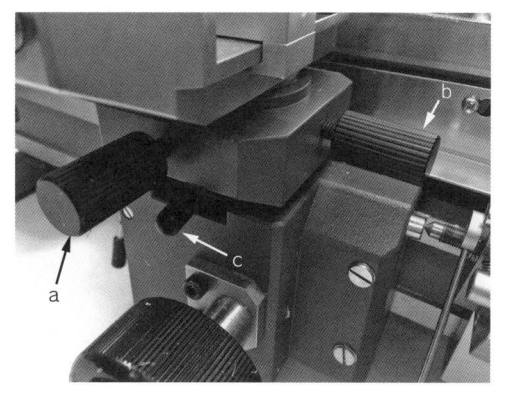

写真3-16 a：左右動調節ネジ，b：上下動調節ネジ，c：固定ストッパー

で温められることによって膨張し，厚さが増した切片となることを知っておく必要がある．連続切片など再現性の高い切片を得るためには，極力冷やさないで薄切するほうがよい．
②切片分別槽に水道水（冷水）を注ぎ，8分目まで貯める．勢いよく水を注ぐと水槽中に空気が溶け込み，伸展時の気泡発生の原因になるので，少しずつ静かに注ぐ．また，最初は水を溢れさせ，ゴミなどを洗い流すとよい．
③ユング型ミクロトームの試料台と刀固定台の滑走路面にミクロトーム油を十分に塗布し，刀固定台が滑走面上を滑らかに動くようにする．
④試料台にブロックを置き，カセット部分のみを挟んで試料締め付けネジを締め，しっかりと固定する．試料台にカセットアダプターまたはホルダーが設置されている場合は，カセットを置いて固定する．試料台にブロックを置く際は，組織の方向を確認する．ブロックは横長に取りつけたほうが歪みは少なく薄切しやすい．また，組織内に硬さの異なった層がある場合は，軟らかいほうから切り始められるようにしておくとよい．
⑤引き角，逃げ角の角度を確認し，必要に応じて調整する．
⑥刀固定台を奥へ押しやってから，ミクロトーム刀をスライドさせて取りつけ固定する．

### (2) 荒削り

最初に，パラフィンブロック内に埋もれた組織片の全面が露出するまでパラフィンを削り，本削りの準備をする．
①刀固定台を手前にゆっくりと引き，ブロックに近づけて，ブロック全面が薄切できるように荒削り用刃の位置を合わせる．
②試料台の高さを上下粗動ハンドル（ネジ）で調節する（**写真 3-15**）．
③ブロックの表面が刃と平行に接するように調節する．最初に，試料台が可動するように，試料台の下方にある固定ストッパーを後方に押す．左右動調節ネジ，上下動調節ネジを回し調整する．そして，固定ストッパーを手前に戻して試料台を固定する（**写真 3-16**）．

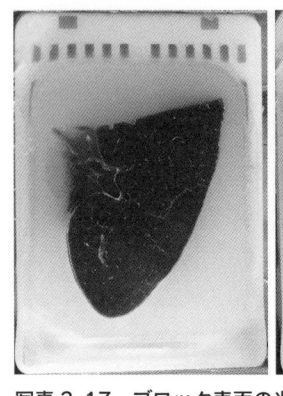

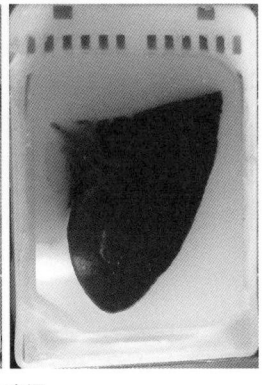

**写真 3-17 ブロック表面の光沢**
左:薄切面を整える前,右:薄切面を整えた後(光沢あり).

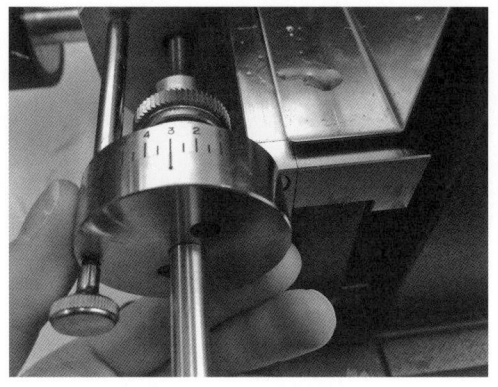

**写真 3-18 微動送りミクロン目盛り**

④刀固定台をゆっくり滑走させて往復移動しながら,上下粗動ハンドルや微動送りネジを用いて試料台の高さを上げ(試料台を手で少しずつ後方に押してもよい),少しずつブロックを削り,組織片の全面を露出させる.各操作で急に試料台を上げると,刃がブロックに突き刺さって破損の原因になるため,刃がブロック面に近づいたら慎重に操作する.組織片の全面が露出したら,刀固定台を奥へ押しやる.

### (3) 本削り

①刀固定台を手前にゆっくりと引き,ブロックに近づけて,ブロック全面が薄切できるように本削り用刃の位置を合わせる.

②荒削り用刃と本削り用刃の高さは若干異なるので,刀固定台を手前にゆっくりと引き,高さを確認する.必要に応じて試料台の高さを調整する.

③薄切面を整えるために,微動送りネジまたは微動送りハンドルを用いて,ごくわずかだけブロックを上げ,ゆっくりと丁寧に削る.組織の全面が薄切できるようになり,またブロック表面の白濁がなくなって光沢が出たら次へ進む(**写真 3-17**).

④微動送りミクロン目盛りを薄切する厚さに合わせる(**写真 3-18**).薄切の厚さは,通常 3 $\mu$m 前後であるが,染色法や臓器の種類によって変更する.目安としては,PAM(過ヨウ素酸メセナミン銀)染色は 1～2 $\mu$m,渡辺の鍍銀法や神経組織染色などは 5～8 $\mu$m,骨髄やリンパ節は 1～2 $\mu$m である.ただし,薄切された切片は必ずしもミクロン目盛りのとおりの厚さで得られるわけではない.切片の厚さに影響する因子としては,ミクロトームの滑走速度,ブロックの温度,室温,ブロックやミクロトーム刀および刃の固定状態などがある.

⑤微動送りハンドルを上に 1 回跳ね上げる(**写真 3-19**).これにより,ミクロン目盛りで合わせた数字の分だけ試料台が持ち上がる.

⑥薄切切片を釣るために用意した小紙片などを左手に持ち,その先端のみを水(切片分別槽)に浸けて濡らす.

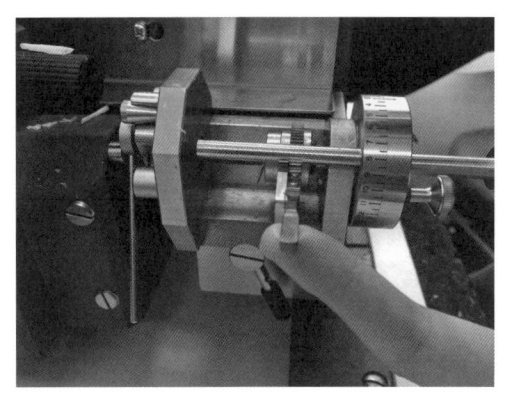

写真 3-19　微動送りハンドル

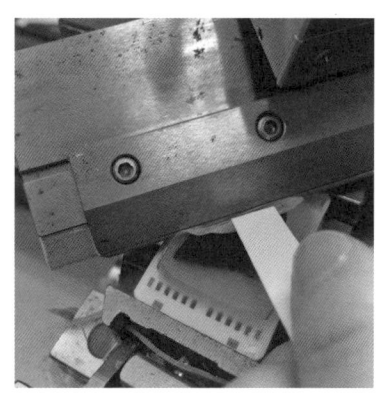

写真 3-20　小紙片と削れたパラフィンの先端

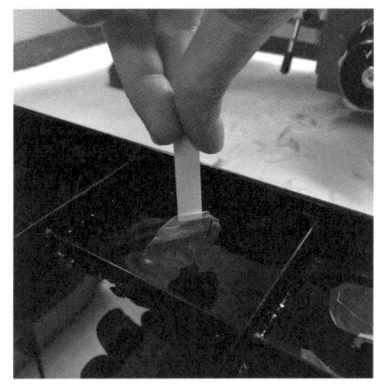

写真 3-21　切片を水槽に浮かべる

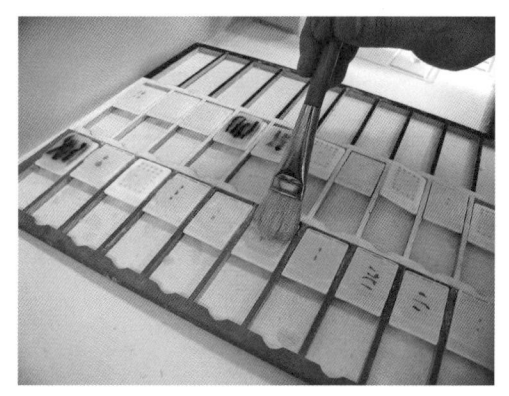

写真 3-22　ブロックに溶融パラフィンを塗布する

⑦右手で刀固定台を手前にゆっくりと引き，薄切片が削れてカーリングまたは上に反り返ってきたら，小紙片の先端を削れたパラフィンの先端に付着させる（**写真 3-20**）．そして，刀固定台を引く速度と同じ速度で，手前やや上方に引き上げる．小紙片をパラフィンに付着させる際，刀固定台の滑走が止まりがちであるが，右手を止めることなく，一定の速度で動かしきることが大切である．

⑧小紙片に付着した薄切切片の裏面を水面に向けて，静かに水槽に浮かべる（**写真 3-21**）．

⑨使用済みのパラフィンブロックは，その表面に溶融パラフィンを塗布して保管する（**写真 3-22**）．

### (4) 良好な切片を釣るコツ

#### ① 静電気を除去する

刃とブロックの摩擦により静電気が発生すると，切片の刃への貼りつきや変形が起こり，うまく小紙片に釣れない．そのため，ブロック表面に"ハァー"と息をかけてから薄切する（息をかけることで湿度が高まる結果，静電気が除去される．**写真 3-23-a**）．ただし，過度の息かけによってブロックが温まり，

VII　薄切法　227

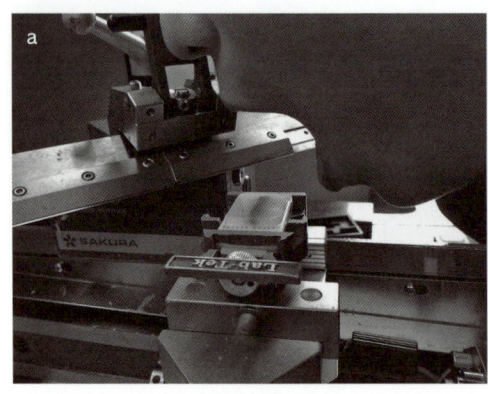

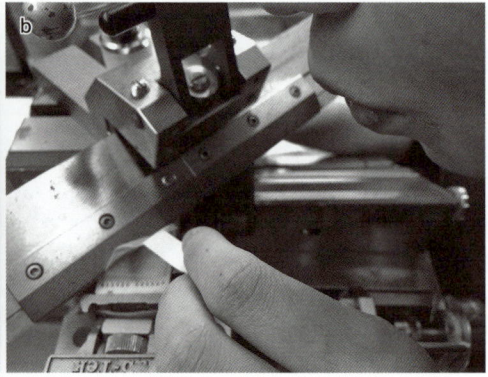

写真 3-23　良好な切片を釣るコツ

表 3-4　パラフィン切片薄切の失敗原因と対策

| 現　象 | 原　因 | 対　策 |
|---|---|---|
| 薄切切片がつくれない | 刃が消耗している | 刃を交換する |
|  | 滑走が滑らかでない | 滑走面にミクロトーム油を十分に塗布する |
|  | ミクロトーム刀の滑走速度が早すぎる | 遅くする |
|  | ブロックが温まり，軟らかくなっている | ブロックを冷やす |
|  | 室温が高い（パラフィン融点との差が小さい） | 室温を下げる |
|  | 引き角や逃げ角が適切でない | それぞれを確認し，必要に応じて変更する |
| 薄切切片に縦キズ（メスの走行に従って，切片の縦全長にわたり毎回出現する傷）が入る（**写真 3-24**） | 刃がこぼれている | 刃の位置を変える．または交換する |
|  | 組織片内に石灰化などの硬い部分がある | 刃の位置を変える．表面脱灰（側注参照）する |
| 薄切切片にチャター（刃線に平行に生じる横波）が生じる（**写真 3-25**） | ブロック，ミクロトーム刀および刃の固定が緩いため振動している | 各部位の固定を完全にする |
|  | ミクロトーム刀の滑走速度が早すぎる | 遅くする |
|  | ブロックを冷却しすぎている | しばらく放置して室温に近づける |
| 薄切切片の厚さにムラが生じる | ミクロトーム刀の滑走速度が一定でないか，途中で止めている | 一定の速度で滑走させる．また途中で止めない |
|  | ブロック，ミクロトーム刀および刃の固定が緩い | 各部位の固定を完全にする |
| 薄切切片が崩れる | 固定，脱水，脱脂，脱アルコール，パラフィン浸透が不十分である | 各工程を十分に行う |

パラフィンが膨張して切片厚が増すので注意が必要である．専用の加湿器を使用して静電気を防止するのもよい．

② 小紙片の添え方を工夫する

　パラフィンの削り始め部分に無理に小紙片をつけて釣ろうとすると，切片は簡単に壊れる．したがって，削り始めた箇所（カーリングしてきた薄切片の裏面付近）の上側に小紙片を置いて添えるだけにする．滑走は止まっていないは

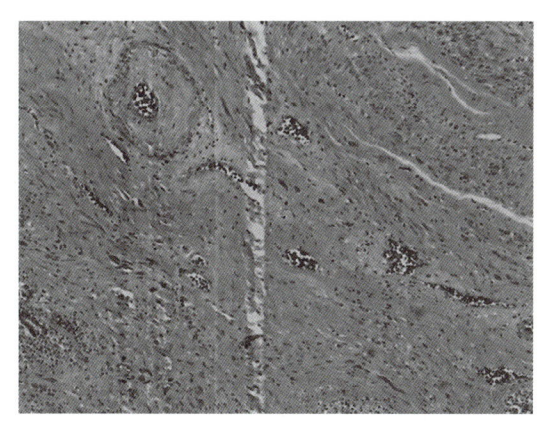

写真 3-24　薄切切片に縦キズ

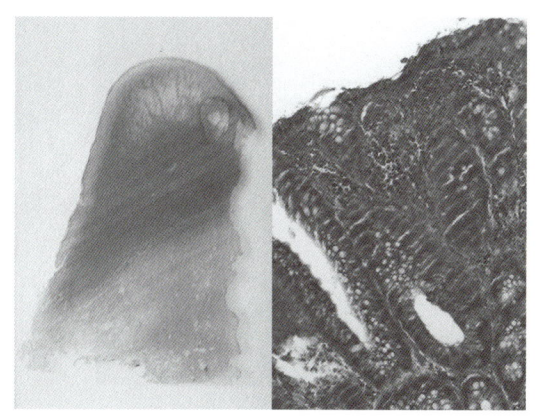

写真 3-25　薄切切片にチャター
左：ルーペ像（子宮），右：顕微鏡像（大腸）．

ずなので，添えるだけで自然に付着する．付着したら，小紙片をその場所に固定せず，手前やや上方に引き上げてミクロトーム刀から遠ざける．切片が縮まったり，ミクロトーム刀に引き寄せられたりする場合は，切片とミクロトーム刀の間またはブロックと切片の間にごく軽く"フゥー"と息を吐き続けると（**写真 3-23-b**），切片が自然に立ち上がり，伸びた状態で取れる．

なお，パラフィン切片薄切の失敗原因と対策を**表 3-4** として整理した．

## 5　薄切後の処理（伸展，貼付，乾燥）

### 1）用具の準備

薄切切片をスライドガラスに貼りつける用具として，①小筆，有柄針，竹串など（切片をスライドガラスに誘導するもの），②スライドガラス，③キャリア（染色カゴ），④**パラフィン伸展器**（**写真 3-26**），⑤**パラフィン溶融器**（切片を乾燥させる機器，乾燥器や孵卵器でもよい．**写真 3-27**）を準備する．

### 2）剥離防止スライドガラス（写真 3-28）

薄切切片を貼りつけるスライドガラスは市販されており，H-E 染色などの場合は何を用いてもよい．しかし，免疫組織化学染色の抗原性賦活化や鍍銀染色では，染色処理中に切片が剥離しやすいため，**剥離防止剤**が塗布されたスライドガラスを用いることが望ましい．剥離防止剤として，最初に卵白グリセリンやゼラチンが，続いてアミノ基によって正荷電を付与するポリ-L-リジン（PLL），3-アミノプロピルトリエトキシシラン（APS）が考案されてきた．しかし，PLL や APS は疎水性のため，組織片の伸展（後述）がむずかしく，水分や気泡が残存して切片の破損やシワの原因となる欠点があった．そのため，近年は MAS コート，New シランなどの親水性剥離防止剤が主流となり，強固な接着性と組織片の伸展作業の容易化を実現している．ただし，親水性剥離防止剤はガラス表面に共染が生じることがあるため，染色ごとに共染の有無を確認

> **表面脱灰**
> 包埋ブロック組織内の石灰化物を対象として，薄切中に行われる脱灰処理方法である．プランク・リクロ液などの脱灰液を含ませたガーゼを，荒削りしたパラフィンブロックの表面に置いて脱灰する．あるいは，脱灰液を入れたシャーレを冷却板上に置き，そこへ荒削りしたパラフィンブロックを浸すことによって，表面脱灰とブロックの冷却を同時に行う方法もある．

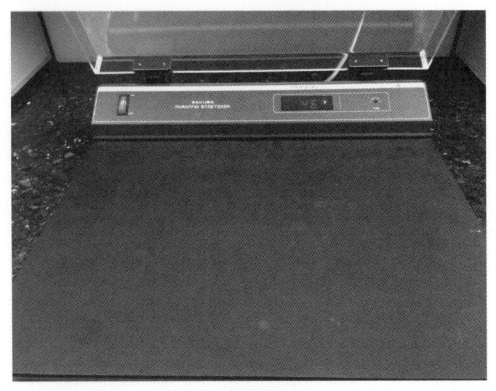

写真 3-26　パラフィン伸展器

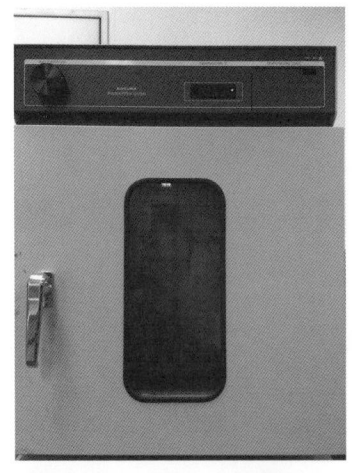

写真 3-27　パラフィン溶融器

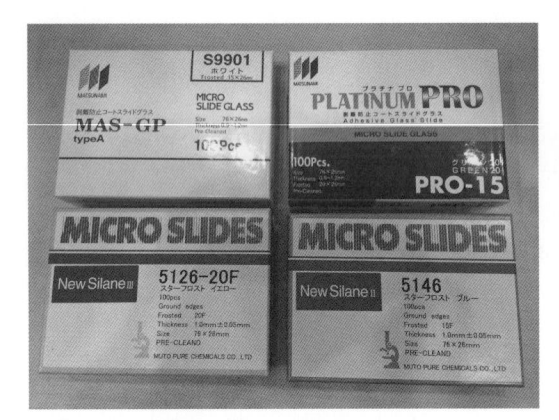

写真 3-28　剥離防止スライドガラス

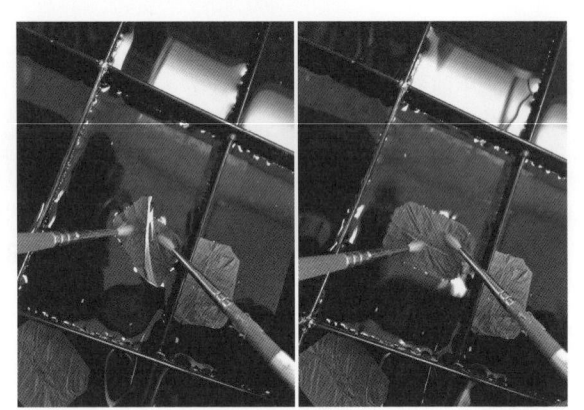

写真 3-29　切片の広げ方
左：切片を広げる前，右：切片を広げた後．

しておく必要がある．

## 3）伸展，貼付，乾燥の実際

①パラフィン伸展器のスイッチを入れ，使用したパラフィンの融点より10〜15℃低い温度に温めておく．

②専用マーカーまたは鉛筆（水性・油性マジックは不可）を使って，検体番号などをスライドガラスのラベル面に記入する．なお，スライドガラス専用の印字機が市販されている．

③水面に浮かんだ薄切切片を確認し，スライドガラスに貼りつける方向を考える．粘膜がある消化管などは，顕微鏡で観察する際に見え方が逆転することを考慮する．薄切切片に折り重なった白いシワがある場合は，伸展器上で伸展させることはできないため，小筆（あるいは有柄針，竹串）を用いて，切片の両端を引っ張り伸ばしておく（**写真 3-29**）．

④スライドガラスのラベル面の端を持ち，薄切切片の近くに垂直に 2/3 程度投

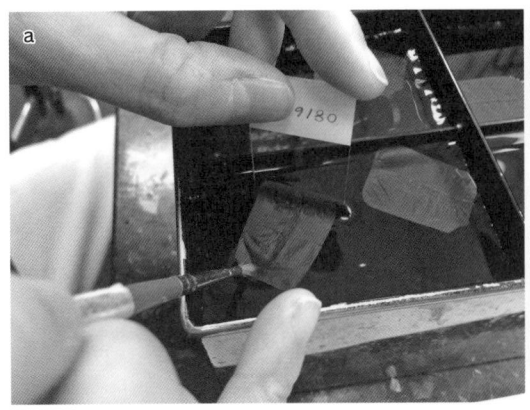

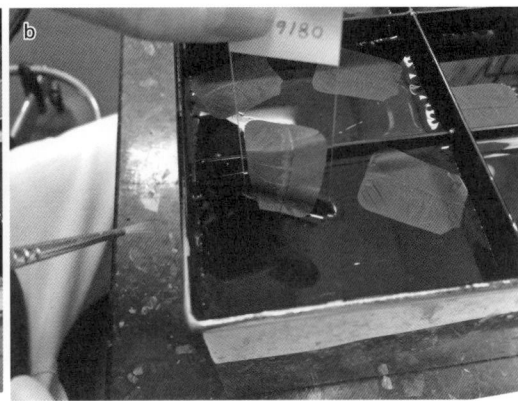

写真 3-30　切片の拾い方

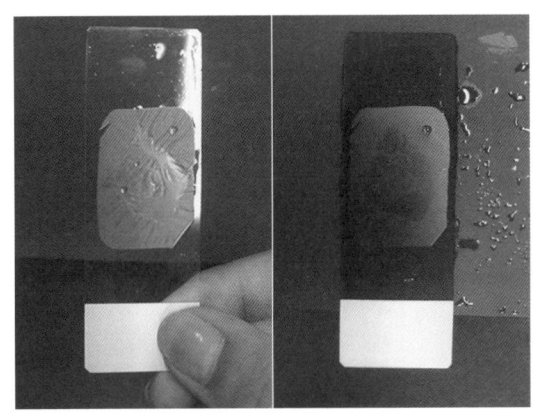

写真 3-31　伸展
左：伸展前，右：伸展後．

入する．
⑤もう一方の手で小筆などを持ち，浮いている切片の表面に優しく触れ，切片をスライドガラスの近くに誘導する（**写真 3-30-a**）．
⑥スライドガラスを垂直に引き上げて，切片を自然に貼りつかせる（**写真 3-30-b**）．垂直に引き上げると，水分が適度にきれて伸展時に切片が広がりすぎない．貼りつける位置はスライドガラスの透明部の中心付近とする．また，1 ブロックから複数枚の標本を作製する際は向きを同じにする．
⑦濡れた状態のまま，スライドガラスを伸展器上に置いて組織を伸展させる（**写真 3-31**）．伸展温度が高すぎると組織が広がりすぎて崩壊したり，気泡が生じたりする．また，融解したパラフィンが切片とスライドガラスとの間に入り込み，染色時に剥離しやすくなる．逆に，伸展温度が低いと伸展不十分になり，シワが生じる．
⑧十分に伸展して，切片がスライドガラス上を動かなくなったら，スライドガラスと切片の間の水分を除去する（水分が残ったまま伸展器上で放置すると，気泡が生じて凸凹な組織標本となる）．水分を除去する際は，スライドガラス

VII　薄切法　231

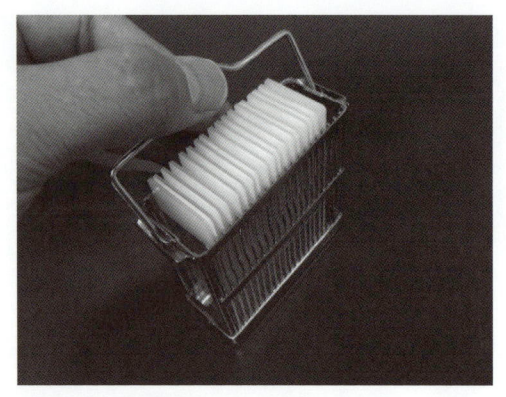

**写真 3-32 乾燥**
薄切標本をキャリアに入れて溶融器へ.

を勢いよく振ったり,スライドガラス立てに斜めに立てかけたり,伸展器自体を傾けたりするとよい.この時点で水分が残っていると,染色時に切片が剥がれやすくなる.

⑨ある程度の水分を除去できたら標本をキャリアに移し(**写真3-32**),約60℃のパラフィン溶融器内で1時間ほど乾燥させる(37℃の恒温器に一晩入れてもよい).乾燥不足は切片剥離の原因となるが,高温で長時間乾燥させると抗原性の低下を招き,免疫組織化学染色の染色性が減弱することがあるので注意を要する.

## Ⅷ 凍結切片標本作製法

### 1 目的

凍結切片標本は,パラフィン切片標本の2つの欠点を補うために考案された.1つめの欠点は,パラフィン切片を作製する際に組織片をアルコールや高温下のパラフィンにさらす必要があるため,組織中のほとんどの脂肪成分が溶出し,また酵素や抗原の一部が失活することである.2つめは,パラフィン切片を作製するためには,固定を含めると最短で3日を要すること,すなわち,短時間では標本が仕上がらないことである.組織片をアルコールや熱にさらさずに標本を作製するためには,包埋剤が組織片と同様に水溶性である必要がある.また,標本作製時間を短縮するためには,最も時間を要する固定時間の短縮化が不可欠である.この両者を実現する方法が凍結切片標本であり,パラフィン切片上では検出不可能な物質を検出する場合や,短時間で標本を作製する必要がある場合に利用される.

主要な用途は,短時間で標本を完成できる利点を活かした**術中迅速診断**用の標本作製である.迅速診断は精度の高い手術を行ううえで重要な役割を担っており,腫瘍の良悪性や組織型の診断,腫瘍の断端を検索することによる切除範囲の決定,リンパ節郭清の必要性の判断が手術中に行われている.その他,凍

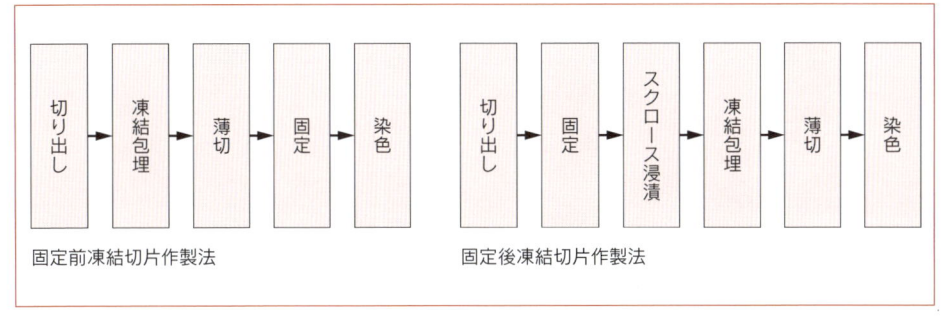

図 3-4　凍結切片標本作製法の手順

結切片は脂肪染色，酵素組織化学染色および免疫組織化学染色で利用されている．

## 2　凍結切片標本作製法の種類

薄切と固定の順序によって，**固定前凍結切片作製法**と**固定後凍結切片作製法**に分類される．固定前凍結切片作製法は，組織片を未固定状態で包埋し，薄切切片を得た後に固定する方法で，固定時間を短縮化でき，かつ多種の固定液に対応した標本を作製できる利点がある．しかし，未固定で処理をするため，組織構造の保持がやや不良なのが欠点である．この方法は主に術中迅速診断用の標本作製で用いられる．また，固定中に失活する抗原や酵素を標的とした免疫組織化学染色，酵素組織化学染色でも利用される．

一方，固定後凍結切片作製法は，組織片の固定を最初に行うため組織構造の保持に優れるが，固定に長時間を要するため短時間での標本作製には向かない．この方法は，脂肪染色，固定中に失活しない物質に対して行われる酵素組織化学染色や免疫組織化学染色など，標本作製に迅速性が求められない場合に用いられる（**図 3-4**）．

## 3　固定前凍結切片作製法

**切り出し**，**凍結包埋**，**薄切**，**固定**の順で作製する．

### 1）切り出し

パラフィン包埋時と同様に，包埋皿の大きさ，深さに合わせて，必要最小限の大きさに切り出す．組織を包埋皿に置いて周囲に余白ができる大きさが望ましい．多量の血液が付着している場合は，ガーゼなどであらかじめ取り除いておく．未固定状態で切り出すため，病原体に対する**感染防止**に細心の注意を払う必要がある（ゴム手袋とマスクを着用し，使用器具の消毒を必ず行う）．

### 2）凍結包埋

包埋皿に組織片と**凍結用（水溶性）包埋剤**（側注参照）を投入し，凍結・固

**凍結用包埋剤**
かつてはゼラチンが用いられたが，現在は OCT コンパウンド，クリオマウント，ホワイトティッシュコートなどの高分子合成剤が使われている．また，抗ウイルス剤や抗菌剤が配合された包埋剤もあり，感染症対策として有用である．

写真 3-33　凍結包埋法

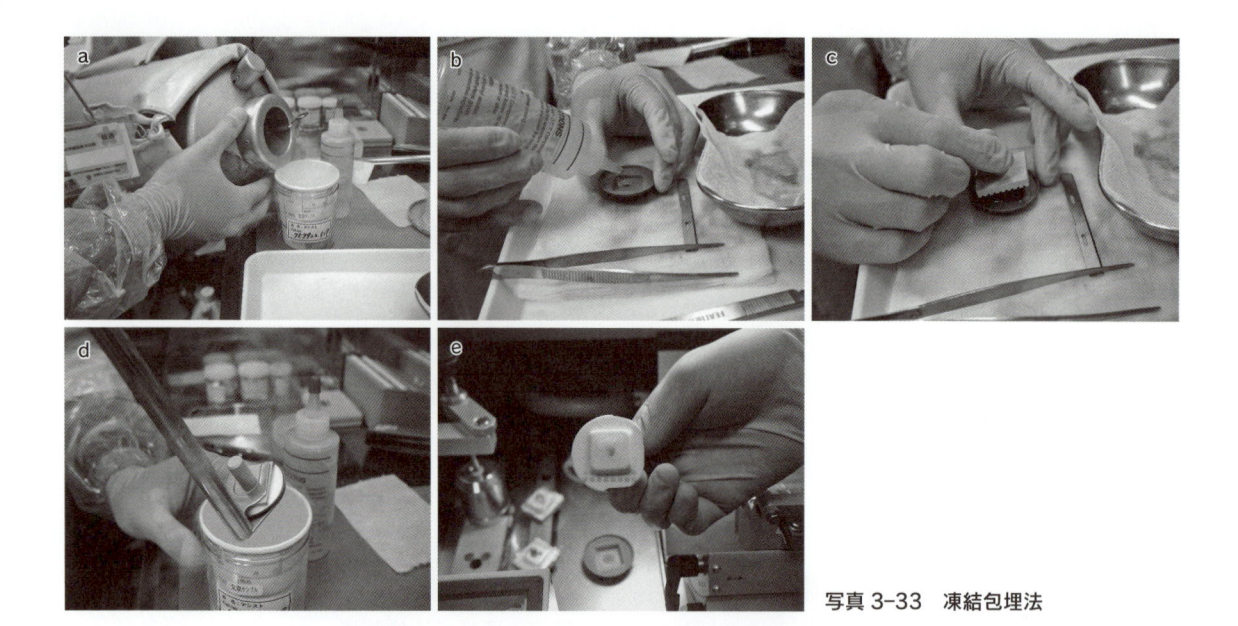

化させて**凍結包埋ブロック**を作製する．

### (1) 凍結法

　組織片を凍結する際は，凍結時の**氷晶**形成（側注参照）を防ぐために，氷晶が形成されやすい0〜−10℃の操作環境を素早く通過させることが重要である．短時間で凍結させるために，超低温の冷媒として，①**液体窒素**（−196℃），②砕いた**ドライアイス**（−78.5℃）を加えたアセトン，エタノール，ヘキサン，イソペンタンなどが用いられる．また，ディープフリーザー内（−80℃）で冷却したアセトンやヘキサンを凍結冷媒として用いてもよい．液体窒素を利用すると組織片が急速に凍結され，氷晶によるアーチファクトが生じることはない．しかし，超低温ゆえにブロックにひび割れが起こることがあり，また組織の硬化が著しいため，凍結直後に薄切しにくい（チャター様の傷が生じる）欠点がある．一方，−80℃で凍結すると，ごくわずかの氷晶が生じる可能性があるが，凍結直後に薄切に適した温度になりやすい利点がある．なお，近年では冷媒を用いない凍結専用装置が開発・市販されている．

> **氷晶**
> 緩慢な凍結により，組織内の水分が氷の結晶となったもの．これが原因で，核や細胞質内に空胞が生じる．

### (2) 凍結包埋法

①適当な容器に冷媒剤を入れる（**写真 3-33-a**）．
②包埋皿に凍結用包埋剤を静かに少量注入する．
③組織片の薄切面を下にして入れる．
④凍結用包埋剤を追加する（**写真 3-33-b**）．
⑤試料ホルダーを上にのせる（**写真 3-33-c**）．
⑥凍結用冷媒に包埋皿ごと投入して（**写真 3-33-d**），軽く揺すり，包埋剤が白濁するまで凍結させる．
⑦凍結包埋ブロックを包埋皿から外す（**写真 3-33-e**）．

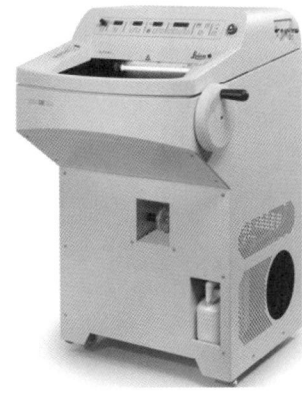

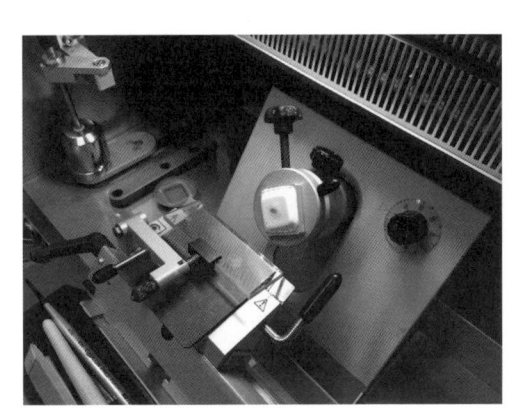

写真 3-34　クリオスタット　　写真 3-35　クリオスタットの庫内

## 3）薄切

### (1) クリオスタット（写真 3-34）

　凍結切片作製用のミクロトームを**クリオスタット**（クライオトーム）とよぶ．クリオスタットには，-10〜-50℃くらいまで冷却できる冷凍庫にミノー型のミクロトームが設置されている（**写真 3-35**）．上部の窓より観察しながら，右外部に取りつけられた回転ハンドルを回して薄切する．庫内の温度は，薄切至適温度付近の-25〜-20℃に常時設定しておく．クリオスタットでは未固定材料を薄切するので，オゾン処理や薄切屑の吸引による感染防止機能が備えられている機種が多い．しかし，必ずゴム手袋とマスクを着用して，病原体に対する感染防止に細心の注意を払う必要がある（334 ページ参照）．

### (2) 薄切法

①庫内の温度を確認する．薄切するための適温は組織成分によって異なるので，臓器の種類に応じて温度設定を変える．一般的に，実質臓器は-20〜-10℃，乳腺や脂肪組織の多い臓器では-35℃以下が薄切に適している．

②試料を取りつけたホルダーをクリオスタットの試料台に固定する．

③回転ハンドルを回し，試料台が円滑に上下運動することを確かめる．

④荒削り：回転ハンドルを少しずつ回しながら，ブロック面と刃先を近づけて，徐々にブロックを削り，組織の全面を露出させる．

⑤本削り：ミクロン目盛りを 4〜8 μm の厚さに設定する．回転ハンドルをゆっくり回し，包埋剤の端の部分に切れ込んだら，切れ込み部分を筆先で軽く押さえ，そのままハンドルを一定の速度で回して全面を薄切する（**写真 3-36-a**）．切片に多数のシワが生じたり，脂肪組織部分が抜けたりする際は，ブロック温度が高いのが原因であるため，冷却スプレーでブロック温度を下げる．また，切片にチャターのような細かいひび割れが生じるのは，ブロック温度が低すぎることによるため，ブロック表面を指先で軽く触れて加温する．アンチロール（切片が丸まるのを防ぐ）を使用する場合は，アンチロールをセットした後，ハンドルを回し，薄切する．そして，アンチロールを静

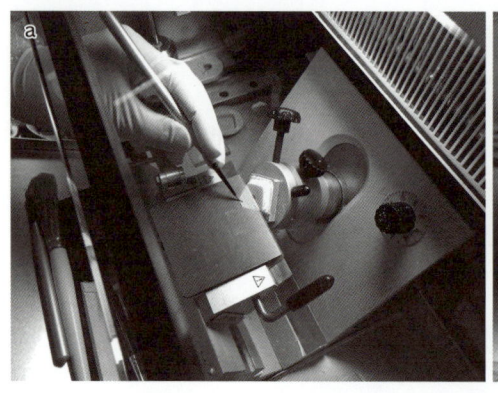

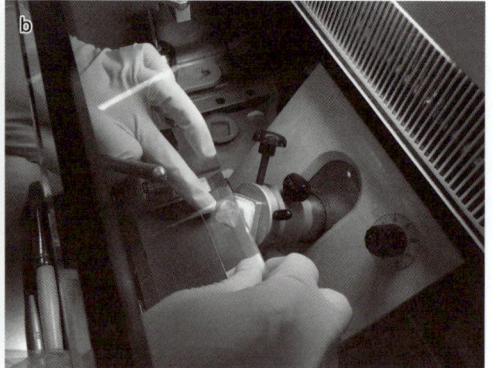

写真 3-36　凍結ブロックの薄切（a）とスライドガラスへの貼りつけ（b）

かに跳ね上げる．
⑥伸びた薄切切片に室温保存したスライドガラスの表面を近づけると（**写真 3-36-b**），包埋剤が融解して切片がスライドガラスへ貼りつく．冷却したスライドガラスを使用する場合は，裏面を指先で温めて貼りつける．

### 4）固定
#### (1) 固定方法
　切片をスライドガラスへ貼りつけた直後に固定液へ投入する**湿潤固定**と，冷風乾燥した後に固定液に浸漬する**乾燥固定**がある．術中迅速診断のH-E染色の場合は湿潤固定で行い，免疫組織化学染色や酵素組織化学染色の場合は，染色目的物に応じて湿潤固定，乾燥固定のどちらかを選択する．薄切標本を固定液に30～60秒浸漬し，軽く水洗した後に染色へ移る．

#### (2) 固定液
　術中迅速診断のH-E染色においては，アルコールを主体とした固定液が，組織の収縮，変性が少なく，短時間の染色に適することから推奨されている．その固定液は施設ごとに考案され，①メタノール，②95％エタノール，③アセトン，④アセトン・エタノール（アセトン30 mL＋95％エタノール70 mL），⑤20％ホルマリン・エタノール（ホルマリン20 mL＋エタノール80 mL），⑥AAF固定液（95％エタノール85 mL＋酢酸5 mL＋ホルマリン10 mL）などが用いられている．脂肪染色においては10％ホルマリン，酵素組織化学染色では冷アセトンをはじめ，各酵素に適した固定液を用いる．また，免疫組織化学染色では4％パラホルムアルデヒド液，PLP液，ザンボーニ固定液など，各抗原の保存に適した固定液に浸ける．

## 4　固定後凍結切片作製法
　切り出し，固定，スクロース浸漬（固定液の洗浄），凍結包埋，薄切の順で作製する．切り出した組織片を用途に応じた固定液に浸漬後，水洗せずに，10％

スクロース（スクロース10g，約60℃に加温した0.1Mリン酸緩衝食塩水（PBS）100mL，チモール0.01gにより作製）に4℃，4時間，15％スクロースに4℃，4時間，20％スクロースに4℃，一晩浸漬する．スクロース溶液に浸漬することにより氷晶形成が防止され，また薄切しやすいブロックになる．次に，凍結用包埋剤を注入した包埋皿に組織片を入れて30分程度浸ける．その後は，型通りに凍結包埋，薄切して，スライドガラスに貼りつけ，冷風で1〜2時間乾燥させる．固定された薄切切片は非常に剥離しやすいので，剥離防止剤が塗布されたスライドガラスを用いる必要がある．

# IX 染色法

## 1 染色の目的

**染色**（staining）とは，ほとんど無色である組織・細胞の構造や物質にさまざまな色素を用いて着色することである．現在は光学顕微鏡用の染色法だけでなく，蛍光顕微鏡や透過型電子顕微鏡で観察するための種々の染色法が考案されている．その染色機構や染色理論はいまだ不明なものも多いが，一般に理解されている考え方を記す．

### 1）色素と染色機構

染色に使用される色素には，自然界にある植物，動物（昆虫など），鉱物から抽出した**天然性色素**と，石炭や石油などから得られるタールやアニリンを原料とした**合成色素**の2種がある．物質の色は，その物質が選択的に吸収した可視光線の余色が視覚を介してみえるもので，可視光線の選択的吸収は，色素分子のベンゼン環やナフタリン環に結合したニトロソ基（$-N=O$），アゾ基（$-N=N-$），チオカルボニル基（$>C=S-$）などの二重結合よりなる原子団に起因することがわかっている．

色素による染色機構は，①イオン結合による極性吸着（静電気的結合）による方法，②色素の分散度と組織・細胞の構密度を利用した物理化学的方法，③色素の溶解性の差を利用した方法，④色素の物理化学変化を利用した方法の4つに大別できる．ほとんどの色素は①のイオン結合による染色機構に基づいており，水に溶解したときに生じるイオンによって**塩基性色素**，**酸性色素**および**両性色素**に分類される．また，③の溶解性の差を利用した色素を**無極性色素**とよぶ．

#### (1) 塩基性色素

分子内にアミノ基（$-NH_2$），メチルアミノ基（$-NHCH_3$），ジメチルアミノ基［$-N(CH_3)_2$］をもち，$Cl^-$と塩を形成している色素で，水溶液中では正（＋）に荷電する（**図3-5**）．塩基性色素は一般にアルコールに溶けやすく水に溶けにくい特徴をもち，生体成分の負（−）に荷電した核酸のリン酸基（$H_2PO_4^-$）などに結合し，細胞核や細胞内顆粒などを染める．塩基性色素に分類されるの

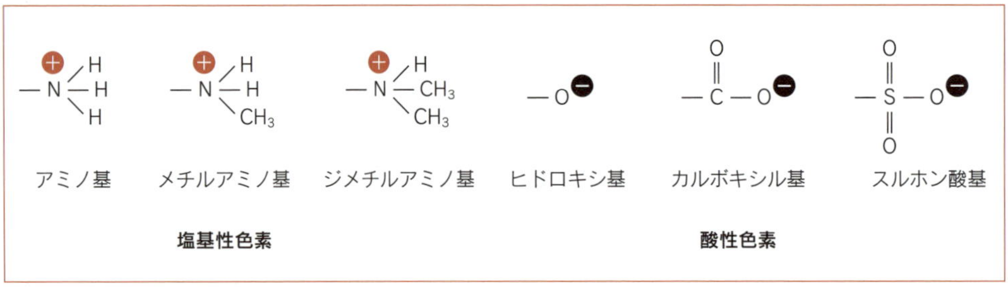

図 3-5 色素の荷電

は，メチル緑，メチレン青，チオニン，トルイジン青，クリスタル紫，ナイル青，サフラニン O などである．

### (2) 酸性色素

分子内にヒドロキシ基（−OH），カルボキシル基（−COOH），スルホン酸基（−SO$_3$H）などの反応基をもち，Na$^+$ と塩を形成している色素である．水溶液中では負（−）に荷電するので（**図 3-5**），生体成分のうち正（＋）に荷電した蛋白質のアミノ基（−NH$_3^+$）などに結合する．酸性色素は一般にアルコールよりは水に溶けやすく，細胞質，膠原線維，筋線維などの染色に利用される．酸性色素には，エオジン，ピクリン酸，酸性フクシン，オレンジ G，アゾカルミン G，アニリン青，ライト緑などが該当する．

### (3) 両性色素

塩基性色素と酸性色素が水溶液中でイオン結合してできた色素であり，正と負の荷電を同時に有している．これに該当するのは May-Grünwald-Giemsa（メイ・グリュンワルド・ギムザ）染色で用いるエオジン酸・メチレン青である．

### (4) 無極性色素

水に溶解せず，有機溶剤に溶解する色素であり，脂溶性を特徴とするこの色素は脂肪染色に利用される．脂肪染色ではアルコールに溶かしたズダン Ⅲ，オイル赤 O などの色素が脂肪中に溶解して着色する．

## 2）染色方法および染色特性に関連する用語

### (1) 進行性染色と退行性染色

**進行性染色**とは，組織切片を色素液に浸しておくと，特定の組織成分だけが染色される場合をいう．それに対し，**退行性染色**は，組織切片を過剰に染色してから，目的成分以外を特定の分別液で脱色する染色である．核染色に用いられるヘマトキシリン液で分類すると，進行性染色に該当するのはマイヤー液とリリー・マイヤー液であり，退行性染色はカラッチ液，ギル液，ハリス液およびデラフィールド液である．その他，Ziehl-Neelsen 染色，Victoria blue 染色，Klüver-Barrera 染色なども退行性染色に相当する．

### (2) 単染色と重染色

**単染色**とは1種類の色素で組織標本を染めることをいう．それに対し，**重染色**とは2種類以上の色素を混合して，あるいは順々に染色して，複数種の組織構成成分を異なる色調に染め分けることをいう．H-E染色をはじめ，ほとんどの染色法は目的物を染色した後に核を染色（後染色）するので，重染色に分類される．

### (3) 直接染色と媒染色（間接染色）

色素が組織成分に直接反応して染まることを**直接染色**という．一方，組織成分に直接反応しにくい色素は，**媒染剤**（アルミニウム，クロム，鉄などの金属酸塩を含む）を介して組織成分に結合することから，間接色素とよばれる．間接色素を用いた染色を**媒染色（間接染色）**という．たとえば，azan-Mallory染色で用いるアゾカルミンG色素は組織成分と反応しにくいため，アゾカルミンGで染色する前に重クロム酸カリウムとトリクロロ酢酸の混合液で媒染を行う（252ページ参照）．その他，ヘマトキシリンはそれ自体では染色性をもたない間接色素の1つであり，アルミニウムを作用させてレーキを形成させることによって染色能力を獲得する（249ページ参照）．

### (4) 好塩基性と好酸性

塩基性色素および酸性色素で強く染色されやすい細胞，組織の染色特性をそれぞれ好塩基性，好酸性という．病理組織学的検査ではH-E染色が基本染色であるため，ヘマトキシリンで青紫色に強く染まることを好塩基性または**ヘマトキシリン好性**といい，エオジンに強く染まる性質を好酸性または**エオジン好性**という．

### (5) 正染性と異染性

染色液の色と同じ色調に組織が染色されるのが普通であり，これを**正染性**（オルトクロマジー，orthochromasia）という．しかし，特定の青色調の塩基性色素液（トルイジン青液，チオニン液）は，酸性粘液多糖類を豊富に含む軟骨基質や肥満細胞，アミロイドなどの特定の組織成分を赤色調に染色し，それ以外の成分を青色調に染める．このように，特定の組織成分が染色液の色調と異なった色に染まることを**異染性**（**メタクロマジー**，metachromasia）という．

異染性の原理としては，塩基性色素が組織上で強く陰イオン化した物質（酸性粘液多糖類など）に結合することにより，色素イオン同士が相互に結合して異なるスペクトルをもった新たな色素重合体を形成するためと考えられている．なお，青色のナイル青染色液によって中性脂肪が淡赤色に染色されるが，これは染色液に含まれる赤色オキサゾン（ナイル赤）が中性脂肪を染めるため（正染性）である（275ページ参照）．

## 2 染色前と染色後の操作

パラフィン包埋ブロックから得た薄切切片は，非水溶性のパラフィンが浸透した状態のため，水溶性の染色液に投入しても色素が浸透できない．そのため，

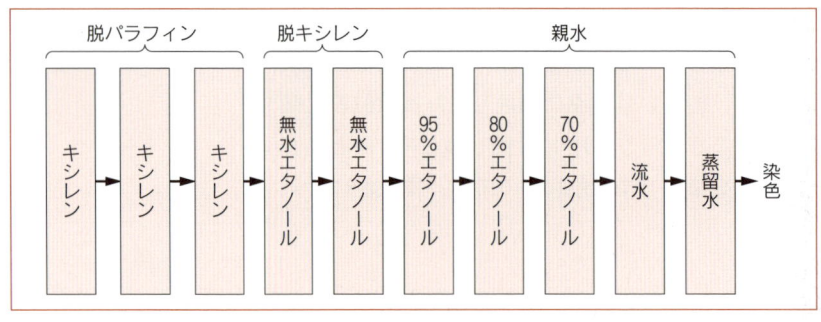

図 3-6 染色前の操作

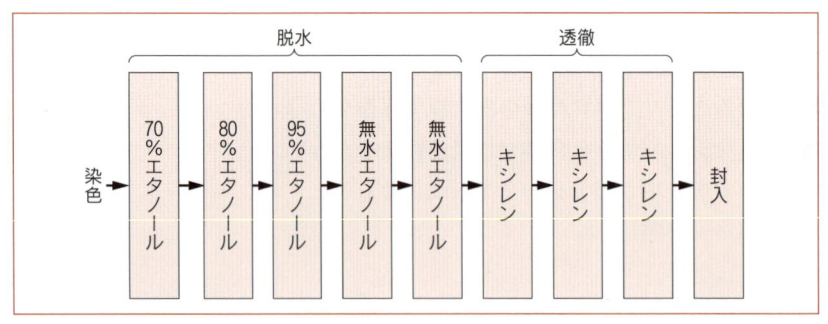

図 3-7 染色後の操作

　染色前に**脱パラフィン**，**脱キシレン**，**親水**の操作を行い，染色可能な状態にする（図 3-6）．また，必要に応じて，鏡検の障害となるホルマリン色素の除去を行う（241 ページ参照）．一方，染色後の標本は，そのままでは退色を免れないため，永久的に観察できるように**脱水**，**透徹**，**封入**の操作を行って標本を完成させる（図 3-7）．すべての操作において，溶液中でキャリア（染色カゴ）を静かに上下に揺らし，すみやかに溶液と馴染ませると染色時間を短縮できる．また，次のバットに移す前には，キャリアを傾けて前液をよく落とし，次の液が汚れないよう配慮する．なお，これらの操作は，換気設備が整った部屋内で実施すべきである．
　凍結切片は水溶性の包埋剤が浸透した状態のため，染色前の操作は水洗のみでよく，すぐに染色が可能である．また，染色の種類によって異なるが，染色後は脱水，透徹，封入の操作を行って永久標本とする場合が多い．

## 1）用具・試薬の準備

　染色に必要な器具は，①キャリア（切片乾燥に用いたものでよい），②染色バット（20 枚用），③染色バットのフタ，④エタノール，⑤キシレン（またはキシレン代替剤），⑥各染色で用いる染色液，⑦カバーガラス，⑧封入剤，⑨濾紙などである．⑥を入れる染色バットとしては，必要に応じて溝付きバット（20 枚用）や丸ドーゼ（10 枚用）を準備する．染色バットにあらかじめ各溶液

を8分目まで満たし，左から右側に整列させて各操作が行われる．

## 2）脱パラフィン（deparaffinization）

色素浸透の障害となるパラフィンを溶解・除去する工程で，一般には**キシレン**が用いられる．脱アルコールの項でも記したように，キシレンは健康被害を引き起こす可能性があるため，換気を十分に行う必要がある．換気が困難な場合は，低毒性の**キシレン代替剤**（219ページ側注参照）を用いることが望ましい．脱パラフィンの実際としては，キシレンを満たした染色バット2～4槽を準備し，そこへキャリアごと標本を投入し，各槽に3～5分間浸漬する．

## 3）脱キシレン（xylene removal）

多くの成書では，脱パラフィンに含めて説明されている．パラフィンを除去する際に使用したキシレンは非水溶性であるため，水溶性の色素が浸透できるようにキシレンを除去する必要がある．一般には**無水エタノール**（99.5％）が用いられ，脱パラフィンと同様に，薬液を満たした染色バット2～3槽にキャリアごと標本を投入し，各槽に3～5分間浸漬する．

## 4）親水（hydrophilization）

脱キシレンを終えた時点で，無水エタノールからエタノール濃度が極端に低い溶液へ移すと，組織片が剥離しやすくなる．そのため，段階的にエタノール濃度を下げて，徐々に水に近づける**親水**操作を行う．なお，染色液が高濃度のエタノール溶液の場合はこの工程は不要である．親水を行う際は，下降エタノール系列（たとえば，95％，80％，70％）の染色バットを1槽ずつ準備する．これらにキャリアごと標本を投入して上下に揺らし，切片が馴染んだら次のバットへ移す．各槽とも一定時間浸けておく必要はない．最後に流水中で水洗し，場合によっては蒸留水を通して，各染色法の染色液に浸漬する．脱パラフィンや脱キシレンが不十分であると，水に入れたときに白濁する．その際は，順次逆行して脱パラフィンと脱キシレンをやり直す．

## 5）ホルマリン色素の除去

**ホルマリン色素**とは，ホルマリンに長期間浸漬した組織片や酸化が進んだホルマリンで固定した組織に認められる褐色～暗褐色の色素で，固定液中のギ酸によって生じるアーチファクトの一つである．この色素はギ酸と組織上のヘモグロビンが作用してできた**酸化ヘマチン**と考えられており，特に赤血球が存在する場所に多数沈着する（207ページ参照）．この色素の沈着が，鏡検や特殊染色の結果判定の妨げとなる場合は，染色前に以下の方法で除去を行う（**写真3-37**）．なお，この除去方法は，他の生体内色素との鑑別にも利用される．

（1）カルダセウィッチ（Kardasewitsch）法

染色前操作が終了した組織標本を70％エタノール95 mLとアンモニア水5

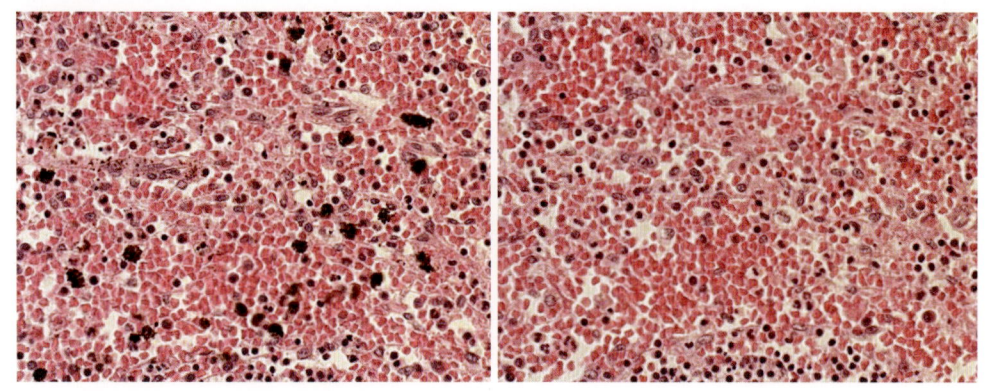

写真 3-37　ホルマリン色素（H-E 染色）
左：色素の除去前．右：色素の除去後．

mLの混合液に浸け，顕微鏡下でホルマリン色素が消えるまで（5分〜4時間）浸漬した後，流水にて十分水洗する．メラニン色素，ヘモジデリン，リポフスチンなどの生体内色素は消失しないので，これらの色素とホルマリン色素との鑑別に利用できる．

(2) ベロケイ（Verocay）法

80%エタノール 100 mL と 1%水酸化カリウム液 1 mL の混合液に 10 分以上浸漬して，ホルマリン色素を除去した後，十分に流水水洗する．

## 6) 脱水（dehydration）

脱水以降は，永久標本として保存するための工程である．永久標本は退色せずに観察できることを前提としているため，まず退色の主因である水を完全に除去する．脱水不良の標本は霞がかった色調で透明度が低く，数週間で退色する．H-E 染色における脱水は，上昇エタノール系列（たとえば，70%，80%，95%）のバットを 1 槽ずつ準備し，最後に**無水エタノール**を 2〜3 槽おく．最終槽は，**モレキュラーシーブ**で完全に無水化したエタノールがよい．上昇エタノール系列では，各槽にキャリアごと標本を投入して上下に揺らし，切片が馴染んだら次のバットへ移るという操作を行うが，無水エタノールでは各槽に 3〜5 分間浸漬する．なお，脱水の工程はすべての染色法で統一されているわけではなく，各染色に適した方法で行う（たとえば，脱水操作を素早く行わなければならない染色法もある）．

## 7) 透徹（clearing）

細胞に透明感を与えることを**透徹**という．また，実際には，封入に用いる合成樹脂（後述）に親和性のないエタノールを除去するという役割もある．透徹には通常，キシレンが用いられるが，**キシレン代替剤**（219 ページ側注参照）でもよい．キシレンを満たした染色バット 3〜4 槽を準備しておき，キャリアごと標本を投入し，各槽に 3〜5 分間浸漬する．なお，脱パラフィンで用いた

薬液は共用できない．キシレンに標本を浸漬して白濁する場合は，脱水不良が原因であるため，無水エタノールをすべて新調し，脱水をやり直す．

## 8）封入（mounting, coverslipping）

染色した標本をそのまま放置すると乾燥し，透明感を失って観察不能となる．そのため封入剤（合成樹脂）を用いて**カバーガラス**でおおい，組織片を封じ込める．この操作を**封入**とよぶ．

### (1) カバーガラス

カバーガラスの厚さは0.12〜0.17 mmである．大きさとしては，縦×横(mm)：18×18，24×24，24×32，24×40，24×50，24×60（縦幅25 mmもあり）などがある．切片の大きさに合わせ，組織片の周りに2〜4 mmの余裕ができるものを選ぶ．

### (2) 封入剤の種類

疎水性（非水溶性）と親水性（水溶性）の**封入剤**がある．**疎水性封入剤**は染色後に脱水，透徹を行って永久標本として保存するための封入剤であり，**親水性封入剤**はアルコールやキシレンに浸漬することによって染色性が低下・消失する標本に適した封入剤である．通常，標本はほぼ永久的に保存するため，疎水性封入剤で封入する．なお，透徹にキシレン代替剤を用いた場合は，その代替剤に適応した封入剤を用いる．親水性封入剤で封入する必要があるのは，脂肪染色，蛍光色素を用いた特殊染色や蛍光抗体法を施した標本であり，染色が終了した時点で（脱水・透徹を省略して）封入操作を行う．親水性封入剤で封入した標本は，次第に色素が拡散して退色するため，永久標本とはなりえない．

### (3) 封入の実際

封入の方法は施設間や技師間でさまざまであり，主として以下に記す3法がある．カバーガラスと封入剤で組織片を密閉できれば，どの方法で行ってもよい．近年は**自動封入装置**（**写真3-38**）が多くの施設で導入されている．

**(A) 濾紙上に置いたスライドガラスに封入剤を滴下して，上からカバーガラスでおおう方法**

① 透徹済みの標本を取り出し，濾紙の上に置く．乾燥しないように，以下の一連の操作をすみやかに行う．

② 適量の封入剤を組織片の手前中央に滴下する．通常の大きさの組織片なら1滴で十分である．

③ カバーガラスを1枚だけ取り出す．その際，カバーガラスの辺縁だけに触れること．また，カバーガラスがケース内で重なっていることが多いので注意する．

④ カバーガラスを斜めにして手前側から組織片に近づけ，封入剤と1点接触させて，静かに倒しながら手を離す．

⑤ 封入剤がはみ出した場合は，濾紙上にスライドガラスを立てて，封入剤を吸い取らせる．また，気泡が確認されたら，カバーガラスの上からピンセット

---

**市販封入剤**

疎水性封入剤は，ポリスチレン系またはアクリル系の合成樹脂を主成分とし，キシレンなどの溶剤で粘稠度が調整されている．マリノール（ポリアクリル樹脂），New M・X（ポリスチレン樹脂），ソフトマウント550（ポリスチレン樹脂），ビオライト（スチレン・アクリル系の共重合物），カナダバルサム（天然松脂）などが市販されている．一方，親水性封入剤としては，グリセリン・ゼラチンやマウントクイック・アクエオスなどが使われている．

写真 3-38　自動封入装置　　写真 3-39　自動染色装置

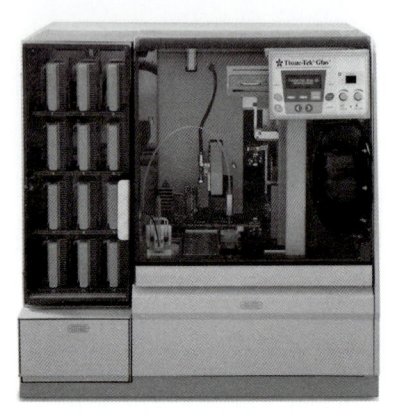

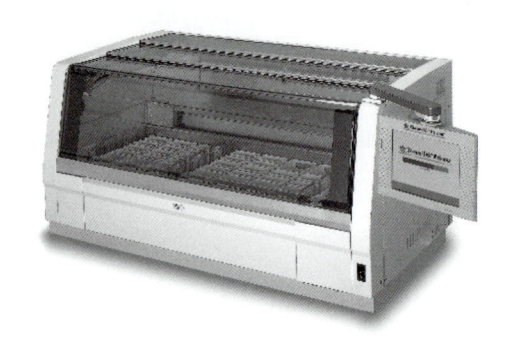

や爪先で軽く押して追い出す．
(B) カバーガラスに封入剤を滴下して，スライドガラスの上にのせる方法
①透徹済みの標本を取り出し，濾紙の上に置く．
②カバーガラスの中央に横線を引くようにして封入剤を滴下する．
③スライドガラスの右側にカバーガラスを接触させたら，徐々に横に倒しながら手を離す．最後に前述の⑤を行う．
(C) 濾紙上に置いたカバーガラスに封入剤を滴下して，上からスライドガラスでおおう方法
①カバーガラスを濾紙の上に置く．
②カバーガラスの奥側に横線を引くようにして封入剤を滴下する．
③スライドガラスを裏側にして，カバーガラス上の封入剤に接触させて，手を離さずに静かに倒す．封入剤が半分くらいまで拡がったら，標本をひっくり返す．最後に前述の⑤を行う．

### 3　自動染色装置

　多数検体に対して，自動的に脱パラフィン，脱キシレン，親水，染色，脱水および透徹の操作を行う装置で，主に H-E 染色や Papanicolaou 染色に使用される．基本的な構造は，アーム，薬液槽，水洗槽，乾燥槽および操作パネルから構成されている．スライドガラスをセットしたバスケットをアームに吊り下げた状態で，指定された時間にしたがって薬液槽を移動させる（**写真 3-39**）．

### 4　染色法の選択

　病理組織学的検査においては，病理診断に必要な所見を得ることを目的として，各種の染色法が選択・実施される．染色法には，組織像を全体的に把握するために行われる**一般染色**（基本染色）と，特定の組織成分だけを選択的に染め出す**特殊染色**がある．一般染色としては，ヘマトキシリンとエオジンという色素を用いた hematoxylin-eosin（H-E）染色が代表的であり，病理診断を行

ううえで欠かすことのできない染色法である．この染色法から得られる組織内の情報はきわめて多く，特に核内のクロマチンや細胞質，間質に生じる微細構造の変化をとらえるのに適している．病理診断の大半はH-E染色標本によって判定されているといっても過言ではない．

一方で，すべての組織内情報をH-E染色だけでとらえるには限界がある．たとえば，特定の線維成分の増減，病原体感染の有無，分子標的薬の適否などの情報をH-E染色標本の顕微鏡所見から得るのは困難なことが多い．そのため，目的に応じて補助的に特殊染色が行われている．病理組織学的検査で利用される主要染色法の一覧を**表 3-5**に示した．

**表 3-5 病理組織学的検査で利用される主要染色法**

| | 染色目的 | 染色法 | 染色結果（染色液） | 頁 |
|---|---|---|---|---|
| 〈一般染色〉 | 全般 | hematoxylin-eosin (H-E) 染色 | 核―青紫色（ヘマトキシリン）<br>細胞質，細胞間質，線維など―淡ピンク色～ピンク色（エオジン） | 247 |
| 〈特殊染色〉<br><br>結合組織の染色法 | 膠原線維 | azan-Mallory 染色 | 膠原線維，細網線維―青色（アニリン青）<br>筋線維，細胞質，核―赤色（アゾカルミンG）<br>赤血球―オレンジ色（オレンジG） | 252 |
| | | Masson trichrome 染色 | 膠原線維，細網線維―青色（アニリン青）<br>筋線維，細胞質―赤色（ポンソー・キシリジン/酸性フクシン/アゾフロキシン）<br>核―黒褐色（ワイゲルトの鉄ヘマトキシリン）<br>赤血球―オレンジ色（オレンジG） | 255 |
| | 弾性線維 | elastica van Gieson (EVG) 染色 | 弾性線維―黒色～紫黒色（ワイゲルトのレゾルシン・フクシン）<br>膠原線維―赤色（酸フクシン）<br>筋線維，赤血球，細胞質―黄（ピクリン酸）<br>核―黒褐色（ワイゲルトの鉄ヘマトキシリン） | 257 |
| | | Victoria blue 染色 | 弾性線維，軟骨基質―青色（ビクトリア青） | 258 |
| | 細網線維 | 渡辺の鍍銀法 | 細網線維―黒色（アンモニア銀）<br>膠原線維―赤褐色（アンモニア銀） | 260 |
| | | PAM 染色 | 細網線維―黒褐色～黒色（メセナミン銀） | 269 |
| 多糖類の染色法 | 糖原（グリコーゲン） | PAS 反応 | 糖原（グリコーゲン）―赤紫色（シッフ試薬） | 263 |
| | 酸性粘液多糖類（ヒアルロン酸，コンドロイチン硫酸，ヘパリンなど） | Alcian blue 染色 | 酸性粘液多糖類―青色（アルシアン青） | 266 |
| | | toluidine blue 染色 | 酸性粘液多糖類，アミロイド―赤紫色（トルイジン青）<br>その他―青色（トルイジン青） | 268 |
| | 酸性粘液（糖蛋白） | PAS 反応 | 酸性粘液―赤紫色（シッフ試薬） | 263 |
| | | mucicarmine 染色 | 酸性粘液（上皮性粘液），*Cryptococcus*―赤色（ムチカルミン） | 267 |
| | | Alcian blue 染色 | 酸性粘液，*Cryptococcus*―青色（アルシアン青） | 266 |
| | | toluidine blue 染色 | 酸性粘液―赤紫色（トルイジン青）<br>その他―青色（トルイジン青） | 268 |
| | 中性粘液（糖蛋白） | PAS 反応 | 中性粘液―赤紫色（シッフ試薬） | 263 |

表 3-5 病理組織学的検査で利用される主要染色法（つづき）

| 染色目的 | | 染色法 | 染色結果（染色液） | 頁 |
|---|---|---|---|---|
| 腎糸球体基底膜の染色 | | PAM 染色 | 糸球体基底膜，メサンギウム基質―黒褐色～黒色（メセナミン銀） | 269 |
| | | PAS 反応 | 糸球体基底膜，メサンギウム基質，基底膜上の免疫複合体沈着物，硝子様物質―赤紫色（シッフ試薬） | 271 |
| | | Masson trichrome 染色 | 糸球体基底膜，メサンギウム基質，硝子様物質―青色（アニリン青）<br>基底膜上の免疫複合体沈着物―赤色（ポンソー・キシリジン/酸性フクシン/アゾフロキシン） | 271 |
| | | azan-Mallory 染色 | 糸球体基底膜，メサンギウム基質，硝子様物質―青色（アニリン青）<br>基底膜上の免疫複合体沈着物―赤色（アゾカルミンG） | 271 |
| 脂肪の染色法 | | Sudan III 染色 | 中性脂肪―橙赤色（ズダンIII） | 272 |
| | | oil red O 染色 | 中性脂肪―赤色（オイルレッドO） | 273 |
| | | Sudan black B 染色 | 中性脂肪―黒青色～黒色（ズダン黒B）<br>リン脂質，糖脂質，脂肪酸―黒色（ズダン黒B）<br>コレステリン―暗青色（ズダン黒B） | 274 |
| | | Nile blue 染色 | 中性脂肪―淡赤色（ナイル赤）<br>リン脂質，脂肪酸，核―青色（ナイル青） | 275 |
| 核酸の染色法 | | Feulgen 反応 | DNA（核），DNAウイルス感染細胞の核内封入体―赤紫色（シッフ試薬） | 276 |
| | | methyl green-pyronin 染色 | DNA（核）―青色～青緑色（メチル緑）<br>RNA（核小体，細胞質内粗面小胞体）―赤色（ピロニン） | 277 |
| アミロイドの染色法 | | Congo red 染色 | アミロイド―［光学顕微鏡］橙赤色（コンゴー赤），［偏光顕微鏡］黄～黄緑色の複屈折光 | 279 |
| 線維素の染色法 | | PTAH 染色 | 線維素，類線維素，神経膠線維，横紋筋の横紋，核―青紫色（PTAH）<br>膠原線維，神経細胞，軸索―赤褐色（PTAH） | 280 |
| 無機物質の染色法 | 鉄 | Berlin blue 染色 | 3価鉄イオン，ヘモジデリン，アスベスト小体―青色（ベルリン青） | 282 |
| | カルシウム | Kossa 反応 | 石灰化物―黒褐色（硝酸銀） | 283 |
| 生体内色素の染色法 | メラニン | Masson-Fontana 染色 | メラニン顆粒（メラニン細胞，悪性黒色腫）―黒褐色（アンモニア銀） | 285 |
| | | DOPA 反応 | チロシナーゼ活性部位―黒褐色（L-DOPA） | 286 |
| 内分泌細胞の染色法 | | Grimelius 染色 | 内分泌顆粒（好銀性・銀還元性細胞，NETの一部）―茶褐色～黒褐色（硝酸銀） | 287 |
| | | Masson-Fontana 染色 | 内分泌顆粒（銀還元性細胞，NETの一部）―黒褐色（アンモニア銀） | 288 |

表 3-5　病理組織学的検査で利用される主要染色法（つづき）

| | 染色目的 | 染色法 | 染色結果（染色液） | 頁 |
|---|---|---|---|---|
| 組織内病原体の染色法 | 一般細菌 | methylene blue 染色 | 細菌, 真菌—濃青色（メチレン青） | 288 |
| | | Giemsa 染色 | 細菌, リケッチア, マラリア, トリパノソーマ, クラミジア—紫色〜青紫色（メチレン青およびアズール青） | 289 |
| | | Gram 染色 | グラム陽性菌, 真菌—濃青色（クリスタル紫）<br>グラム陰性菌—赤色（サフラニン O） | 291 |
| | 抗酸菌 | Ziehl-Neelsen 染色 | 結核菌, らい菌, 非定型抗酸菌, *Nocardia*—淡赤色〜濃赤色（石炭酸フクシン）<br>抗酸菌以外の細菌—濃青色（メチレン青） | 292 |
| | | 蛍光染色（ローダミン B・オーラミン O 重染色） | 抗酸菌—橙黄色蛍光（ローダミン B・オーラミン O） | 293 |
| | スピロヘータ | Warthin-Starry 染色 | スピロヘータ, *Helicobacter pylori*—黒褐色〜黒色（硝酸銀） | 294 |
| | 真菌 | Gridley 染色 | 真菌—深紅色ないし赤紫色（コルマンフォイルゲン試薬） | 295 |
| | | Grocott 染色 | 真菌の菌壁—黒褐色〜黒色（メセナミン銀） | 297 |
| | HBs 抗原 | orcein 染色 | HBs 抗原, 弾性線維—茶褐色（オルセイン） | 299 |
| | | Victoria blue 染色 | HBs 抗原, 弾性線維—青色（ビクトリア青） | 300 |
| 神経組織の染色法 | ニッスル小体 | cresyl violet 染色 | ニッスル小体, 核—紫色（クレシル紫） | 302 |
| | 髄鞘 | Klüver-Barrera 染色 | 髄鞘—青色（ルクソール・ファースト青）<br>ニッスル小体, 核—紫色（クレシル紫） | 302 |
| | 神経原線維 | Bodian 染色 | 神経原線維, 軸索, 樹状突起, 神経終末—赤褐色〜黒褐色（プロテイン銀） | 304 |
| 免疫組織化学染色 | 抗原蛋白 | 酵素抗体法 (immunoenzyme method) | 陽性部位—茶褐色（DAB）, 赤色（AEC）など<br>核—青紫色（ヘマトキシリン）など | 311 |
| | | 蛍光抗体法 (immunofluorescence method) | 陽性部位—緑黄色蛍光 (FITC), 赤橙色蛍光 (Cy3) など<br>核—青色蛍光（DAPI）など | 318 |
| 遺伝子の染色法 | 核酸 | *in situ* hybridization (ISH) 法 | 陽性部位—茶褐色（DAB） | 319 |
| | | fluorescence *in situ* hybridization (FISH) 法 | 陽性部位—緑黄色蛍光 (FITC), 赤橙色蛍光 (Cy3) など<br>核—青色蛍光（DAPI） | 321 |

## X 一般染色（基本染色）

### 1　hematoxylin-eosin（ヘマトキシリン・エオジン，H-E）染色

染色目的

H-E 染色は組織切片専用の染色法であり，細胞核をヘマトキシリン液で青紫色に，細胞質，細胞間質や線維などをエオジン液でピンク色に重染色して，組織構造の全体像を明瞭化する．病理組織学的検査において，H-E 染色は炎

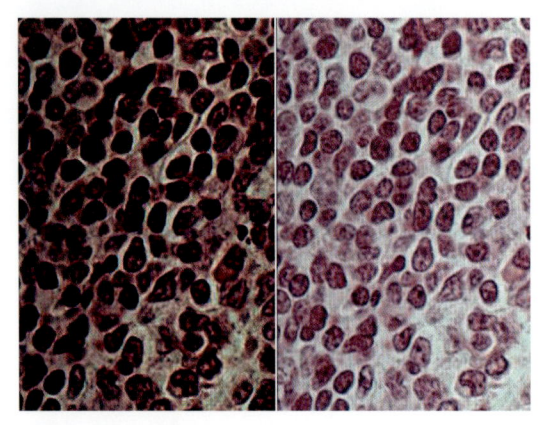

写真 3-40　分別
左：分別前，右：分別後．

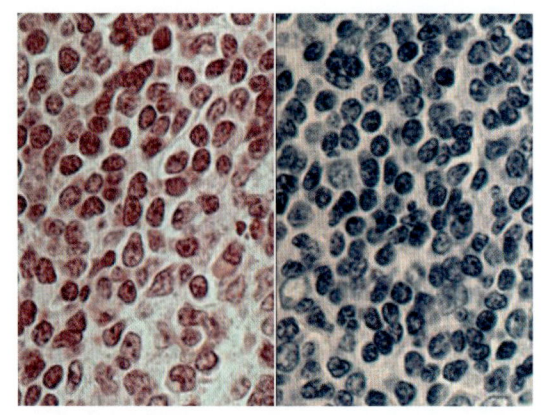

写真 3-41　色出し
左：色出し前，右：色出し後．

症性疾患，腫瘍の良悪性や組織型などの病理診断を行う目的ですべての組織片に対して行われる．

[染色原理]
核染色の原理は，組織片を酸性溶液中（pH 2.5～3.0）にさらすことによって，核酸のリン酸基がイオン化（$H_2PO_4^-$）し，負（－）に荷電した細胞核に正（＋）に荷電したヘマトキシリンが静電気的結合（イオン結合）することによる．細胞質などの場合は，酸性溶液中（pH 3.0～4.6）で蛋白質のアミノ基がイオン化（$-NH_3^+$）し，正（＋）に荷電した細胞質や細胞間質に負（－）に荷電したエオジンが結合することによって染色される．

## 1）パラフィン切片を用いた H-E 染色

[適した固定液・切片]
ホルマリンまたは中性緩衝ホルマリン固定．パラフィン切片の厚さは通常（3～4μm）でよい．

[染色手順]
①脱パラフィン，脱キシレン，親水
②流水水洗，次いで蒸留水
③ヘマトキシリン液：5～15 分
④流水水洗
⑤1％塩酸含有 70％エタノールで分別（退行性のヘマトキシリン液を用いた場合）；鏡検
⑥流水水洗，色出し，次いで蒸留水
⑦エオジン液：10 分
⑧70％，80％，90％，95％エタノール
⑨無水エタノール3槽
⑩透徹，封入

> **分別（写真 3-40）**
> 退行性の核染色液を用いたときに行う操作で，ヘマトキシリンで過染した組織成分を脱色して，適度な核の染色性のみを残すことをいう．酸性溶液（水素イオン，$H^+$）に標本を浸漬して，2～15秒上下させて行う．

> **色出し（写真 3-41）**
> 鏡検する時点では核が青紫色を呈している必要がある．しかし，ヘマトキシリン液は元々，赤紫色～紫色であるため，染色液に浸漬しただけでは青紫色にならない．そのため，pHによってヘマトキシリンの色調が変化する特性（pH 2.5で赤紫色，pH 3.0で紫色，pH 7.0で青紫色）を利用して，染色後にpHを中性にして青紫色に変化させる．この操作を色出しという．実際には標本を流水，温流水，弱アルカリ溶液（飽和炭酸リチウム液またはアンモニアを1～2滴滴下した蒸留水）やリン酸緩衝食塩水（PBS）に浸すことによって行われる．

PBS：phosphate-bufferd saline

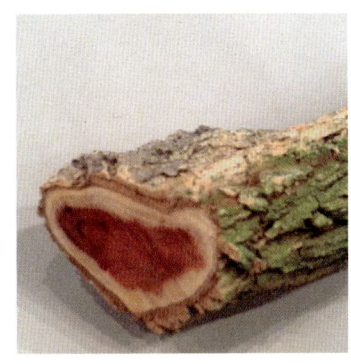

写真 3-42　アカミノキ 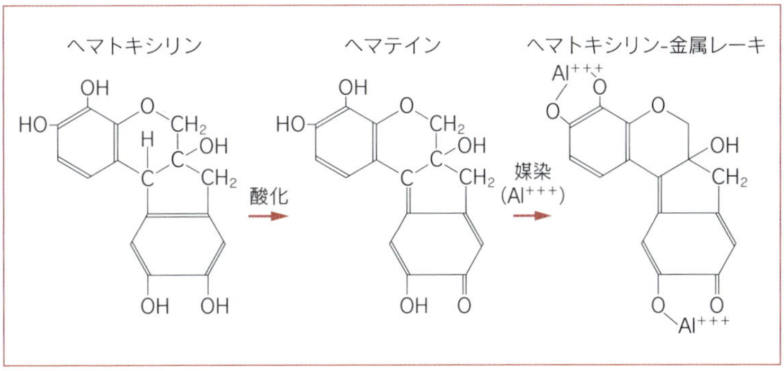　　図 3-8　ヘマトキシリン

[染色試薬]

①ヘマトキシリン液

**ヘマトキシリン**（hematoxylin，$C_{16}H_{14}O_6 \cdot 3H_2O$）は，常緑の高木であるアカミノキ（*Hematoxylon campechianum L*：ジャケツイバラ科）から抽出して得られる．属名の *Hematoxylon* は Hemato（血）と xylon（材）を意味し，心材（樹木の中心に近い濃色部）が赤色であることに由来している（**写真 3-42**）．チップ状にした心材から水，エーテルを経て抽出されたヘマトキシリンは白色～淡黄色を呈しており，生体成分と結合できるヒドロキシ基（-OH）をわずかにもつが，色素としての染色能力はなく，単なる間接色素の１つである．

ヘマトキシリンが色素として染色能力を発揮するには，化学的修飾を行う必要がある．ヘマトキシリンにヨウ素酸ナトリウムを加えて酸化させると，**ヘマテイン**（hematein）とよばれる成分に変化する．ヘマテイン自体も染色能力をもたないため，さらに多価の金属陽イオン（アルミニウムイオン，鉄イオンなど）を含む媒染剤（カリウムミョウバンなど）を結合させることで，レーキ（間接色素＋媒染剤結合物）を形成させる（**図 3-8**）．これによって，ヘマトキシリンははじめて塩基性色素としての性格をもつようになり，核とイオン結合できる．

ヘマトキシリン液には**進行性染色液**（**マイヤー液，リリー・マイヤー液**）と**退行性染色液**（**カラッチ液，ギル液，ハリス液**および**デラフィールド液**など）がある（238 ページ参照）．両者の違いはそれぞれの pH にある．すなわち，ヘマトキシリンが結合する主な陰イオン官能基は核内のリン酸基（$H_2PO_4^-$），細胞質のカルボキシル基（-COO$^-$）であるが，それぞれイオン化する pH は異なる（pH 2.5 ではリン酸基が解離するが，カルボキシル基は解離しない．pH 3.0 ではリン酸基の陰イオン濃度が高まるが，カルボキシル基の解離はわずかである）．ヘマトキシリン染色液が考案された当初は当然，核を染めることを目的としたため，pH 2.5 が選ばれた（進行性染色液）．一方，退行性染色液が考案された理由は，pH 2.5 では解離する核内の陰イオ

X　一般染色（基本染色）　249

ン濃度が限られているからである．核内のクロマチン構造をしっかり染めてより詳細に観察したい場合は，核内の陰イオン濃度を高める必要があり，それには pH 3.0 が適している．なお，どちらの染色液を使用するかは，診断を担当する病理医の好みによるところが大きい．

＜マイヤー（Mayer）のヘマトキシリン液＞

- ヘマトキシリン　1 g
- エタノール　10 mL
- ヨウ素酸ナトリウム　0.2 g
- カリウムミョウバン（硫酸アルミニウムカリウム）　50 g
- クエン酸　1 g
- 抱水クロラール　50 g

＜カラッチ（Carazzi）のヘマトキシリン液＞

- ヘマトキシリン　1 g
- エタノール　10 mL
- ヨウ素酸ナトリウム　0.2 g
- カリウムミョウバン　50 g
- グリセリン　200 mL

ヘマトキシリン 1 g に 10 mL のエタノールを加え，軽く揺すりながら溶解する（淡い黄色になる）．激しく混和すると，酸化が起こり褐色に変化してしまうので注意が必要である．次いで，ヨウ素酸ナトリウム 0.2 g を加えて混和すると，赤褐色に変化してヘマテインとなる．別の容器に約 700 mL の蒸留水を用意し，カリウムミョウバン 50 g を加え，加温するか，スターラーを用いて完全に溶解させる．続いて，ヘマテインに変化した液とカリウムミョウバン水溶液（加温した場合は冷ましたもの）を混和すると媒染が起き，紫色に変化してレーキが形成される．マイヤー液の場合は，pH を調整するためにクエン酸 1 g を加えて混和する．これにより赤紫色に変化し，pH 2.5 となる（カラッチ液は pH 調整しない）．最後に，マイヤー液では防腐剤として抱水クロラール 50 g，カラッチ液では酸化防止剤としてグリセリン 200 mL を加えて混和し，蒸留水で全量を 1,000 mL とする．

なお，薄切切片が薄く核内の反応基が少ない場合，通常のヘマトキシリン濃度では核は薄くしか染色されない．また，脱灰が施された組織片では核の染色性が低下する．このような場合は，2 倍法のマイヤー液，カラッチ液を用いるとよい（側注参照）．

② エオジン液

エオジンの名称は，ギリシャ神話の赤い空の色を示す eos に由来する．一般に使用されている**エオジン**は Eosin Y で，カルボキシル基（−COO⁻）をもった代表的な酸性色素である．負（−）に荷電したエオジン色素が，酸性下（pH 3.0〜4.5）で正（＋）に荷電した細胞質や細胞間質にイオン結合することによって染色される．

> **2 倍法**
> ヘマトキシリンおよび酸化剤の量を 2 倍に処方した染色液である．短時間で核内構造の細部を染色することができる．特に脱灰などで核の染色性が低下している組織，核内のリン酸基（$H_2PO_4^-$）濃度が少ない 1〜2 μm の薄切切片の染色に適している．

エオジン液の作製法（一例）としては，まずエオジン1gを100mLの蒸留水に溶解して原液とし，それを80％エタノールで2～4倍希釈する．希釈液100mLに対して酢酸を0.5mL加え，使用液とする．

注意点
①ヘマトキシリン染色時間は，固定時間，切片厚，組織の種類，脱灰の有無・種類などを考慮して決める．
②標本により分別時間に差があるので，分別前と分別後に必ず顕微鏡で観察して染色性を確認する．リンパ球や好中球の核クロマチンを認識できる時点が分別終了の目安である．流水で素早く洗って分別の進行を止める．
③流水で色出しする場合は約5～10分，温水の場合は2～5分浸漬する．弱アルカリ溶液，リン酸緩衝食塩水（PBS）の場合は標本を数回上下するだけでよい．各溶液に浸漬して，標本が肉眼的に青色へ変化するのを確認できたら次に進む．
④上昇エタノール系列では，脱水と同時にエオジンの分別も行われる．70～95％濃度のエタノール中ではエオジンが強く脱色されるので，素早く馴染ませる程度で（かつ脱水不良に注意しつつ）移動し，無水エタノールの槽に入れる．

染色結果
細胞核は青紫色に染色される．核以外で**ヘマトキシリン好性**の組織成分は，胃主細胞，膵腺房細胞基底部細胞質，形質細胞，軟骨基質，石灰化小体（カルシウム），真菌，細菌であり，淡青紫色～青紫色に染まる．細胞質，細胞間質や線維は通常，エオジンで淡ピンク色～ピンク色に染色される．特に皮膚の角質層（角化細胞），パネート細胞の分泌顆粒，好酸球，赤血球，胃壁細胞，ランゲルハンス島A細胞，腎近位尿細管は**エオジン好性**を示し，濃ピンク色に染色される．

口絵写真3-1
口絵写真3-2

## 2）術中迅速診断標本（凍結切片）のH-E染色
適した固定液・切片
凍結切片標本作製法（232ページ）を参照のこと．

染色手順
①蒸留水で包埋剤を除去
②ヘマトキシリン液：30秒～1分
③流水水洗：数秒
④色出し
⑤流水水洗：数秒
⑥エオジン液：30秒～1分
⑦流水水洗：数秒
⑧脱水，透徹，封入

表 3-6 結合組織の分類

|  | 膠原線維 | 弾性線維 | 細網線維 |
|---|---|---|---|
| 分布する臓器 | 皮膚，血管外膜，骨，軟骨，腱，靱帯 | 肺，血管中膜，黄色靱帯 | 肝，リンパ節，脾，胸腺，骨髄 |
| 形態上の特徴 | 太さ1～12μmの膠原細線維が大束（20～100μm）をつくる．枝分かれのない波状構造を示す．肉眼的には白色を呈する | 細い（0.2～1.0μm）．枝分かれし網状構造を呈する．肉眼的には黄色調を示す | 細い（2μm以下）．膠原細線維の小束が細かく分岐して網状ないし格子状を呈する（格子線維ともよばれる） |
| 成分 | Ⅰ型コラーゲン グリシン，プロリン，水酸化プロリンが多い | エラスチンとフィブリリン エラスチンにはグリシンとプロリンが多いが，水酸化プロリンは少ない | Ⅲ型コラーゲンとその周囲の糖蛋白 |
| 特性 | 張力に対して非常に強く，弾性はほとんどない | 弾力性・伸縮性に富む．酸・アルカリに対して抵抗力がある | 軟らかい組織に強度を与える．膠原線維の一亜型とみなされる |
| 主な染色性 | エオジンでピンク色，アニリン青で青色に染まる | H-E染色では染まらない．レゾルシン・フクシンで黒紫色に染色される | H-E染色では不染だが，PAS反応陽性を示す．鍍銀染色で黒色に染まる（好銀線維ともよばれる） |

[染色試薬]
ヘマトキシリン液はマイヤーまたはカラッチの2倍法がよい．ただし，カラッチの場合は分別が必要である．

[注意点]
各槽へ浸漬中は，切片を上下させる動作を続ける．

## XI 特殊染色

### 1 結合組織の染色法

線維性結合組織（狭義の結合組織）は，細胞外基質（線維および基質）とその間にある細胞成分からなる生体の支持組織である．結合組織に分布する線維は，物理的・化学的性質や染色性の特徴から，**膠原線維，弾性線維**および**細網線維**に分類される（表 3-6）．膠原線維はⅠ型コラーゲン（線維芽細胞より産生される），弾性線維はエラスチンとフィブリリン，細網線維はⅢ型コラーゲンからなる．膠原線維，弾性線維および細網線維の染色法は表 3-7 のようにまとめられる．

#### 1）膠原線維の染色法
**(1) azan-Mallory（アザン・マロリー）染色**

単に **azan 染色**ともよばれる．アゾカルミン（azocarmin）とアニリン青（aniline-blue）の頭文字を取って，azanとつけられた．マロリーの原法を改良した染色法で，酸性フクシンの代わりにアゾカルミンGを用いている．

[染色目的]
膠原線維や糸球体基底膜などをアニリン青で染色することによって，**肝硬変症，心筋梗塞**や**間質性肺炎**における膠原線維の増生や，**糸球体腎炎**における

---

**有害物質を使用しないazan-Mallory染色変法**

媒染に使われる重クロム酸カリウムとトリクロロ酢酸は劇物に指定されているため，できるだけ使用を避けたい．媒染の工程を省いたazan-Mallory染色変法が考案されている．通常法よりもはるかに短時間で染色が完了する簡易法でもある．その染色手順を以下に示す．
①脱パラフィン，脱キシレン，親水
②流水水洗，次いで蒸留水
③0.25%オレンジG液：3分
④1%酢酸水で洗浄
⑤0.1%アゾカルミンG液：20分
⑥軽く流水水洗，次いで蒸留水
⑦2.5%リンタングステン酸水溶液で媒染：5～15分
⑧軽く流水水洗，次いで蒸留水
⑨0.5%アニリン青液：2分
⑩1%酢酸水で洗浄
⑪無水エタノールで脱水
⑫透徹，封入
（磯崎 勝，他：クロム酸フリーアザン染色の検討．第64回日本医学検査学会Web抄録）

表 3-7 膠原線維，弾性線維および細網線維の染色法

| 染色法 | | 染色結果 | | | | | | | | 主要染色液 |
|---|---|---|---|---|---|---|---|---|---|---|
| | | 膠原線維 | 弾性線維 | 細網線維 | 筋線維 | 糸球体基底膜 | 赤血球 | 細胞質 | 核 | |
| 膠原線維染色法 | azan-Mallory 染色 | 青色 | 淡赤色 | 青色 | 赤色 | 青色 | 橙色 | 淡赤色 | 赤色（アゾカルミンG） | アニリン青（青色）・オレンジG（橙色）液 アゾカルミンG液（赤色） |
| | Masson trichrome 染色 | | | | | | | | 黒褐色（鉄ヘマトキシリン） | アニリン青液（青色） オレンジG液（橙色） ポンソーキシリジン・酸性フクシン・アゾフロキシン混合液（赤色） |
| 弾性線維染色法 | elastica van Gieson 染色 | 赤色 | 黒紫色 | 淡赤色 | 黄色 | 淡赤色 | 淡黄色 | 淡黄色 | 黒褐色（鉄ヘマトキシリン） | レゾルシン・フクシン液（黒紫色） ワンギーソン液：酸性フクシン（赤色）・ピクリン酸（黄色） |
| | Victoria blue 染色 | | 青色 | | | | | | | ビクトリア青液（青色） |
| 細網線維染色法 | 渡辺の鍍銀法 | 赤褐色 | 一部黒色 | 黒色 | | 黒褐色 | | | | アンモニア銀液 |
| | PAM 染色 | 褐色 | 一部黒色 | 黒色 | | 黒色 | | | | メセナミン銀液 |

上記以外の弾性線維染色法として，ゴモリの aldehyde fuchsin 染色（紫色），orcein 染色（茶褐色）がある．細網線維は PAS 反応でも陽性となる．

糸球体基底膜やメサンギウム基質の変化（269 ページ参照）を確認する．

**染色原理**

分子が小さいアゾカルミンGやオレンジGは密な構造の筋線維，細胞質や赤血球に入り込み，分子が大きいアニリン青は粗な構造の膠原線維に入り込むことによって染め分けられる．

**適した固定・切片**

ホルマリンまたは中性緩衝ホルマリン固定．パラフィン切片の厚さは薄いほう（2〜3 μm）が望ましい．昇汞（塩化第二水銀）を含む固定液のほうが膠原線維をより鮮明に染め出すことができるが，ホルマリン固定組織でも媒染を行うことによって良好な染色性が得られる．

**染色手順**

①脱パラフィン，脱キシレン，親水
②流水水洗，次いで蒸留水
③10％重クロム酸カリウム水溶液と 10％トリクロロ酢酸水溶液の等量混合液で媒染：10〜30 分
④流水水洗，次いで蒸留水
⑤0.1％アゾカルミンG液：30〜60 分
⑥蒸留水；鏡検

⑦アニリン・アルコール液で分別：素早く
⑧酢酸アルコール液で分別停止：1分
⑨流水水洗，次いで蒸留水；鏡検
⑩5％リンタングステン酸水溶液（または5％リンモリブデン酸水溶液）で媒染：1時間
⑪蒸留水
⑫アニリン青・オレンジG混合液：30～60分
⑬無水エタノールで分別・脱水：素早く
⑭透徹，封入

### 染色試薬
①**0.1％アゾカルミンG液**：アゾカルミンG 0.1 gを蒸留水100 mLに溶解し，氷酢酸1 mLを加える．
②**アニリン・アルコール液**：アニリン0.1 mLと95％エタノール100 mLを混和する．
③**酢酸アルコール**：氷酢酸1 mLと95％エタノール100 mLを混和する．
④**アニリン青・オレンジG混合液**：アニリン青0.5 gを蒸留水100 mLに溶解する．これにオレンジG 2 gと氷酢酸8 mLを加える．この混合液を煮沸し，室温まで冷却後，濾過して原液とする．蒸留水で2～3倍に希釈して使用する．

### 注意点
①アゾカルミンG液へ長く浸漬すると，アニリン青の染色性が低下することがある．
②アニリン・アルコールによる分別の前に顕微鏡で確認し，分別が不要な場合は媒染へ移る．
③リンタングステン酸にはアニリン青の媒染効果だけでなく，アゾカルミンGの分別作用もある．したがって，アゾカルミンGの分別終了時には核と細胞質が赤く，線維が淡赤色を呈しているとちょうどよい．
④アニリン青・オレンジG混合液は可能な範囲内で希釈して，染色時間を長くしたほうが過染を防止できる．
⑤分子量の小さい酸性色素から順に染色すると良好な染色結果が得られることを利用して，アニリン青とオレンジGをそれぞれ単独で染色する変法も利用されている．この変法ではオレンジG液→アゾカルミンG液→アニリン青液の順で染色を行う．
⑥無水エタノールによるアニリン青の分別は重要で，スライドガラス1枚ずつ素早く行う必要がある．

### 染色結果
膠原線維，細網線維，糸球体基底膜，硝子様物質，粘液，細胞内好塩基性顆粒——青色（アニリン青）
筋線維，細胞質，核，線維素，免疫複合体，細胞内好酸性顆粒——赤色（ア

ゾカルミンG）

赤血球——橙色（オレンジG）

> 口絵写真 3-3
> 口絵写真 3-4

### (2) Masson trichrome（マッソン・トリクローム）染色

マッソン原法の基本は鉄ヘマトキシリンで核を黒く，酸性フクシンで細胞質を赤く，アニリン青で膠原線維を青く染めるので，trichrome（3色）染色と名付けられている．azan-Mallory 染色よりも短時間で染色が完了するという利点がある．

#### 染色目的
azan-Mallory 染色と同様である．

#### 染色原理
分子が小さいオレンジ G やポンソー・キシリジンなどは密な構造の筋線維，細胞質や赤血球に入り込み，分子が大きいアニリン青は粗な構造の膠原線維に入り込むことによって染め分けられる．

#### 適した固定・切片
azan-Mallory 染色と同様である．

#### 染色手順
① 脱パラフィン，脱キシレン，親水
② 流水水洗，次いで蒸留水
③ 10％重クロム酸カリウム水溶液と 10％トリクロロ酢酸水溶液の等量混合液で第 1 媒染：10〜30 分
④ 流水水洗，次いで蒸留水
⑤ ワイゲルトの鉄ヘマトキシリン液：10〜15 分
⑥ 流水水洗，共染があるときは塩酸アルコールで分別
⑦ 流水水洗，色出し，次いで蒸留水
⑧ 2.5％リンタングステン酸水溶液と 2.5％リンモリブデン酸水溶液の等量混合液で第 2 媒染：40 秒〜1 分
⑨ 流水水洗，次いで蒸留水
⑩ 0.75％オレンジ G 液：1 分
⑪ 1％酢酸水で軽く洗う：2 回
⑫ ポンソー・キシリジン/酸フクシン/アゾフロキシン混合液：20〜30 分
⑬ 1％酢酸水で軽く洗う：2 回
⑭ 2.5％リンタングステン酸水溶液で媒染：5〜10 分
⑮ 1％酢酸水で軽く洗う：2 回
⑯ アニリン青液：3〜10 分
⑰ 1％酢酸水で軽く洗う：2 回
⑱ 無水エタノールで分別・脱水：素早く
⑲ 透徹，封入

染色試薬

①ワイゲルトの鉄ヘマトキシリン液
Ⅰ液：ヘマトキシリン1gを無水エタノール100 mLに溶解する．
Ⅱ液：塩化第二鉄2g（または29％塩化第二鉄水溶液4 mL）を蒸留水95 mLに加え，さらに濃塩酸1 mLを混和する．
使用時にⅠ液とⅡ液を等量混合する．

②塩酸アルコール：70％エタノール100 mLに濃塩酸0.3～0.5 mLを加える．

③ポンソー・キシリジン/酸性フクシン/アゾフロキシン混合液：ポンソー・キシリジン0.6g，酸性フクシン0.2gおよびアゾフロキシン0.1gを蒸留水500 mLに溶解し，さらに氷酢酸1.0～1.2 mLを加える．

④アニリン青液：アニリン青0.4gを蒸留水100 mLに溶解し，氷酢酸8 mLを加える．これらを混和して，20～30分間煮沸する．室温まで冷却後，濾過して原液とする．蒸留水で2～3倍に希釈して使用する．

注意点

①リンタングステン酸水溶液とリンモリブデン酸水溶液の等量混合液による第2媒染を長くするとアニリン青の染色性が低下するので，1分をこえないように注意する．

②ホルマリン固定の剖検材料ではポンソー・キシリジン/酸性フクシン/アゾフロキシン混合液による染まりが悪いことがある．その際は，同混合液の組成を変える（ポンソー・キシリジンと酸性フクシンの濃度を2～5倍高めるなど）工夫をするとよい．

③リンタングステン酸にはアニリン青の媒染効果だけでなく，他色素の分別作用もある．

④アニリン青液はなるべく希釈し時間をかけて染色した方が過染を防止できる．また，無水エタノールによるアニリン青の分別は重要で，スライドガラス1枚ずつ素早く行うのがよい．

染色結果

膠原線維，細網線維，糸球体基底膜，粘液，細胞内好塩基性顆粒——青色（アニリン青）

筋線維，細胞質，線維素，免疫複合体，細胞内好酸性顆粒——赤色（ポンソー・キシリジン/酸性フクシン/アゾフロキシン）

核——黒褐色（ワイゲルトの鉄ヘマトキシリン）

赤血球——橙色（オレンジG）

口絵写真3-3
口絵写真3-4

## 2）弾性線維の染色法

弾性線維の染色法には，Weigert（ワイゲルト）染色, elastica van Gieson（エラスチカ・ワンギーソン，EVG）染色，ゴモリのaldehyde fuchsin（アルデヒド・フクシン）染色, orcein（オルセイン）染色およびVictoria blue（ビ

クトリア青）**染色**がある．日常では Weigert 染色を単独で行うことはほとんどなく，ゴモリの aldehyde-fuchsin 染色は内分泌細胞の染色として，また orcein 染色は HBs 抗原の染色として知られている．したがって，ここでは elastica van Gieson 染色と Victoria blue 染色を取り上げる．

### (1) elastica van Gieson（エラスチカ・ワンギーソン，EVG）染色

染色目的

**Weigert 染色**（レゾルシン・フクシン液による弾性線維染色）と **van Gieson 染色**（酸性フクシン・ピクリン酸液による膠原線維・筋線維染色）を組み合わせて，弾性線維，膠原線維，筋線維を染め分ける染色である．血管壁の傷害，肺線維症，心筋梗塞，肝硬変や腎不全における線維増生の確認や悪性細胞による**脈管侵襲**（側注参照）の判断に利用される．

染色原理

弾性線維の構成成分とレゾルシン・フクシンとの間に疎水結合，ファンデルワールス力が働く．一方，ワンギーソン液中の酸性フクシンは分子が大きいため，粗な構造の膠原線維に入り込み，分子が小さいピクリン酸は密な構造の筋線維，細胞質や赤血球に入り込むことによって染め分けられる．

適した固定・切片

多種の固定に対応できる．パラフィン切片の厚さは通常（3～4μm）でよい．

染色手順

① 脱パラフィン，脱キシレン，親水（70％エタノールまで）
② ワイゲルトのレゾルシン・フクシン液：30分～2時間
③ 無水エタノールで分別：3回（共染があるときは塩酸アルコールを使用）
④ 流水水洗
⑤ ワイゲルトの鉄ヘマトキシリン液：5～10分
⑥ 流水水洗，色出し
⑦ 共染があるときは塩酸アルコールで分別後，流水水洗
⑧ ワンギーソン液：5～10分
⑨ 無水エタノールで分別，脱水：素早く
⑩ 透徹，封入

染色試薬

**① ワイゲルトのレゾルシン・フクシン液**（ローマイスの変法）

Ⅰ液：塩基性フクシン1gとレゾルシノール（レゾルシン）2gを蒸留水100 mLに加える．
Ⅱ液：塩化第二鉄4gを蒸留水20 mLに溶解する．

　Ⅰ液を撹拌しながら加熱・溶解し5分間煮沸する．これにⅡ液を加えて，撹拌しながらさらに5分間煮沸する．室温になるまで放置した後，濾過する．沈殿物を濾紙ごと95％エタノール（140～200 mL）内へ入れ，5分間加熱して溶解させる．室温になるまで放置し，濃塩酸1.4 mLを加えて濾過する．なお，市販の前田変法レゾルシン・フクシン液を用いてもよい．

---

**脈管侵襲**

がん細胞が血管内またはリンパ管内に認められることをいう．脈管侵襲の程度が大きければ，多臓器への転移の可能性が高まるため，転移や予後の指標として重要である．H-E染色標本で血管（静脈）侵襲の有無が不明瞭な際は，その判断の一助として弾性線維染色が行われている．

②ワイゲルトの鉄ヘマトキシリン液：Masson trichrome 染色（255 ページ）を参照のこと．

③ワンギーソン液：飽和ピクリン酸水溶液（上清を濾過）100 mL に 1％酸フクシン液 10〜15 mL を加える．

④塩酸アルコール：70％エタノール 100 mL に濃塩酸 0.3〜0.5 mL を加える．

注意点
①ワイゲルトのレゾルシン・フクシン液は古くなると共染の原因になる．また，染色液作製の際には，エタノールへ引火しないよう注意が必要である．
②ワンギーソン液中のピクリン酸はエタノールやキシレンに溶出しやすいため，分別・脱水・透徹操作は素早く行う必要がある．さらに，透徹後はただちに封入する．エタノールによる分別・脱水の代わりに，切片を軽く濾紙で挟んで余分な水分を除去し，乾燥させる方法もある．
③脱水用エタノールおよび透徹用キシレンは着染するので，他の染色と共用しないほうがよい．

染色結果
弾性線維──黒色〜紫黒色（ワイゲルトのレゾルシン・フクシン）
膠原線維──赤色（酸性フクシン）
筋線維，赤血球，細胞質──淡黄色〜黄色（ピクリン酸）
核──黒褐色（ワイゲルトの鉄ヘマトキシリン）

口絵写真 3-5
口絵写真 3-6

### (2) Victoria blue（ビクトリア青）染色

染色目的
血管病変における弾性線維の変化や，悪性腫瘍の**脈管侵襲**を評価するうえで利用価値が高い．また，本染色は HBs 抗原の染色法（ただし，酸化と還元が必要．300 ページ参照）としても知られている．

染色原理
ビクトリア青はアルコールに可溶性を示す塩基性色素で，弾性線維の主成分であるエラスチンや軟骨基質に豊富に含まれるコンドロイチン硫酸に対する結合性がある．しかし，詳細な染色原理については不明な点が多い．

適した固定・切片
多種の固定に対応できる．パラフィン切片の厚さは通常（3〜4 μm）でよい．

染色手順
①脱パラフィン，脱キシレン，親水（70％エタノールまで）
②ビクトリア青液：60 分〜1 晩
③70％エタノールで分別：3 回
④流水水洗
⑤ケルンエヒトロート（ヌクレアファースト赤）液で核染色：5 分
⑥流水水洗
⑦脱水，透徹，封入

> 染色試薬

①ビクトリア青液：蒸留水 200 mL にデキストリン 0.5 g，ビクトリア青 B 2 g，レゾルシノール（レゾルシン）4 g を加え混和する．この混合液を弱火で徐々に沸騰させ，これに煮沸した 29％塩化第二鉄 25 mL を加え，さらに 3 分間煮沸する．室温まで放冷後濾過し，残渣を濾紙とともに恒温器内で十分に乾燥させる．次いで，乾いた色素を収集し，400 mL の 70％エタノールに溶解させた後，濃塩酸 4 mL とフェノール 6 g（または液状フェノール 6.7 mL）を加える．染色液は，室温で 1 カ月以上熟成させてから使用する．なお，市販の染色液を使用してもよい．

②ケルンエヒトロート（ヌクレアファースト赤）液：ケルンエヒトロート 0.1 g を 5％硫酸アルミニウム 100 mL に加温しながら溶解させる．その後 5 分間煮沸し，室温まで冷却してから濾過する．

> 注意点

①レゾルシノールは酸化するとピンク色になる．酸化していない白色のものを用いなければならない．
②煮沸中に混合液が噴き出さないよう火力を調節する．
③色素の乾燥が不完全であると染色性が低下する．約 60℃の恒温器に数日間入れておくとよい．
④染色液の作製後，十分に熟成しなければ良好な染色性は得られない．

> 染色結果

弾性線維，軟骨基質──青色（ビクトリア青）
核──ピンク色（ケルンエヒトロート）

口絵写真 3-5
口絵写真 3-6

### (3) Victoria blue・H-E（ビクトリア青・H-E）染色

> 染色目的

主として悪性腫瘍による**脈管侵襲**の程度を評価するために利用される．

> 適した固定・切片

多種の固定に対応できる．パラフィン切片の厚さは通常(3〜4 μm)でよい．

> 染色手順

①脱パラフィン，脱キシレン，親水（70％エタノールまで）
②ビクトリア青液：60 分〜1 晩
③70％エタノールで分別：3 回
④流水水洗
⑤H-E 染色
⑥脱水，透徹，封入

> 染色試薬　注意点

H-E 染色，Victoria blue 染色を参照のこと．

> 染色結果

弾性線維，軟骨基質──青色（ビクトリア青）
その他──H-E 染色と同様

口絵写真 3-7

## 3）細網線維の染色法
### (1) 渡辺の鍍銀法
　**細網線維**（格子線維，好銀線維ともよばれる）には銀粒子が付着する性質があることを利用して，さまざまな**鍍銀法**（silver impregnation）が考案されている．細網線維染色のための鍍銀法としては，切片を浮遊させて染色するPap鍍銀法，スライドガラスに貼りつけた切片を染色するゴモリの鍍銀法，渡辺の鍍銀法，NF鍍銀法などがある．わが国では，渡辺の鍍銀法が古くから利用されている．

> 染色目的

非上皮組織では細網線維が個々の細胞を取り囲むのに対し，上皮組織では細胞間に細網線維が入り込まない特徴を利用して，がんと肉腫の鑑別に用いられる．また，リンパ組織や肝臓の病変における組織構築の変化や，炎症性病変における線維化の程度を確認するために利用される．

> 染色原理

過マンガン酸カリウム（酸化）により組織成分を膨化させ，細網線維の好銀性を高める．さらに鉄ミョウバン（増感）によって組織内に有機金属を形成させ，銀の親和性を増大させる．アンモニア銀液（鍍銀）で銀アンモニア錯体を線維構成成分に付着させ，還元液を用いて，付着した銀粒子を肉眼的に識別可能な金属銀に還元させる．**膠原細線維**の数と配列パターンなどの違いから，膠原線維への銀粒子付着数は細網線維よりも少ないため，細網線維は黒色，膠原線維は赤褐色に染め分けられる．

> 適した固定・切片

ホルマリンまたは中性緩衝ホルマリン固定．パラフィン切片は厚いほう(6〜8μm）が望ましい．切片が薄いと細かい線維の走行をみることが困難になる．また，剥離防止剤をコーティングしたスライドガラスを使用する必要がある．

> 染色手順

①脱パラフィン，脱キシレン，親水
②流水水洗，次いで蒸留水
③0.5％過マンガン酸カリウム水溶液で酸化：3〜5分（切片が褐色になる）
④流水水洗，次いで蒸留水
⑤2％シュウ酸水溶液で還元：1〜2分（切片が無色になるまで）
⑥流水水洗，次いで蒸留水
⑦2％鉄ミョウバン水溶液で増感：40〜50秒
⑧流水水洗
⑨蒸留水：2回，各2分
⑩アンモニア銀液で鍍銀：5〜30分（10〜20分が一般的）（やや黄色調となる）
⑪95％アルコールで分別：1〜2秒（切片から白い煙のようなものが出る）

⑫ホルマリン・鉄ミョウバン液で還元：1分以上（褐色になる）
⑬流水水洗，次いで蒸留水
⑭0.2％塩化金水溶液で置換・調色：10分～一晩（紫色調を呈する）
⑮流水水洗，次いで蒸留水
⑯2％シュウ酸水溶液：2～5分（赤みを帯びる）
⑰流水水洗，次いで蒸留水
⑱2％チオ硫酸ナトリウム水溶液または5倍希釈した写真用酸性硬膜定着液：5分
⑲流水水洗
⑳ケルンエヒトロート（ヌクレアファースト赤）液で核染色：5分，その後流水水洗
㉑脱水，透徹，封入

染色試薬

①**アンモニア銀液**：10％硝酸銀水溶液10 mLに4％水酸化カリウム水溶液5 mLを加えると，黒褐色の沈殿が生じる．よく振盪しながら濃アンモニア水（28％）を少しずつ滴下していくと，沈殿は徐々に消失していく．沈殿が完全に消える直前（黒い粒子が数個残る程度）でアンモニア滴下を止める．最後に，蒸留水を加えて200 mLとする．

②**ホルマリン・鉄ミョウバン液**：ホルマリン原液1 mLと2％鉄ミョウバン（硫酸第二鉄アンモニウム・十二水和物）水溶液2 mLに蒸留水を加えて，全量を100 mLとする．使用時に調製する．

③**写真用酸性硬膜定着液**（コダックの処方）：約50℃に温めた蒸留水600 mLにチオ硫酸ナトリウム240 g，無水亜硫酸ナトリウム15 g，28％酢酸48 mL，ホウ酸（四ホウ酸ナトリウム・十水和物）8 g，カリウムミョウバン15 gを順に加えながら溶解し，蒸留水を加えて1,000 mLにする．これを5倍希釈して使用する．

④**ケルンエヒトロート（ヌクレアファースト赤）液**（259ページ参照）

注意点

①過マンガン酸カリウム水溶液は使用時に調製する．また，過マンガン酸カリウム水溶液による酸化の時間が短いと細かい線維まで染まるが共染を伴いやすく，長いと細かい線維の染色性が低下する．
②鉄ミョウバン水溶液に1分以上入れると，染色性が不安定になる．
③適切なアンモニア銀反応時間は，臓器や病変の種類によって差がある．
④アンモニア銀液を放置しておくと，窒化銀を主成分とする雷銀が形成され，摩擦・衝撃で爆発するおそれがある．アンモニア銀液の使用後はただちに希塩酸を加えて，塩化銀を沈殿させ適切に廃棄する．
⑤ホルマリン・鉄ミョウバン液には素早く一気に入れ，少なくとも1分間はスライドガラスを動かしてはならない（動かすと染色ムラの原因になる）．
⑥塩化金水溶液に長時間浸漬したほうが仕上がりは美しくなる．塩化金水溶

表 3-8 組織学的検索の対象となる多糖類の分類と染色性

| 多糖類 ||||  局　在 | PAS | ALB (pH 2.5) | ALB (pH 1.0) |
|---|---|---|---|---|---|---|---|
| 単純多糖類 || グリコーゲン || 肝細胞，骨格筋 | + | − | − |
| || グルカン，マンナン，キチン || 真菌壁 ||||
| 複合多糖類 | プロテオグリカン | 酸性粘液多糖類（酸性ムコ多糖） | ヒアルロン酸 | 結合組織，中皮細胞，靱帯 | − | + | − |
| ||| コンドロイチン硫酸 | 間葉性粘液　結合組織，軟骨 | − | + | + |
| ||| ヘパリン | 肥満細胞 ||| + |
| | 糖蛋白 | 酸性粘液 | シアロムチン | 小腸杯細胞，気管支腺 | − | + | − |
| ||| スルフォムチン | 上皮性粘液　大腸・気管支の杯細胞，食道・子宮頸管の粘液腺 | + | + | + |
| || 中性粘液 || 胃表層上皮・幽門腺，十二指腸（ブルンネル）腺 | + | − | − |
| | 糖脂質 | ガングリオシド，セレブロシド || 中枢神経組織，神経節細胞 | + | − | − |

PAS：過ヨウ素酸シッフ (periodic acid Schiff) 反応，ALB：Alcian blue 染色.

液は繰り返し使用できる.
⑦塩化金水溶液の後のシュウ酸処理は省略してもよい.
⑧試薬調製用のガラス器具，染色バットなどは念入りに洗浄した後，蒸留水を通す.
⑨試薬調製と染色の工程では直射日光を避け，また金属製器具を用いてはいけない.
⑩透徹のキシレン中に切片を長く入れておくと，銀が溶出してしまう.

染色結果

細網線維──黒色（アンモニア銀）
膠原線維──赤褐色（アンモニア銀）
核，細胞質，赤血球──えんじ色（ケルンエヒトロート）

口絵写真 3-8
口絵写真 3-9

(2) PAM（periodic acid methenamine silver，過ヨウ素酸メセナミン銀）染色

腎糸球体病変の病理診断に欠かせない PAM 染色は，細網線維も明瞭に染め出す．詳細は 269 ページを参照していただきたい.

## 2　多糖類の染色法

組織学的検索の対象となる多糖類は，**単純多糖類（グリコーゲン）**と**複合多糖類（プロテオグリカン，糖蛋白，糖脂質）**である（表3-8）．グリコーゲンは哺乳類の生体内に存在する唯一の単純多糖類で，肝や骨格筋に蓄えられている．プロテオグリカンと糖蛋白は組織・細胞の重要な構成要素となっている．プロテオグリカンに属する**酸性粘液多糖類（酸性ムコ多糖**ともいう）は，結合組織などの間葉組織に多く存在する．酸性粘液多糖類には**ヒアルロン酸，コンドロイチン硫酸，ヘパリン**などがある．一方，糖蛋白は上皮性粘液や基底膜に

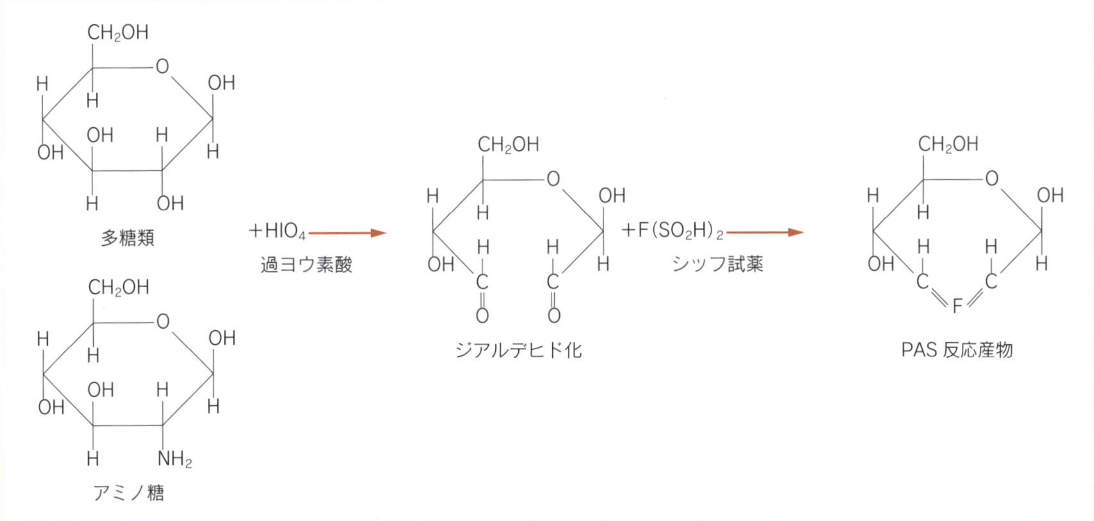

**図 3-9　PAS 反応の原理**
炭素原子の 2, 3 位に近接するヒドロキシ基（水酸基）が過ヨウ素酸で酸化されると同時に開環して，2 個のアルデヒド基（ジアルデヒド）が形成される．アルデヒド 2 分子に対してシッフ試薬 1 分子が結合し，PAS 反応産物となる．

含まれており，**酸性粘液（シアロムチンとスルフォムチン）** と**中性粘液**に分類される．糖脂質は中枢神経組織や神経節細胞に多く存在する．

　グリコーゲン，糖蛋白および糖脂質は，**PAS**（periodic acid Schiff，過ヨウ素酸シッフ）**反応**で検出される．プロテオグリカン中の酸性粘液多糖類と糖蛋白中の酸性粘液は強い陰性荷電を有するため，**アルシアン青**などの塩基性色素で染め出される．これらは，**コロイド鉄反応**や **mucicarmine 染色**にも陽性を示し，また **toluidine blue 染色**によって**メタクロマジー（異染性）** が認められる．

### 1）PAS（periodic acid Schiff，過ヨウ素酸シッフ）反応

**染色目的**

グリコーゲンや粘液の証明による腫瘍の組織型分類（**腺がん**など），がん細胞の浸潤（基底膜破壊）の有無，腎糸球体病変の検索，真菌や**赤痢アメーバ**の検出など，一般的な多糖類検出法として広く用いられている．

**染色原理**

多糖類における炭素原子の 2, 3 位に近接するヒドロキシ基（水酸基）が**過ヨウ素酸**で酸化されると同時に開環して，2 個の**アルデヒド基**（ジアルデヒド）が形成される（図 3-9）．水酸基の一方がアミノ基でも同様の反応が生じる．アルデヒド 2 分子に対して**シッフ試薬** 1 分子が結合すると，赤紫色の化合物を形成する．このように，本法は化学反応に基づいているため，PAS 染色ではなく PAS 反応とよばれている．

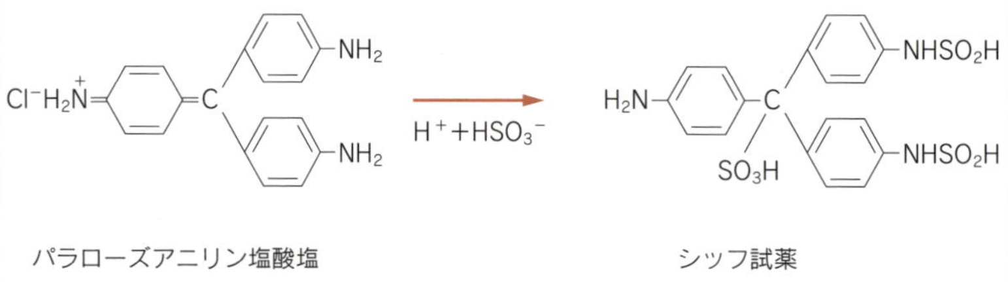

**図 3-10　シッフ試薬の生成過程**
亜硫酸塩を含む溶液の中で，パラローズアニリン（塩基性フクシンの主成分）の亜硫酸化合物であるシッフ試薬が形成される．

### 適した固定・切片

中性緩衝ホルマリン固定で十分であるが，水溶性物質のグリコーゲンや粘液を詳細に検討する場合には無水エタノールやカルノア液が適している．多糖類を酸化するPLP液，重クロム酸カリウムを含む固定液やオスミウム酸は不適である．

パラフィン切片の厚さは通常（3～4 μm）でよいが，腎糸球体を対象とする場合は 2 μm 以下とする．

### 染色手順

①脱パラフィン，脱キシレン，親水
②流水水洗，次いで蒸留水
③1％オルト過ヨウ素酸水溶液：10 分
④流水水洗，次いで蒸留水
⑤シッフ試薬：10～15 分
⑥亜硫酸水で分別：3 槽，各 3 分
⑦流水水洗
⑧マイヤーのヘマトキシリン液で核染色：5 分
⑨流水水洗，色出し，再度流水水洗
⑩脱水，透徹，封入

### 染色試薬

①**シッフ試薬**（図 3-10）：シッフ試薬にはボイルドシッフ試薬とコールドシッフ試薬があるが，コールドシッフ試薬のほうが調製しやすく安定している．また，ボイルドシッフ試薬と比べて，コールドシッフ試薬には 2 倍量の塩基性フクシンが含まれているため染色性が強く，特に腎生検の薄い切片に適している．なお，シッフ試薬は Feulgen 反応にも用いられる（276 ページ参照）．

コールドシッフ試薬：蒸留水 192 mL に亜硫酸水素ナトリウム（重亜硫酸ナトリウムともいう）3.8 g，濃塩酸 8 mL を加え混和した後，塩基性フクシン（パラローズアニリン塩酸塩）2 g を入れ，スターラーで 5 時間～一晩攪拌する．本液は薄い麦黄色になる．さらに活性炭 1 g を加え 10 分攪拌し，濾過

> **塩基性フクシン**
> 塩基性フクシンは 4 種の同族体色素，すなわちパラローズアニリン（マゼンタ 0），ローズアニリン（マゼンタⅠ，マゼンタⅡ）およびニューフクシン（マゼンタⅢ）からなる．

すると無色透明の溶液が得られる．これを密栓できる容器に入れて冷蔵庫に保存する．
②**亜硫酸水**：10％亜硫酸水素ナトリウム水溶液6 mL，1 M塩酸5 mL，蒸留水100 mLを混和する．1 M塩酸をつくるには，濃塩酸（濃度37％，比重1.19）8.3 mLに蒸留水を加えて100 mLとする．
③**マイヤーのヘマトキシリン液**（250ページ参照）

注意点

①グリコーゲンの検出の際には，水中への溶出を防ぐためにセロイジン被膜法（側注参照）を利用するとよい．
②染色中に亜硫酸ガス（刺激臭を伴う）が発生するため，ドラフト内で作業する．また，シッフ試薬は着色しやすいので，手袋を着用したほうがよい．
③シッフ試薬からの亜硫酸ガスの揮発が染色性低下の原因となる．そのため，シッフ試薬を使用する際は二重フタのバットに入れ，使用しないときは密栓して冷蔵庫に保管する．
④シッフ試薬は繰り返し使用できるが，使用回数が多くなれば次第に染色力が低下する．シッフ試薬の効力を確認するには，少量のホルマリン原液にシッフ試薬を滴下してみる．ただちに赤紫色になれば使用可能と判断できる．
⑤シッフ試薬反応後の亜硫酸水処理には，非特異染色を防止する効果がある．

染色結果

グリコーゲン，糖蛋白（酸性粘液，中性粘液），糖脂質，細網線維，刷子縁，基底膜，甲状腺コロイド，軟骨基質（膠原線維成分），好中球の顆粒，不飽和脂肪酸（リポフスチン・セロイド），アミロイド，赤痢アメーバ（グリコーゲンを有する），真菌（単純多糖類を有する）など——赤紫色（シッフ試薬）
線維素，膠原線維など——ピンク色（シッフ試薬）
核——青紫色（ヘマトキシリン）

## 2）グリコーゲンの消化試験

染色目的

PAS反応陽性物質がグリコーゲンであることを確認する．

染色原理

**唾液**や**α-アミラーゼ消化液**を作用させると，組織中のグリコーゲンが加水分解される．**ジアスターゼ消化液**が用いられる場合もある．無消化切片のPAS反応結果と比較して，消化後切片のPAS反応ではグリコーゲンのみが陰性化する．

染色手順

①脱パラフィン，脱キシレン，親水
②流水水洗，次いで蒸留水
③濾過した唾液またはα-アミラーゼ消化液：37℃，30分
④流水水洗後，PAS反応

---

**グリコーゲンの染色法**
グリコーゲンはPAS反応以外にもベストのcarmine染色（赤色），ヨウ素反応（ラングハンス反応ともいう：褐色）やクロム酸シッフ反応（バウエル反応ともいう：赤紫色）に陽性を示す．

**セロイジン被膜法**
脱パラフィンされた切片を水溶液中に放置すると，グリコーゲンが溶出する．それを防止するためには，セロイジン被膜法が有用である．脱キシレン（エタノールまで）の後に，0.5～1％セロイジン/無水エタノール・エーテル等量混合液に2～3分浸漬する．次いで切片を取り出し，乾燥させた後に70％エタノールに2～3分入れて，セロイジンを硬化・定着させる．水洗してから染色操作に移る．

口絵写真3-10
口絵写真3-11
口絵写真3-14
口絵写真3-35
口絵写真3-36
口絵写真3-38

**軟骨基質**
軟骨は軟骨細胞とそれが産生した軟骨基質からなり，軟骨基質は多量の酸性粘液多糖類（コンドロイチン硫酸）と線維成分（膠原線維と弾性線維）を含んでいる．PAS反応で軟骨基質は陽性となるが，それは含有する膠原線維によるものである．

染色試薬

α-アミラーゼ消化液：α-アミラーゼ 0.1 g を 37℃に温めた 0.1 M リン酸緩衝液（pH 6.4 前後）100 mL に溶解する．

染色結果

消化により PAS 反応陰性となった物質――グリコーゲン

口絵写真 3-10

## 3）Alcian blue（アルシアン青）染色

Alcian blue 染色は，間葉系組織の構成成分である**酸性粘液多糖類**（ヒアルロン酸，コンドロイチン硫酸，ヘパリンなど），上皮性粘液細胞が分泌する**酸性粘液**（シアロムチン，スルフォムチン）を検出する（**表 3-8**，262 ページ参照）．ヒアルロン酸とシアロムチンは**カルボキシル基**をもつが，コンドロイチン硫酸，ヘパリンおよびスルフォムチンは**硫酸基**をもつ．

染色目的

腫瘍の組織型分類（**腺がん**や**軟骨肉腫**の診断など）や *Cryptococcus* の検出に用いられる．また，pH が異なる染色液を利用することによって，カルボキシル基と硫酸基を識別する．

染色原理

アルシアン青は中心に銅イオンをもつフタロシアニン系塩基性色素で，陰性荷電を有する物質と結合する性質をもつ．pH 2.5 の染色液ではカルボキシル基と硫酸基の両者に，pH 1.0 の染色液では硫酸基のみに結合する．

適した固定・切片

水溶性物質のため無水エタノールやカルノア液による固定が望ましいが，ホルマリンや中性緩衝ホルマリンでも十分である．パラフィン切片の厚さは通常（3〜4 μm）でよい．

染色手順

① 脱パラフィン，脱キシレン，親水
② 流水水洗，次いで蒸留水
③ 3%酢酸水溶液（pH 1.0 のときは 0.1 M 塩酸）：3 分
④ アルシアン青液：30 分
⑤ 3%酢酸水溶液（pH 1.0 のときは 0.1 M 塩酸）：3 回，各 3 分
⑥ 流水水洗
⑦ ケルンエヒトロート（ヌクレアファースト赤）液で核染色：5 分
⑧ 流水水洗
⑨ 脱水，透徹，封入

染色試薬

① **アルシアン青液（pH 2.5）**：アルシアン青 8GS（8GX）1 g を 3%酢酸 100 mL に加え，約 30 分攪拌しながら溶解させる．濾過して使用する．
② **アルシアン青液（pH 1.0）**：アルシアン青 8GS（8GX）1 g を 1 M 塩酸 100 mL に加え，約 30 分攪拌しながら溶解させる．濾過して使用する．1 M 塩酸

---

**Alcian blue・PAS 重染色**

Alcian blue 染色後，水洗して PAS 反応を行う．酸性粘液多糖類が青色（アルシアン青のみ陽性），グリコーゲンと中性粘液が赤紫色（PAS 反応のみ陽性），酸性粘液が紫色（Alcian blue と PAS 反応の両者に陽性）に染め分けられる．酸性粘液多糖類がアルシアン青のみ陽性（PAS 反応陰性）を示す理由としては，過ヨウ素酸と酸性粘液多糖類との斥力（反発力）による．すなわち，過ヨウ素酸は水中では 1 価の陰イオン（$IO_4^-$，$IO_6^-$ など）として存在するため，カルボキシル基（$-COO^-$）や硫酸基（$-SO_4^-$）をもつヒアルロン酸やコンドロイチン硫酸とは陰イオン同士の斥力が働き，過ヨウ素酸による酸化作用を受けにくくなる．

**コロイド鉄反応**

酸性粘液多糖類や糖蛋白の酸性粘液は陰性荷電しており，鉄イオンに対する親和性を有する．コロイド状態にある水酸化第二鉄を用いて，多糖類に 3 価の鉄を結合させ，それに塩酸・フェロシアン化カリウム液でベルリン青反応（282 ページ参照）を起こさせ青色に染める．陽性物質は Alcian blue 染色とほぼ同じだが，ヒアルロン酸に対しては，Alcian blue 染色よりもコロイド鉄反応の方が鋭敏である．

口絵写真 3-12
口絵写真 3-13
口絵写真 3-14

をつくるには，濃塩酸 8.3 mL に蒸留水を加えて 100 mL とする．
③ケルンエヒトロート（ヌクレアファースト赤）液（259 ページ参照）

> [注意点]

①アルシアン青液はできるだけ冷蔵保存し，使用時には必ず室温に戻す．
②アルシアン青液の前の 3％酢酸（pH 1.0 の場合は 0.1 M 塩酸）は，染色液の pH を維持するために必要である．また，アルシアン青液の後の 3％酢酸（pH 1.0 の場合は 0.1 M 塩酸）は，共染を防ぐために染色液を完全に洗い流すことを目的としている．

> [染色結果]

pH 2.5 の場合：酸性粘液多糖類（ヒアルロン酸，コンドロイチン硫酸，ヘパリンなど），糖蛋白の酸性粘液（シアロムチン，スルフォムチン），*Cryptococcus* の莢膜——青色（アルシアン青）

pH 1.0 の場合：コンドロイチン硫酸，ヘパリン，スルフォムチンなど——青色（アルシアン青）

核——ピンク色（ケルンエヒトロート）

### 4）mucicarmine（ムチカルミン）染色

mucicarmine 染色の特異性は Alcian blue（pH 2.5）染色に近いが，間葉性粘液を構成する酸性粘液多糖類に対する染色性は弱い．

> [染色目的]

**上皮性粘液**（側注参照），*Cryptococcus*（菌体細胞壁と莢膜多糖体に陽性）の染色に用いられる．

> [染色原理]

カルミン色素がアルミニウム塩と化合するとムチカルミン色素（塩基性色素）となる．ムチカルミン色素が多糖類の酸性基とイオン結合する．

> [適した固定・切片]

水溶性物質のため無水エタノールやカルノア液による固定が望ましいが，ホルマリンや中性緩衝ホルマリンでも十分である．パラフィン切片の厚さは通常（3～4 µm）でよい．

> [染色手順]

①脱パラフィン，脱キシレン，親水
②流水水洗，次いで蒸留水
③マイヤーのヘマトキシリン液で核染色
④流水水洗，色出し，次いで蒸留水
⑤ムチカルミン液：30～60 分
⑥流水水洗
⑦脱水，透徹，封入

> **上皮性粘液**
> 
> 上皮性粘液とは，間葉（結合）組織に存在しない多糖類という意味の慣用名で，正常組織では杯細胞などの粘液産生細胞がもつ糖蛋白である（表 3-8 参照）．この名称が mucicarmine 染色で多用されている理由は，Alcian blue 染色が間葉性粘液（酸性粘液多糖類）と上皮性粘液の両方を染色するのに対し，mucicarmine 染色は間葉性粘液に対する染色性が低く，上皮性粘液のみの染色性が優れていることによる．ただし，mucicarmine 染色によって検出できる上皮性粘液は酸性粘液のみであり，胃表層上皮と幽門腺細胞の中性粘液は陰性となる．

> 染色試薬

①**マイヤーのヘマトキシリン液**（250 ページ参照）
②**ムチカルミン液**：カルミン 1 g，塩化アルミニウム・六水和物 0.5 g，蒸留水 4 mL をよく混和した後，弱火で加熱し，2～3 分煮沸させると液が赤色から暗赤色に変わる．そこで加熱を止めて，50％アルコール 100 mL を少量ずつ加える．自然冷却（24 時間放置）後に濾過したものを原液とし，冷蔵保存する．使用時には，原液を蒸留水で 10 倍希釈する．

> 口絵写真 3-14
> 口絵写真 3-15

> 注意点

①目的物が水によって膨化するので，水洗は短いほうがよい．
②塩酸アルコールによる分別を必要とするヘマトキシリンを用いると，塩酸の影響でムチカルミン液が酸性に傾き，核に共染を起こすことがある．

> 染色結果

上皮性粘液，*Cryptococcus*──赤色（ムチカルミン）
核──青紫色（ヘマトキシリン）

## 5）toluidine blue（トルイジン青）染色

> 染色目的

**酸性粘液多糖類**や糖蛋白の**酸性粘液**は，トルイジン青本来の色調とは異なった染色性を示す（**メタクロマジー**；239 ページ参照）．肥満細胞の同定や悪性中皮腫における間葉性粘液の証明などに利用される．

> 染色原理

酸性粘液多糖類や糖蛋白の酸性粘液のカルボキシル基や硫酸基が，正に荷電したトルイジン青色素と結合すると，トルイジン青の最大吸収波長が短波長側へ移動する，あるいは色素イオン同士が相互に結合して異なるスペクトルをもった新たな色素重合体を形成することにより，メタクロマジーが起こると考えられている．

> 適した固定・切片

水溶性物質のため無水エタノールやカルノア液による固定が望ましいが，ホルマリンや中性緩衝ホルマリンでも十分である．パラフィン切片の厚さは通常（3～4 μm）でよい．

> 染色手順

①脱パラフィン，脱キシレン，親水
②流水水洗，次いで蒸留水
③0.05％トルイジン青水溶液：10～30 分
④切片を濾紙に挟んで，余分な染色液を取り除く
⑤無水エタノール：3 回，素早く
⑥透徹，封入

> 染色結果

酸性粘液多糖類，糖蛋白の酸性粘液，アミロイド──赤紫色（トルイジン青）

その他──青色（トルイジン青）

口絵写真3-12
口絵写真3-13

## 3　腎糸球体基底膜の染色法

**腎糸球体基底膜**は血液の濾過フィルタとして重要な役割を担っているが，厚さがわずか0.05μmのためH-E染色で明瞭に染め出すことができない．そのため，腎糸球体基底膜の病的変化をとらえる際は特殊染色が必須であり，検出する目的物が若干異なる複数種の特殊染色〔PAM（過ヨウ素酸メセナミン銀）染色，PAS（過ヨウ素酸シッフ）反応，Masson trichrome染色，azan-Mallory染色，蛍光抗体法および電子顕微鏡的検索〕がセットで行われる．これらの標本から得られた結果をもとに，基底膜を含めた腎糸球体の状態を総合的に判定する．

### 1）PAM（periodic acid methenamine silver；過ヨウ素酸メセナミン銀）染色（変法）

[染色目的]
主に**腎生検**材料を対象として，**腎糸球体基底膜**の微細構造と**メサンギウム基質**の変化をとらえることがPAM染色の目的である．PAM染色は，**糸球体腎炎**の診断および組織分類判定の一助となっている．具体的には，**膜性糸球体腎炎（膜性腎症）**では免疫複合体の沈着によって基底膜が上皮側に突出し，その突出部分がPAM染色でスパイク状に描出される．PAM染色は，腎糸球体基底膜だけでなく，メサンギウム基質，尿細管基底膜，細網線維も鍍銀する．PAS反応陽性物質の多糖類や糖蛋白も同時に染色される．また，H-E染色を重染色するため，鍍銀された組織成分と核・細胞質の状態を同一切片上で判定できる利点がある．

[染色原理]
腎糸球体基底膜の線維細網板に豊富に含まれる糖蛋白を**過ヨウ素酸**で酸化し，生じた**アルデヒド基**にメセナミン銀錯体が結合することによって染色される．しかし，過ヨウ素酸処理を省略しても腎糸球体基底膜が染色されることがあるため，イオン結合による極性吸着も関与する複合的な原理による染色と考えられている．

[適した固定・切片]
ホルマリンまたは中性緩衝ホルマリン固定．パラフィン切片の厚さは薄いほう（1～2μm）が望ましい．3μm以上の切片では糸球体全体が黒く染色され，基底膜における微細構造の変化をとらえることが困難になる．

[染色手順]
①脱パラフィン，脱キシレン，親水
②流水水洗，次いで蒸留水
③1％過ヨウ素酸水溶液で酸化：15分
④流水水洗，次いで蒸留水：2回

⑤メセナミン銀液で鍍銀：60℃，約40分
⑥蒸留水：2回；鏡検
⑦4％中性ホルマリン水溶液：10秒
⑧流水水洗，次いで蒸留水
⑨0.2％塩化金水溶液で置換・調色：15分
⑩流水水洗，次いで蒸留水
⑪5％チオ硫酸ナトリウム水溶液で定着：2分
⑫流水水洗
⑬H-E染色で後染色
⑭脱水，透徹，封入

染色試薬

①**メセナミン銀液**：メセナミン銀にゼラチンを添加する処方では，銀鏡反応が抑制され，かつ安定性の高い染色結果が得られる．3％**メセナミン（ヘキサメチレンテトラミン）**水溶液25 mLと5％**硝酸銀**水溶液2.5 mLをよく混和し，白濁が消えたら蒸留水20 mLを加える．この溶液を約65℃のパラフィン溶融器で30〜45分間温めておき，切片を入れる直前に5％ホウ砂（四ホウ酸ナトリウム・十水和物）2.5 mLと1％ゼラチン水溶液200 $\mu$L を加え，使用液とする．

②**4％中性ホルマリン水溶液**：中性ホルマリン原液（207ページ参照）4 mLに蒸留水を加えて100 mLとする．

注意点

①極力薄い切片を準備する．薄切時にブロックを冷却し，室温下での自然膨張だけを利用して（微動送りハンドルを使わずに）薄切すると，約1 $\mu$m の切片が得られる（短時間で薄切する高度な技術が必要）．

②メセナミン銀液による鍍銀完了の判断が最も重要なポイントである．銀液の温度によって反応時間が異なるが，30分を最初の目安として銀液から切片を取り出し，蒸留水で洗ってから顕微鏡下で鍍銀の程度を確かめる．判定に際しては，細小動脈壁の平滑筋細胞における鍍銀の程度を指標にするとよい．細網線維の網目構造が明瞭に染め出されていたら銀反応を終了させ，糸球体基底膜が黒くシャープに染まっていて，逆に尿細管上皮は着色していないことを確認する．染色が薄い場合は，メセナミン銀液に戻し，5分間隔くらいで再び鏡検する．

③切片が薄いことや鍍銀後の染色性低下を考慮して，後染色（H-E染色）の染色時間は通常よりも長くする．

④試薬調製用のガラス器具，染色バットなどの洗浄は十分に行い，蒸留水を通したものを使用する．また，試薬調製，染色過程で金属製器具は用いない．

染色結果

腎糸球体基底膜，メサンギウム基質，細網線維——黒褐色〜黒色（メセナミン銀）

その他——H-E 染色と同様
基底膜上の免疫複合体沈着物，硝子様物質——染色陰性

口絵写真 3-16

### 2) PAS（過ヨウ素酸シッフ）反応

染色目的

PAS 反応は，PAM 染色と同様に腎糸球体基底膜の微細構造の変化をとらえることを目的として行われる．その染色目的物としては基底膜だけでなく，基底膜上の免疫複合体沈着物や硝子様物質も含まれる．**膜性糸球体腎炎（膜性腎症）**では沈着物と基底膜の両方が陽性となるため，基底膜が肥厚した像として観察される．

染色原理 適した固定・切片 染色手順 染色試薬 注意点
263〜265 ページを参照のこと．

染色結果
糸球体基底膜，メサンギウム基質，基底膜上の免疫複合体沈着物，硝子様物質——赤紫色（シッフ試薬）
核——青紫色（ヘマトキシリン）

口絵写真 3-16

### 3) Masson trichrome 染色および azan-Mallory 染色

染色目的

Masson trichrome 染色および azan-Mallory 染色は，腎糸球体基底膜を染色する他，糸球体に生じる線維化を検索する目的で実施される．線維化した成分は PAS 反応および PAM 染色が陰性のため，これらの染色と組み合わせて糸球体に生じている変化を総合的にとらえることができる．

染色原理 適した固定・切片 染色手順 染色試薬 注意点
252〜256 ページを参照のこと．

染色結果
腎糸球体基底膜，メサンギウム基質，硝子様物質，膠原線維——青色（アニリン青）
基底膜上の免疫複合体沈着物——赤色（ポンソー・キシリジン/酸性フクシン/アゾフロキシン）または赤色（アゾカルミン G）
核——黒褐色（鉄ヘマトキシリン）または赤色（アゾカルミン G）

## 4　脂質の染色法

脂質とは，生物から単離される水に不溶，有機溶媒に可溶の物質で，**単純脂質，複合脂質**および**誘導脂質**に分類される（表 3-9）．単純脂質は脂肪酸（飽和脂肪酸，不飽和脂肪酸）とアルコール（グリセリン＝グリセロール，ステロイド＝ステロールなど）がエステル結合したもので，エネルギーの貯蔵や組織の保護などに利用される．脂肪酸とグリセリンが結合した単純脂質を**中性脂肪**とよぶ．中性脂肪は人体に含まれる脂質の大部分を占め，皮下や大網などに豊

表 3-9 脂質の主な種類と局在

| 種類 | | 構造 | 備考 |
|---|---|---|---|
| 単純脂質 | 中性脂肪 | 脂肪酸＋アルコール（グリセリンなど） | 人体に含まれる脂質の大部分．皮下，大網，心外膜，肝臓などに分布 |
| 複合脂質 | リン脂質 | 単純脂質＋リン酸 | 細胞膜脂質二重層の主要構成要素．脳，脊髄，皮膚，肝臓，心臓などの各臓器に分布 |
| | 糖脂質 | 単純脂質＋糖 | 神経組織に広く分布 |
| 誘導脂質 | 脂肪酸 | 単純脂質や複合脂質の加水分解産物 | 飽和脂肪酸と不飽和脂肪酸 |
| | ステロイド（コレステロール） | | 脳，脊髄，肝臓に多く分布．ステロイドホルモンや胆汁酸の原料 |

富に存在する．病理組織学的検索の対象として重要なのは中性脂肪である．

分子中にリン酸や糖を含む脂質を複合脂質といい，スフィンゴシンないしグリセリンを骨格としている．**リン脂質**は細胞膜における脂質二重層の主要構成要素であり，**糖脂質**は神経組織に広く分布している．一方，誘導脂質は単純脂質や複合脂質の加水分解により誘導された化合物で，**脂肪酸**，**ステロイド（コレステロール**など）やテルペノイドがある．コレステロールは脳，脊髄，肝臓に多く分布しており，またステロイドホルモンや胆汁酸の原料となる．

脂肪染色の固定には脂質を溶解する固定液は避ける必要がある．一般にはホルマリンがよい．脂質はホルマリンで固定されないが，周囲の組織が固定され，脂質が間接的に支持される．また，パラフィン包埋過程で使用するアルコールやキシレンなどは組織内の脂質を溶出させるので，**凍結切片**を作製して染色する．さらに，切片が剥がれやすいので，剥離防止剤がコーティングされたスライドガラスを使用する．また，染色された脂質が脱水・透徹によって溶出するため，**親水性封入剤**で封入する必要がある．

## 1）Sudan Ⅲ（ズダンⅢ）染色

染色目的
中性脂肪が細胞内に蓄積する病変（**脂肪肝**，**脂肪肉腫**，**腎細胞がんやバーキットリンパ腫**など）の診断に利用される．

染色原理
無極性・脂溶性のアゾ色素であるズダンⅢは，水に難溶であるが有機溶剤には溶けやすい．脂質をわずかだけ溶解する濃度のエタノールにズダンⅢを溶解させた染色液に組織切片を浸漬すると，ズダンⅢが組織内の脂質へ移行する．

適した固定・切片
厚さ 5〜10 μm のホルマリン固定凍結切片．

染色手順
①凍結切片作製

②蒸留水で包埋剤を除去：2回，各30秒
③50％エタノール：30秒
④ズダンⅢ染色液：37℃，30〜60分
⑤50％エタノールで分別：3分（余分な色素を落とす）
⑥蒸留水：2回，各2分
⑦マイヤーのヘマトキシリン液で核染色
⑧蒸留水，色出し，次いで蒸留水
⑨親水性封入剤で封入

染色試薬

**①ズダンⅢ染色液**：密栓できる容器に入れた70％エタノール100 mLにズダンⅢ 2 gを混和し，60℃の恒温器に一晩放置する（ときどき振盪する）．室温まで放冷後，保存液とする．必要量を濾過して使用する．
**②マイヤーのヘマトキシリン液**（250ページ参照）

注意点

①固定，切片作製および封入における注意点については，先述したとおりである．
②染色液は使用前に必ず濾過して，切片に色素結晶が沈着するのを避ける．
③ズダンⅢ染色液の使用中は必ずバットのフタをして，エタノールの蒸発による染色液の濃縮と色素結晶の析出を防ぐ．
④染色後のエタノールによる分別が不十分な場合は，切片中に色素の結晶が沈着することがある．
⑤ヘマトキシリンによる核染色時間は，ホルマリン固定パラフィン切片よりも短時間でよい．

染色結果

中性脂肪──橙赤色（ズダンⅢ）
核──青紫色（ヘマトキシリン）

口絵写真3-17

## 2）oil red O（オイル赤O）染色

染色目的

ズダンⅢ染色と同様である．

染色原理

無極性・脂溶性のアゾ色素であるオイル赤Oは，水に難溶であるが有機溶剤には溶けやすい．脂質をわずかだけ溶解する濃度のイソプロピルアルコールにオイル赤Oを溶解させた染色液に組織切片を浸漬すると，オイル赤Oが組織内の脂質へ移行する．染色液の溶剤としてイソプロピルアルコールを用いることで，オイル赤Oの溶解性と脂肪への浸透性を高めている．そのため，Sudan Ⅲ染色よりも中性脂肪が濃く染め出され，また微細な脂肪滴も染色される．

> 適した固定・切片

厚さ 5〜10 μm のホルマリン固定凍結切片

> 染色手順

①凍結切片作製
②蒸留水で包埋剤を除去：30 秒，2 回
③60％イソプロピルアルコール：30 秒〜1 分
④オイル赤 O 染色液：37℃，10〜15 分
⑤60％イソプロピルアルコールで分別：30 秒〜1 分（余分な色素を落とす）
⑥蒸留水：2 回，各 2 分
⑦マイヤーのヘマトキシリン液で核染色
⑧蒸留水，色出し，次いで蒸留水
⑨親水性封入剤で封入

> 染色試薬

①**オイル赤 O 染色液**：密栓できる容器に入れた 99％イソプロピルアルコール 100 mL に 0.3 g のオイル赤 O を混和し，60℃の恒温器に一晩放置する（ときどき振盪する）．室温まで放冷後，保存液とする．使用時に保存液と蒸留水を 6：4 の比率で混合，激しく振盪する．染色液は振盪後に赤色透明となる（濁っている場合は振盪不十分）．10 分間放置後，濾過し，1〜2 時間以内に使用する．
②**マイヤーのヘマトキシリン液**（250 ページ参照）

> 注意点

Sudan Ⅲ染色と同様である．

> 染色結果

中性脂肪——赤色（オイル赤 O）
核——青紫色（ヘマトキシリン）

口絵写真 3-17

## 3）Sudan black B（ズダン黒 B）染色

> 染色目的

Sudan Ⅲ染色と同様である．

> 染色原理

ズダン黒 B には複数の成分が含まれることが知られている．主成分の無極性色素が中性脂肪を染色する原理は Sudan Ⅲ や oil red O 染色と同様であるが，塩基性アミンを有する中極性成分はリン脂質や脂肪酸を染色すると考えられている．

> 適した固定・切片

厚さ 5〜10 μm のホルマリン固定凍結切片

> 染色手順

①凍結切片作製
②蒸留水で包埋剤を除去：2 回，各 30 秒

③50％エタノール：30秒～1分
④ズダン黒B染色液：37℃，10～30分；鏡検
⑤50％エタノールで分別：2回，各3分（余分な色素を落とす）
⑥蒸留水：2回，各2分
⑦ケルンエヒトロート（ヌクレアファースト赤）液で核染色：5分
⑧蒸留水
⑨親水性封入剤で封入

染色試薬

①**ズダン黒B染色液**：密栓できる容器に入れた70％エタノール100 mLに0.1 gのズダン黒Bを混和し，60℃の恒温器に一晩放置する（ときどき振盪する）．室温まで放冷後，濾過して使用する．作製後は2～3週間で染色性が低下するので，必要量だけを調製するのがよい．

②**ケルンエヒトロート（ヌクレアファースト赤）液**（259ページ参照）

注意点

ズダン黒B染色液に過染しないよう時々鏡検する．その他の注意点はSudan III染色と同様である．

染色結果

中性脂肪――黒青色～黒色（ズダン黒B）
リン脂質，糖脂質，脂肪酸――黒色（ズダン黒B）
コレステリン――暗青色（ズダン黒B）
核――ピンク色（ケルンエヒトロート）

口絵写真3-17

## 4）Nile blue（ナイル青）染色

染色目的

Sudan III染色と同様である．また，中性脂肪とその他の脂質を染め分けることができる．

染色原理

従来はメタクロマジーにより中性脂肪が赤く染色されるとされていたが，現在ではナイル青色素内に中性脂肪・コレステリンエステルとリン脂質・脂肪酸を染め分ける複数の成分が含まれていると考えられている．すなわち，主成分の塩基性色素がリン脂質や脂肪酸に結合し青色に染色するのに対し，副成分であるナイル赤がSudan IIIやoil red O染色と同様な原理で中性脂肪を淡赤色に染色すると考えられている．

適した固定・切片

厚さ5～10 μmのホルマリン固定凍結切片

染色手順

①凍結切片作製
②蒸留水で包埋剤を除去：2回，各30秒
③ナイル青染色液：60℃，5～20分

④流水水洗
⑤1%酢酸で分別：10〜20分（赤みが出るまで）
⑥蒸留水
⑦親水性封入剤で封入

> 染色試薬

**ナイル青染色液**：蒸留水100 mLにナイル青硫酸塩7 gを混和し，60℃の恒温器に一晩放置する（ときどき振盪する）．室温まで放冷後，保存液とし，濾過して使用する．

> 注意点

①固定，切片作製および封入における注意点については，冒頭（272ページ）で述べたとおりである．
②染色液は使用前に必ず濾過して，切片に色素結晶が沈着するのを避ける．
③長期間ホルマリンで固定された組織では，生じたギ酸の影響で中性脂肪の一部が脂肪酸に分解され，紫色に染色されることがある．
④1%酢酸による分別が不十分な場合は，切片中に色素の結晶が沈着することがある．

> 染色結果

中性脂肪，コレステリンエステル──淡赤色（ナイル赤）
リン脂質，脂肪酸，核──青色（ナイル青）

口絵写真3-17

## 5　核酸の染色法

DNAを検出するFeulgen反応と，DNAとRNAを染め分けるmethyl green-pyronin染色がある．

### 1) Feulgen（フォイルゲン）反応

> 染色目的

光学顕微鏡下でDNAを観察できる唯一の組織化学染色法として知られている．また，本反応の染色強度はDNA量と相関するため，顕微測光法（側注参照）を用いたDNA定量にも応用される．

> 染色原理

DNAを1 M **塩酸**で加水分解すると，プリン塩基（アデニン，グアニン）がデオキシリボースから遊離すると同時に，デオキシリボース残基の末端に**アルデヒド基**が生じる．このアルデヒド基に**シッフ試薬**を作用させると，複合体（フォイルゲン色素）が形成される．

> 適した固定・切片

多種の固定に対応できる．パラフィン切片の厚さは通常（3〜4 μm）でよいが，剥離防止剤をコーティングしたスライドガラスを使用する必要がある．

> 染色手順

①脱パラフィン，脱キシレン，親水

**顕微測光法**
細胞内に存在する核酸，蛋白などを顕微鏡下で定量する方法である．以前は，DNAの定量結果を腫瘍の良・悪性鑑別や患者予後の推定に応用する試みがなされていた．

②流水水洗，次いで蒸留水
③1M塩酸で加水分解：60℃，5〜10分
④冷たい1M塩酸で軽く洗浄
⑤シッフ試薬：30〜60分
⑥亜硫酸水で洗浄：3回，各2分
⑦流水水洗；鏡検
⑧脱水，透徹，封入

> 染色試薬

PAS反応（264ページ）を参照のこと．

> 注意点

①加水分解のための1M塩酸は2槽準備し，60℃に加温しておく．1槽目であらかじめ切片を温めてから，2槽目へ移す．加水分解に要する時間は，固定液の種類や組織の性状によって異なる．
②ライト緑液（298ページ参照）で後染色を行うことがある．

> 染色結果

DNA（核），DNAウイルス感染細胞の核内封入体，真菌・原虫・細菌の核物質——赤紫色（シッフ試薬）

口絵写真3-18

## 2） methyl green-pyronin（メチル緑・ピロニン）染色

> 染色目的

2種類の核酸（DNA，RNA）を染め分ける染色法で，Unna-Pappenheim（ウンナ・パッペンハイム）染色ともいわれる．**形質細胞**は細胞質内に豊富なリボゾームRNAを有するため，本染色によって形質細胞の同定が可能である．形質細胞が関与する疾患や腫瘍（**多発性骨髄腫**など）の補助診断に用いられる．

> 染色原理

正に荷電している塩基性色素（メチル緑，ピロニン）が，負に荷電する核酸のリン酸基に結合する．高度に重合した巨大分子のDNAはメチル緑で，重合度が低い低分子のRNAはピロニンで選択的に染色される．

> 適した固定・切片

RNAは水溶性物質のため無水エタノール，カルノア液による固定が望ましいが，中性緩衝ホルマリンでも染色は可能である．パラフィン切片の厚さは通常（3〜4μm）でよい．

> 染色手順

①脱パラフィン，脱キシレン，親水
②流水水洗，次いで蒸留水
③メチル緑・ピロニン液：20〜30分
④組織周囲の余分な染色液を濾紙で吸い取る
⑤n-ブタノールで分別，脱水：2〜3回，素早く；鏡検

⑥n-ブタノール・キシレン等量混合液を軽く通す
⑦透徹，封入

<u>染色試薬</u>

①**メチル緑・ピロニン染色液**：0.2%メチル緑液 15 mL，0.2%ピロニン Y（または G）液 15 mL，0.05 M 酢酸緩衝液（pH 4.2）20 mL を混合する．

②0.05 M 酢酸緩衝液（pH 4.2）：0.1 M 酢酸（酢酸 6 mL に蒸留水を加えて 1,000 mL にする）15 mL，0.1 M 酢酸ナトリウム（酢酸ナトリウム 13.6 g を蒸留水で溶解し，1,000 mL にする）5 mL と蒸留水 20 mL を混合する．

<u>注意点</u>

①メチル緑に含まれる少量のメチル紫を除去するため，クロロホルムによる抽出操作が必要となる．分液ロートに 0.2%メチル緑液を入れ，そこにほぼ等量のクロロホルムを加えて攪拌する．しばらく静置すると下層にクロロホルム（メチル紫が溶出して紫色に着色）が分離するので，これを捨てる．この操作を何回か繰り返して，クロロホルムが無色になればメチル紫抽出が完了する．

②適したメチル緑液の濃度やメチル緑液とピロニン液の割合は，組織の固定状態などによって異なるため，適宜調整したほうがよい．

③RNA に対するピロニン染色性は不安定であるのに加えて特異性も低いため，RNA を厳密に証明するにはリボヌクレアーゼ消化試験を行う必要がある．

<u>染色結果</u>

DNA（核）――青色～青緑色（メチル緑）
RNA（核小体，細胞質内粗面小胞体）――赤色（ピロニン）

口絵写真 3-19
口絵写真 3-20

## 6　アミロイドの染色法

**アミロイド**（amyloid）はデンプン（amylum）と同様にヨウ素に反応することから，デンプンと似ているという意味でその名がある．アミロイドの主成分は β 構造を有する線維性蛋白であり，前駆蛋白の違いによって数十種類の存在が明らかになっている．アミロイドは多発性骨髄腫，甲状腺髄様がん，慢性感染症や炎症を発端として，血管壁や組織間隙などの細胞外に生じる異常蛋白で，正常組織には存在しない．その沈着により**アミロイドーシス**を発症し，さまざまな臓器に機能障害を引き起こす．アミロイドーシスは全身性と限局性，さらにアミロイドの種類によって多種の病型に分類される．全身性アミロイドーシスには免疫グロブリン性アミロイドーシス（AL アミロイド），反応性 AA アミロイドーシス（AA アミロイド），透析アミロイドーシス（A$\beta_2$M アミロイド）などがあり，一方，限局性としては，脳，甲状腺のアミロイドーシスが代表的である．

<u>染色目的</u>

アミロイドーシスの確定診断においては，生検による病理組織学的検査でア

表 3-10 各種アミロイド染色の特徴

| アミロイド染色法 | 特　徴 | アミロイドの観察態度 |||
|---|---|---|---|---|
| | | 光学顕微鏡 | 偏光顕微鏡 | 蛍光顕微鏡 |
| Congo red 染色 | 標準的な方法 | 橙赤色 | 黄～緑色複屈折光 | 赤色蛍光 |
| direct fast scarlet（DFS）染色 | Congo red 染色で染まりにくい皮膚アミロイドやアミロイド苔癬など，微量のアミロイド検出に適する | 橙赤色 | 黄～緑色複屈折光 | 赤色蛍光 |
| Dylon 染色 | | 橙赤色 | 黄～緑色複屈折光 | 赤色蛍光 |
| toluidine blue 染色 | メタクロマジーを利用した方法 | 赤紫色 | ― | ― |
| thioflavin T 染色 | 蛍光色素を利用した方法で最も特異性が高い | ― | ― | 黄色蛍光 |

ミロイドを証明することが唯一の手段である．しかし，H-E 染色標本上では無構造なエオジン好性物質として観察されるため，硝子化との鑑別は不可能である．したがって，アミロイドを同定するためには，**Congo red 染色**などの特殊染色と，**偏光顕微鏡**による複屈折光の確認が重要な役割を担っている．各アミロイド染色法の特徴を**表 3-10** に示す．さらにアミロイド陽性症例に対しては，各種アミロイドに対する特異抗体を用いた免疫組織化学染色が行われ，病型が決定される．

## 1）Congo red（コンゴー赤）染色

染色原理

厳密な染色原理は明らかになっていないが，コンゴー赤がアミロイドに強く吸着される性質をもつことに基づいている．

適した固定・切片

アルコール固定が望ましいが，ホルマリンや中性緩衝ホルマリンでも十分である．通常，厚さ 3～4 μm のパラフィン切片を用いるが，アミロイドが微量と推定されるときは 5～8 μm が望ましい．

染色手順

① 脱パラフィン，脱キシレン，親水
② 流水水洗，次いで蒸留水
③ マイヤーのヘマトキシリン液：10 分
④ 流水水洗，色出し，次いで蒸留水
⑤ アルカリ・塩化ナトリウム・エタノール液：20 分
⑥ アルカリ・コンゴー赤液：20 分；鏡検
⑦ 無水エタノールで分別・脱水：3 回，素早く
⑧ 透徹，封入

染色試薬

① **マイヤーのヘマトキシリン液**（250 ページ参照）
② **アルカリ・塩化ナトリウム・エタノール液**：蒸留水 100 mL に塩化ナトリウム 10 g を加え，スターラーを用いて完全に溶解させる．これに無水エタ

ノール400 mLを加え，濾過して保存液とする．使用直前に，保存液100 mLに1％水酸化ナトリウム水溶液1 mLを加える．

③**アルカリ・コンゴー赤液**：80％エタノールにコンゴー赤1 gを加え，スターラーで30分間混和して溶解させる．次いで塩化ナトリウム10 gを加え，一晩攪拌して保存液とする．使用直前に，保存液100 mLに1％水酸化ナトリウム水溶液1 mLを加えて濾過する．

**注意点**

①固定時間が長いと染色性が低下する．
②陽性コントロール切片を同時に染色する．
③無水エタノールによる分別は素早く（標本を5回ほど上下），余分な色素を落とす程度とする．この操作に時間をかけると，陽性強度が低下する．
④非特異的な着色を生じることが多いため，染色陽性のときは，偏光顕微鏡で黄〜緑色の複屈折光を確認する．

**染色結果**

アミロイド——橙赤色（コンゴー赤）：光学顕微鏡観察像
アミロイド——黄〜緑色の複屈折光（コンゴー赤）：偏光顕微鏡観察像
核——青紫色（ヘマトキシリン）

> **過マンガン酸カリウム処理によるAAアミロイドと非AAアミロイドの鑑別法**
> 5％過マンガン酸カリウム水溶液と0.3％硫酸水溶液の等量混合液に3分間浸漬する．蒸留水で軽く水洗後，5％シュウ酸水溶液に切片が白色になるまで浸けた後，流水水洗し，Congo red染色を行う．AAアミロイドは陰性となるが，AAアミロイド以外は減弱しても陰性にはならない．ただし，本法には誤認が多いため，推奨されていない．
>
> 口絵写真3-21

## 7　線維素の染色法

### 1) PTAH (phosphotungstic acid hematoxylin；リンタングステン酸ヘマトキシリン) 染色

**染色目的**

**フィブリン（線維素）**やフィブリノイド（類線維素）の証明を目的とした染色法である．**播種性血管内凝固症候群**（DIC）における微小血栓形成の検索や線維素性炎，関節リウマチ，結節性動脈周囲炎の補助診断に用いられる．神経膠線維と膠原線維の鑑別，横紋の証明による**横紋筋肉腫**の補助診断にも利用される．

**染色原理**

ヘマトキシリンが酸化剤および自然酸化による成熟によってヘマテイン（赤褐色）となり，そのヘマテインとリンタングステン酸の錯体（青紫色）が形成される．青紫色の色調は，ヘマテインを挟み込んだリンタングステン酸の錯体分子（リンタングステン酸-ヘマテイン-リンタングステン酸）が大きいため，その吸収スペクトルが長波長側にシフトすることによる．フィブリンや横紋などは，この大きな錯体と水素結合などの親和によって染色されると考えられている．また，赤褐色の色調は，負（−）荷電のリンタングステン酸［$(PW_{12}O_{40})^{3-}$］が正（＋）荷電の組織成分に親和し，そのリンタングステン酸上にヘマテインが結合することによって得られるとされる．

**適した固定・切片**

ホルマリンまたは中性緩衝ホルマリン固定．パラフィン切片の厚さは通常

(3〜4μm）でよい．

[染色手順]
①脱パラフィン，脱キシレン，親水
②流水水洗，次いで蒸留水
③重クロム酸カリウム・塩酸液：60℃，1時間
④流水水洗
⑤0.5%過ヨウ素酸水溶液で酸化：15分
⑥流水水洗
⑦PTAH液：2〜24時間；鏡検
⑧無水エタノールで分別・脱水：3槽，素早く
⑨透徹，封入

[染色試薬]
①**重クロム酸カリウム・塩酸液**：3%重クロム酸カリウム水溶液100 mLに濃塩酸1 mLを加える．
②**PTAH液**：多数あるPTAH液調製法のなかで自然酸化による方法が一般的であるが，ここでは作製直後に使用できる調製法を示す．50 mLのビーカーにヘマトキシリン0.3 g，エタノール2 mLを加え溶解させる．これに0.6%ヨウ素酸ナトリウム水溶液10 mLを加え，スターラーで1時間攪拌すると次第に赤色沈殿物が生じる．その後，ビーカーを湯煎，沸騰させて，赤色沈殿物を溶解させる．液面に金属性の光沢を有する浮遊物がみられたら，火を弱めてそのまま5分間湯煎する．このとき，黒褐色の沈殿物が形成される．ビーカーを取り出し，水中で冷却後，濾過する（濾液は不要）．できるだけビーカーについている微細沈殿物をガラス棒で擦りとり，蒸留水で洗いながら濾紙に移す．濾紙の水分を新たな濾紙に吸着させ，40℃前後の恒温槽で2時間乾燥させる．別のビーカーに300 mLの蒸留水を用意し，リンタングステン酸2 gを溶解する．これに乾燥させた沈殿物を濾紙ごと投入し，ガラス棒で攪拌後，火にかけて沸騰させる．沸騰を1分間保ち，その後冷却し濾過する．濾液を染色液としてただちに使用できるが，2〜3日放置したほうが染色性がよい．

[注意点]
①PTAH液の染色時間は，染色液の酸化熟成度，標本の固定条件，染色目的物などにより異なる．目安として，線維素は2時間，横紋は2〜5時間，膠原線維および神経膠線維は6〜24時間である．鏡検して，染色が薄い場合は再度PTAH液に入れる．なお，染色時間が長くなっても共染することはない．
②分別・脱水では，PTAH液から水洗せずに直接無水エタノールに投入して数回上下させる．赤色成分が脱色されやすいため，素早く行う．

[染色結果]
線維素，類線維素，神経膠線維，横紋筋の横紋，平滑筋，核──青紫色
膠原線維，神経細胞，軸索──赤褐色

口絵写真3-22
口絵写真3-23

## 8　組織中の無機物質の染色法

病理組織学的検査で検出の対象となる金属は，生理的ないし病的な状態で沈着する**カルシウム**とヘモグロビン由来の**鉄**である．

### 1）鉄の検出法

#### (1) Berlin blue（ベルリン青）染色

**染色目的**

生体内のほとんどの鉄は，ヘモグロビン鉄（2価の鉄イオン $Fe^{2+}$）として体内の酸素運搬で利用されており，また，それ以外の鉄はフェリチンとして肝臓や脾臓に貯蔵されているため，これらは病理組織学的検索の対象とならない．しかし，溶血性疾患などによってヘモグロビンが破壊され，過剰な鉄が細網組織で処理しきれないと，それが**ヘモジデリン**（3価の鉄イオン $Fe^{3+}$）として諸臓器に沈着する．Berlin blue染色は，このように病的状態で沈着したヘモジデリンを検出することを目的としており，**ヘモジデローシス**および**ヘモクロマトーシス**の補助診断や，左心不全患者の肺内に認められる**心臓病細胞**（側注参照）の証明に用いられる．また，**アスベスト小体**（肺内に滞留した石綿繊維が鉄蛋白でおおわれたもの）を検出することによって，過去の石綿曝露を推定する目的でも利用される．

**染色原理**

3価の鉄イオン（$Fe^{3+}$）がフェロシアン化カリウム（黄血塩）$K_4[Fe(CN)_6]$ と結合すると，ベルリン青 $Fe_4[Fe(CN)_6]_3$ が形成されて呈色する．

**適した固定・切片**

水溶性物質のため無水エタノールやカルノア液による固定が望ましいが，ホルマリンや中性緩衝ホルマリンでも十分である．重金属を含む固定液は不適である．パラフィン切片の厚さは通常（3～4 $\mu m$）でよい．

**染色手順**

①脱パラフィン，脱キシレン，親水
②流水水洗，次いで蒸留水：3回
③フェロシアン化カリウム・塩酸混合液：30分
④蒸留水：3回；鏡検
⑤ケルンエヒトロート（ヌクレアファースト赤）液で核染色：5分
⑥流水水洗
⑦脱水，透徹，封入

**染色試薬**

①**フェロシアン化カリウム・塩酸混合液**：2％フェロシアン化カリウム水溶液 100 mL と 2％塩酸水 100 mL を使用直前に混合する．澄んだ黄色を呈する．
②**ケルンエヒトロート（ヌクレアファースト赤）液**（259ページ参照）

---

**心臓病細胞**

肺胞内のヘモジデリンを含有する塵埃細胞（マクロファージ）である．左心不全によって肺うっ血が生じると，肺胞内に赤血球が漏出する．その結果，塵埃細胞が崩壊した赤血球を貪食し，ヘモグロビン由来の鉄（ヘモジデリン）を蓄える．すなわち，心臓病に起因して塵埃細胞がヘモジデリンを含有するため，この名がある．

注意点
①自家融解により鉄を含む物質が溶出した組織は避ける．
②ホルマリン固定時間が長いと，生じたギ酸によって鉄が溶出し，染色性が低下する．
③染色過程では金属製器具は使用せずに，ガラス製または竹製のものを用いる．
④水道水中には鉄が含まれているため，切片の洗浄には蒸留水を使う．また，試薬調製用のガラス器具，染色バットなどの洗浄は十分に行い，蒸留水を通したものを使用する．

染色結果
3価鉄イオン，ヘモジデリン，アスベスト小体——青色（ベルリン青）
核——ピンク色（ケルンエヒトロート）

| 口絵写真 3-24 |
| 口絵写真 3-25 |
| 口絵写真 3-26 |

## 2）カルシウム染色法

### (1) Kossa（コッサ）反応

染色目的
生体内でカルシウムの99%は骨や歯に存在し，残りの1%は血清中で遊離型，アルブミン結合型として存在する．しかし，副甲状腺機能亢進症や骨破壊性疾患（悪性腫瘍などによる）が原因で高カルシウム血症になると，カルシウム（主にリン酸塩や炭酸塩）が沈着して**石灰化**（転移性石灰化）が起きる．また，血清カルシウム濃度が正常でも，壊死や変性に陥った組織では$CO_2$産生低下によるアルカリ化が原因で，石灰化（異栄養性石灰化）が生じる．このようにさまざまな原因で沈着した石灰化物はヘマトキシリン好性のため，H-E染色で簡単に認識できることが多い．しかし，他の沈着物との鑑別が困難な場合や沈着量が微量な場合は，カルシウムを証明するための特殊染色が必要となる．

染色原理
金属置換法の一つであり，カルシウムと結合している陰イオン（リン酸基，炭酸基など）を証明することによって，カルシウムを間接的に検出する方法である．組織内のカルシウム塩に硝酸銀を作用させると，カルシウムイオンは陰イオンから切り離され，銀イオンに置換されて銀塩として沈着する．これを光によって還元し，黒く可視化する．この方法は，銀塩がカルシウム塩より溶解度が低いことを利用したものである．

適した固定・切片
水溶性物質のため無水エタノールやカルノア液による固定が望ましいが，ホルマリンや中性緩衝ホルマリンでも十分である．パラフィン切片の厚さは通常（3〜4 $\mu$m）でよい．

染色手順
①脱パラフィン，脱キシレン，親水

表 3-11 主な生体内色素の性状と染色法

| 種類 | 生体内色素 | H-E染色の色調 | 溶解性 酸 | 溶解性 アルカリ | 酸化剤による漂白 | 硝酸銀の還元性 | 染色法（証明法） |
|---|---|---|---|---|---|---|---|
| 血色素性色素 | ヘモジデリン（血鉄素） | 黄褐色 | ＋ | － | － | － | Berlin blue 染色 |
|  | ビリルビン（胆汁色素） | 緑褐色 | － | －/＋* | －/＋*** | － | スタインのヨード反応, Gmelin法, ホール法 |
| 非血色素性色素 | メラニン | 褐色〜黒褐色 | － | －/＋** | ＋ | ＋ | Masson-Fontana 染色, Schmorl反応 |
|  | リポフスチン | 黄色〜黄褐色 | － | － | －/＋*** | ＋ | PAS反応, Schmorl反応, Masson-Fontana染色, 脂肪染色 |
| アーチファクト | ホルマリン色素 | 褐色〜黒褐色 | － | ＋ | － | － | カルダセウィッチ法ないしベロケイ法で消失 |

*：成分により一部溶解, **：強アルカリで溶解, ***：酸化剤の種類による.

②流水水洗，次いで蒸留水
③5％硝酸銀液で鍍銀：30分〜2時間；鏡検
④蒸留水：3回，各1分
⑤5％チオ硫酸ナトリウム水溶液で定着：2〜3分
⑥流水水洗
⑦ケルンエヒトロート（ヌクレアファースト赤）液で核染色：5分
⑧流水水洗
⑨脱水，透徹，封入

[注意点]
①ホルマリン固定時間が長いと染色性が低下する．
②硝酸銀液は直射日光または間接光の下で反応させる．

[染色結果]
石灰化物（リン酸カルシウム，炭酸カルシウム）──黒褐色（硝酸銀）
核──ピンク色（ケルンエヒトロート）

口絵写真 3-27

## 9 生体内色素の染色法

　生体内にはさまざまな色素が存在し，その性状，存在部位や量の変化をとらえることは病変を診断するうえでの手掛かりとなる．**生体内色素**はその由来によって**体外性（外来性）色素**と**体内性色素**に分類される．体外性色素には炭粉や刺青色素がある．また，体内性色素はその由来から**血色素性色素**（ヘモジデリン，ヘマトイジン，ビリルビン，ヘモグロビン，ヘマチン，ポルフィリン），**非血色素性色素**（メラニン，リポフスチン，セロイド色素），アーチファクト（**ホルマリン色素**；241ページ参照）に分けることができる．表3-11に，主な生体内色素の性状と染色法を示す．

## 1）メラニン色素の染色法

[染色目的]

メラニンとは，フェノール類物質が分子化して色素となったのものの総称である．メラノサイト（メラニン産生細胞）のメラノソームにおいて，血中から供給されたチロシンがチロシナーゼによって酸化されてDOPA，さらにはdopaquinoneへと代謝される．次いで，自然酸化を起こしてインドール化合物になり，それらが重合してメラニンが生合成される．H-E染色では淡黄色〜褐色〜黒色の顆粒として観察されるが，これはチロシンからDOPAを経てメラニンに至るまでの酸化の程度が異なることによる．

特殊染色によりメラニンを検出する目的は，**悪性黒色腫**を疑うH-E染色標本上でメラニンと他の生体内色素を鑑別することにある．メラニンのもつ銀還元性や酸化剤（過酸化水素，過マンガン酸カリウム）で漂白される特性を利用したメラニン証明法が知られている．しかし，悪性黒色腫の確定診断には，こうした特殊染色法よりも，S100蛋白，melanosome（HMB-45）やmelan-Aなどのメラニン細胞マーカーを検出する免疫組織化学染色のほうがよく利用されているのが現状である．

### (1) Masson-Fontana（マッソン・フォンタナ）染色

[染色原理]

細胞のもつ**銀還元性（銀親和性）**を利用した染色法であり，メラニンのもつ独自の還元力で黒染する．本法はメラニンだけでなく**神経内分泌顆粒**も検出可能であるため，**神経内分泌腫瘍**（neuroendocrine tumor；NET）（側注参照）の補助診断にも利用される．

[適した固定・切片]

ホルマリンまたは中性緩衝ホルマリン固定．パラフィン切片の厚さは通常（3〜4 μm）でよい．

[染色手順]

① 脱パラフィン，脱キシレン，親水
② 流水水洗，次いで蒸留水
③ フォンタナのアンモニア銀液で鍍銀：60℃，30分〜1時間（または37℃，12〜24時間）；鏡検
④ 蒸留水
⑤ 0.25％チオ硫酸ナトリウム水溶液で定着：2分
⑥ 流水水洗
⑦ ケルンエヒトロート（ヌクレアファースト赤）液で核染色：5分
⑧ 流水水洗
⑨ 脱水，透徹，封入

[染色試薬]

① **フォンタナのアンモニア銀液**：三角フラスコに10％**硝酸銀**水溶液を100 mL入れる（うち少量は別容器にとっておく）．これにアンモニア原液を1滴

> **神経内分泌腫瘍（NET）**
> 膵臓，消化管，肺，下垂体，甲状腺，副腎髄質などに存在する神経内分泌細胞に由来する腫瘍の総称である．NETが分泌するホルモンにより特徴的な症状が発現するものを機能性NETとよぶ．以前は，消化管や肺に生じるものはカルチノイドと称されていたが，現在はNETの名称に統一されている．

滴下すると，酸化銀の沈殿物が生じて濁る．その後，沈殿物が消えるまで「アンモニアを1滴ずつ滴下→軽くフラスコを振る」を繰り返す．沈殿物が消えたら，別にとっておいた10％硝酸銀水溶液を1滴ずつ滴下して，フラスコを振り，わずかに白濁するまで加える．密栓して暗所に一晩放置後，濾過する．この銀液10 mLと蒸留水30 mLを混和して，使用液とする．

②ケルンエヒトロート（ヌクレアファースト赤）液（259ページ参照）

[注意点]
①フォンタナのアンモニア銀液の反応時間は，メラニンの場合は約30分，神経内分泌顆粒の場合は1時間程度である．
②水道水中の塩素イオンが硝酸銀と反応して白濁を生じるのを避けるため，用いる器具類はすべて蒸留水で洗っておく．

[染色結果]
メラニン顆粒（メラノサイト，悪性黒色腫），神経内分泌顆粒（銀還元性細胞，NETの一部），リポフスチン──黒褐色（アンモニア銀）
核──ピンク色（ケルンエヒトロート）

口絵写真 3-28

## (2) DOPA（ドーパ）反応

[染色目的]
メラニン産生能力を確認する目的で利用される．DOPA反応陽性は，メラニンをもたない**悪性黒色腫**（amelanotic melanoma）の診断根拠となる．

[染色原理]
メラニンの生合成に関与する酸化酵素のチロシナーゼを検出して，間接的にメラニン産生能力を確認する方法である．メラニン産生能力を有する細胞に基質（DOPA）液を反応させると，チロシナーゼ活性部位に黒褐色の色素が形成される．この染色法は**酵素組織化学染色**の1つである．

[適した固定・切片]
厚さ4～6 μmの未固定**凍結切片**．

[染色手順]
①未固定凍結切片をスライドガラスへ貼付
②蒸留水
③0.1％ L-DOPA液：37℃，1～2時間
④蒸留水
⑤10％ホルマリン固定：15～20分
⑥流水水洗
⑦ケルンエヒトロート（ヌクレアファースト赤）液：5分
⑧脱水，透徹，封入

[染色試薬]
①0.1％ **L-DOPA液**：0.1 Mリン酸緩衝液（pH 7.4）に，0.1％となるようL-3,4-dihydroxyphenylalanine（L-DOPA）を溶解する．
②ケルンエヒトロート（ヌクレアファースト赤）液（259ページ参照）

染色結果

チロシナーゼ活性部位――黒褐色（L-DOPA）
核――ピンク色（ケルンエヒトロート）

## 10　内分泌細胞の染色法

染色目的

**内分泌細胞**とは，膵臓，下垂体，甲状腺などの内分泌組織に加えて，消化管，気管などにも局在し，ホルモン分泌を役割とする細胞をいう．一部の内分泌細胞は銀に反応する**神経内分泌顆粒**（ホルモンや活性アミンを貯蔵）をもち，その銀反応性から**好銀性細胞**と**銀還元性（銀親和性）細胞**に分類される．好銀性細胞は銀を還元できない細胞で，銀液に引き続いて還元剤に浸漬するGrimelius 染色によって検出される．銀還元性細胞は銀を自ら還元できるため，Masson-Fontana 染色の銀液に浸漬するだけで検出可能である．内分泌細胞の染色法は，神経内分泌顆粒を検出することにより，H-E 染色では判定が困難な**神経内分泌腫瘍（NET）**（285 ページ側注参照）の診断に役立てることを目的としている．しかし，現在，NET の補助診断で活用されているのは，神経内分泌マーカーのクロモグラニン A やシナプトフィジンを検出する免疫組織化学染色である．

### 1）Grimelius（グリメリウス）染色

染色原理

**好銀性細胞**の**神経内分泌顆粒**が弱酸性の硝酸銀液中にある銀イオンを吸着し，それを還元剤で黒色の銀粒子として沈着させる．銀を自ら還元できる**銀還元性細胞**も検出できる．

適した固定・切片

ホルマリンまたは中性緩衝ホルマリン固定．パラフィン切片の厚さは通常（3～4μm）でよい．

染色手順

① 脱パラフィン，脱キシレン，親水
② 流水水洗，次いで蒸留水
③ 0.03％硝酸銀液：37℃，24 時間
④ ヒドロキノン・亜硫酸ナトリウム液で還元：40～45℃，1 分
⑤ 蒸留水：3 回，各 1 分；鏡検
⑥ 2％チオ硫酸ナトリウム水溶液：2 分
⑦ 流水水洗
⑧ ケルンエヒトロート（ヌクレアファースト赤）液で後染色：5 分
⑨ 流水水洗
⑩ 脱水，透徹，封入

> 染色試薬

①0.03%硝酸銀液：0.2 M 酢酸・酢酸ナトリウム緩衝液（pH 5.6）10 mL，蒸留水 87 mL および 1%硝酸銀液 3 mL を混和して使用液とする．
②ヒドロキノン・亜硫酸ナトリウム液：ヒドロキノン 1 g と亜硫酸ナトリウム 5 g を蒸留水 100 mL に溶解する．
③ケルンエヒトロート（ヌクレアファースト赤）液（259 ページ参照）

> 注意点

①硝酸銀液の反応後，水洗することなくヒドロキノン・亜硫酸ナトリウム液へ入れると，組織片は淡黄色に着色する．蒸留水水洗後に鏡検し，染色されていない場合はチオ硫酸ナトリウム水溶液で定着後，蒸留水水洗を通して，新調した硝酸銀液に再度反応させる．
②使用するガラス器具，染色バットなどは念入りに洗浄した後，蒸留水を通す．また，染色過程では金属製器具を用いてはいけない．

> 染色結果

内分泌顆粒──茶褐色～黒褐色（硝酸銀）

正常では膵ランゲルハンス島α細胞（グルカゴン），消化管好銀性細胞（ガストリン，ヒスタミン），消化管銀還元性細胞（セロトニン），下垂体前葉細胞（LH，FSH，ACTH），甲状腺 C 細胞（カルシトニン），副腎髄質細胞（カテコールアミン）などが，腫瘍では上記の細胞を由来とする NET（膵グルカゴノーマ，消化管カルチノイド，下垂体腺腫，甲状腺髄様がん，褐色細胞腫など）が陽性となる．

核──ピンク色（ケルンエヒトロート）

口絵写真 3-29
口絵写真 3-30
口絵写真 3-31

## 2) Masson-Fontana（マッソン・フォンタナ）染色

細胞のもつ銀還元性（銀親和性）を利用した染色法であり，独自で銀を還元する能力を有する**内分泌細胞**や NET を黒染する（285 ページ参照）．

## 11　組織内病原体の染色法

組織に起こっている感染性病変の原因を同定する手段として，病原体の検出は重要である．H-E 染色標本で病原体に特有な組織反応像を把握することによって，病原体の存在をある程度推定できるが，組織内病原体の染色法を加えると感染性病変の診断精度をさらに高めることができる．細菌，真菌，スピロヘータ，リケッチア，原虫などの病原体やウイルス感染による封入体を組織内で見出すために行う染色法の種類は多いが，ここでは一般的に利用されている染色法を取り上げる．病原体の染色法を実施する際には，陽性コントロールを同時に染色して，適切な反応終了時間を見極めることが重要である．

## 1）一般細菌の染色法

### (1) methylene blue（メチレン青）染色

#### 染色目的
メチレン青はほとんどの細菌と親和性をもつため，広範囲に細菌を染色する方法として用いられる．

#### 染色原理
メチレン青は水に可溶性の塩基性色素である．正に荷電したメチレン青色素分子が負に荷電した細菌や核に結合する．アルカリ性の溶媒中で酸化・熟成させるとメチレンアズールが生じ，染色性が高まる．

#### 適した固定・切片
多種の固定に対応できる．パラフィン切片の厚さは薄いほう（3 μm 以下）が望ましい．

#### 染色手順
① 脱パラフィン，脱キシレン，親水
② 流水水洗，次いで蒸留水
③ メチレン青液：3～5 分
④ 軽く流水水洗：30～60 秒
⑤ 0.1％酢酸水溶液で分別：素早く
⑥ 流水水洗：2～3 分；鏡検
⑦ 95％エタノールで分別・脱水：2 回，素早く
⑧ 脱水，透徹，封入

#### 染色試薬
①**メチレン青液**：95％エタノール 100 mL にメチレン青 1.5 g を加えて撹拌し，上清を濾過して使用する（メチレン青原液）．メチレン青原液 30 mL，1％水酸化カリウム水溶液 1 mL，蒸留水 100 mL を混和し，37℃の恒温器中に放置する．約 1 カ月経つと酸化・熟成される．

#### 注意点
① 切片上に染色液を滴下する方法で 1 枚ずつ染色する．
② 1％酢酸水に入れて脱色し始めたら，流水で洗い，分別の程度を顕微鏡下で確認する．
③ 95％エタノールでも脱色が進行するので，ここでの浸漬は素早く行う必要がある．

#### 染色結果
細菌，真菌——濃青色（メチレン青）
核——青色（メチレン青）
細胞質——淡青色（メチレン青）

## (2) Giemsa（ギムザ）染色

### 染色目的
骨髄やリンパ節を対象とした血液細胞の観察，血液疾患の診断を主たる目的としているが，病原体（細菌，リケッチア，マラリア，トリパノソーマ，クラミジア）の観察にも有用である．とくに，胃生検組織における *Helicobacter pylori* の簡易染色として広く利用されている．

### 染色原理
ギムザ液には塩基性色素のメチレン青とアズール青（メチレン青の酸化により生じる），酸性色素のエオジン，両性色素のエオジン酸・メチレン青（メチレン青とエオジンが結合したもの）が含まれている．メチレン青およびアズール青は水溶液中で正に帯電しているため，負に帯電している病原体，核，リボゾームや好塩基性顆粒と結合する．それに対し，負に帯電しているエオジンは，正に帯電している赤血球や好酸性顆粒と結合する．一方，エオジン酸・メチレン青は好中球の顆粒を染める．

### 適した固定・切片
ホルマリンまたは中性緩衝ホルマリン固定．骨髄，リンパ節の場合は薄い切片（1〜2μm）が望ましく，切片が厚いと分別不良となる．その他の組織は通常の厚さ（3〜4μm）でよい．

### 染色手順
① 脱パラフィン，脱キシレン，親水
② 流水水洗，次いで蒸留水
③ ギムザ液：3時間〜一晩
④ 蒸留水：数秒；鏡検
⑤ 必要なら0.2％酢酸で分別；鏡検
⑥ 蒸留水：数秒
⑦ 切片を濾紙に挟んで，素早く余分な水を吸い取る
⑧ イソプロピルアルコールで脱水：3回，素早く
⑨ 透徹，封入

### 染色試薬
**ギムザ染色液**：リン酸緩衝液（pH 6.4）50 mLに対し，市販のギムザ液1 mLを加え混和する．使用時に調製する．

### 注意点
① ギムザ染色液の調製後は，時間の経過とともに沈殿物が生じ，染色性が低下する．
② 血液細胞の観察を目的とする場合は，ギムザ染色液の前に，リン酸緩衝液（pH 6.4）で3〜4倍に希釈したメイ・グリュンワルド液で40〜60分間染色すると，白血球の顆粒がより鮮明になる．
③ ギムザ染色液への浸漬は一晩行ったほうが，色調のバランスがよい標本に仕上がる．

④イソプロピルアルコールでも脱色されるため，分別を停止する目安としては，核が少し濃く染色されている時点が適当である．分別しすぎた場合は，蒸留水で切片を水洗した後，再度染色を行う．
⑤エタノールよりもイソプロピルアルコールで脱水したほうが，アズール青とエオジンの識別が明瞭となる．

> 染色結果

細菌，リケッチア，マラリア，トリパノソーマ，クラミジア──紫色〜青紫色（メチレン青およびアズール青）
核，好塩基性顆粒──紫色〜青紫色（メチレン青およびアズール青）
細胞質──淡青〜青色（メチレン青およびアズール青）
赤血球，好酸性顆粒──赤色（エオジン）
酸性粘液多糖類，好中球顆粒──赤紫色（エオジン酸・メチレン青）

> 口絵写真3-32

### (3) Gram（グラム）染色：Hucker-Conn（フッカー・コン）法

> 染色目的

グラム染色は，細菌分類における最も基本的かつ重要な染色法で，**グラム陽性菌**を濃青色に，**グラム陰性菌**を赤色に染め分ける．

> 染色原理

グラム陽性菌の細胞壁は多糖体が豊富で厚いが，グラム陰性菌の細胞壁は脂質二重膜でおおわれている．いずれの場合もクリスタル紫で染色し，ルゴール液を作用させると複合体が形成される．しかし，アセトン（あるいはエタノール）処理の工程で，細胞壁が厚く密なグラム陽性菌からは複合体が漏出しにくいが，脂質を多く含むグラム陰性菌の細胞壁は容易に破壊され，複合体が細胞外へ漏出しやすい．複合体が漏出したグラム陰性菌は，後染色（サフラニンO）により赤く染色される．

> 適した固定・切片

ホルマリンまたは中性緩衝ホルマリン固定．パラフィン切片の厚さは通常（3〜4 $\mu$m）でよい．

> 染色手順

①脱パラフィン，脱キシレン，親水
②流水水洗，次いで蒸留水
③フッカー・コンのクリスタル紫液：30秒
④流水水洗
⑤ルゴール液：20〜30秒
⑥切片を濾紙に挟んで，素早く余分な水を吸い取る
⑦アセトンで分別：2回，各10〜15秒（淡赤色になるまで）
⑧流水水洗；鏡検
⑨0.25％サフラニンO溶液：2〜10秒
⑩流水水洗
⑪乾燥，透徹，封入

染色試薬

①フッカー・コンのクリスタル紫液
- A液：クリスタル紫2gを無水エタノール20 mLに溶解する．
- B液：シュウ酸アンモニウム0.8gを蒸留水80 mLに溶解する．
- A液とB液を混合する．

②**ルゴール液**：ヨウ素1g，ヨウ化カリウム2gを蒸留水300 mLに溶解する．

③0.25%**サフラニンO溶液**：サフラニンO 2.5gを無水エタノール100 mLに溶かし，サフラニンO原液とする．これを蒸留水で10倍に希釈し，濾過して使用する．

染色結果

グラム陽性菌，真菌——濃青色（クリスタル紫）
グラム陰性菌および線維素——赤色（サフラニンO）
核——濃赤色（サフラニンO）
細胞質——ピンク色（サフラニンO）

口絵写真3-33

## 2）抗酸菌の染色法

**結核菌**を代表とする抗酸菌の染色法には，石炭酸フクシンを使った**Ziehl-Neelsen染色**と，蛍光色素を使った**ローダミンB・オーラミンO重染色**などがある．

### (1) Ziehl-Neelsen（チール・ネールゼン）染色

染色目的

組織内の**抗酸菌**（とくに**結核菌**）の染色法として広く利用されている．

染色原理

抗酸菌は，不飽和脂肪酸（ミコール酸を含む）と多糖類に富む細胞壁を有しているため，通常の水溶性染色液では色素が菌内に浸透しない．しかし，染色液に石炭酸（フェノール）を混合することによって，色素が抗酸菌へ浸透するようになる．一度細胞壁に入った色素は，酸やアルコールを用いても脱色されにくい（抗酸菌とよばれる理由）．

適した固定・切片

ホルマリンまたは中性緩衝ホルマリン固定．パラフィン切片の厚さは通常（3〜4μm）でよい．

染色手順

①脱パラフィン，脱キシレン，親水
②流水水洗，次いで蒸留水
③チールの石炭酸フクシン液：30分
④流水水洗
⑤1%塩酸アルコールで脱色，分別（切片が薄いピンク色になるまで）
⑥流水水洗；鏡検

⑦メチレン青液で後染色：3～10秒
⑧軽く流水水洗
⑨95％エタノールで分別，脱水：2回
⑩脱水，透徹，封入

染色試薬

①**チールの石炭酸フクシン液**：塩基性フクシン10gをガラス乳鉢で研磨しながら，無水エタノール100 mLを加えて溶解する．これを濾過後，褐色ビンに保存する（フクシン原液）．フクシン原液10 mLに5％石炭酸（フェノール）溶液90～100 mLを加えて混和，濾過して使用液とする．

②1％**塩酸アルコール**：70％エタノール99 mLに濃塩酸1 mLを混合する．

③**メチレン青液**（289ページ参照）

注意点

①抗酸菌の細胞壁には脂溶性のミコール酸が含まれているので，脱パラフィン工程に時間をかけると染色性が低下する．

②塩酸アルコールによる脱色，分別がポイントであり，切片が薄いピンク色になったらすぐに水洗する．

③メチレン青の染まりは薄いほうが，抗酸菌を観察しやすい．

④非活動性の結核菌，治療の影響を受けた結核菌，らい菌，*Nocardia*の染色性はよくない．一方で，リポフスチンやセロイドなどの抗酸性物質も染色される．

染色結果

結核菌，らい菌，非定型抗酸菌，*Nocardia*——淡赤色～濃赤色（石炭酸フクシン）

リポフスチン，セロイドなどの抗酸性物質——赤色（石炭酸フクシン）

抗酸菌以外の細菌——濃青色（メチレン青）

核——青色（メチレン青）

細胞質——淡青色（メチレン青）

口絵写真3-34

(2) **蛍光染色（ローダミンB・オーラミンO重染色）**

染色目的

**抗酸菌**が蛍光色素との親和性をもつことを利用した染色法で，少数の抗酸菌でも観察することができる．

染色原理

糖脂質に富む細胞壁をもつ抗酸菌にローダミン蛍光色素を付着させ，さらにオーラミン蛍光色素の石炭酸溶液を反応させることによって両蛍光色素を菌内へ浸透させる．着色した蛍光色素は，塩酸アルコールで分別しても脱色されない．

適した固定・切片

ホルマリンまたは中性緩衝ホルマリン固定．パラフィン切片の厚さは通常（3～4 $\mu$m）でよい．

染色手順
①脱パラフィン，脱キシレン，親水
②流水水洗，次いで蒸留水
③0.1％ローダミンB液：1分
④続いて0.1％オーラミンO液：15分
⑤軽く流水水洗
⑥1％塩酸アルコールで分別（切片の橙黄色が消えるまで）
⑦流水水洗
⑧メチレン青液で後染色：1〜3秒
⑨軽く流水水洗，次いで蒸留水
⑩乾燥
⑪流動パラフィン（側注参照）で封入

染色試薬
①**0.1％ローダミンB液**：ローダミンB 0.1 gを蒸留水100 mLに溶解する．
②**0.1％オーラミンO液**：オーラミンO 0.1 gを蒸留水95 mLに溶かし，60℃で加温しながら石炭酸（フェノール）5 mLを混合すると，黄白色の混濁した溶液となる．冷暗所に保存しておくと，2〜3日後に黄色透明となる．約1カ月間保存可能である．
③メチレン青液（289ページ参照）

> **流動パラフィン**
> 常温で液状を呈し，粘性が低く，水に不溶である．紫外線を吸収せず，自家蛍光を発しないため，蛍光顕微鏡観察用の封入剤として用いられている．ホワイトオイルともよばれる．

注意点
①オーラミンO単染色もあるが，ローダミンBとの重染色のほうが鮮明な蛍光が得られる．
②切片上に染色液を滴下する方法で1枚ずつ染色する．
③メチレン青液の後染色は薄いほうがよい．
④染色標本は冷暗所に保管し，かつ早めに鏡検する．
⑤蛍光顕微鏡観察に用いる励起フィルターは460〜500 nmで，吸収フィルターは540〜550 nmである．長時間観察すると蛍光が減弱するので，早めに写真撮影しておくとよい．

染色結果
抗酸菌——橙黄色蛍光（ローダミンB・オーラミンO）

## 3）スピロヘータの染色法

　酵素抗体法（311〜318ページ参照）が推奨されるが，**Warthin-Starry染色**をKerrが改良した方法が最も知られている．

### (1) Warthin-Starry（ワルチン・スタリー）染色：Kerr（ケル）変法

染色目的
原法は毛細管現象を利用して2％硝酸銀水溶液により鍍銀する方法であったが，Kerr変法は酸性銀液（pH 4.0）を用いて通常のパラフィン切片上で染色できるように改良されたものである．*Helicobacter pylori*も染め出される．

[染色原理]

スピロヘータやHelicobacter pyloriが酸性下で好銀性を示すことを利用している.

[適した固定・切片]

ホルマリンまたは中性緩衝ホルマリン固定.パラフィン切片の厚さは薄いほう（3 μm以下）が望ましい.

[染色手順]

①脱パラフィン，脱キシレン，親水

②流水水洗，次いで蒸留水

③硝酸銀酸性液：43℃，60分

④還元液：57℃，2〜7分（切片が淡褐色〜黄褐色になるまで）

⑤蒸留水：57℃，2回，素早く

⑥蒸留水：室温；鏡検

⑦脱水，透徹，封入

[染色試薬]

①**硝酸銀酸性液**：1%クエン酸水溶液25 mLを蒸留水975 mLに加えて，酸性液（pH 4.0）を作製する.次いで，硝酸銀1 gを酸性液100 mLに溶解する.

②還元液

A液：硝酸銀2 gを酸性液100 mLに溶解する.
B液：ゼラチン5 gを酸性液100 mLに溶解する.
C液：ヒドロキノン0.15 gを酸性液100 mLに溶解する.

A液15 mL，B液37.5 mL，C液20 mLをあらかじめ57℃に温めておき，使用直前に混合する.

[注意点]

①還元液に反応させる時間は，切片が淡褐色〜黄褐色を呈するまでを目安とする（黒色調を帯びる前に止める）.

②室温での蒸留水水洗の際に鏡検して，染色性を確認する.鍍銀が不十分な場合は素早く還元液に戻す.

③使用する器具は必ず蒸留水で洗浄したものを用いる.また，使用器具もあらかじめ指定温度に加温しておく.

[染色結果]

スピロヘータ，Helicobacter pylori──黒褐色〜黒色（硝酸銀）

背景──淡黄色〜淡褐色（硝酸銀）

---

**Helicobacter pylori（ヘリコバクター・ピロリ）の染色法**

H. pyloriは強酸性の胃内で生息できるグラム陰性らせん状桿菌である.慢性萎縮性胃炎，胃・十二指腸潰瘍，胃がんやMALTリンパ腫の発症にかかわることが知られているため，その検出は重要な意義をもつ.H. pyloriの染色法にはH-E染色，Giemsa染色（289ページ参照），Warthin-Starry染色，acridin orange染色，Genta染色，Gimenes染色，酵素抗体法，in situ hybridization法などがある.色素を用いる方法は，H. pyloriに対する特異性が十分ではない.特異性，検出感度および安定性などから，酵素抗体法（311〜318ページ参照）が推奨される.

口絵写真3-32

---

## 4）真菌の染色法

真菌を染め出す染色法は多数あるが，真菌の種類によって染色性が異なる（表3-12）.以下には，代表的な真菌染色法である**Gridley染色**と**Grocott染色**を取り上げる.なお，Cryptococcusの莢膜の検出には，mucicarmine染色

表 3-12 各種真菌染色法

| 染色法 | 陽性を示す真菌 | 染色液 | 染色性 |
|---|---|---|---|
| Gram 染色 | Candida, Cryptococcus, 放線菌, Nocardia | クリスタル紫液 | 濃青色 |
| PAS 反応 | Candida, Aspergillus, Cryptococcus, 放線菌 | シッフ試薬 | 赤紫色 |
| mucicarmine 染色 | Cryptococcus | ムチカルミン液 | 赤色 |
| Gridley 染色 | Candida, Aspergillus, Cryptococcus | コルマンフォイルゲン液 | 深紅色ないし赤紫色 |
| Grocott 染色 | Candida, Aspergillus, Cryptococcus, 放線菌, Nocardia, Mucor, Pneumocystis jirovecii | メセナミン銀液 | 黒褐色ないし黒色 |

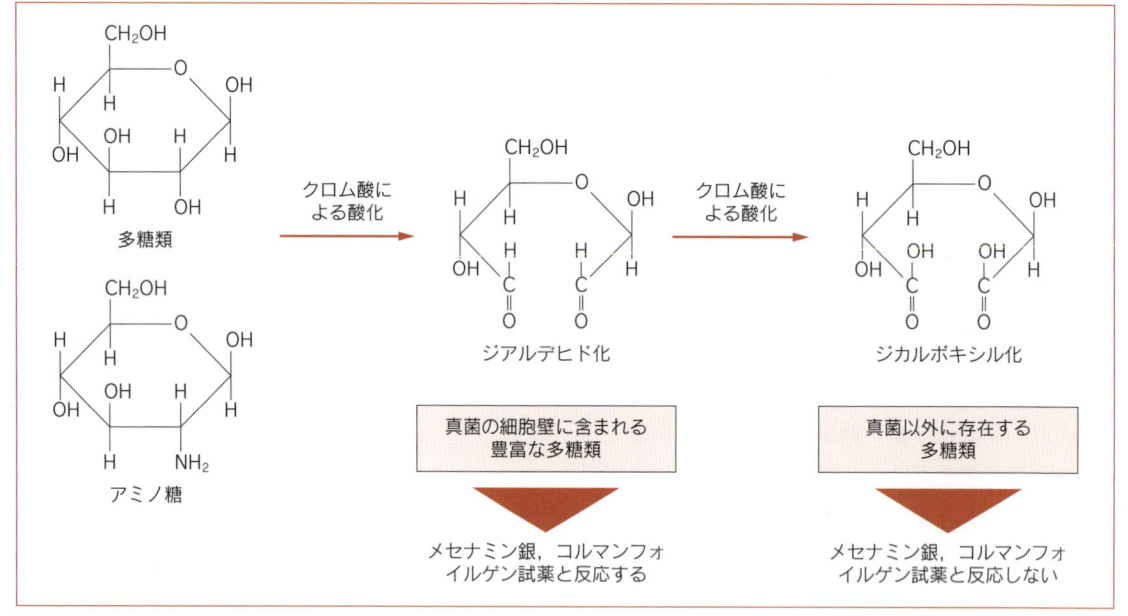

図 3-11 Gridley 染色，Grocott 染色の原理
真菌の細胞壁に含まれる多糖類のヒドロキシ基がクロム酸で酸化されると，アルデヒド基が形成されるが，さらに酸化されるとカルボキシル基になる．多糖類が豊富な真菌ではアルデヒド基が多く残り，それがメセナミン銀，コルマンフォイルゲン試薬と反応する．しかし，真菌以外に存在する多糖類はカルボキシル基にまで変化するため，メセナミン銀，コルマンフォイルゲン試薬とは反応しない．

(267 ページ参照) がよい．

### (1) Gridley（グリドリー）染色

**染色原理** (図 3-11)

真菌の細胞壁に含まれる多糖類のヒドロキシ基が**クロム酸**で酸化されると同時に，開環して，2 個のアルデヒド基（ジアルデヒド）が形成される．クロム酸は**アルデヒド基**をさらに酸化し，**カルボキシル基**にまで変える（過ヨウ素酸との違い）．多糖類が豊富な真菌ではアルデヒド基が多く残り，それが**コルマンフォイルゲン試薬**と反応する．しかし，真菌以外に存在する多糖類はカルボキシル基にまで変化するため，コルマンフォイルゲン試薬とは反応しない（PAS 反応との違い）．一方，システインなどの硫酸基を含む弾性線維はアルデヒド・フクシン液と反応する．

> 適した固定・切片

ホルマリンまたは中性緩衝ホルマリン固定．パラフィン切片の厚さは通常（3〜4μm）でよい．

> 染色手順

①脱パラフィン，脱キシレン，親水
②流水水洗，次いで蒸留水
③4％クロム酸（三酸化クロム）水溶液で酸化：60分
④流水水洗
⑤コルマンフォイルゲン試薬：15分
⑥0.25％亜硫酸水素ナトリウム水溶液：3回，各2分
⑦流水水洗
⑧70％エタノール：3回
⑨アルデヒド・フクシン液：30分
⑩95％エタノールで軽く洗う
⑪軽く流水水洗
⑫メタニール黄液：30秒
⑬軽く流水水洗
⑭脱水，透徹，封入

> 染色試薬

①**コルマンフォイルゲン試薬**：蒸留水200 mLを沸騰させ，火を止めてから塩基性フクシン1 gを少量ずつ加える．再び煮沸して十分に溶解させた後，濾過し冷却する．次いで，亜硫酸水素ナトリウム2 gを溶解し，1 M塩酸10 mLを加える．冷暗所に24時間放置後，活性炭0.5 gを加え，約1分間振盪後，濾過する．冷暗所に保存する．
②**アルデヒド・フクシン液**：塩基性フクシン1 gを70％エタノール200 mLに溶解し，濃塩酸2 mLを加える．さらにパラアルデヒド2 mLを混合して，2〜3日間（濃紫色になるまで）室温に放置する．
③**0.25％メタニール黄液**：メタニール黄0.25 gを蒸留水100 mLに溶解し，氷酢酸0.25 mLを加える．

> 注意点

①クロム酸水溶液による酸化時間が長すぎると真菌の染色性が低下する．
②コルマンフォイルゲン試薬の代わりにシッフ試薬を用いても同様な染色結果が得られる．
③組織の固定条件などにより菌体の染色性が異なることがある．また，本法は放線菌, *Nocardia*, *Mucor*, *Pneumocystis jirovecci* の検出には向かない．

> 染色結果

真菌――深紅色ないし赤紫色（コルマンフォイルゲン試薬）
弾性線維，粘液，軟骨基質（弾性線維成分）――紫色（アルデヒド・フクシン）
その他――黄色（メタニール黄）

## (2) Grocott（グロコット）染色

> 染色目的

すべての真菌に適用できる優れた染色法で，各菌体の特有な形態を確認できる．PAS 反応や Gridley 染色で染まりにくい**放線菌**，*Nocardia* や *Mucor* に加えて，*Pneumocystis jirovecii* も鮮明に染色される．

> 染色原理（図 3-11）

真菌の細胞壁に含まれる多糖類のヒドロキシ基が**クロム酸**で酸化されると，2 個の**アルデヒド基**（ジアルデヒド）が形成される．さらに酸化されると**カルボキシル基**となる（過ヨウ素酸との違い）．多糖類が豊富な真菌ではアルデヒド基が多く残り，それが**メセナミン銀**と反応する．しかし，その他の多糖類はカルボキシル基にまで変化するため，メセナミン銀と反応しない（PAS 反応との違い）．

> 適した固定・切片

ホルマリンまたは中性緩衝ホルマリン固定．パラフィン切片の厚さは厚いほう（4～6 μm）が望ましい．切片が薄すぎると菌体の構造が不明瞭となる．

> 染色手順

① 脱パラフィン，脱キシレン，親水
② 流水水洗，次いで蒸留水
③ 5％クロム酸（三酸化クロム）水溶液で酸化：60 分
④ 流水水洗
⑤ 1％亜硫酸水素ナトリウム水溶液で還元：1 分
⑥ 流水水洗，次いで蒸留水：3 回，各 1 分
⑦ メセナミン銀液：65℃のパラフィン溶融器内（染色液は 45～55℃），30～60 分
⑧ 蒸留水：3 回，各 1 分；鏡検
⑨ 0.1％塩化金水溶液：5 分
⑩ 蒸留水：3 回，各 1 分
⑪ 2％チオ硫酸ナトリウム水溶液で定着：3 分
⑫ 流水水洗
⑬ ライト緑液で後染色：1～2 分
⑭ 軽く流水水洗
⑮ 脱水，透徹，封入

> 染色試薬

① **メセナミン銀液**：5％**硝酸銀**水溶液 5 mL と 3％メセナミン（ヘキサメチレンテトラミン）水溶液 100 mL を混合すると白濁するが，撹拌していくと透明になる．これを冷蔵庫に保存する（メセナミン銀原液）．別に，5％ホウ砂（四ホウ酸ナトリウム）水溶液を用意しておく．使用時に，5％ホウ砂水溶液 2 mL，蒸留水 25 mL，メセナミン銀原液 25 mL を順に混和する．
② **ライト緑液**：蒸留水 100 mL にライト緑 SF 0.2 g と氷酢酸 0.2 mL を加え

---

**クロム酸を使用しない Grocott 染色**

クロム酸（劇物）による人体被害や環境汚染の問題を一掃するため，Grocott 染色の改良法が考案されている．この方法では，5％クロム酸処理（室温 60 分）の代わりに，加熱処理（95℃30 分または 120℃10 分）と 1％過ヨウ素酸処理（室温 10 分）を組み合わせることによって，遜色ない染色性が得られる．さらに，染色時間の短縮が可能となり，*Mucor* の染色性も向上する．
(Shiogama, K., et al.: New Grocott stain without using chromic acid. Acta. Histochem. Cytochem., 48 (1): 9～14, 2015)

て，ライト緑原液とする．原液 10 mL に蒸留水 50 mL を加えて使用する．

### 注意点
①クロム酸水溶液による酸化時間が短いと，背景物質の糖成分がアルデヒド基までしか変化しないため，共染を伴うことになる．逆に酸化が過度になると，真菌細胞壁の多糖類がカルボキシル基まで変化するので，真菌の染色性も低下する．

②メセナミン銀使用液に1%ゼラチン水溶液を1，2滴加えると銀鏡反応を防止できる．

③メセナミン銀液の反応時間は真菌の種類によって異なり，過染すると菌体の構造がわかりにくくなるので注意する必要がある．*Candida*, *Aspergillus* や *Cryptococcus* は短め，放線菌，*Nocardia*, *Mucor* や *Pneumocystis jirovecii* は長めにするとよい．陽性コントロール切片の菌塊が褐色，背景が淡黄色になった時点で蒸留水に移し，鏡検する．染色が不十分な場合は，再度メセナミン銀液へ浸漬する．

④使用する器具は必ず蒸留水で洗浄しておく．また，染色の工程では金属製器具を用いてはいけない．

### 染色結果
真菌の菌壁——黒褐色〜黒色（メセナミン銀）
背景——淡緑色（ライト緑）

口絵写真 3-35
口絵写真 3-36
口絵写真 3-37

**アメーバ原虫の染色法**
アメーバ原虫の特徴ある形態は H-E 染色でも観察できる．しかし，アメーバ原虫が豊富なグリコーゲンをもつことを利用して，PAS 反応，ベストの carmine 染色などのグリコーゲン染色（265 ページ側注参照）を施すとその検出は容易となる．

口絵写真 3-38

## 5）HBs 抗原の染色法

組織切片を用いた HBs 抗原の染色法としては orcein 染色，Victoria blue 染色および酵素抗体法（311〜318 ページ参照）がある．

### (1) orcein（オルセイン）染色

#### 染色目的
**弾性線維**の染色法として用いられていたが，酸化と還元を加えることによって HBs 抗原の証明にも利用できる．しかし，酵素抗体法よりも感度が低い．血清学的に HBs 抗原陽性を示す症例の 60〜70% が本染色で陽性となる．

#### 染色原理
HBs 抗原中のチオール基（-SH）やジスルフィド基（-S-S-）が過マンガン酸カリウムによって酸化され，生じたスルホン酸基（-SO$_3$H）がオルセイン色素と反応すると考えられている．

#### 適した固定・切片
ホルマリンまたは中性緩衝ホルマリン固定．パラフィン切片の厚さは通常（3〜4 $\mu$m）でよい．

#### 染色手順
①脱パラフィン，脱キシレン，親水
②流水水洗，次いで蒸留水
③酸化液：2〜5 分（切片が茶褐色になるまで）

XI 特殊染色 299

④流水水洗
⑤3%亜硫酸水素ナトリウム水溶液（または3%シュウ酸水溶液）で還元：約1分（切片が無色になればよい）
⑥流水水洗，次いで蒸留水
⑦オルセイン液：10分〜4時間
⑧70%エタノール〜無水エタノールで分別；鏡検
⑨流水水洗
⑩マイヤーのヘマトキシリン液で核染色
⑪流水水洗，色出し，再度流水水洗
⑫脱水，透徹，封入

染色試薬
①酸化液：過マンガン酸カリウム 0.15 g と硫酸 0.15 mL を蒸留水 100 mL に加える．
②**オルセイン液**：オルセイン 1 g を 70%エタノール 100 mL に溶解し，塩酸 1 mL を加える．
③**マイヤーのヘマトキシリン液**（250 ページ参照）

注意点
オルセイン液の染色時間や染色性は，オルセイン色素の品質や染色液の使用回数によって異なる．弾性線維の染まり具合を目安にするとよい．共染が強くなった場合や，染色性が低下した場合は新調する．

染色結果
HBs 抗原，弾性線維——茶褐色（オルセイン）
核——青紫色（ヘマトキシリン）

口絵写真 3-39

(2) Victoria blue（ビクトリア青）染色

染色目的
**弾性線維**の染色法として有用である（258 ページ参照）が，酸化と還元を加えることによって，HBs 抗原の証明にも利用できる．しかし，酵素抗体法よりも感度が低い．

染色原理
HBs 抗原中のチオール基（-SH）やジスルフィド基（-S-S-）が過マンガン酸カリウムによって酸化され，生じたスルホン酸基（-SO$_3$H）がビクトリア青色素と反応すると考えられている．

適した固定・切片
ホルマリンまたは中性緩衝ホルマリン固定．パラフィン切片の厚さは通常（3〜4 μm）でよい．

染色手順
①脱パラフィン，脱キシレン，親水
②流水水洗，次いで蒸留水
③酸化液：2〜5分（切片が茶褐色になるまで）

④流水水洗

⑤3％亜硫酸水素ナトリウム水溶液（または3％シュウ酸水溶液）で還元：約1分（切片が無色になればよい）

⑥流水水洗

⑦70％エタノール：2～3分

⑧ビクトリア青液：60分～一晩

⑨70％エタノールで分別：3回；鏡検

⑩流水水洗

⑪ケルンエヒトロート（ヌクレアファースト赤）液で核染色

⑫流水水洗

⑬脱水，透徹，封入

染色試薬

①酸化液（オルセイン染色と同様）

②**ビクトリア青液**（259ページ参照）

③**ケルンエヒトロート（ヌクレアファースト赤）液**（259ページ参照）

注意点

ビクトリア青の染色性が安定しない場合は，一晩浸漬したほうがよい．

染色結果

HBs抗原，弾性線維――青色（ビクトリア青）

核――ピンク色（ケルンエヒトロート）

口絵写真 3-39

## 12 神経組織の染色法

中枢神経組織は**神経細胞**（ニューロン）と**神経膠細胞**（グリア）から形成され，いずれも特有の突起を有している．神経細胞は細胞質内に**ニッスル小体**（顆粒）と**神経原線維**を含み，神経膠細胞は**神経膠線維**を含んでいる．特有の突起は**樹状突起**と**神経突起**に分かれる．樹状突起は神経原線維からなり，興奮を細

表 3-13　各種神経組織染色法

| 染色名 | 目的物 | 切片の種類 | 切片厚 | 染色液 | 染色性 |
|---|---|---|---|---|---|
| Nissl小体の染色 | ニッスル小体 | セロイジン切片<br>パラフィン切片 | 5～10 μm | クレシル紫液<br>トルイジン青液<br>チオニン液 | 紫色 |
| Klüver-Barrera染色 | 髄鞘 | パラフィン切片 | 5～10 μm | ルクソール・ファースト青液 | 青色 |
| | ニッスル小体 | | | クレシル紫液 | 紫色 |
| Bodian染色 | 神経原線維 | パラフィン切片 | 8～12 μm | プロテイン銀液 | 赤褐色～黒褐色 |
| Cajar染色 | 神経膠細胞 | 凍結切片 | 15～25 μm | ピリジン・アンモニア銀液 | 褐色～黒褐色 |
| Holzer染色 | 神経膠細胞，神経膠線維 | パラフィン切片 | 5～10 μm | クリスタル紫液 | 鮮明な青紫色 |
| PTAH染色 | 神経膠線維 | パラフィン切片 | 5～10 μm | リンタングステン酸ヘマトキシリン液 | 青紫色 |

胞体に伝える．神経突起は，細胞体から突起の末梢に向かって興奮を伝える**軸索**と**髄鞘**からなる．これら神経細胞や突起構造を染める特殊染色法（**表3-13**）は，中枢神経組織に生じる病変をとらえる目的で実施される．

## 1）Nissl（ニッスル）小体の染色法
### (1) cresyl violet（クレシル紫）染色

**染色目的**

**ニッスル小体**（顆粒）は，神経細胞内（とくに核周囲）に存在する粗面小胞体の集合体で，色質，虎斑物質とも表現される．ニッスル小体の染色法は神経細胞を可視化する方法の一つであり，神経細胞の分布や数の検索，神経細胞に生じる**中心性色質融解**（側注参照）の観察に用いられる．ニッスル小体の染色法には，塩基性タール色素である**クレシル紫**，**トルイジン青**，**チオニン**などを用いた染色がある．

> **中心性色質融解**
> 軸索が傷害を受けた神経細胞では蛋白質合成が亢進する．それが原因で，蓄積した蛋白によってニッスル小体と核が細胞辺縁に追いやられる現象を中心性色質融解という．

**染色原理**

正（＋）の荷電を有する塩基性色素が，負（－）のリン酸基をもつニッスル小体や核にイオン結合することによって染色される．

**適した固定・切片**

アルコール固定のセロイジン切片が最適であるが，ホルマリンまたは中性緩衝ホルマリン固定のパラフィン切片でも染色性に大差はない．切片の厚さは厚いほう（5～10μm）が望ましい．

**染色手順**

①脱パラフィン，脱キシレン，親水
②流水水洗，次いで蒸留水
③クレシル紫液：60℃，10分
④流水水洗：2分
⑤70％，80％，90％エタノール：素早く；鏡検
⑥無水エタノール：3槽
⑦透徹，封入

**染色試薬**

**クレシル紫液**：クレシル紫0.1 gを蒸留水100 mLに溶解する．これに酢酸0.1 mLを加え，60℃で2時間加温後，濾過して使用液とする．

**注意点**

70～90％エタノールでの分別は，余分な色素を洗い落とす程度でよい（切片を数回上下に浸漬する）．顕微鏡下で染色性を確認する．

**染色結果**

ニッスル小体，核──紫色（クレシル紫）

口絵写真3-40

## 2）髄鞘・Nissl 小体の染色法

### (1) Klüver-Barrera（クリューバー・バレラ）染色

**染色目的**

同一切片内で**髄鞘**（側注参照）と**ニッスル小体**を染め分ける染色法である．髄鞘を染色する目的は，多発性硬化症や橋中心髄鞘崩壊症などの**脱髄疾患**，中毒性疾患などに認められる髄鞘の傷害の有無や程度を調べることである．ニッスル小体を検出する目的は cresyl violet 染色の項で述べた．

**染色原理**

ルクソール・ファースト青の染色原理は十分に解明されていないが，髄鞘に含まれる脂質のコリン基とルクソール・ファースト青の官能基が親和する疎水結合によるものと考えられている．

**適した固定・切片**

ホルマリンまたは中性緩衝ホルマリン固定．パラフィン切片の厚さは厚いほう（5〜10 μm）が望ましい．

**染色手順**

①脱パラフィン，脱キシレン
②95％エタノール
③ルクソール・ファースト青液：56℃，16〜24 時間
④95％エタノール
⑤蒸留水
⑥0.05％炭酸リチウム水溶液で分別
⑦70％エタノールで分別：2 槽
⑧蒸留水で分別停止；鏡検
⑨流水水洗
⑩0.1％クレシル紫液：37℃，2〜5 分
⑪95％エタノールで分別：2 槽；鏡検
⑫脱水，透徹，封入

**染色試薬**

①**ルクソール・ファースト青液**：ルクソール・ファースト青 MBS 0.1 g を 95％エタノール 100 mL に溶解し，10％酢酸 0.5 mL を加える．濾過して使用する．

②**0.1％クレシル紫液**：クレシル紫 0.1 g を蒸留水 100 mL に溶解し，10％酢酸 0.5 mL を加える．濾過して使用する．

**注意点**

①ルクソール・ファースト青液による染色後は，室温で放冷してから 95％エタノールに浸漬する．

②過剰に染色されたルクソール・ファースト青を炭酸リチウムと 70％エタノールで分別する．まず，炭酸リチウムで切片を上下に 10 回ほど動かし，色素が溶出し始めたら 70％エタノールへ移し，同様に切片を 10 回ほど上下

---

**髄鞘**

軸索（神経原線維）の周りを円筒状に取り巻いて有髄神経を形成する鞘で，脂質に富み，絶縁体として働く．有髄神経の活動電位は，髄鞘の隙間部分のみを経由して飛び飛びに伝わるため，伝導速度の高速化が可能となる．脱髄疾患では，髄鞘の消失により伝導速度が遅くなり，さまざまな神経症状が引き起こされる．

させ脱色する．その後，蒸留水になじませ，分別を停止させる．顕微鏡で髄鞘の染色性を確認し，皮質に着色が残る場合は再度分別を行う．
③95％エタノールでの分別後は神経細胞（核とニッスル小体）の染色性を顕微鏡で確認し，神経細胞以外が染色されている場合は再度分別を行う．

染色結果
髄鞘──青色（ルクソール・ファースト青）
ニッスル小体，核──紫色（クレシル紫）

口絵写真 3-40
口絵写真 3-41

### 3）神経原線維の染色法
#### （1）Bodian（ボディアン）染色

染色目的
**神経原線維**は微小管ないしニューロフィラメントからなる好銀性線維で，神経細胞の細胞質，神経突起および樹状突起内に存在する．Bodian 染色は脳変性疾患における神経原線維の異常，とくにアルツハイマー病で生じる**老人斑**（アミロイド塊を取り囲む変性した神経突起）や**神経原線維変化**（微小管結合蛋白の一つであるタウ蛋白が凝集・線維化した neurofibrillary tangle），またメンケス病における樹状突起の変化などの検索に利用される．

染色原理
神経原線維の好銀性を利用し，プロテイン銀で鍍銀する染色法である．

適した固定・切片
ホルマリンまたは中性緩衝ホルマリン固定．パラフィン切片の厚さは厚いほう（8〜12 μm）が望ましい．

染色手順
①脱パラフィン，脱キシレン，親水
②流水水洗，次いで蒸留水
③1％プロテイン銀液（遮光）：37℃，12〜48 時間
④蒸留水：3 回，各 1 分
⑤ハイドロキノン・硫酸ナトリウム液で還元：5 分
⑥蒸留水：3 回，各 1 分
⑦0.5％塩化金水溶液：30〜50 分（淡灰白色になる）
⑧蒸留水
⑨2％シュウ酸水溶液：30 分（赤色調が加わる）；鏡検
⑩流水水洗
⑪5％チオ硫酸ナトリウム水溶液：5 分
⑫流水水洗
⑬脱水，透徹，封入

染色試薬
①**プロテイン銀液**：ビーカーに 100 mL の蒸留水を入れ，プロテイン銀 1 g を静かに重層して自然溶解させる．染色バットの底に銅片（触媒）4〜6 g を

表 3-14　代表的な酵素組織化学染色

| 染色法 | 発色原理（基質） | 固定 | 局在 | 備考 |
|---|---|---|---|---|
| alkaline phosphatase（アルカリホスファターゼ）染色 | ・アゾ色素法（ナフトール AS-BI リン酸塩，ナフトール AS-MX リン酸塩）<br>・金属塩法（β-グリセロリン酸塩）<br>・ホルマザン色素法（ブロモクロロインドリルリン酸） | 10％中性緩衝ホルマリン，4％パラホルムアルデヒドなど；4℃．新鮮凍結切片の固定にはアセトンも可 | 小腸，近位尿細管，毛細胆管，胎盤，骨芽細胞など | |
| acid phosphatase（酸ホスファターゼ）染色 | ・アゾ色素法（ナフトール AS-BI リン酸塩，ナフトール AS-MX リン酸塩）<br>・金属塩法（β-グリセロリン酸塩） | 10％中性緩衝ホルマリン，4％パラホルムアルデヒドなど；4℃．新鮮凍結切片の固定にはアセトンも可 | 前立腺，腎臓，肝臓，脾臓，赤血球，血小板，破骨細胞など | 耐熱性酸ホスファターゼはパラフィン切片でも検出可能 |
| naphthol AS-D chloroacetate esterase（ナフトール AS-D クロロアセテートエステラーゼ）染色 | ・アゾ色素法（ナフトール AS-D クロロアセテート） | 10％ホルマリン | 骨髄顆粒球系（前骨髄球～好中球），肥満細胞 | パラフィン切片でも検出可能 |
| peroxidase（ペルオキシダーゼ）染色 | ・酸化法（ジアミノベンチジン，クロロナフトール，ジアミノフルオレン） | 10％ホルマリン，10％中性緩衝ホルマリン．新鮮凍結切片の固定にはホルマリン・エタノール等量混合液 | 顆粒球（好中球，好酸球） | 脱水，透徹，非水溶性封入剤による封入が可能（クロロナフトールを用いた場合は不可） |
| acetylcholinesterase（アセチルコリンエステラーゼ）染色 | ・金属塩法（ヨウ化アセチルチオコリン） | 10％ホルマリン，4％パラホルムアルデヒドなど；4℃ | 神経，筋 | |

置き，銀液を加えてただちに使用する．

**②ハイドロキノン・硫酸ナトリウム液**：ハイドロキノン 1 g と無水硫酸ナトリウム 4 g を蒸留水 100 mL に溶解する．

> 注意点

①プロテイン銀液の反応は遮光した状態で行う．反応後は，1～2 時間室温で放冷する．
②塩化金液へ浸漬する時間は，長いほうが染色性良好である．

> 染色結果

神経原線維，軸索，樹状突起，神経終末——赤褐色～黒褐色（プロテイン銀）　　口絵写真 3-42

## 13　酵素組織化学染色

　酵素組織化学染色（enzyme-histochemical staining）とは，酵素反応を利用して生体組織における酵素の局在を可視化する技法である．一定条件下で各酵素の反応特性に応じた基質を作用させ，酵素反応によって基質が分解されて生じた産物を捕捉し，非水溶性の色素として沈着させる．多種の酵素組織化学染色法があるが，免疫組織化学染色（とくに酵素抗体法）によって検出できるマーカーが爆発的に増えたことによって，日常の病理学的検査業務に酵素組織化学染色を利用する施設は極端に少なくなった．したがって，本書では，代表

的な酵素組織化学染色について総論的に解説するにとどめる（**表3-14**）.

パラフィン切片を用いた各種染色との違いとしては，酵素はパラフィン包埋標本作製過程で失活しやすいため，凍結切片の使用が基本となる点である．また，最終的に沈着した色素は有機溶剤に溶出しやすいものが多いため，水溶性封入剤で封入する場合がほとんどである．酵素組織化学染色の原理は，つぎのように要約される．

### 1）アゾ色素法

ナフトール誘導体（ナフトール AS-BI リン酸塩，ナフトール AS-MX リン酸塩，ナフトール AS-D クロロアセテートなど）を基質として，酵素反応によって解離したナフトール AS をジアゾニウム塩（カプラー）と結合させ，不溶性のアゾ色素を形成させる．使用されるカプラーには，ファスト青RR塩（青色），ファスト赤紫LB塩（赤色），ファストガーネットGBC塩（茶色），ヘキサゾニウム・パラローズアニリン（赤色）などがある．

### 2）ホルマザン色素法

alkaline phosphatase 染色の場合，ブロモクロロインドリルリン酸（5-bromo-4-chloro-3-indolyl phosphate；BCIP）が酵素反応によって脱リン酸化を受け，その反応によりニトロ青テトラゾリウム（nitro blue tetrazolium；NBT）が還元され，不溶性のホルマザン色素が生成される．一方，コハク酸脱水素酵素や乳酸脱水素酵素の場合は，酵素反応により基質（水素供与体）から生成した水素イオンによりNBTが還元され，ホルマザン色素として沈着する．

### 3）金属塩法

酵素反応による加水分解産物を金属イオン（鉛イオン，銅イオンなど）で捕捉し，酵素の局在部位に沈着させる．phosphatase 染色の基質としては $\beta$-グリセロリン酸塩，acetylcholinesterase 染色の基質にはヨウ化アセチルチオコリンが用いられる．

### 4）酸化法

過酸化水素のもとで，基質の水素供与体（ジアミノベンチジン，クロロナフトール，ジアミノフルオレンなど）が酵素（ペルオキシダーゼ）の作用によって酸化型（有色色素）となり沈着する．

## 14　免疫組織化学染色

### 1）総論

**免疫組織化学染色**（immunohistochemical staining, **免疫染色**, immunostaining ともよばれる）は，**抗原抗体反応**を利用して，組織・細胞内にある抗原物質の局在を可視化する形態学的手法である．免疫組織化学染色は，いまや

表 3-15 酵素抗体法と蛍光抗体法の比較

|  | 酵素抗体法 | 蛍光抗体法 |
| --- | --- | --- |
| 使用顕微鏡 | 光学（明視野）顕微鏡 | 蛍光顕微鏡，共焦点レーザー顕微鏡 |
| 標識物質 | 酵素（ペルオキシダーゼ，アルカリホスファターゼなど） | 蛍光色素（FITC, Cyシリーズ, Alexa Fluorシリーズなど） |
| 感度増強法 | 高感度検出法の利用 | 高輝度蛍光色素の利用 |
| 発色操作 | 必要 | 不要 |
| 核染色 | ヘマトキシリン，メチル緑 | DAPI, Hoechst, PI |
| コントラスト | ときに不良 | 良好 |
| 背景（組織構造）の判別 | 容易で，陽性細胞の同定が可能 | わかりにくい |
| 非特異的シグナルの原因 | 内因性酵素活性など（ブロッキングが必要） | 自家蛍光 |
| 多重染色 | 細胞内局在が同一の場合は識別困難 | 適している |
| 標本の保存性 | 長期にわたり可能 | 基本的には1～2週間で退色（ただし，現在では長期保存可能な色素と封入剤がある） |
| 電子顕微鏡への応用 | 可能（免疫電顕法） | 基本的に不可能 |
| 自動化 | されている | されていない |

FITC : fluorescein isothiocyanate, DAPI : diamidinophenylindole, PI : propidium iodide.

医学や生物学の研究や病理診断の領域になくてはならない技法となっている．

### 染色目的・種類

免疫組織化学染色によって，前述したH-E染色や特殊染色では検出できない腫瘍マーカー，がん関連遺伝子産物，免疫グロブリン，ホルモン，病原体などの抗原蛋白を特異的に同定・証明できる．免疫組織化学染色は標識物質によって，**酵素抗体法**（immunoenzyme method），**蛍光抗体法**（immunofluorescence method），**重金属標識抗体法**および**放射性同位元素標識抗体法**に分類されるが，病理組織学的検査のなかで後二者を実施することはまずない．したがって，本書の内容は酵素抗体法と蛍光抗体法に限定する．

酵素抗体法と蛍光抗体法の比較を**表 3-15**に示す．酵素抗体法には，①染色標本を光学顕微鏡で観察することができる，②組織構造を確認しながら抗原物質の発現・局在を判定できる，③標本の永久保存や免疫電顕法への応用が可能であるなどの利点がある．さらに，抗原性賦活化法や高感度検出法の開発・普及により，凍結標本でしか検出できないとされてきた多くの抗原を，ホルマリン固定パラフィン切片上で証明できるようになった．また，酵素抗体法の自動化も進んでいる（『最新臨床検査学講座　検査機器総論』204ページの側注参照）．

一方，蛍光抗体法では，黒い背景のなかの蛍光発色というかたちで描写され，陽性像をはっきりととらえることができる．しかし，背景の組織像を確認しにくいため，発現細胞の同定が困難な場合がある．また，蛍光の減衰が起こるため，染色標本の保存可能期間が短いことや暗室が必要であることが欠点

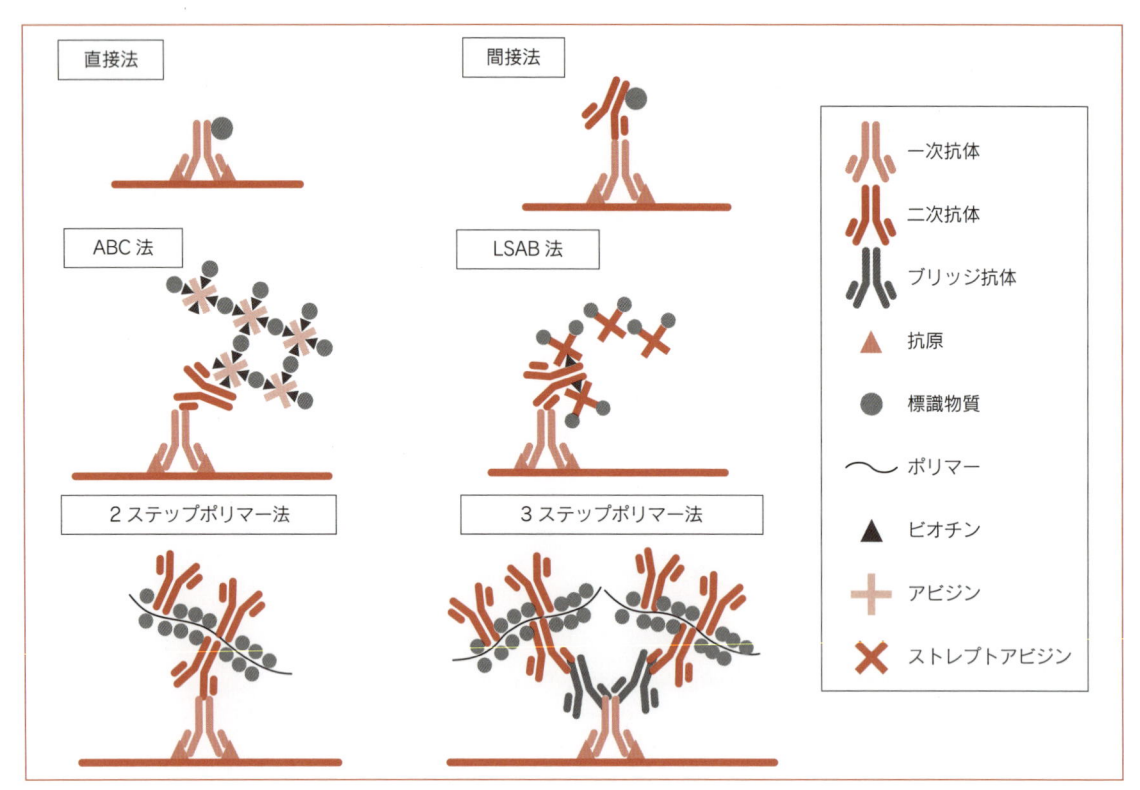

図 3-12　免疫組織化学染色の原理

とされてきた．しかし最近では，長期保存可能な蛍光色素，蛍光減衰の少ない封入剤や暗室を必要としない蛍光顕微鏡が開発されている．日常の病理組織学的検査における蛍光抗体法は，腎臓や皮膚などの凍結切片を用いて，免疫グロブリンや補体の沈着を観察するために利用されることが多い．

異なる標識物質や発色基質を用いて，同一切片上で 2 種の抗原物質を同時に検出する方法を**二重免疫組織化学染色法（二重免疫染色法）**という．酵素抗体二重染色法は，組織内局在が異なる抗原の同時観察には有用であるが，細胞内局在が同一である場合は，色調の重なりから同時発現を判断するのがむずかしい．ところが，蛍光抗体二重染色法では，波長の異なる蛍光色素を利用することによって，細胞内局在が同一である抗原でさえも明瞭に映し出すことができる．なお，二重免疫組織化学染色法の技術については成書を参照していただきたい．

染色原理

免疫組織化学染色は基本的には抗原抗体反応と可視化（発色）の 2 つのプロセスよりなっており，以下のようにさまざまな方法がある（図 3-12）．

(1) 抗原抗体反応

① 直接法

目的抗原に，酵素ないし蛍光色素を直接標識した特異抗体を反応させる．短

時間で染色が完了するが，感度は劣る．主に蛍光抗体法で利用されている．
② **間接法**
一次抗体（目的抗原に対する特異抗体）を反応させた後に，酵素ないし蛍光色素を標識した二次抗体（一次抗体を抗原として，異なる動物種で作製した抗体）を反応させる．直接法よりも染色工程は増えるが，感度は高まる．また，一次抗体にそのつど標識する必要がない．現在では，主として蛍光抗体法に応用されている．
③ **ペルオキシダーゼ・抗ペルオキシダーゼ（peroxidase anti-peroxidase；PAP）法，アルカリホスファターゼ・抗アルカリホスファターゼ（alkaline phosphatase anti-alkaline phosphatase；APAAP）法**
一次抗体に続いて二次抗体を反応させ，次いで一次抗体と同じ動物種で作製した抗ペルオキシダーゼ抗体とペルオキシダーゼの複合体（または抗アルカリホスファターゼ抗体とアルカリホスファターゼの複合体）を反応させる．酵素を抗体に直接標識することなく，全反応が抗原抗体反応からなる．非特異的反応が多く，現在では利用されていない．
④ **アビジン・ビオチン・酵素複合体（avidin-biotin-enzyme complex；ABC）法**
**アビジン**（卵白の塩基性蛋白）と**ビオチン**（ビタミンH）の間に形成される強固かつ特異的な親和性を利用した方法である．一次抗体に次いで，ビオチン標識二次抗体を反応させる．一方，ビオチンに酵素を標識し，これにアビジンを結合させるとアビジン・ビオチン・酵素複合体（ABC）が形成される．この複合体の一部にはアビジンの未反応基が残っており，これが二次抗体に標識されたビオチンと結合する．ABCには多数の酵素が結合しているため，感度が著しく高まる．頻用されていた時期もあったが，現在ではあまり使われなくなった．
⑤ **標識ストレプトアビジン・ビオチン（labeled streptavidin-biotin；LSABまたはSAB）法**
ペルオキシダーゼを直接標識した**ストレプトアビジン**（*Streptomyces avidinii*から抽出されたアビジン様蛋白）を用いて，ビオチン標識二次抗体を検出する方法である．ペルオキシダーゼ標識ストレプトアビジンの分子量はABCよりも小さいため，組織内への浸透性がよく，より高い感度が期待できる．また，ストレプトアビジンは等電点が弱酸性～中性であるため，アビジン（等電点が塩基性）よりも組織への非特異的結合が少ないとされている．酵素抗体法で比較的よく利用されているが，蛍光抗体法にも応用できる．
⑥ **ポリマー法**
**ポリマー試薬**（デキストランやアミノ酸からなるポリマーに酵素と二次抗体が多数標識されている）を用いる高感度法である．2ステップポリマー法では，一次抗体を反応させ，次にポリマー試薬を反応させる．3ステップポリマー法（intercalated antibody-enhanced polymer；iAEP法ともよばれる）

では，一次抗体とポリマー試薬の間に抗体をブリッジさせることによって感度を高めている（2ステップポリマー法よりも2〜5倍感度が高い）．ポリマー法の特徴は，（ストレプト）アビジン・ビオチンを利用する方法以上に高感度であり，かつ内因性ビオチン（313ページ参照）による非特異反応を伴わない点である．自動免疫組織化学染色装置はポリマー法かLSAB法を応用している．

⑦catalyzed signal amplification（CSA）法
ABC法に，ビオチン標識タイラマイドとペルオキシダーゼとの触媒反応を組み合わせた超高感度システムである．細胞内に微量にしか存在しない抗原を検出する目的以外には使用されない．

以上の方法を感度順に列挙すると，直接法＜間接法＜PAP法・APAAP法＜ABC法＜LSAB法≦2ステップポリマー法＜3ステップポリマー法＜CSA法となる．

### (2) 可視化（発色）

#### ① 酵素抗体法における発色の原理

酵素抗体法では，標識された酵素の活性を利用して基質を発色させ，抗原局在部位を可視化する．**標識酵素**としては**西洋ワサビペルオキシダーゼ**（horseradish peroxidase；HRP）が最も多く用いられており，次いで**アルカリホスファターゼ**（alkaline phosphatase；ALP）である（市販されている主な発色基質（HRP用とALP用）を側注に示す）．

ペルオキシダーゼは，**過酸化水素**の存在下で酸化を触媒する酵素である．標識酵素がHRPの場合，発色基質としては**ジアミノベンチジン**（3,3'-diaminobenzidine；DAB）がよく用いられている．HRPによって，DAB（水素供与体）の水素が過酸化水素（水素受容体）へ転移される結果，DABが酸化され，茶褐色に呈色する．

$$2\alpha H（DAB；無色）+ H_2O_2 \rightarrow 2\alpha（DAB酸化物；茶褐色）+ 2H_2O$$

一方，ALPは，アルカリ性の状況下でリン酸化合物を分解する酵素である．ブロモクロロインドリルリン酸（BCIP）はALPによって脱リン酸化を受ける．その反応によりニトロ青テトラゾリウム（NBT）が還元されて，不溶性のホルマザン色素（青紫色）が生成される．もう一つの発色機序としては，ナフトールリン酸エステルがALPの作用でナフトールとなり，それがファスト赤やニューフクシンなどのジアゾニウム塩と結合し，不溶性のアゾ色素が生成される．

#### ② 蛍光抗体法における発色の原理

光源から発せられた光から，使用する**蛍光色素**に適した波長帯の光だけを透過させるために，**励起フィルタ**が使われる．励起フィルタを通過した光（励起光）は，対物レンズを経て標本まで達する．通常，蛍光物質はエネルギーの低い基底状態にあるが，光のエネルギーを吸収するとエネルギーの高い励

---

**酵素抗体法の発色基質**

さまざまな発色基質キットが市販されている．以下に，発色基質名（陽性反応の色調，適した封入剤）として列挙する．HRP用発色基質としては，DAB（茶褐色，非水溶性）や3-アミノ-9-エチルカルバゾール（AEC；赤色，水溶性）がよく知られているが，他に4-クロロ-1-ナフトール（青灰色，水溶性）やテトラメチルベンチジン（TMB；青色，非水溶性）などがある．一方，ALP発色基質の種類は多く，BCIP/NBT（青紫色，水溶性），ファスト赤（赤色，水溶性），パーマ赤（赤色，水溶性），ニューフクシン（赤紫色，非水溶性），パーマ青（青色，水溶性），パーマ緑（緑色，水溶性）などがある．異なる色調の発色基質を用いることにより，二重免疫組織化学染色が可能となる（成書を参照のこと）．また，褐色調の色素が組織内に沈着している場合は，赤系や青系の発色基質を用いると特異反応の同定が容易になる．

口絵写真3-43

起状態になる．励起状態は不安定で，すぐに基底状態に戻るが，その際に蛍光というかたちでエネルギーが放出される．標本から放出された蛍光が**吸収フィルタ**を通過すると，特定の蛍光のみに選択されるため，バックグラウンドが低くおさえられる．蛍光抗体法に利用される代表的な蛍光色素を側注に示す．

> **蛍光抗体法に利用される蛍光色素**
> 励起状態に導く波長（励起波長）と放出される蛍光の波長（蛍光波長）は各蛍光色素に固有である．抗体への標識に用いられている多くの蛍光色素のなかから，代表的な蛍光色素を色素名（励起波長，蛍光波長，色調）として表すと，fluorescein isothiocyanate (FITC : 494, 520, 緑黄色蛍光), alexa fluor 488 (495, 519, 緑黄色蛍光), Cy3 (550, 570, 赤橙色蛍光), phycoerythrin (PE : 488, 578, 赤橙色蛍光), Texas red (596, 615, 赤色蛍光) などである．

### 抗体の特性と管理

**抗体**は，**ポリクローナル抗体**と**モノクローナル抗体**に分類される．ポリクローナル抗体は，合成ペプチドや精製抗原でウサギやヤギなどを免疫することによって得られた抗血清に含まれ，同一抗原蛋白内の異なる抗原決定基と結合する抗体が混在している．一方，モノクローナル抗体は，免疫された動物（マウスやウサギなど）の正常抗体産生細胞と骨髄腫細胞とのハイブリドーマから作製される．モノクローナル抗体は単一の抗原決定基にのみ反応するため，背景染色を伴いにくい反面，偽陰性を示す場合がある．

抗体を長持ちさせるために，指定された保存方法（冷蔵または冷凍）を厳守すべきである．また，抗体の凍結，融解をなるべく繰り返さないように保存方法を工夫する必要がある．蛍光色素を標識した抗体については，蛍光の減衰を防止するためにアルミホイル包装などにより遮光することも重要である．

### 特異性の確認

**陽性コントロール**として，目的抗原が確実に存在する標本を検体と同時に染色し，染色そのものが正しく行われたかを確認する．また，**陰性コントロール**として，①一次抗体の代わりに同一免疫グロブリン濃度の同種正常動物の抗体（または血清）や抗体希釈液を反応させる，あるいは陰性でなければならない細胞を含む組織を同時に染色することによって抗体が非特異的に反応していないかを確認する，②一次抗体も標識抗体も反応させないことによって，**内因性酵素活性**（酵素抗体法の場合）や**自家蛍光**（蛍光抗体法の場合）を検出した可能性を排除する．得られた陽性反応が正しい細胞内局在性（核内，細胞質内，細胞膜上など）を示しているかを判断するのも重要である．

## 2）各論

### (1) 酵素抗体法

凍結切片を用いた手技については成書を参照のこと．

#### 適した固定・切片

ホルマリンまたは中性緩衝ホルマリン固定．その他，4％パラホルムアルデヒド液，PLP液，ザンボーニ液などの固定液も利用される．パラフィン切片の厚さは通常（3〜4 μm）でよい．抗原性賦活化処理による切片の剥離を避けるため，剥離防止剤がコーティングされたスライドガラスを使用する．

#### 前処理

酵素抗体法では，抗体反応に先立って下記に示す前処理を行う必要がある．

① 抗原性賦活化

ホルマリン固定組織材料では，**メチレン架橋**，アミノ酸残基末端の封鎖などによって蛋白質の高次構造が変形するとともに，カルシウムイオンや金属陽イオンが共有結合し，**抗原決定基のマスキング**が起こっていると考えられている．それを効果的に取り除き（抗原決定基を露出させ），抗体が抗原に接触しやすくする処理方法を抗原性賦活化法という．抗原性賦活化法は**加熱処理**と**蛋白分解酵素処理**に代表される．抗原のマスキングは抗原決定基レベルで起こる現象であるため，同じ抗原に対する抗体でも，認識部位が異なれば，適した抗原性賦活化法も異なることが多い．なお，抗体によっては，抗原性賦活化処理を必要としない（あるいは処理をしないほうがよい）場合もある．

＜加熱処理＞

耐熱性容器に加熱溶液を満たし，その中にスライドガラスを入れて加熱する．加熱方法としては**電子レンジ法**（マイクロウェーブ；3〜5分を3〜6回），**オートクレーブ法**（121℃，5〜10分），**圧力鍋法**（121℃，5〜10分），**温浴槽法**（95〜98℃，40分）などがある．電子レンジ（マイクロウェーブ）法では，加熱ムラや加熱溶液の吹きこぼれが起こる可能性があり，また処理枚数に応じた照射条件の調整が必要となる．オートクレーブ法は加熱効果が高いが，加圧・減圧に時間がかかり，また切片が損傷しやすい．圧力鍋法では，オートクレーブ法とほぼ同様な原理で同等の加熱効果が得られる．さらに圧力鍋法には，短時間で大量の切片を処理できる，オートクレーブ法に比べて切片の損傷が少ない，電子レンジ法でみられる加熱ムラや加熱溶液の吹きこぼれが生じないといった利点がある．一方，温浴槽法は処理に時間がかかるが，手技が簡便で安定している．なお，加熱処理の具体的な方法については成書を参照していただきたい．

加熱処理の有効性に関しては，加熱溶液の成分とpHも重要因子である．加熱溶液として，0.01 Mクエン酸緩衝液（pH 6.0），0.01 Mクエン酸緩衝液（pH 7.0），0.001 M EDTA液（pH 8.0）や0.001 M EDTA含有0.01 Mトリス塩基（pH 9.0）が利用されている．

＜蛋白分解酵素処理＞

蛋白分解酵素（**プロテアーゼ**）は，ペプチド結合（-CO-NH-）を加水分解（切断）する酵素の総称で，切断位置によってペプチダーゼ（カルボキシル基末端から切断）と**プロテイナーゼ**（内部のペプチド結合を切断）に分けられる．免疫組織化学染色の抗原性賦活化処理に用いられる蛋白分解酵素はすべてプロテイナーゼで，0.05％プロテアーゼ・タイプXXIV（ズブチリシンともよばれる；室温10分），0.04％プロテイナーゼK（室温10分），0.1％トリプシン（37℃，30分），0.4％ペプシン（37℃，20分）などの方法がある．前2者は基質特異性が低いため，応用範囲が広い．

② 内因性酵素活性のブロッキング

HRPを標識酵素とする場合，**内因性ペルオキシダーゼ活性**（とくに好酸球に

強い）や**偽ペルオキシダーゼ活性**（赤血球ヘモグロビンがもつ）をあらかじめ除去しておかないと，抗原抗体反応による特異的発色産物を判断しにくくなる．内因性ペルオキシダーゼをブロックするには，0.3％過酸化水素加メタノール（室温30分），3％過酸化水素水（室温5～10分），1％過ヨウ素酸水溶液（室温10分）といった処理方法がある．当然ながら，ALP標識試薬を使用する場合は，内因性ペルオキシダーゼのブロッキング操作は必要ない．なお，ホルマリン固定パラフィン包埋標本ではALP活性がほとんど失活しているため，内因性ALPを気にする必要はない．

③ 非特異反応のブロッキング

二次抗体と内因性Fc受容体との非特異結合，陰性荷電した組織成分と陽性荷電した抗体分子との間に生じるイオン結合，結合組織における疎水性の増強などにより非特異反応が生じる場合がある．非特異反応による背景染色を除去ないし減弱させたい場合には，一次抗体反応の前に二次抗体と同一種の5％正常動物血清，0.25％カゼイン溶液あるいは5％ウシ血清アルブミンを室温で10分間反応させる．反応終了後は，洗浄せずに一次抗体反応を行う．

④ 内因性ビオチンのブロッキング

腎尿細管，肝細胞，骨格筋線維などに多く含まれる内因性ビオチンは，ABC法やLSAB法を用いた際に非特異反応の原因となる．内因性ビオチンはパラフィンブロック作製過程で失活するが，加熱処理を施すとその反応性が復活してしまう．内因性ビオチンをブロックするには，0.1％アビジン溶液を反応させ，洗浄後0.01％ビオチン溶液で処理する．

染色手順

広く普及している2ステップ**ポリマー法**と**LSAB法**による標準的染色手順を紹介する．

＜2ステップポリマー法＞

① 脱パラフィン，脱キシレン，親水，（流水水洗：5分）

② 内因性ペルオキシダーゼのブロッキング

　0.3％過酸化水素加メタノール：室温30分

　3％過酸化水素水：室温5～10分　など

③ 流水水洗：5分

④ 必要に応じて抗原性賦活化処理

　加熱処理

　・加熱方法：圧力鍋法（121℃，5～10分），温浴槽法（95～98℃，40分）など

　・加熱溶液：0.01 Mクエン酸緩衝液（pH 6.0ないしpH 7.0），0.001 M EDTA液（pH 8.0）など

　終了後は室温で20～30分放置して自然冷却する．

　蛋白分解酵素処理：処理前に，切片を0.01 Mリン酸緩衝食塩水（phosphate-buffered saline；PBS, pH 7.2）ないし0.05 Mトリス塩酸緩衝食

塩水（tris-buffered saline；TBS, pH 7.6）へ移す．
- 0.05％プロテアーゼ・タイプ XXIV（ズブチリシン）溶液：室温 10 分
- 0.04％プロテイナーゼ K 溶液：室温 10 分など

終了後は水洗して反応を止める．

⑤流水水洗：5 分

⑥PBS ないし TBS で洗浄：2 回，各 5 分

⑦必要に応じて非特異反応のブロッキング
　5％正常動物血清，0.25％カゼイン溶液など：室温 10 分

⑧一次抗体の反応（湿潤箱中）：室温 60 分，4℃一晩など

⑨PBS ないし TBS で洗浄：3 回，各 5 分

⑩二次抗体・酵素標識ポリマー試薬（市販品）の反応（湿潤箱中）：室温 30〜60 分

⑪PBS ないし TBS で洗浄：3 回，各 5 分

⑫DAB 溶液などで発色：2〜10 分；鏡検

⑬流水水洗：5 分

⑭マイヤーのヘマトキシリン液で軽く核染色，流水水洗後に色出し，再度流水水洗

　またはメチル緑液：5〜10 分，素早く流水水洗

⑮脱水，透徹，封入

有機溶剤に溶出する発色産物の場合は蒸留水を通し，水溶性封入剤で封入．

### 染色試薬

①洗浄・希釈用緩衝液
- **PBS（pH 7.2）**：リン酸二水素ナトリウム・二水和物 3.3 g，リン酸水素二ナトリウム・十二水和物 28.7 g および塩化ナトリウム 85 g を蒸留水で溶解し，全量を 10 L とする．
- **TBS（pH 7.6）**：トリス（ハイドロキシメチル）アミノメタン 6.07 g を 100 mL の蒸留水に溶かし，さらに 8 g の塩化ナトリウムを加える．これに 2 M 塩酸（濃塩酸を 6 倍希釈）を加えて pH 7.6 に調整し，蒸留水で全量を 1 L にする．

②内因性ペルオキシダーゼブロッキング液
- **0.3％過酸化水素加メタノール**：メタノール 99 mL に 30％過酸化水素水（原液）を 1 mL 加える．
- **3％過酸化水素水**：蒸留水 90 mL に 30％過酸化水素水（原液）を 10 mL 加える．

③加熱溶液
- 0.01 M **クエン酸緩衝液**（pH 6.0）
　A 液（0.1 M クエン酸水溶液）：クエン酸・一水和物 2.10 g を蒸留水 100 mL に溶解する．
　B 液（0.1 M クエン酸ナトリウム水溶液）：クエン酸三ナトリウム・二

水和物 2.94 g を蒸留水 100 mL に溶解する．
A液 18 mL と B液 82 mL を混合し，これに蒸留水 900 mL を加える．
- 0.01 M クエン酸緩衝液（pH 7.0）：上記 0.01 M クエン酸緩衝液（pH 6.0）1 L に 1 M 水酸化ナトリウム（4 g/100 mL）を徐々に加え（目安として 4〜5 mL），pH 7.0 に調整する．
- 0.001 M **EDTA 液**（pH 8.0）：EDTA・二ナトリウム 0.37 g を蒸留水 1 L に加え，1 M 水酸化ナトリウムで pH 8.0 に調整する．EDTA・二ナトリウムは pH 8.0 近くにならないと溶解しない．

④蛋白分解酵素溶液
- 0.05%**プロテアーゼ・タイプ XXIV（ズブチリシン）溶液**：PBS ないし TBS 50 mL にプロテアーゼ・タイプ XXIV 25 mg を溶解する．
- 0.04%**プロテイナーゼ K 溶液**：PBS ないし TBS 50 mL にプロテイナーゼ K 20 mg を溶解する．

⑤非特異反応ブロッキング液
- 5%**正常動物血清**：二次抗体と同種動物の正常血清 0.5 mL を 9.5 mL の PBS ないし TBS に加える．
- 0.25%**カゼイン溶液**：カゼイン 25 mg を 10 mL の PBS ないし TBS に溶解する．

⑥**抗体希釈液**：PBS ないし TBS にウシ血清アルブミンを 1% の割合に加え，しばらく静置する．完全に溶解したら，アジ化ナトリウムを 0.02〜0.05% 濃度になるように添加する．さらに，組織内荷電物質による抗体の非特異的結合を防止するため，界面活性剤（0.01〜0.2%濃度）を加えることがある．

⑦0.05 M **トリス塩酸緩衝液**（pH 7.6）：トリス（ハイドロキシメチル）アミノメタン 1.39 g とトリス（ハイドロキシメチル）アミノメタン塩酸塩 6.06 g を蒸留水に溶解して，全量を 1 L とする．

⑧**発色液（DAB 溶液）**：DAB・四塩酸塩 20 mg を 0.05 M トリス塩酸緩衝液（pH 7.6）100 mL に溶解し，30% 過酸化水素水（原液）20 μL を加える．必ず使用直前に調製する．なお，DAB 発色基質キットが多くのメーカーから入手可能である．

⑨**マイヤーのヘマトキシリン液**（250 ページ参照）

⑩**メチル緑液**：酢酸ナトリウム・三水塩 1.09 g とバルビタールナトリウム 1.65 g を蒸留水 80 mL に溶解し，0.1 M 塩酸 120 mL と蒸留水を加え 400 mL とする．これにメチル緑 4〜20 g を加えて溶解し，濾過して使用する．

注意点

①ホルマリン固定が過度になった場合，多くの抗原性が減弱・失活する．組織の固定時間は 24〜48（または 72）時間が推奨される．固定される組織が大きい場合，固定液がすみやかに浸透するように，組織を適当な大きさに分割する，組織に割を入れるといった作業が必要となる．

②脱灰によって抗原性が減弱する物質も少なくない．

③薄切されたパラフィン切片を常温で放置しておくと，空気酸化や湿度の影響を受け，一部の核内抗原や膜蛋白の抗原性が失われていく．したがって，薄切から染色までの期間を1カ月以内に計画するとよい．

④内因性ペルオキシダーゼのブロッキングで0.3%過酸化水素加メタノールを用いる場合は，親水途中の95%エタノールから直接（水洗せずに）ブロッキング液へ切片を移す．過酸化水素を扱う際にはゴム手袋を着用する．

⑤使用する一次抗体ごとに予備比較試験を行って，抗原性賦活化処理の必要性や最適な抗原性賦活化法を検討することが重要である．ただし，キットを用いる場合は，説明書に記載された条件を遵守すべきである．

⑥加熱処理後に切片を急冷すると，核内抗原の染色性が著しく減弱することがある．それを防止するために，室温に20〜30分間放置して自然冷却する．

⑦指定条件をこえた蛋白分解酵素処理は組織の過消化を引き起こすため，酵素各々の適正温度・時間で反応させなければならない．

⑧非特異反応ブロッキングの後は，スライドガラスを立ててブロッキング液を吸い取り，洗浄せずに一次抗体を滴下する．

⑨組織周囲の余分な液を紙製ウエスで拭き取った後，マイクロピペットを用いて組織の大きさに応じた適量（30〜150 μL）の抗体液をのせ，スライドガラスを揺らしながら切片上の抗体を十分に攪拌する（染色ムラ防止のため）．また，切片上に生じた気泡は注意深く取り除く．

⑩切片の乾燥は偽陰性や非特異反応の原因となるため，湿潤箱中で抗体反応を行う．

⑪一次抗体の至適濃度（希釈倍率）を決定するには，倍々希釈系列で各濃度の抗体液を作製し，特異染色の強度と背景染色の有無を比較評価する．なお，希釈調整済み抗体も多く市販されている．

⑫抗体希釈液に添加するアジ化ナトリウムには毒性があるため，取り扱いには十分注意する．

⑬一次抗体の動物種に対応する二次抗体を標識した市販ポリマー試薬を用いる．HRP標識ポリマー試薬として，ウサギ一次抗体用，マウス一次抗体用，ウサギ一次抗体・マウス一次抗体両用や，ヤギ一次抗体用の製品がある．

⑭PBS中のリン酸がALP活性に影響を及ぼすため，ALP発色用試薬を用いる場合の洗浄液としてはTBSを使用する．

⑮発色反応は鏡検しながら行う．陽性コントロール切片の発色度合いを基準にするとよい．

⑯発色色素として最もよく利用されているDABには発がん性が指摘されているため，取り扱い時には使い捨ての手袋とマスクを着用する．DAB溶液で発色した切片は，脱水・透徹過程を経て，非水溶性封入剤で封入する．一方，発色産物が有機溶剤に溶出してしまう基質を用いた場合は，脱水・透徹を行わずに水溶性封入剤で封入する．あるいは，風乾後，キシレンを通し，非水溶性封入剤で封入する方法も利用されている（ただし，結晶や沈殿物が形成

表 3-16　不良な免疫組織化学染色標本の原因

| 切片が剥離する | パラフィンブロック作製過程における脱脂，脱水やパラフィン浸透が不十分である<br>剥離防止剤がコーティングされたスライドガラスを使用していない<br>切片が厚い<br>抗原性賦活化方法が適切でない |
|---|---|
| 発色が弱い | 一次抗体や標識抗体の濃度が低い<br>一次抗体や標識抗体の反応時間が短い<br>抗体あるいは標識酵素が失活しつつある<br>抗原性が失われつつある<br>最適な抗原性賦活化法を選択していない |
| 染色ムラがみられる | 抗体液を滴下した後に十分に混和していない<br>洗浄が不十分である<br>滴下した抗体液内に気泡が残っている<br>切片が部分的に乾燥している |
| 背景染色が目立つ | 切片が染色中に乾燥している<br>非特異的反応ブロッキング操作を行っていない<br>一次抗体や標識抗体の濃度が高い<br>発色時間が長すぎる<br>洗浄が不十分である<br>最適な抗原性賦活化法を選択していない |

されることがある）．

⑰ヘマトキシリンによる核染色が濃いとコントラストが悪くなるため，核染色時間を短くする．メチル緑が使われることもあるが，加熱処理を行った場合にはその染色性が著しく低下する．

⑱その他，不良な免疫組織化学染色標本の原因を**表 3-16** として整理した．

染色結果

陽性部位——茶褐色（DAB），赤色（AEC），その他は 310 ページの側注を参照のこと．

核——青紫色（ヘマトキシリン）または淡緑色（メチル緑）

＜labeled streptavidin-biotin（LSAB または SAB）法＞

①脱パラフィン，脱キシレン，親水，（流水水洗：5 分）
②内因性ペルオキシダーゼのブロッキング
③流水水洗：5 分
④必要に応じて抗原性賦活化処理
⑤流水水洗：5 分
⑥PBS ないし TBS で洗浄：2 回，各 5 分
⑦内因性ビオチン活性のブロッキング
　0.1％アビジン溶液：室温 10 分，洗浄後 0.01％ビオチン溶液：室温 10 分
⑧PBS ないし TBS で洗浄：3 回，各 5 分
⑨必要に応じて非特異反応のブロッキング
⑩一次抗体の反応（湿潤箱中）：室温 60 分，4℃一晩など
⑪PBS ないし TBS で洗浄：3 回，各 5 分

口絵写真 3-43
〜
口絵写真 3-57

⑫ビオチン化二次抗体（市販品）の反応（湿潤箱中）：室温 30 分
⑬PBS ないし TBS で洗浄：3 回，各 5 分
⑭酵素標識ストレプトアビジン（市販品）の反応（湿潤箱中）：室温 30 分
⑮PBS ないし TBS で洗浄：3 回，各 5 分
⑯DAB 溶液などで発色：2～10 分；鏡検
⑰流水水洗：5 分
⑱マイヤーのヘマトキシリン液で軽く核染色，流水水洗後に色出し，再度流水水洗，またはメチル緑液 5～10 分，素早く流水水洗
⑲脱水，透徹，封入：有機溶剤に溶出する発色産物の場合は蒸留水を通し，水溶性封入剤で封入

染色試薬

①内因性ビオチンブロッキング液
　・**0.1%アビジン溶液**：100 mg のアビジンを PBS 100 mL に溶解する．
　・**0.01%ビオチン溶液**：10 mg のビオチンを PBS 100 mL に溶解する．
②他は，2 ステップポリマー法の項を参照のこと．

注意点

①加熱処理は，腎尿細管，肝細胞，骨格筋線維などに多く含まれる内因性ビオチンの反応性を復活させてしまうため，あらかじめブロックする必要がある．しかし，ポリマー法では内因性ビオチンによる非特異反応の心配はない．
②一次抗体の動物種に対応するビオチン標識二次抗体を用いる．
③他は，2 ステップポリマー法の項を参照のこと．

染色結果

2 ステップポリマー法と同様である．

## (2) 蛍光抗体法

適した固定・切片

4%パラホルムアルデヒド液，PLP 液．未固定凍結切片の固定にはアセトンなども利用される．**凍結切片**の厚さは 3～4 $\mu$m でよい．剥離防止剤がコーティングされたスライドガラスを用いる．

染色手順

間接法による標準的染色手順を紹介する．酵素抗体法と異なり，内因性酵素活性のブロッキングや発色反応の工程はない．
①凍結切片作製（新鮮凍結組織の場合は，薄切後固定）
②PBS で洗浄：2 回，各 5 分
③必要に応じて非特異反応のブロッキング，5%正常動物血清，0.25%カゼイン溶液など：室温 10 分
④一次抗体の反応（湿潤箱中）：室温 60 分
⑤PBS で洗浄：3 回，各 5 分
⑥蛍光色素標識二次抗体（市販品）の反応（湿潤箱中，遮光）：室温 30～60 分

⑦PBS で洗浄（遮光）：3 回，各 5 分
⑧核染色用蛍光試薬（市販品）の反応（湿潤箱中，遮光）：室温 5～10 分
⑨PBS で洗浄（遮光）：3 回，各 5 分
⑩退色防止剤を含有した水溶性封入剤で封入
⑪蛍光顕微鏡ないし共焦点レーザー顕微鏡で観察，写真撮影

染色試薬
PBS，非特異反応ブロッキング液，抗体希釈液：酵素抗体法と同様．

注意点
①非特異反応ブロッキングの後は，PBS 洗浄せずに一次抗体反応を行う．
②組織周囲の余分な液を紙製ウエスで拭き取った後，マイクロピペットを用いて抗体液をのせ，切片上の抗体を十分に攪拌する．また，気泡は注意深く取り除く．
③組織切片の乾燥と蛍光の減衰を防ぐため，抗体の反応は湿潤箱中かつ遮光した状態で行う．
④抗体を適切な濃度に設定することにより，特異染色の強度を高め，背景染色を極力おさえることが重要である．
⑤蛍光色素標識二次抗体は，一次抗体の動物種に対応したものを用いる．また，アルミホイルなどで遮光して取り扱う．
⑥核染色用蛍光試薬としては diamidinophenilindole (DAPI) が代表的で，他に Hoechst，propidium iodide などがある．
⑦退色防止剤（p-フェニレンジアミンなど）を含む水溶性封入剤（市販品あり）を使用する．DAPI を含んだ封入剤もある．封入後の標本は遮光して冷蔵保存し，可能なかぎりすみやかに観察，写真撮影する．
⑧蛍光顕微鏡による観察は暗い部屋で行うが，暗室を必要としない蛍光顕微鏡も開発されている．
⑨標識された蛍光色素の励起波長，蛍光波長に合った励起フィルタ，吸収フィルタを選択することが，良好な染色像を得るために重要である．最適なフィルタを使用しなかった場合は，励起光や蛍光を効率よく得ることができず，コントラストの悪い像となってしまう．
⑩特異的な蛍光か非特異的な蛍光かはコントロール切片と比較して判断する．

染色結果
陽性部位──緑黄色蛍光（FITC），赤橙色蛍光（Cy3）など．その他は 311 ページの側注を参照のこと．
　核──青色蛍光（DAPI）など

口絵写真 3-58

### (3) マーカーの種類と意義

　免疫組織化学染色（とくに酵素抗体法）によって検出できる抗原蛋白のなかで，とくに重要と思われるマーカーとその発現の特徴を表 3-17 に示す．病理組織学的な鑑別診断に利用されるだけでなく，染色結果が治療適応判定や予後推定に結びついているマーカーもある．

表 3-17 免疫組織化学染色（酵素抗体法）で検出される重要マーカー

| 分類 | マーカー名 | 局在部位 | 特徴 |
|---|---|---|---|
| 腫瘍マーカー | がん胎児性抗原（carcinoembryonic antigen；CEA） | 細胞質・細胞膜 | 諸臓器の腺がん細胞に発現する． |
| | α-フェトプロテイン（α-fetoprotein；AFP） | 細胞質 | 肝細胞がんやヨークサック腫瘍のマーカーである． |
| | CA125 | 細胞質・細胞膜 | 漿液性卵巣がんのマーカーである． |
| | ヒト絨毛性ゴナドトロピン（human chorionic gonadotropin；hCG） | 細胞質 | 胎盤絨毛細胞に発現する．絨毛性腫瘍の補助診断に用いられる． |
| 細胞骨格蛋白 | サイトケラチン（cytokeratin） | 細胞質 | 上皮細胞全般に発現する．がんと肉腫の鑑別，がんの微小転移巣の同定に利用される． |
| | ビメンチン（vimentin） | 細胞質 | 非上皮細胞全般に発現する．がんと肉腫の鑑別に有用である． |
| | デスミン（desmin） | 細胞質 | 筋細胞に発現する．横紋筋肉腫，平滑筋肉腫の補助診断に用いられる． |
| | グリア線維性酸性蛋白（glial fibrillary acidic protein；GFAP） | 細胞質 | 神経膠細胞に発現する．神経膠腫の補助診断に用いられる． |
| | ニューロフィラメント（neurofilament） | 細胞質 | 神経細胞に発現する．腫瘍細胞の由来を特定できる． |
| | 平滑筋アクチン（smooth muscle actin） | 細胞質 | 平滑筋細胞に発現する．平滑筋肉腫の補助診断に有用である． |
| 鑑別診断に有用なその他のマーカー | S100蛋白 | 細胞質 | シュワン細胞，軟骨細胞，脂肪細胞，メラノサイトやそれらの腫瘍に陽性となる． |
| | 神経特異エノラーゼ（neuron specific enolase；NSE） | 細胞質 | 正常ないし腫瘍性の神経内分泌細胞に発現する． |
| | クロモグラニン A（chromogranin A） | 細胞質 | 神経内分泌細胞に発現する．神経内分泌への分化を示す腫瘍の診断に有用である． |
| | CD45RB（別名 leukocyte common antigen；LCA） | 細胞膜 | 汎リンパ球マーカーとして，悪性リンパ腫と非造血系腫瘍との鑑別に利用される． |
| | CD3 | 細胞膜 | T細胞マーカーとして，T細胞悪性リンパ腫の補助診断に有用である． |
| | CD20 | 細胞膜 | B細胞マーカーとして，B細胞悪性リンパ腫の補助診断に有用である．CD20陽性のB細胞悪性リンパ腫に対しては，分子標的治療薬リツキシマブ（抗CD20モノクローナル抗体製剤）が適応となる． |
| 細胞増殖マーカー・悪性度マーカー | Ki-67（MIB-1抗原） | 核 | 最も信頼できる細胞増殖マーカーで，休止期（G0期）以外の細胞周期で発現する．Ki-67標識指数を算出することにより，腫瘍の悪性度や予後を推定できる． |
| | p53 | 核 | 代表的ながん抑制遺伝子で，DNA傷害の程度に応じてアポトーシスや細胞周期停止を誘導する．野生型p53蛋白は半減期が極端に短いため免疫組織化学染色では検出されにくいが，変異型p53蛋白は核内に蓄積する．びまん性のp53陽性像は悪性を示唆する． |
| 女性ホルモン受容体 | エストロゲン受容体（estrogen receptor；ER）およびプロゲステロン受容体（progesterone receptor；PgR） | 核 | 乳腺導管上皮細胞や乳がん細胞，子宮内膜細胞や子宮体がん細胞に発現する．乳がん細胞にERの核陽性所見が得られた場合，ホルモン療法の適応となる． |

表 3-17 免疫組織化学染色（酵素抗体法）で検出される重要マーカー（つづき）

| 分類 | マーカー名 | 局在部位 | 特徴 |
|---|---|---|---|
| 膜受容体型チロシンキナーゼ | | | 細胞膜に存在し，細胞外リガンド結合ドメイン，膜貫通ドメイン，細胞質内チロシンキナーゼドメインからなる．リガンド依存性ないし非依存性にチロシンキナーゼが活性化されると，下流に位置する細胞内シグナル伝達の結果，細胞増殖，アポトーシス抵抗性，浸潤などが促進される． |
| | ヒト上皮成長因子受容体2型（human epidermal growth factor receptor type 2 ; HER2） | 細胞膜 | *HER2* 遺伝子の増幅があると，HER2 蛋白が細胞膜に過剰発現する．HER2 蛋白過剰発現を有する乳がんや胃がんに対しては，抗 HER2 分子標的治療薬（トラスツズマブが代表的）の適応が決定される． |
| | 上皮成長因子受容体（epidermal growth factor receptor ; EGFR, 別名 HER1） | 細胞膜 | EGFR はさまざまながんで過剰発現しており，がんの進展や予後不良に関連している．肺がんに対する EGFR チロシンキナーゼ阻害剤，大腸がんなどに対する抗 EGFR 抗体製剤が承認されているが，これらの効果と EGFR 蛋白の発現との明らかな関連はない（抗 EGFR 分子標的治療薬の適応判定においては遺伝子変異解析が重要）． |
| | c-kit（KIT） | 細胞質・細胞膜 | 消化管間質腫瘍（gastrointestinal stromal tumor ; GIST）の補助診断に用いられる．GIST 症例のほとんどに *KIT* 遺伝子ないし *PDGFR* α 遺伝子の変異が見出され，チロシンキナーゼが恒常的に活性化している．GIST に対しては分子標的治療薬イマチニブ（KIT・PDGFR チロシンキナーゼ阻害剤）が効果的である． |
| | 未分化リンパ腫キナーゼ（anaplastic lymphoma kinase ; ALK） | 主に細胞質 | ALK は未分化大細胞型リンパ腫に発現する．一方，肺腺がんの約5%には微小管会合蛋白（echinoderm microtubule-associated protein-like 4 ; EML4）と ALK が融合した *EML4-ALK* 融合遺伝子が見出され，ALK 免疫組織化学染色が陽性となる．この ALK 肺がんでは ALK チロシンキナーゼが活性化されており，分子標的治療薬（クリゾチニブなど）が有効である． |
| 免疫チェックポイント分子 | プログラム細胞死リガンド1（programmed death-ligand 1 ; PD-L1） | 細胞膜 | Programmed death 1（PD-1）を発現する T 細胞の免疫反応から逃れるために，がん細胞はしばしば PD-L1 を過剰発現する．PD-L1 過剰発現が確認された非小細胞肺がんは，抗 PD-1 分子標的治療薬ペムブロリズマブの適用対象となる． |

## 15 遺伝子の染色法

### 1） *in situ* hybridization（ISH）法

*in situ* hybridization（ISH）法とは，組織・細胞標本上の核酸分子（DNA，RNA）に対し，相補的な塩基配列をもつ標識**プローブ**を反応させてハイブリッドを形成させた後，免疫組織化学的手法を用いて可視化する方法である．ISH 法は特定の遺伝子およびウイルスの発現状態やその局在を検索する目的で利用されるが，病理診断においては，蛍光色素標識プローブを用いて標的核酸分子を可視化する **fluorescence *in situ* hybridization（FISH）法**が広く用いられている．

### 2） fluorescence *in situ* hybridization（FISH）法（図 3-13）

FISH 法は，標識に**蛍光色素**を用いた ISH 法である．蛍光色素の観察には蛍光顕微鏡を使用しなければならず，また，蛍光の減衰によって永久標本とならない欠点がある．一方で，陽性部位のコントラストが高いため識別しやすいことや，2種類の蛍光色素を使うことにより二重染色が容易に行える利点を有している．近年では，乳がんや胃がんを対象とした FISH 法による *HER2/neu* 遺

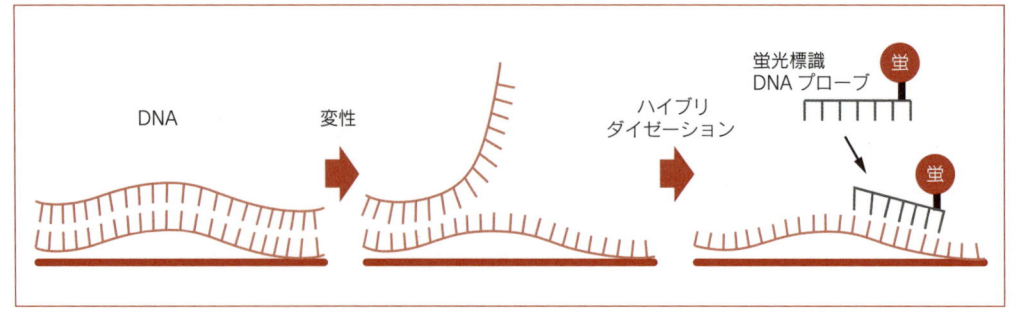

図 3-13　fluorescence *in situ* hybridization（FISH）法の原理

伝子増幅検査が，分子標的薬剤の適否を決定する重要な診断法となっている．また，FISH 法は，骨・軟部腫瘍における染色体転座の検出や肺がんにおける *ALK* キメラ（融合）遺伝子の検出にも用いられている．病理診断で FISH 法を用いる際は，対象の遺伝子ごとにキット化された試薬を用いて，添付文書の手順どおりに行う．保険収載されている *HER2/neu* 遺伝子の検査では，使用する試薬，手順，反応時間が厳密に定められている．

**HER2 DNA プローブキットを用いた *HER2/neu* 遺伝子増幅の検索**

染色目的

乳がんまたは胃がん組織の *HER2/neu* 遺伝子増幅度を調べ，抗 HER2 分子標的薬剤［トラスツズマブ（ハーセプチン）など］による治療の対象となる患者を適切に選択する目的で行われる．

適した固定・切片

10％中性緩衝ホルマリンによる 6〜72 時間固定．パラフィン切片の厚さは 5 $\mu$m（胃がん組織の場合，4 $\mu$m）．

染色手順

①脱パラフィン，脱キシレン
②冷風乾燥
③0.2 M 塩酸：20 分
④蒸留水：3 分
⑤洗浄緩衝液（2×SSC，pH 7.0）：3 分
⑥前処理溶液（チオシアン酸ナトリウム）：80℃，30 分
⑦蒸留水：1 分
⑧洗浄緩衝液（2×SSC，pH7.0）：2 回，各 5 分
⑨プロテアーゼ（ペプシン）溶液：37℃，10〜60 分（胃がん組織の場合，60 分）
⑩洗浄緩衝液（2×SSC，pH 7.0）：2 回，各 5 分
⑪冷風乾燥
⑫10％中性緩衝ホルマリン：10 分
⑬洗浄緩衝液（2×SSC，pH 7.0）：2 回，各 5 分

⑭変性溶液（70%ホルムアミド・2×SSC, pH 7.0〜8.0）：72℃, 5分
⑮70%エタノール，85%エタノール：各1分
⑯冷風乾燥
⑰ハイブリダイゼーション（LSI スペクトラムオレンジ標識 *HER2/neu* DNA プローブ，スペクトラムグリーン標識 *CEP 17* DNA プローブ）：遮光，37℃, 14〜18時間
⑱洗浄緩衝液（2×SSC・0.3%NP-40）：遮光，72℃, 2分
⑲冷風乾燥：遮光
⑳DAPI 対比染色液：遮光，次いでカバーガラスを被せる
㉑蛍光顕微鏡で観察し，*HER2/neu*（橙色蛍光）のシグナル数と17番染色体（*CEP 17*；緑色蛍光）のシグナル数を数えて，その比率で判定する．

### 染色試薬
パスビジョン®HER2 DNA プローブキット（Abbot社）の添付文書に従って作製する．

### 注意点
①陰性（増幅なし）コントロールスライドおよび陽性（増幅あり）コントロールスライドを同時に検査して，計測したシグナル比が指定範囲内にあることを確認する．
②湿潤箱，変性溶液，ハイブリダイゼーション後洗浄緩衝液は予備加温しておく．
③蛍光の減衰を防ぐため，ハイブリダイゼーション以降の操作，蛍光物質を含む溶液の取り扱いは遮光下で行う．
④蛍光顕微鏡のフィルタは指定されたものを使用する．
⑤がん細胞のシグナルについて，20個以上の核を計測する．ただし，壊死部分，核の境界が不明瞭な部分，強度の弱いシグナル，バックグラウンドが高いシグナル，シグナルのない核，1色のみのシグナルしかない核などは計測しない．

### 染色結果
*HER2/neu* のシグナル——橙色蛍光（スペクトラムオレンジ）
17番染色体（*CEP 17*）のシグナル——緑色蛍光（スペクトラムグリーン）
核——青色蛍光（DAPI）

*HER2/neu* と *CEP 17* シグナル比が2.0以上を *HER2* 遺伝子増幅あり（陽性），2.0未満を増幅なし（陰性）と判定する．カットオフ値付近（1.8〜2.2）の場合は，新たに20個の核を計測する．*HER2* 遺伝子増幅陽性の患者が抗HER2分子標的治療の対象となる．ただし，上記判定基準は随時見直されている．

口絵写真 3-59

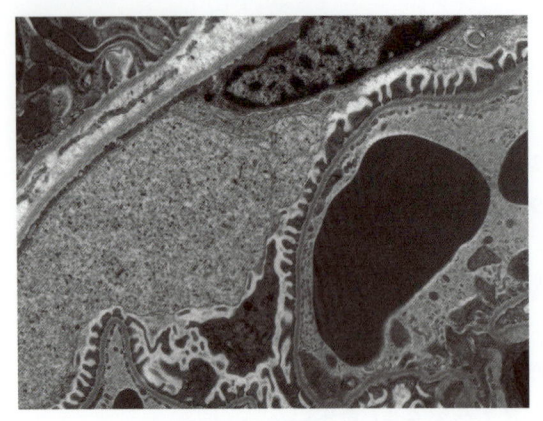

写真 3-43　透過型電子顕微鏡像
マウス：糸球体基底膜.

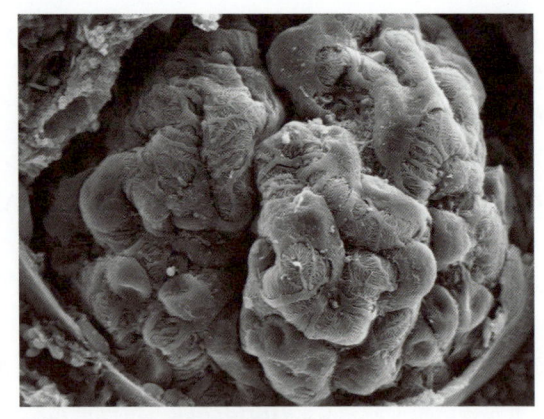

写真 3-44　走査型電子顕微鏡像
マウス：糸球体.

## XII 電子顕微鏡標本作製法

　光学顕微鏡の分解能は約 200 nm であるのに対し，**電子顕微鏡**の分解能は 0.1 nm 程度といわれている．したがって，電子顕微鏡によって，光学顕微鏡ではみることのできない細胞内微細構造を観察することができる．電子顕微鏡には，主として**透過型電子顕微鏡**（transmission electron microscope；TEM）と**走査型電子顕微鏡**（scanning electron microscope；SEM）がある（電子顕微鏡の種類・原理などについては『最新臨床検査学講座　検査機器総論』116～122 ページを参照のこと）．透過型電子顕微鏡像と走査型電子顕微鏡像をそれぞれ**写真 3-43**，**写真 3-44** に示す．

### 1　透過型電子顕微鏡標本の作製法

　超薄切片に電子線を当て，透過してきた電子を蛍光板に結像させ，細胞内の微細構造を観察する．試料の構造や構成成分の違いによって透過してきた電子密度が異なるため，それが電子顕微鏡像として映し出される．細胞内小器官の観察，神経内分泌顆粒の確認などに適しており，また，日常の病理組織学的検査においては糸球体腎炎の診断・分類に応用されることが多い．透過型電子顕微鏡標本の作製手順は以下のように要約される．

①試料（組織）の採取
②グルタルアルデヒド液で前固定
③オスミウム酸液で後固定
④エタノールで脱水
⑤酸化プロピレンで置換
⑥エポン樹脂で包埋
⑦熱重合
⑧樹脂包埋ブロックのトリミング
⑨ウルトラミクロトームで超薄切

口絵写真 3-60

⑩電子染色
⑪透過型電子顕微鏡で観察

## 1）固定

　通常は**グルタルアルデヒド液**と**オスミウム酸液**（四酸化オスミウム）による**二重固定**が行われる．グルタルアルデヒドは蛋白をよく固定するが，脂質に対する固定効果はほとんどない．それに対し，オスミウム酸は脂質をよく固定する．

### (1) 固定の実際

①**前固定液**（2〜4%グルタルアルデヒド液）をあらかじめ滴下しておき，その中に数 mm$^3$ に切り出した試料（組織片）を入れる．
②前固定液中で，安全カミソリを用いて試料を 1 mm$^3$ 大に細切する．
③細切した試料を前固定液が入った容器に移し，4℃で 1〜2 時間振盪固定を行う．
④0.1 M リン酸緩衝液（pH 7.4）で洗浄する（4℃，交換しながら十分に）．
⑤**後固定液**（1〜2%オスミウム酸液）で 4℃，1〜2 時間振盪固定を行う（黒色を呈する）．
⑥0.1 M リン酸緩衝液（pH 7.4）で洗浄し（4℃，交換しながら十分に），脱水操作へ移る．

### (2) 固定液の作製

①前固定液（2〜4%グルタルアルデヒド液）：208 ページ参照
②後固定液（1〜2%オスミウム酸液）：210 ページ参照

## 2）脱水〜熱重合

　固定終了後は，**脱水**，**置換**，**包埋**および**熱重合**の工程に移る．脱水にはエタノール，置換には**酸化プロピレン**（プロピレンオキシド），包埋剤としては**エポキシ樹脂**が広く用いられている．

### (1) 脱水〜熱重合の実際

①脱水：上昇エタノール系列（50%，70%，80%，90%，100%：2〜3 槽），振盪しながら各 10〜20 分
②置換：酸化プロピレン，3 回，各 10 分
③浸透：一例として，酸化プロピレンとエポキシ樹脂液の［2：1 混合液，60 分］→［1：1 混合液，60 分］→［エポキシ樹脂液，60 分以上］
④包埋：ビームカプセルにエポキシ樹脂液を注入し，試料を静かに沈める．
⑤熱重合：一例として，［37℃，8〜12 時間］→［45℃，24 時間］→［60℃，24〜48 時間］

### (2) 包埋剤の作製法

　**エポキシ樹脂液**：エポキシ樹脂 Epon 812 に，硬化剤として dodecenyl succinic anhydride（DDSA）および methyl nadic anhydride（MNA）を調合す

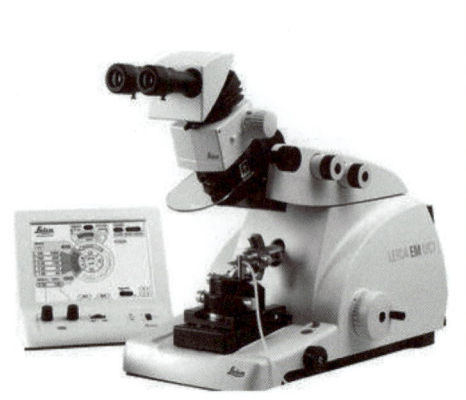

写真 3-45　ウルトラミクロトーム 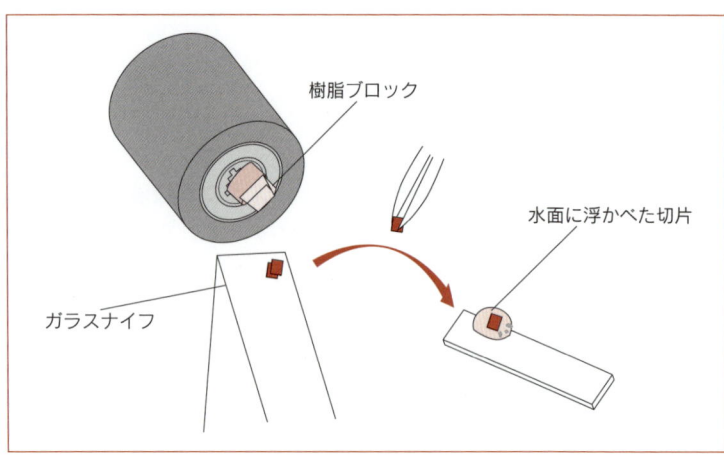　　　図 3-14　超薄切の実際（光顕用切片の作製）

る（代表的な Luft 法を下記に示す）．樹脂包埋ブロックの硬さは MNA, DDSA の比率で決まり，MNA が多ければ硬くなる．

<Luft 法>
A 液：62 mL の Epon 812 に，DDSA を 100 mL 加え，十分に混合する．
B 液：100 mL の Epon 812 に，MNA を 89 mL 加え，十分に混合する．

A 液と B 液を 4：6（やや硬）または 5：5（やや軟）の割合で調合する．さらに，重合加速剤として，2.0％となるように 2,4,6-tris（dimethylaminomethyl）phenol（DMP-30）を加える．

## 3）超薄切

超薄切ミクロトーム（ウルトラミクロトーム；**写真 3-45**）を使い，まず，**ガラスナイフ**で準超薄切片を作製する．その切片で必要な部分を見極めた後に，**ダイヤモンドナイフ**を用いて超薄切片の作製を行う．

### (1) 超薄切の実際

① 樹脂ブロックのトリミング：樹脂ブロックをトリミング台に固定して，試料周囲の余分な樹脂をカミソリで切り落とす．

② 光顕用切片の作製（**図 3-14**）：トリミングした樹脂ブロックをミクロトームに取りつけ，ガラスナイフで厚さ 1 μm ほどの切片（準超薄切片）を作製する．あらかじめ水を 1 滴たらしたスライドガラスに切片をのせ，60〜80℃のホットプレート上で十分に乾燥・固着させる．次いで，**トルイジン青染色液**を切片上に滴下し，加温しながら約 20 秒間染色する．その後，蒸留水で洗い，乾燥させる．光学顕微鏡で観察して，目的とする細胞を確認する．

③ 再トリミング：薄切面が 1 mm$^2$ 以下となるように再度トリミングを行う．

④ 超薄切：樹脂ブロックの面出しを行った後，ダイヤモンドナイフに変えて超薄切（厚さ 60〜80 nm）を行う．水面に浮かべた切片は**グリッドメッシュ**（メッシュ状に穴の空いた薄い金属板）に貼りつけた後，乾燥させる．グリッ

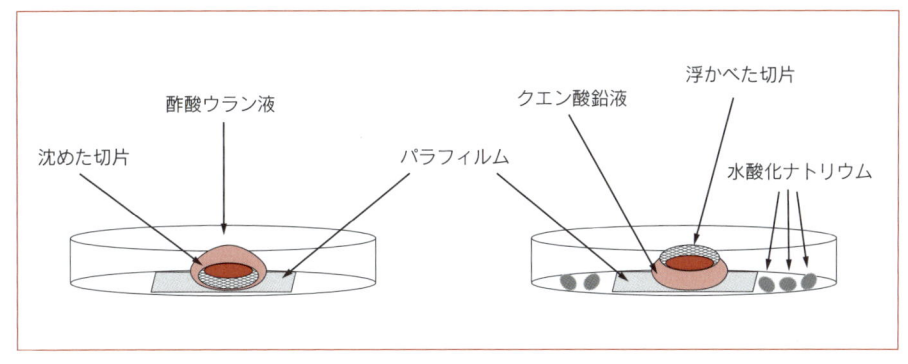

図 3-15　電子染色の実際

ドメッシュには，あらかじめネオプレンやコロジオンなどの処理を加えておく．

(2) 染色液の作製

　トルイジン青染色液：蒸留水 100 mL にホウ砂 0.5 g を溶解させた後，トルイジン青 0.5 g を加え，混和する．

## 4）電子染色

　**酢酸ウラン**と**クエン酸鉛**を用いて試料に重金属を沈着させ，電子線を大きく散乱させる部分をつくることによって構造のコントラストを上げる．

(1) 電子染色の実際

①酢酸ウラン染色（10～20 分）：シャーレの中に約 1 cm$^2$ のパラフィルムを敷き，酢酸ウラン溶液を数滴滴下する．そこに，ピンセットでグリッドメッシュを浸漬する（**図 3-15**）．

②蒸留水水洗（2～3 分）：ピンセットでグリッドメッシュをつかみながら，洗浄ビンの先端をピンセットの間に挟んで，蒸留水をグリッドメッシュの両面に静かに流し込む．その後，濾紙で水分を吸い取る．

③クエン酸鉛染色（5～10 分）：水酸化ナトリウムを数粒入れたシャーレに約 1 cm$^2$ のパラフィルムを敷く．そこへクエン酸鉛溶液を数滴滴下し，切片がのっている面を下にしてグリッドメッシュを浮かせる（**図 3-15**）．

④蒸留水水洗（②と同様，2～3 分）：濾紙でグリッドメッシュの水分を吸い取り，乾燥させる．

(2) 染色液の作製

①**酢酸ウラン溶液**：酢酸ウラン 1～2 g を 20％エタノール 50 mL に溶かし，二重ブタの褐色ビンに入れて冷蔵庫に保存する．上清を使用する．

②**クエン酸鉛溶液**：硝酸鉛 1.33 g とクエン酸 1.76 g を蒸留水 30 mL に溶解し（白濁する），1 M 水酸化ナトリウム液 8 mL を加え（透明になる），さらに蒸留水を加えて全量を 50 mL にする．

## 5）注意点

①組織に付着した血液や粘液を生理食塩水などで洗い流してから，固定液に入れる．
②前固定液として，グルタルアルデヒド・パラホルムアルデヒド混合液（Karnovsky固定液）もよく用いられる．
③前固定後の洗浄が不十分であると，グルタルアルデヒドが組織中に残存し，アーチファクトの原因となる．
④オスミウム酸は有害性が強い（皮膚，呼吸器，眼の粘膜が侵される）ため，取り扱いはドラフト内で行う．また，廃液処理にも注意を要する．
⑤上昇エタノール系列による脱水が不十分であると，エポキシ樹脂の浸透や重合が不完全となり，良好な超薄切片が得られない．逆に，脱水時間が長すぎると，細胞の微細構造が変化してしまう．
⑥酸化プロピレンには有害性があるので，ドラフト内で取り扱う．
⑦ガラスナイフは，市販のナイフ用ガラス板をナイフメーカーで割断して作製する．
⑧ダイヤモンドナイフの刃先に樹脂以外のものを触れさせる，厚い切片を切るといった行為は，ナイフの切れ味を悪くする原因となる．
⑨酢酸ウランは核燃料物質に指定されており，国際規制物資の一つである．酢酸ウランを使用するには文部科学省の許可が必要で，使用報告書の提出義務もある．
⑩電子染色における水洗の際に，蒸留水をグリッドメッシュに直接噴射すると，切片が破れるおそれがある．

## 2　走査型電子顕微鏡標本の作製法

電子ビームで試料を走査（スキャン）すると，試料表面の凹凸に応じて異なった量の二次電子が放出される．試料表面の形状と二次電子量の関係をもとに，ディスプレイ上に表面構造を立体表示させる．

走査型電子顕微鏡標本の作製手順は以下のように要約される．透過型電子顕微鏡標本と異なり，試料表面の性状を立体的に観察するため，超薄切は行われない．

①組織の採取
②グルタルアルデヒド液で前固定
③オスミウム酸液で後固定
④エタノールで脱水
⑤酢酸イソアミルで置換
⑥乾燥（臨界点乾燥，凍結乾燥）
⑦試料台への接着
⑧金属イオン蒸着
⑨走査型電子顕微鏡で観察

## 1）固定

**グルタルアルデヒド液**（前固定）と**オスミウム酸液**（後固定）による二重固定を行う点は，透過型電子顕微鏡標本作製と同様である．

### (1) 固定の実際
① 2〜4％グルタルアルデヒド液で前固定：4℃，振盪しながら 1〜2 時間
② 0.1 M リン酸緩衝液（pH 7.4）で洗浄：4℃，交換しながら十分に
③ 1〜2％オスミウム酸液で後固定：4℃，振盪しながら 1〜2 時間（黒色を呈する）
④ 0.1 M リン酸緩衝液（pH 7.4）で洗浄：4℃，交換しながら十分に

走査型電子顕微鏡の場合は，試料（組織片）の非導電性が原因で試料表面が帯電しやすく，その結果，二次電子量に基づくコントラストが悪くなる．そこで組織片の導電率を高めるため，**タンニン酸処理**（2％タンニン酸液：4℃，1〜2 時間）が行われる場合がある．

### (2) 固定液の作製
208，210 ページを参照のこと．

## 2）脱水〜乾燥

試料を真空中に置いて電子ビームの照射や二次電子の測定を行うため，試料を完全に乾燥させて，ガスを放出しない状態にする必要がある．

① **脱水**：上昇エタノール系列（50％，70％，80％，90％，無水：2〜3 槽），振盪しながら各 10〜20 分
② **置換**：酢酸イソアミル，2〜10 時間
③ **臨界点乾燥**：組織を浸漬した溶液を臨界温度以上に保ち，溶液をガス化して乾燥させる．その後，導電性接着剤や導電両面テープを用いて，乾燥した組織片を金属製の試料台に接着させる．なお，他の乾燥法として，**t-ブタノール凍結乾燥法**がある．

## 3）金属イオン蒸着（コーティング）

導電性を欠く試料の場合，電子線を当て続けることによって試料表面が帯電してしまう．そのため，試料の帯電を防ぐとともに，二次電子放出効果を増強するために，金属（金，白金など）で試料表面をコーティングする．コーティング法には，主に**イオンスパッタコーティング法**と**真空蒸着法**がある．

### (1) イオンスパッタコーティング法
試料を置いた真空中で放電を行うと，空気の残留ガス分子の一部が陽イオンと電子に分離してプラズマを形成する．陽イオンは金属（陰極）に引かれて衝突し，その結果，金属原子が周囲に飛散する．試料の表面にこの金属原子が付着して，試料のコーティングがなされる．比較的均一なコーティングが可能である．

### (2) 真空蒸着法

真空中で金属を蒸発あるいは昇華させて，試料表面に薄い被膜をつくる．試料に向かって金属原子がほぼ直線的に飛ぶため，均一なコーティング膜を形成させるためには，試料を三次元的に回転させる必要がある．

### 4）注意点
①組織の表面に付着している血液や粘液などを生理食塩水などで洗浄・除去してから，固定液へ入れる．
②固定後の洗浄が不十分であると，組織表面にオスミウム酸の結晶析出が起こる．
③過度なコーティングは試料の表面構造を消失させてしまう．

## XIII 病理解剖

### 1 死体解剖について

医学における解剖は，死体の臓器を摘出して肉眼的および組織学的に検索することで，目的によって次の4つに分けられる．

#### 1）系統解剖

医学，歯学の教育や研究のため，人体の正常な構造を明らかにすることを目的として行われる．生前の本人の申し出による献体が対象となる．

#### 2）病理解剖

病院において，病気で亡くなった人の死因，病気の本態，治療効果の究明などを目的として，臨床医の求めに応じて行われる．病理解剖によって明らかにされた診断結果は，日本病理剖検輯報データベースに登録され，人口動態統計のための正確な情報源となる．

#### 3）司法解剖

犯罪が疑われる死体について，刑事訴訟法に基づいて行われる．

#### 4）行政解剖

伝染病，中毒，災害などで亡くなった場合，その死因を直接的に明らかにするために監察医が行う．

以上のうち，病院で臨床検査技師がかかわるのは病理解剖である．

### 2 病理解剖の手続き

死体の解剖は「**死体解剖保存法**」（昭和24年法律204号）によって規定されている．関連する項目を以下に示す．

## 1) 許可

病理解剖を実施しようとする者は，解剖を行う地の保健所長の許可が必要となる．ただし，病理解剖に関する相当の学識技能を有する医師，歯科医師，その他の者であって厚生労働大臣から死体解剖資格認定を得た者が解剖する場合，医学に関する大学（大学の学部を含む）における病理学の教授又は准教授が解剖する場合は不要である．（参照：死体解剖保存法 第二条）

## 2) 承諾

病理解剖を実施しようとする者は，その遺族の承諾を書面にて得なければならない．ただし，「死亡確認後30日を経過してもその死体について引取者のない場合」，「主治医を含む2名以上の医師または歯科医師が解剖の必要性を認め，かつ，その遺族の所在が不明または居住が遠隔等の事由により，遺族の諾否の判明を待っていては，その解剖の目的が達せられない場合」は，遺族の承諾を得ずに病理解剖を実施することが可能である．（参照：死体解剖保存法 第七条）

## 3) 場所

病理解剖は，大学内および病院内に設けた解剖室において実施しなければならない．ただし特別の事情（緊急時など）がある場合は，解剖をしようとする地の保健所長の許可を得て，解剖室以外で行うことが可能である．（参照：死体解剖保存法 第九条）

## 3 病理解剖における臨床検査技師の役割

臨床検査技師は単独では解剖を行うことができないが，剖検医に協力して病理解剖業務の介助に当たることができる．介助の業務としては，器具の準備だけではなく，剖検医の直接指示の下で，血液などの採取，開頭，臓器の取り出し，マクロ標本の作製（臓器に割を入れるなど），縫合などの医学的行為が臨床検査技師に認められている．介助の際に異常な肉眼所見を見出した場合は，剖検医に正確かつ詳細に伝えられるように知識を高めておくことが，臨床検査技師に要求される．

## 4 病理解剖の実際

### 1) 解剖に携わる者の心構え

①解剖の開始から終了まで，解剖に携わる者（見学者を含める）は遺体（死者）に畏敬の念をもち，厳かに行うよう努めなければならない．
②死の確認，遺族からの承諾，病理解剖の諸手続きが終わり，準備が整うと剖検が開始可能となる．臨床検査技師は臨床医からの臨床経過や問題点の説明を聞き，よく理解したうえで各症例に応じた介助を行う必要がある．
③解剖は死後硬直，自己融解，腐敗などによる死後変化をより少なくするために，死後，すみやかに行う．準備が整わないときは，霊安室の死体冷蔵庫に

保存する．

## 2） バイオハザード対策

結核，梅毒，ウイルス性肝炎，エイズやその他重篤なウイルス性疾患などの症例（またはその疑いのある症例）の解剖では，感染の危険性が高いことを常に認識しなければならない．また，解剖担当者（剖検執刀医および介助者）だけでなく，見学者などへの感染防止にも努めなければならない．血液の飛散，電動鋸による骨切断時の飛沫による汚染の防止にも十分な注意を払う必要がある．したがって，解剖室に入るすべての者は，専用の履物と白衣に着替える．解剖担当者は，外科手術の服装に準じて解剖室専用の予防着，帽子，マスク（N95 微粒子用マスク）および眼鏡をつける．膝まであるゴム長靴を履き，防水性のある長めの前掛けと手術用のゴム手袋を着用する．解剖室の空調は陰圧式システムとし，解剖台はエアロゾル拡散を防止するよう設計されたものが望ましく，汚染された空気は HEPA フィルタを通して排気する．なお，病理解剖室の感染防止対策に関しては，病理解剖マニュアルが刊行されている．

## 3） 解剖の準備

解剖を効率よく短時間で行うために，以下の準備をしておく．
①固定用容器と十分な固定液，②解剖用器具類一式，③必要があれば特殊検索（電子顕微鏡など）用の固定液や試料ビンなど，④記録用紙，筆記用具や患者の臨床記録，⑤写真撮影のセッティング，⑥必要ならば細菌・ウイルスなどの培養用器具類など．

## 4） 病理解剖の手順

①臨床主治医による臨床診断，臨床経過，治療経過，検査結果などの説明が終わり，病理解剖の主眼が話し合われると，剖検医の指示で解剖が開始される．
②外部所見の観察として，①年齢，性別，栄養状態など，②死斑，硬直，腐敗などの死後変化，③外表部外傷，皮膚疾患の有無について，色，腫脹，陥没，出血，瘢痕などを調べる．
③一般的な切開の順序をあげると以下のようになる．胸部・腹部の正中線に沿って皮膚切開→腹腔切開→胸腔切開→心囊切開→心臓の取り出し→肺の取り出し→頸部臓器の取り出し→腹部臓器の取り出し→骨盤臓器の取り出し→脊椎骨の取り出し→頭蓋骨の切開→脳の取り出し→脊髄の取り出し．
④腹腔・胸腔や取り出した各臓器の肉眼観察は最終的には剖検医が行うが，介助者をはじめとして解剖に立ち会った者全員で再確認するほうがよい．
⑤解剖中は，医療関係者以外は解剖室に入室させない（実習生は可）．遺族などに説明する場合は，解剖終了後に別室で行う．
⑥病理解剖中に犯罪が疑われる異常所見を見出したときは，24 時間以内に所轄警察署に届出ることが義務づけられている．その後は司法解剖に移される．

### 5）解剖後の作業
①剖検が終わると，剖検医から主治医へ肉眼所見や結論についての説明がなされる．
②剖検医による解剖終了の宣告後は，頭蓋腔，胸腔，腹腔の中の液体を完全に吸い取り体腔内に詰め物をした後，皮膚を縫合する．縫合面がみえないように，ガーゼまたは包帯を貼る．また，皮膚についた血液や汚物をきれいに清拭する．遺体は着衣，納棺されて霊安室に移され，遺族，葬儀社に引き渡される．
③使用した解剖衣や解剖用具，保存臓器や切り出した組織片，解剖室に持ち込まれた筆記用具や記録用具，写真フイルムなどから室外に汚染が広がらないよう，消毒などの対策を含めて十分に注意する．

### 6）標本の作製
取り出された臓器について，固定後に割が入れられ，さらに詳しい肉眼的観察がなされる．また，適切な部位から切り出しを行い，組織標本を作製する．病理解剖の目的以外に，臓器や組織の一部を採取あるいは標本を利用しようとする場合は，あらためて遺族の同意を得なければならない．

### 7）病理解剖報告書の作成
解剖学的肉眼所見と組織学的所見が十分に検討され，病理解剖報告書が作成される．剖検の結果は，担当した臨床医と病理医を含む全スタッフが集まる臨床病理検討会（clinico-pathological conference；CPC）でも討議される．

## 5　臓器標本の保存
標本作製後に残った臓器・組織は，いつでも追加検索ができるように整理して保存する．また，遺族からの引き渡し請求があった場合は応じなければならない．遺族の承諾を得て，一定期間後に保存臓器を適切に処分する．現実的には，病理解剖承諾書のなかに保存臓器の処分についても明記しておくとよい．

# XIV　病理学的検査業務の管理

## 1　検体の取り扱いと医療事故防止対策
### 1）検体取り違いの防止
病理学的検査の結果は診断や治療に直接的にかかわるため，病理検体の取り違いや紛失などは絶対に避けなければならない．病理標本作製には手作業に負う工程が多いため，医療事故につながるミスが起こる可能性が高いことを念頭において，業務に臨むことが大切である．
#### (1) 検体受付時
検体受付の際には，検体の取り違いや紛失，依頼書の記載ミスなどを防ぐた

めに，提出する側（医師や看護師）と受ける側（臨床検査技師）の双方で必ずチェックする．依頼書の記載に不備がないか，依頼書と検体容器の記載事項(臓器・組織名，検体数，患者番号や患者氏名）が一致しているか，検体が適切な容器や固定液に採取されているかといった点を確認する．なお，近年では情報管理の電子化が普及し，依頼書に印刷されたバーコードを読み取ることによって検体受付を行うシステムが導入されている．

(2) **標本作製時**

とくに生検材料のような小さい検体の切り出しに際しては，採取部位の入れ替わりや紛失，コンタミネーションなどの可能性を意識して注意深く取り扱う必要がある．依頼書に書かれた検体数・検体番号と容器内の個数・カセットの番号が一致しているかを確認する．また，包埋センターの検体加温槽やホットプレート付近，包埋皿，ピンセットの先端には細かい組織片が混入・付着しやすい．コンタミネーションを防ぐために，パラフィンの交換，包埋センターの清掃およびピンセット先端の拭き取りを頻繁に行う必要がある．

完成した染色標本はブロックと照合することによって，切片の取り違いがないかを確認する．また，切り出し数は一致しているか，診断に支障がない標本であるかについても判断する．染色標本には，検体番号，切り出し番号，患者氏名，染色名，施設名などの情報が印字されたラベルを貼り付けるのが一般的である．ラベル貼付も検体取り違いのリスクが高いことを認識し，慎重に行う必要がある．標本情報を直接スライドガラスに印字すれば，検体番号の転記とラベル貼付の作業を省略でき，それらの作業に伴う取り違いのリスクを軽減できる．

## 2) 感染と負傷の防止

病理学的検査には術中迅速診断，細胞診，病理解剖といった未固定検体を扱う作業があり，結核菌や肝炎ウイルスなどによる感染の危険性を伴っている．すべての未固定材料は感染性があるものとして，徹底して感染予防に努める必要がある．主なバイオハザード対策として，以下の諸点があげられる．

①依頼書に感染性検体であることを明記してもらう．
②可能なかぎり，専用の切り出し台，染色系列や顕微鏡を準備する．
③作業および消毒の際はマスク，手袋，ゴーグルなどの保護具を装着する．
④使用する器具などはできるかぎり使い捨てとし，使用済みのものは専用容器に分別廃棄する．
⑤クリオスタットの使用後は，すみやかに消毒・清掃する．クリオスタットには，紫外線照射やオゾン処理といった消毒機能が備えられている機種がある．
⑥感染性検体の固定・染色に使用した薬液は廃液処分とする．

しかし，検体の肉眼所見から結核が強く疑われる場合や，事前に肝炎ウイルスキャリアであることがわかっている場合などは，新鮮凍結切片作製は行わず，ホルマリン固定後の標本作製を原則とするべきである．その他，病理解剖

表 3-18 病理学的検査で使用される主な有害物質

| 薬品名 | 毒物・劇物の別 | 用途 | 規則（管理濃度） |
|---|---|---|---|
| クロム酸 | 劇物 | Grocott 染色 | 特化則第 2 類・管理第 2 類（クロムとして 0.05 mg/m³），PRTR 第 1 種・特定第 1 種 |
| 重クロム酸カリウム | 劇物 | 固定（オルト液，ツェンカー液，ヘリー液など），azan-Mallory 染色，Masson trichrome 染色 | 特化則第 2 類・管理第 2 類（クロムとして 0.05 mg/m³），PRTR 第 1 種・特定第 1 種 |
| 塩化第二水銀 | 毒物 | 固定（ツェンカー液，ヘリー液，マキシモウ液など） | 特化則第 2 類・管理第 2 類（水銀として 0.025 mg/m³），PRTR 第 1 種 |
| クロロホルム | 劇物 | 固定（カルノア液），脱アルコール・透徹 | 特化則第 2 類・特別有機溶剤（3 ppm），PRTR 第 1 種 |
| ホルムアルデヒド | 劇物 | 固定（組織標本全般） | 特化則第 2 類（0.1 ppm），PRTR 第 1 種 |
| 過マンガン酸カリウム | | 渡辺鍍銀法 | 特化則第 2 類・管理第 2 類，PRTR 第 1 種 |
| 酸化プロピレン | | 置換・浸透（電子顕微鏡標本） | 特化則第 2 類・特定第 2 類（2 ppm），PRTR 第 1 種 |
| アンモニア | 劇物 | 渡辺鍍銀法 | 特化則第 3 類 |
| 塩酸 | 劇物 | 脱灰，多種の染色 | 特化則第 3 類 |
| 硝酸 | 劇物 | 脱灰 | 特化則第 3 類 |
| フェノール | 劇物 | 抗酸菌染色，Victoria blue 染色 | 特化則第 3 類，PRTR 第 1 種 |
| アセトン | | 固定（新鮮凍結切片），脱脂 | 有機則第 2 種（500 ppm） |
| イソプロピルアルコール | | oil red O 染色，Giemsa 染色 | 有機則第 2 種（200 ppm） |
| キシレン | 劇物 | 脱パラフィン，透徹 | 有機則第 2 種（50 ppm），PRTR 第 1 種 |
| 酢酸イソペンチル（酢酸イソアミル） | | 置換（電子顕微鏡標本） | 有機則第 2 種（100 ppm） |
| メタノール | 劇物 | 免疫組織化学染色 | 有機則第 2 種（200 ppm） |
| 硝酸鉛 | 劇物 | 電子染色（電子顕微鏡標本） | PRTR 第 1 種（鉛として 0.05 mg/m³） |
| グルタルアルデヒド | | 固定（電子顕微鏡標本） | PRTR 第 1 種 |
| 硝酸銀 | 劇物 | 渡辺鍍銀法，PAM 染色，Masson-Fontana 染色，Grocott 染色など | PRTR 第 1 種 |
| トリクロロ酢酸 | 劇物 | 脱灰，azan-Mallory 染色，Masson trichrome 染色 | PRTR 第 1 種 |
| パラホルムアルデヒド | 劇物 | 固定（免疫組織化学染色，電子顕微鏡標本） | PRTR 第 1 種 |
| ヒドロキノン | | Grimelius 染色，Warthin-Starry 染色 | PRTR 第 1 種 |

病理学的検査では上記以外にも有害物質を取り扱う機会が少なくない．詳細や新しい情報は，厚生労働省のホームページなどで確認のこと．
特化則：特定化学物質等障害予防規則，有機則：有機溶剤中毒予防規則，PRTR 制度：化学物質排出移動量届出制度．
その他の毒物・劇物：アジ化ナトリウム，過酸化水素，硫酸，ギ酸，酢酸ウラニル，シュウ酸，水酸化ナトリウム，水酸化カリウム，ピクリン酸，レゾルシノールなど．

におけるバイオハザード対策の詳細については，成書を参照してほしい．

　一方，薄切で使用する刃は非常に鋭利であるため，その取り扱いには特に注意が必要である．組織ブロックおよびミクロトーム刀の固定や取り出し，替刃

交換の際には，刀固定台を滑走路の最後部へ移動し（クリオスタットの場合はハンドルをロックし），ミクロトーム刀が移動しない状態にしてから作業するよう習慣づけたい．

## 2　試薬の管理

病理学的検査では，**有害物質**を数多く扱う（表 3-18）．したがって，取り扱う者の健康被害を防止するために曝露を最小限にする（作業環境保護），環境への影響を考えて適切に廃棄する（周囲環境保護）の両者についての対策が必要になる．取り扱う有害物質は**毒物及び劇物取締法**，労働安全衛生法に基づく**特定化学物質等障害予防規則**や**有機溶剤中毒予防規則**，**特定化学物質の環境への排出量の把握等および管理の改善の促進に関する法律（化学物質排出把握管理促進法；PRTR 法）**，作業環境測定法に基づく作業環境測定法施行規則や廃棄物の処理及び清掃に関する法律に従って適切に対応しなければならない．

毒物および劇物を適切に管理するために，管理責任者をおき，使用状況を記録する．**毒物・劇物**は施錠可能な薬品保管庫に入れ，また，発煙性のある薬品（硫酸，塩酸，硝酸など）はドラフト内で取り扱う．病理組織学的検査で大量に使用する**ホルマリン（ホルムアルデヒド）**には，皮膚，眼，呼吸器などに対する刺激性，変異原性や発がん性（鼻咽頭がん）が指摘されている．慢性症状としては，肝臓・腎臓の障害を引き起こす．また，アレルギー性があり，化学物質過敏症（シックハウス症候群）の原因としても知られている．このような毒性から，特定化学物質等障害予防規則ではホルムアルデヒドを特定第 2 類物質とし，**管理濃度**を 0.1 ppm と定めたうえで，作業環境測定の実施を義務づけている．ホルムアルデヒドに対する曝露を軽減するためには，発生源を密閉する設備，局所排気装置やプッシュプル排気装置を設置し，保護具を着用して作業を行う必要がある．

キシレン，エタノールなどの有機溶剤を利用する装置や作業場には，換気ダクトへ空気を誘導するような配管が必要である．自動固定包埋装置や自動染色装置には，排気処理のための活性炭フィルタが備えられているが，その効力を維持するために定期的な交換を心掛けたい．

## 3　廃棄物の処理

廃棄物には一般廃棄物と**産業廃棄物**があるが，病理学的検査で使用するエタノール，メタノール，キシレンなどの有機溶剤，ホルマリン，酸性液，アルカリ性液，金属性器具，注射針や使い捨て手袋などは産業廃棄物に区分される．生活環境の保全や公衆衛生の面から，専用の廃液タンクに回収し，適切な方法（たとえば毒物・劇物に対する燃焼，沈殿，中和など）で処理する必要がある．しかし，自施設で処理できない場合は，定期的に廃棄物を収集し，認可を受けた廃棄物処理業者に委託する．なお，施設内で実施できるホルマリン対策として，廃棄用中和剤や切り出し用吸収パッドが，有機溶剤対策として低毒性・低

揮発性透徹剤（キシレン代替剤；219ページ側注参照）や有機溶剤蒸留リサイクル装置が市販されている．

感染性の廃棄物は分別収集し，必要に応じてオートクレーブなどによる滅菌処理を行う．メスなどの使い捨て替刃は専用容器に回収する．ホルマリン固定臓器も感染性廃棄物に該当するため，廃棄物処理業者に委託し，処分してもらう．

## 4 標本・報告書の保守管理

標本・診断記録については，劣化や不正使用を防止するために，可能なかぎり温度管理され，施錠できる部屋に保管する必要がある．さらに，必要に応じて利用できるよう整理しておくことも大切である．具体的には，ホルマリン固定臓器，パラフィンブロック，染色標本，肉眼および顕微鏡写真，切り出し図，診断記録などが保管の対象となる．

切り出し後に残った臓器・組織は，いつでも追加切り出しができるように検体番号をつけて，真空パックや樹脂製円筒容器などに保存しておく．ホルマリン色素の沈着を防ぐため，保存液には中性緩衝ホルマリンを使用したほうがよい．また，パラフィンブロックは病理診断確定後でも繰り返し使用される可能性があるため，乾燥による表面の変質を防止すべくパラフィンでカバーし，専用ボックスに収納する．

染色標本は，封入剤が完全に乾いていることを確認してから標本収納箱に入れて保管する．標本収納箱としては，地震対策用ストッパーの付いた引き出し式のものがよく用いられている．染色標本の乾燥が不十分だったために複数の標本が重なり固まってしまった場合は，キシレンにしばらく浸漬し，カバーガラスが自然に剥がれたら封入し直す．

依頼書，切り出し図，診断記録といった紙ベースの情報はバインダーで綴じて，所定の場所に保管する．保管期間の過ぎた書類については，個人情報を適切に扱っている処理業者に委託するか，自施設でシュレッダー処理を行う．しかし，近年は病理診断支援システムが普及し，情報がコンピュータ管理されている．自動化・電子化によって臨床検査技師の業務負担は軽減されるが，その一方で，検査データを含む個人情報が容易に流出してしまう危険性があるという意識を常にもたなければならない．医療従事者は，診療上知り得た患者情報を漏洩してはならない守秘義務を負っているからである．

# 第4章 細胞学的検査法

## I 細胞学的検査法の意義

　**細胞学的検査法**は，自然剝離または人為的に採取した細胞の塗抹標本を作製し検査する方法で，**細胞学的診断法**，**細胞学的塗抹検査法**，smear test，Pap／Pap smear test，**細胞診**などともよばれる．**スクリーニング**（screening，細胞診標本から診断に有用な細胞を抽出しマークすること）は通常，細胞検査士資格認定試験に合格した臨床検査技師（**細胞検査士**）が行い，陽性例などは専門医がチェックする．つまり，陰性と判定した症例は細胞検査士が責任を有することとなる．細胞検査士の資格は法的には業務独占ではないが，事実上無資格者が単独でスクリーニング業務を行っている施設はないと考えられる．

　細胞診は，がんの早期発見やがんの判定だけでなく，経過の観察，治療効果の判定，予後の推定などに重要な役割を果たしている．また，性周期の判定，ホルモン作用の追求，各種感染症などの診断にも貢献している．

　歴史的にみると，細胞診の発達は子宮がんの診断に負うところが大きい．Papanicolaouが1928年に子宮がん患者の腟分泌物中にがん細胞を発見し，1941年には腟分泌液塗抹標本から子宮がんの診断ができることを発表して以来，多くの人々によって追試され，その価値が認められるようになった．細胞診は子宮がんのみでなく，他の臓器のがんにも応用されるにいたった．すなわち，肺がん，咽・喉頭がん，食道がん，胃がん，膵・胆道がん，肝臓がん，大腸がん，膀胱がん，前立腺がん，乳がん，甲状腺がん，悪性リンパ腫，骨・軟部肉腫，がん性腹膜炎，がん性胸膜炎，がん性髄膜炎など，ほとんど全身の諸臓器にわたって適用されている．これは，Ehrlichによる染色法の改良にはじまって，**Papanicolaouの染色法**によって一般化された細胞診手技の進歩も大きく貢献している．病院の臨床検査部門でも，早期がん発見のために欠かせない手段となっている．がんの早期発見に果たす細胞診の役割と責任はたいへん重いものであるといえる．

　細胞学的検査は，組織学的検査に比べ患者への侵襲が少ないという最大のメリットがあるほか，胸水や脳脊髄液など，液状検体からの悪性細胞の有無を検査できる．細胞診の利点と欠点を熟知し（**表4-1**），活用することが重要である．

表 4-1　細胞診の利点と欠点

| | |
|---|---|
| 利点 | ① 個々の細胞が観察しやすい<br>② 患者への侵襲が少ない<br>③ 検体の採取が一般に容易である．反復検査が容易である<br>④ 標本作製が早く，結果が早い．特別な設備がなくても検査可能<br>⑤ 穿刺液，滲出液，乳汁，尿，分泌物など液状検体の検査ができる<br>⑥ 細胞診断から，腫瘍の組織型の類推や治療効果の判定も可能 |
| 欠点 | ① 剥離細胞診の場合には，原発巣の特定についての立証が困難なことが多い<br>② 細胞の変性，壊死が進行している場合には，判定困難を伴うことがある<br>③ 組織構築の観察は，組織診に劣る<br>④ 十分な知識と経験をもたないと，細胞学的判定はできない<br>⑤ 腫瘍の全体像は把握できないため，深達度などは把握できない |

## II 検体採取法

　細胞診の検体は，喀痰や尿など患者自身が採取するものと，医師が穿刺吸引などを行い採取するものがある．正しい診断には，適切に採取・処理された検体が不可欠である．また，採取法による細胞像の違いを理解することも，診断には不可欠である．現在細胞診断は，患者の年齢・履歴・採取法の確認後に，その検体が診断するうえで適正か否かの判定から始まる．不適正である場合にはその理由を明記する必要がある．的確な患者への指導や医師への助言を行うためには，検体採取の知識は必須である．臨床検査技師が現場へ出向き，検体採取の補助や標本作製を行うことが理想的ではあるが，限られた要員のなかでは困難な場合も多い．しかしながら，乳腺や甲状腺の穿刺吸引細胞診検体採取時や，膵臓の超音波内視鏡下穿刺吸引細胞診（EUS-FNAC）検体採取時に臨床検査技師が出向き，標本作製を行ったり，塗抹だけでなく現場で迅速染色を行い，検体が適切か否かを判定する ROSE 法など，臨床検査技師の検体採取現場でのニーズはますます増加していくことと思われる．

EUS-FNAC：endoscopic ultrasonograpy-guided fine aspiration cytology

ROSE：rapid on-site cytologic evaluation

### 1　婦人科材料

#### (1) 子宮頸部擦過採取器具

　綿棒，サーベックスブラシ™，サイトブラシ®，木製スパーテルなどがある（写真 4-1）．綿棒による採取は出血が少ないが，液体（液状）処理法（LBP）には適さないことや，子宮頸部の細胞が採取されない不適切標本が多くなることより，現在多くの施設がサーベックスブラシ™やサイトブラシ®などを使用している．コルポスコピー前（酢酸処理前）に採取する．

LBP：liquid-based preparation

#### (2) 子宮内膜細胞採取器具

　①擦過法：エンドサイト®，ソフトサイト®，エンドサーチ®，ウテロブラシ®など．
　②吸引法：増渕式子宮内膜吸引器．
　エンドサイト®やブラシによる採取では細胞が集塊で出現し，構造異型が観

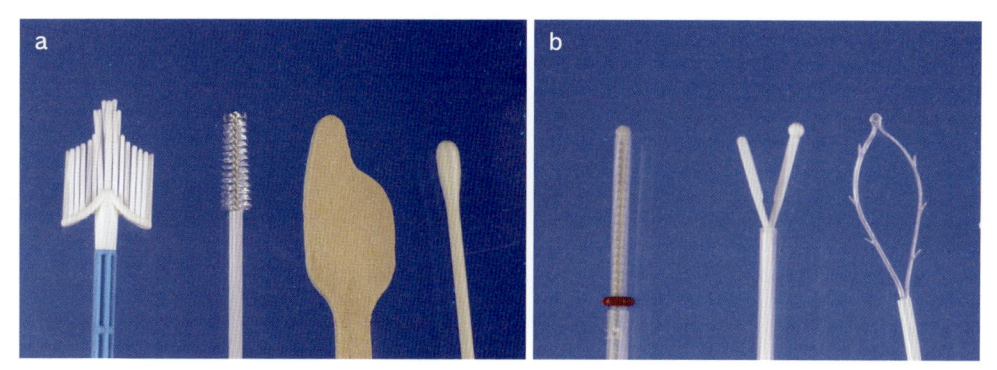

**写真 4-1 婦人科材料擦過器具**
a：子宮頸部擦過器具．左から，サーベックスブラシ™，サイトブラシ®，木製スパーテル，綿棒．
b：子宮内膜擦過器具．左から，内膜ブラシ，エンドサイト®，ソフトサイト®．

察しやすい．吸引チューブは疼痛や検査後の出血は少ない．細胞採取量は擦過法に比較して少ないことが多く，平面的集塊として出現しやすい．内膜細胞採取後，器具を生理食塩水や LBC 溶液内で洗浄することも可能である．

## 2 呼吸器材料

### (1) 喀痰

喀痰は早朝のものを 3 日連続で採取するとよい．

蓄痰法は，主に検診で用いられる方法である．数日分の喀痰を保存液の中に採取し，混和・遠心塗抹する．

### (2) 気管支擦過

気管支鏡下に，ブラシ，生検，鉗子などで直接病巣から細胞を採取する．

### (3) 経皮的針生検

肺野結節や縦隔病変などに有効とされており，CT ガイド下に経皮的に針を穿刺する．

### (4) 気管支洗浄液

生理食塩水を用いて気管支内を洗浄し，遠心分離にて集細胞を行う．気管支洗浄液から遺伝子解析を行うこともある．

## 3 体腔液

①入院患者の場合，細胞が背中側に沈着している場合もあるので，できるだけ体位変換後に採取する．21 ゲージ程度の針を用い，穿刺する．

②洗浄液には，内視鏡後や手術時の腹腔・胸腔洗浄液などがある．胃がんで腹腔洗浄液を提出する際には，生理食塩水 100 mL を静かに腹腔内に注入し，ダグラス窩より洗浄液を採取する．

③脳脊髄液は，腰椎穿刺（第 3 と第 4，第 4 と第 5 腰椎間），後頭下（小脳延髄槽）穿刺，開頭手術時の脳室内液などがある．

## 4 尿

尿は，自然尿のほかにカテーテル尿，ブラッシング，膀胱洗浄液，回腸導管尿などがある．自然尿の場合には早朝尿ではなく，2回目以降の尿を使用したほうがよい．

## 5 穿刺吸引材料

穿刺吸引は fine needle aspiration（FNA）とよばれ，細い針を用いて臓器などの病変部から細胞を採取する方法である．大きな腫瘍の場合，中央部は壊死や線維化でがん細胞が採取されにくいことがあり，腫瘍の周辺部を採取する．基本的な手技は以下のとおりである．

①吸引ピストルの注射筒（10 mL）に注射針（23〜21 ゲージ）を装着し，腫瘍を穿刺する．
②レバーを引き，強い陰圧をかけ吸引する（陰圧をかけず針を回転させる方法もある）．
③陰圧を解除し（5秒以内を目処に針を抜き），注射筒から針を外す．
④ピストルのレバーを引き，注射筒内に空気を入れてから，外した針を再装着する．
⑤ピストルのレバーを押し，注射筒内の吸引物をスライドガラスの上に吹き出す．
⑥吹き出した量が多ければ，圧挫標本とするか針の先で薄く伸ばすが，少量であればそのまま固定する．

> **超音波やCTガイド下穿刺吸引細胞診**
> 診断に最適な部位から安全に細胞を採取するには，超音波やCTガイド下での検体採取が望ましい．一般的には表在性の病変（乳腺や甲状腺腫瘍）には超音波，深在性の病変（肺など）にはCTが使われている．

## 6 膵臓関連材料

内視鏡的逆行性胆管膵管造影（ERCP）時に，膵液や胆汁採取あるいは擦過などが行われる．また，経皮経肝胆管ドレナージ（PTCD），経皮経肝胆囊ドレナージ（PTGBD）や内視鏡的胆道ドレナージ（ENBD），超音波内視鏡下穿刺（EUS-FNA）による吸引細胞診（EUS-FNAC）などがある．EUS-FNAC は，腫瘍性病変の鑑別診断・治療前の細胞診断時に活用されている（**写真 4-2**）．

ERCP：endoscopic retrograde cholangiopancreatography

PTCD：percutaneous transhepatic cholangiodrainage

PTGBD：percutaneous transhepatic gallbladderdrainage

ENBD：endoscopic nasobiliary drainage

## III 細胞診検査手順

細胞診検体の検査手順は次のとおりである．材料採取から塗抹固定までの時間はできるだけ短いほうがよい．

〔検体の採取・処理〕→〔申し込み〕→〔検体照合・受付〕→〔肉眼的観察〕→〔検体の処理〕→〔各種方法でスライドガラスに塗抹〕→〔固定〕→〔染色〕→〔スクリーニングのための鏡検〕→〔細胞検査士間のダブルチェック・専門医による陽性例のチェックなど〕→〔診断の決定〕→〔報告〕→〔標本の保存管理〕

一般的な検体の処理から染色までの検査手順を図示すると**図 4-1** のように

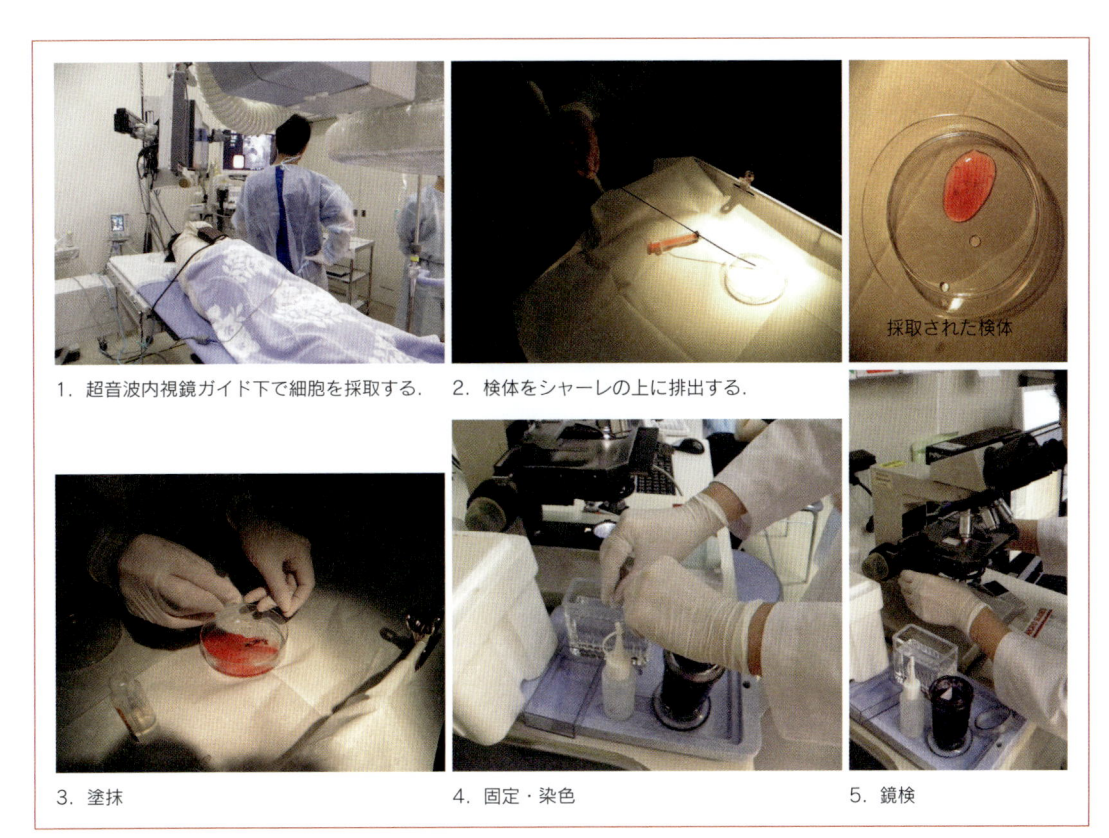

1. 超音波内視鏡ガイド下で細胞を採取する．　2. 検体をシャーレの上に排出する．　採取された検体

3. 塗抹　　　　　　　　　　　　　　4. 固定・染色　　　　　　　　　　　5. 鏡検

写真 4-2　超音波内視鏡下穿刺吸引細胞診

なる．

## IV 検体処理の方法

　採取された検体の処理や染色は専門医が行うことはないため，臨床検査技師の検体処理や染色などのスキルは標本に大きな影響を与えることとなる．できあがった標本を鏡検し，異常細胞の選別（スクリーニング）・判定を行い，細胞診専門医へ送る業務は，通常は細胞検査士が行う．作業環境管理や感染対策，残余検体の廃棄，標本管理と細胞診断の精度管理なども臨床検査技師の業務である．

### 1　検体の種類

　細胞学的検査（細胞診）に提出される検体は，臓器・組織による違い，採取法の違いや検体の性状などから，さまざまな種類がある（表 4-2）．検体は，擦過物，液状検体，粘稠性検体，捺印（スタンプ）検体，圧挫検体，穿刺吸引物，その他の検体に分けることができる．擦過物や粘稠性検体では，スライドガラスに直接塗抹して細胞学的検査を行う．液状検体では，遠心沈殿（遠沈）

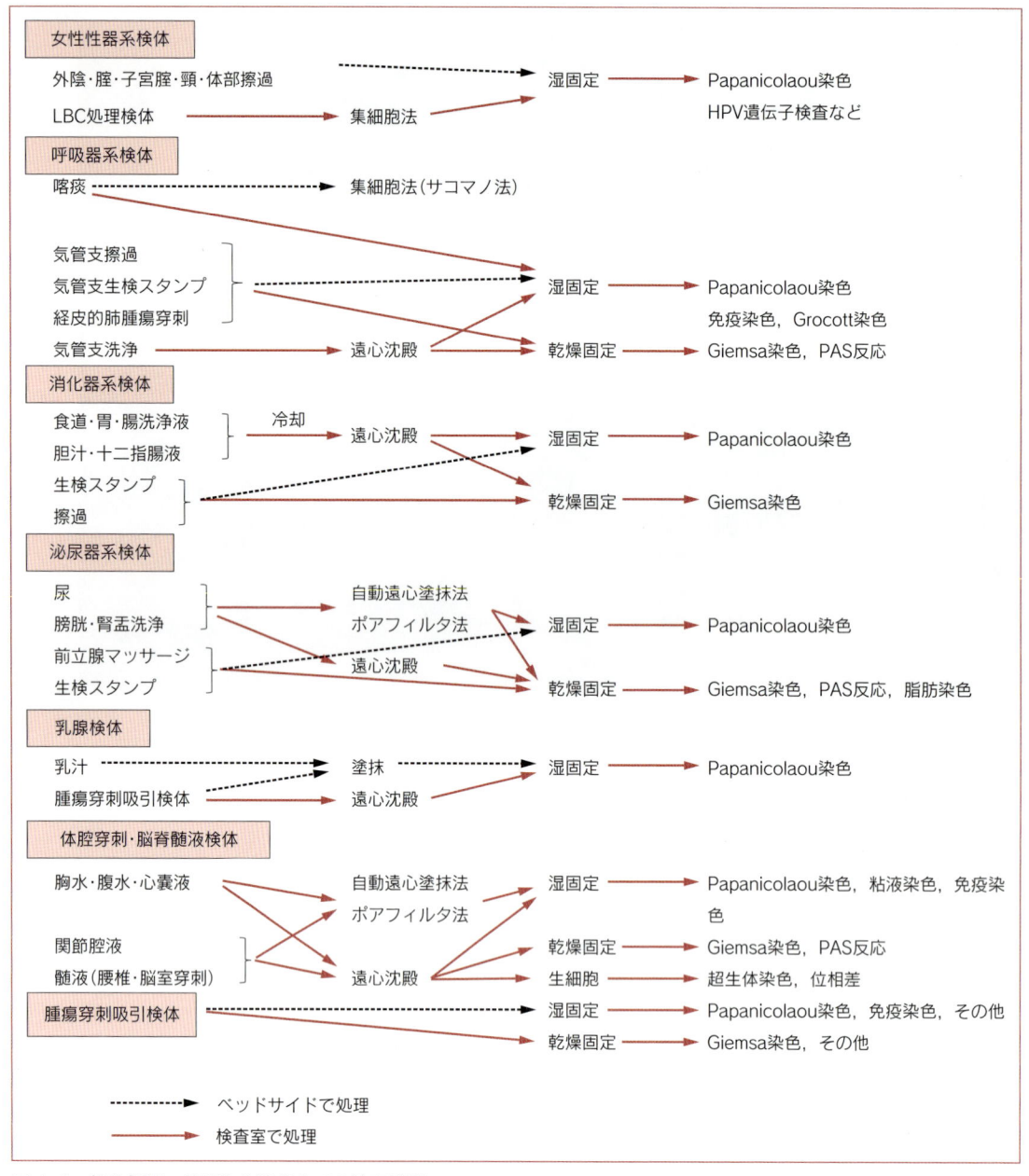

**図 4-1 検体採取・処理から染色までの検査手順**

法，フィルタ法，自動細胞収集法，セルブロック法などの方法で細胞だけをスライドガラス上に集めて検査する（集細胞法）．捺印検体とは，リンパ節，骨髄，腫瘍組織などの組織の塊の割面をスライドガラスに捺印（スタンプ）して検査するものをいい，生検・手術材料の組織学的検査と同時に行うことが多い．その他，小組織片をスライドガラス2枚で押しつぶし標本を作製する方法（圧挫法）もある．

表 4-2 検体の種類と処理法

| 検体の性状による種類 | 塗抹法 | 臓器・組織の種類 | 検体の処理法 |
|---|---|---|---|
| 擦過物 | 直接塗抹法，吹きつけ法 | 腟と子宮の擦過物，気管支擦過物 消化管擦過物 | 塗抹─→湿固定 |
| 粘稠性検体 | すり合わせ法 | 喀痰 膿 | 塗抹─→湿固定 |
| 液状検体 | 遠心沈殿法 | 胸水，腹水，心囊水，ダグラス窩穿刺液，気管支，消化管，膀胱などの洗浄液 尿，関節液，脳脊髄液，胆汁，胃液，膵液，十二指腸液，囊胞内容液，乳腺，甲状腺，その他の穿刺吸引物 | 集細胞─→湿固定 ─→乾燥固定 ・細胞量が多い─→遠沈法 ・細胞量が少ない ［自動細胞収集装置使用法 ポアフィルタ法 二重遠沈法］ ・凝固物・沈渣の活用 ─→セルブロック作製 |
| 組織小片 | 圧挫法 | 脳腫瘍，腫瘍組織 | 塗抹─→湿固定 |
| 組織検体 | 捺印法 | リンパ節 腫瘍組織 | 捺印─→湿固定 ─→乾燥固定 |

## 2 塗抹法

腟分泌物，子宮頸部や体部，気管支粘膜などからの擦過物は，採取後は素早くスライドガラスに塗抹を行い，塗抹後ただちに固定液に入れる．乾燥させることは絶対に避けねばならない．したがって，固定（湿潤固定）までの検体処理は，採取する現場で行わなければならないことが多い．液状検体に関しては，細胞量や検体の性質によって処理法が選択される．

### 1）直接塗抹法

分泌物などを綿棒で採取したときは，綿棒をスライドガラスの上に押しつけて転がしながら塗抹する．ピペットやカニューレで吸引した検体は，採取器具でスライドガラスの上に伸展させる．穿刺した針はスライドガラスに吹きつけ，ただちに固定する（図4-2）．吹きつけた穿刺物が厚すぎたり液状成分が多い場合などに，2枚のスライドガラスを軽く合わせて上下に離し，ただちに固定する圧挫法もある（図4-3）．

### 2）すり合わせ法（写真4-3）

喀痰や粘稠性の高い体腔液などがすり合わせ法に適している．喀痰は，膿様，血性，不透明な部分など肉眼的に性状の異なるところをそれぞれピンセットでとり，塗抹する．検体の入ったシャーレを黒紙や布の背景の上で観察するのがよい．伸展には，2枚のスライドガラスの間に小豆大くらいの痰を挟み，軽く圧迫しながら均等になるように広げ，スライドガラスを反対方向にそれぞれ引く．喀痰を標本にする際には，扁平上皮がんは血液を含む部分や不透明な白濁部，腺がんは塵埃細胞の多い黒っぽい部分，小細胞がんは粘稠度の低いやや透

### 検体の保存

細胞診の検体の保存に関しては，書籍などに以下のように目安が記載されているが，温度や検体の状態によっても左右されるため，採取後はなるべく早く標本にすることが望ましい．
擦過物，穿刺吸引物：ただちに（5秒以内に）塗抹固定
喀痰：室温で12時間以内（12時間以上放置する場合は冷蔵庫保存）
胸水，腹水：できるだけすみやかに処理（6時間以上放置する場合は冷蔵庫保存）
尿：できるだけすみやかに処理（3時間以内）
髄液：すみやかに処理（30分以内）
十二指腸液，膵液，胆汁：氷冷保存ですみやかに処理（30分以内）
なお，ただちに処理できない場合には，検体に等量の50％エタノールを添加し固定を行うと，数日は保存可能である．

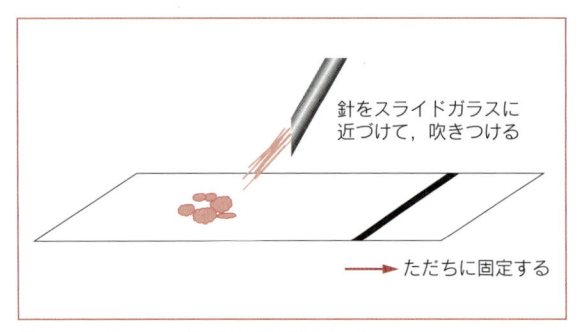

図 4-2　吹きつけ法（穿刺吸引物など）

針をスライドガラスに近づけて，吹きつける
ただちに固定する

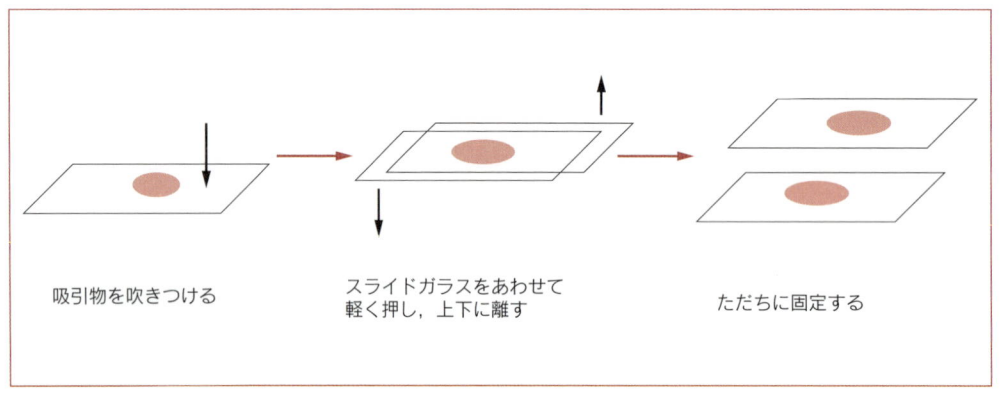

図 4-3　圧挫法（細胞量が多かったり厚く盛り上がった場合）

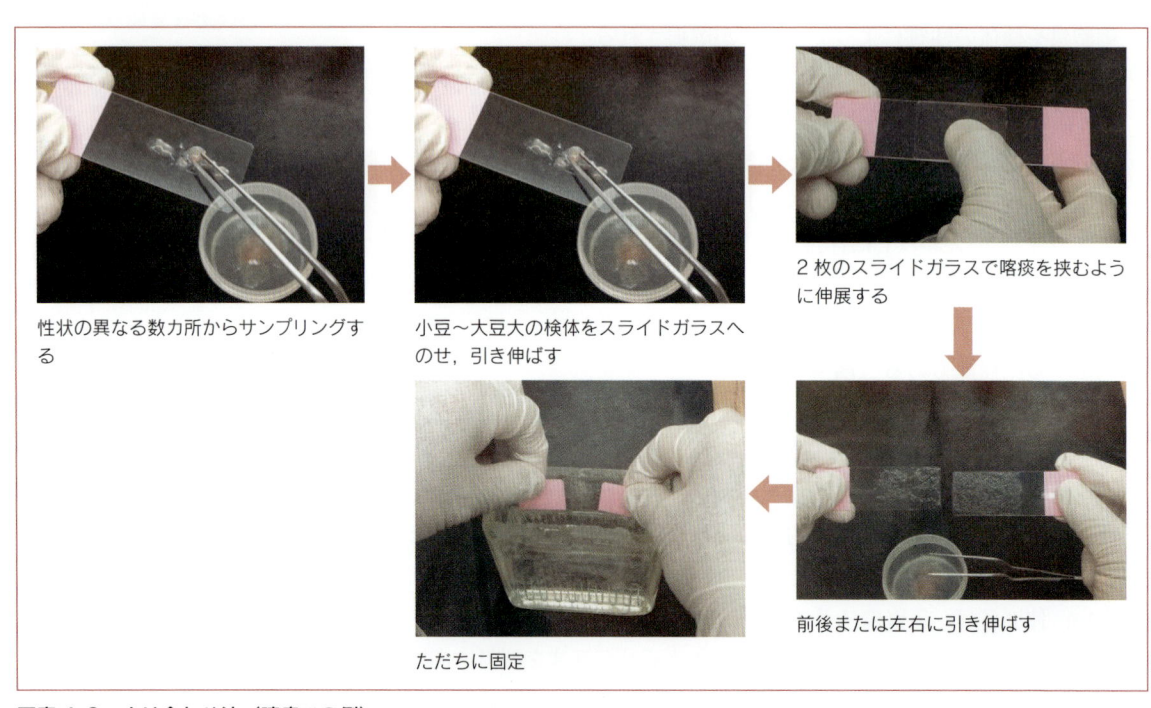

吸引物を吹きつける
スライドガラスをあわせて軽く押し，上下に離す
ただちに固定する

写真 4-3　すり合わせ法（喀痰での例）
すり合わせ法は，喀痰や粘稠度の高い検体などに行うと有効である．体腔液でも活用できる．

性状の異なる数カ所からサンプリングする
小豆〜大豆大の検体をスライドガラスへのせ，引き伸ばす
2 枚のスライドガラスで喀痰を挟むように伸展する
前後または左右に引き伸ばす
ただちに固定

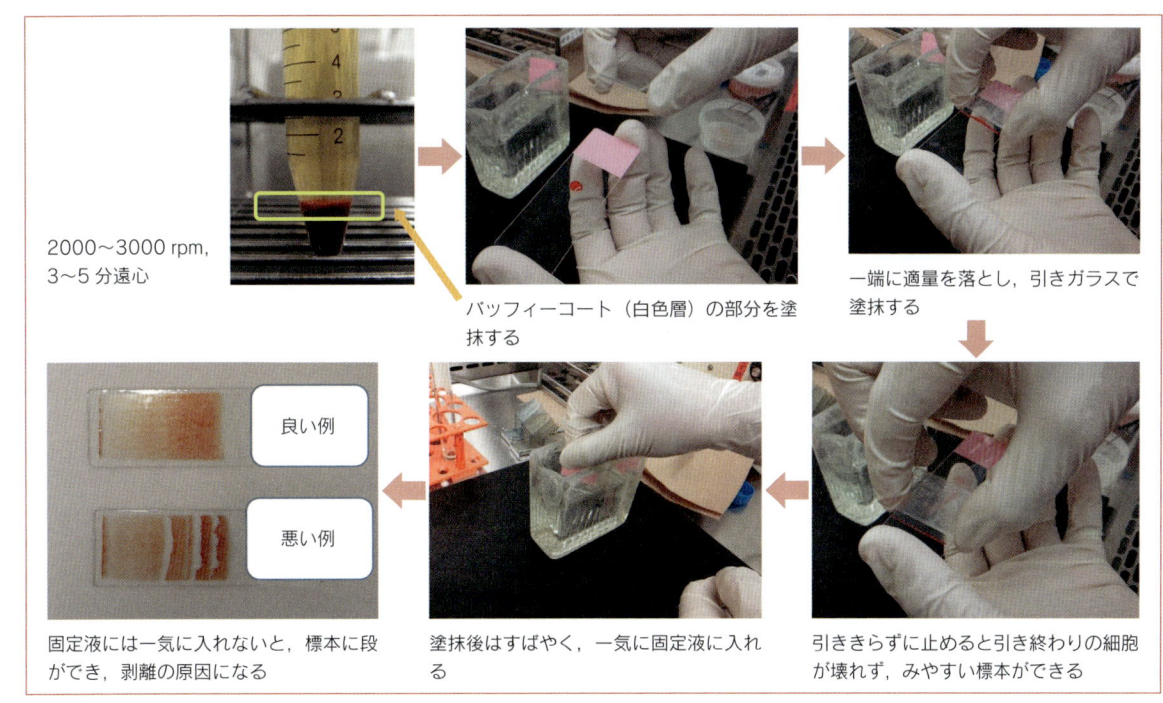

**写真 4-4 引きガラス法（体腔液での例）**

2000～3000 rpm, 3～5 分遠心

バッフィーコート（白色層）の部分を塗抹する

一端に適量を落とし, 引きガラスで塗抹する

引ききらずに止めると引き終わりの細胞が壊れず, みやすい標本ができる

塗抹後はすばやく, 一気に固定液に入れる

良い例
悪い例

固定液には一気に入れないと, 標本に段ができ, 剥離の原因になる

明な部分にがん細胞を含む確率が高いことがわかっているので, 参考にするとよい.

### 3) 遠心沈殿法（遠沈法）

　胸水, 腹水などの穿刺液（体腔液）, 十二指腸液, 膵液, 胆汁, 髄液, 尿などは, 採取後に液中に散在している細胞を集めるために遠沈を行う. 体腔液の場合には, 採取する試験管には少量の抗凝固剤（ヘパリン, EDTA, 二重シュウ酸塩など）を入れておく必要があるが, 他の液状検体ではその必要はない. 沈渣の塗抹は, 引きガラス法あるいはすり合わせ法で行われる.

　引きガラス法（**写真 4-4**）では, 塗抹標本を厚くしたいときには引きガラスの傾斜を高くし, 引く速度を早くする. 細胞成分が多いときには, 引きガラスの傾斜を低くし, 引く速度を遅くするとみやすい標本ができる. 引きガラス法は, 引き終わりに細胞が集まりスクリーニングしやすいが, 手技に若干の熟練を要する. 引き終わりを止めることなしに, 血液の塗抹標本作製と同様の手技による操作は, 引き終わりが乾燥しやすいことと, 細胞が壊れやすいので, 注意を要する.

　遠沈は, 2,000～3,000 回転, 3～5 分間行い (Papanicolaou によると, 1,500～2,000 回転, 15～30 分間), 沈渣をピペットで吸引し, スライドガラスをすり合わせて塗抹する方法（すり合わせ法）か末血式引きガラス法で塗抹する.

> **体腔液の抗凝固剤**
> 体腔液では抗凝固剤の作用は弱く, 採取後時間の経過とともにフィブリンの析出をみることがある. 細胞変性も起こすので, 細胞検査士会のガイドラインでは, 抗凝固剤を入れるよりも, 採取後ただちに処理することを勧めている.

**＜注意事項＞**

①尿沈渣の場合には，水切りが悪いと塗抹細胞が剥離するので，濾紙上に遠沈管を逆さに1〜2分間立てて水切りをしてから，沈渣物を塗抹するとよい．

②髄液や尿などの蛋白質含有量の少ない粘稠度の低い検体は，スライドガラスにあらかじめ細胞剥離防止液（0.1％ポリ-L-リジン液），卵白グリセリンやウシ血清1滴を塗布しておいて塗抹するとよい．

③出血の強い検体，つまり遠沈をして多量の赤血球層からなる沈渣の場合は，上清をキャピラリーで吸い取ったあと，赤血球層の上にある白色の層（バッフィーコート）をキャピラリーで吸い取り，スライドガラスに塗抹する．
赤血球を溶血させる方法もある．溶血剤には0.9％アンモニウム溶液（溶血時間5〜10分），1.2％シュウ酸アンモニウム溶液（溶血時間3〜5分程度）などを用いる．溶血後の操作により，有核細胞は遠沈管の底部に集まる．

④消化器系の検体は，消化酵素によって細胞の融解や変性が起こりやすいので，採取後ただちに処理して固定するか，氷塊中に立てたり，冷蔵庫中に入れておき，できるかぎり早く処理を行う．

⑤脳脊髄液は細胞が壊れやすいので，低速遠心（700〜1,000回転，5〜10分間）で集細胞を行う．

⑥検体量が少なかったり，細胞数が少ない検体の場合は，自動細胞収集装置法やポアフィルタ法，遠心後に上清を再度遠心して集細胞を行う二重遠心法などを行う．

⑦フィブリンなどの凝固物や組織片が混入している場合は，遠沈法の塗抹標本のほか，凝固物のセルブロックを作製するのがよい．

## 4）自動遠心塗抹法（写真4-5）

自動遠心塗抹法を用いて標本作製を行うと，細胞量が少ない検体には有用である．塗抹範囲も狭く，集細胞法として効果が高い．

## 5）ポアフィルタ（pore filter）法

濾過器を使ってポアサイズ5±1.2μmのフィルタ上に細胞を集める方法で，細胞数の少ない検体や粘稠度の低い検体に用いられる．通常，尿や髄液検体に用いられる．固定液には95％エタノールまたはブタノールが用いられる．メタノール，アセトン，エーテルはフィルタの膜を溶かすので用いられない．通常のポアフィルタはニトロセルロースでつくられ，屈折率は1.5である．

## 6）セルブロック（cell block）法

細胞を固めてパラフィン包埋し標本にする方法である．大きい細胞集塊の立体構造などを観察するのに優れた方法であり，塗抹法による細胞診と組織標本の橋渡し的役割がある．免疫細胞化学染色などにも応用される．

腫瘍穿刺液や喀痰など固形に近い検体は，濾紙片に固着させ，メッシュ袋に

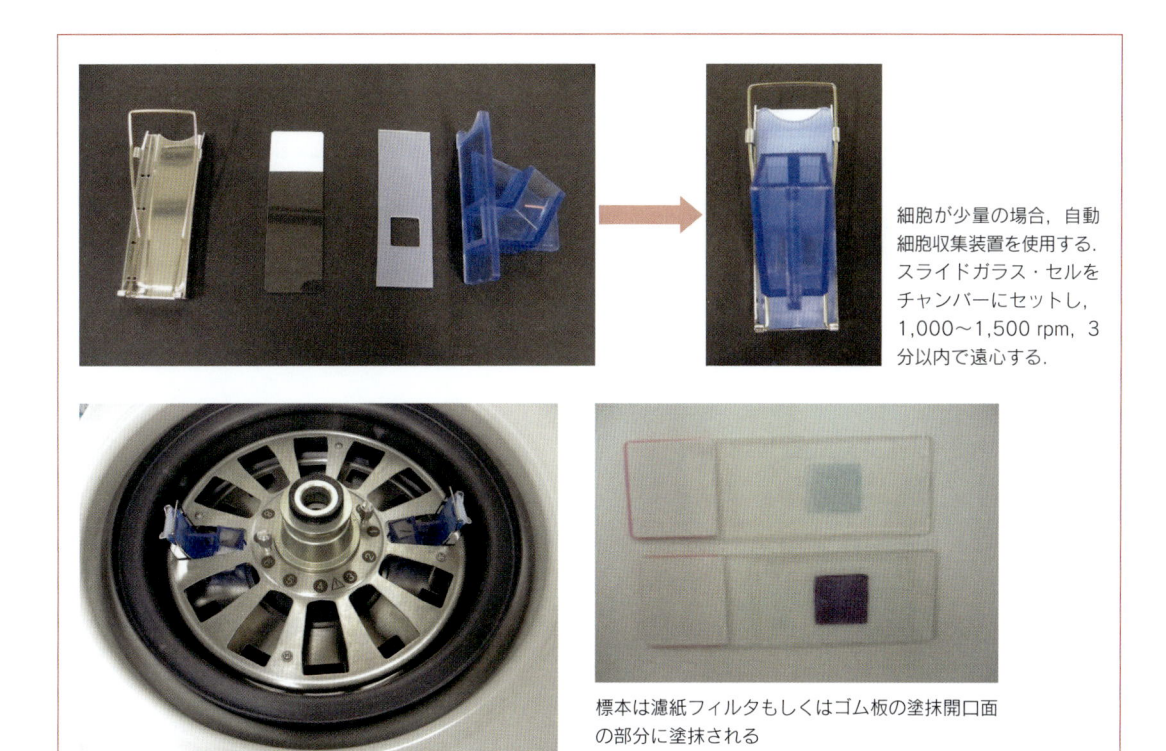

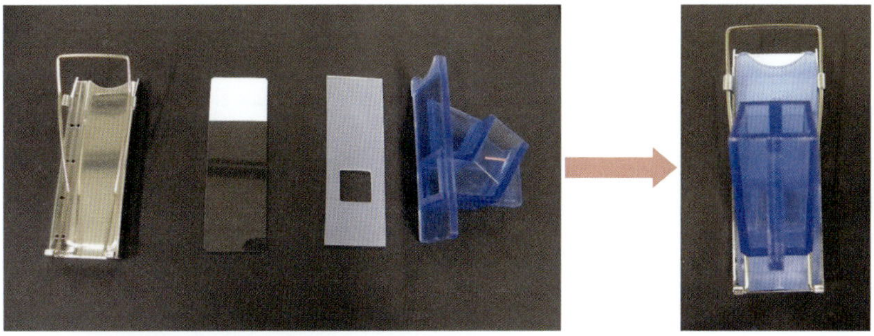

細胞が少量の場合，自動細胞収集装置を使用する．スライドガラス・セルをチャンバーにセットし，1,000～1,500 rpm，3分以内で遠心する．

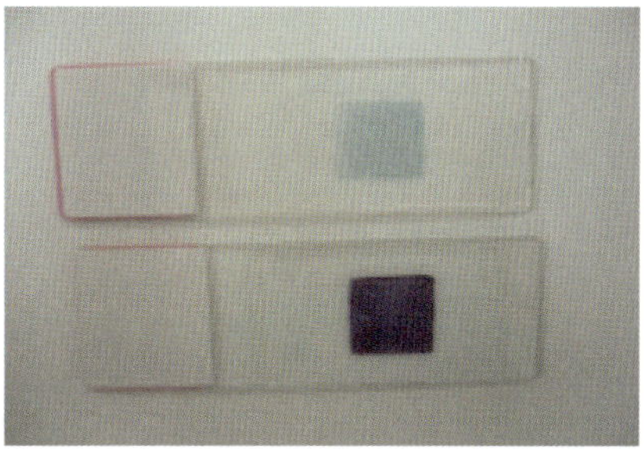

標本は濾紙フィルタもしくはゴム板の塗抹開口面の部分に塗抹される

**写真 4-5　自動細胞収集装置を使用した自動遠心塗抹法**

入れるか紙タオルなどに包んで，20％ホルマリンかブアン液で固定する．固定後の操作は，組織材料の処理と同様である．

体腔液などの液状検体をセルブロックにする際には，クロロホルムを用いる重層法，アルギン酸ナトリウムを用いた方法，コロジオンバッグ法，クライオバイアル法，グルコマンナンを用いた方法など多くの方法がある．

<例　アルギン酸ナトリウムを用いた方法>

①遠心処理し，沈渣とほぼ同量の1％アルギン酸ナトリウム・20％ホルマリン水溶液を入れて混合する．

②30分以上固定．

③遠心して上清を捨てる．沈渣に1％塩化カルシウム水溶液を2～3 mL入れる．

④固まった沈渣をホルマリン固定し，通常の組織片と同じ要領で標本作製を行う．

### 7）捺印（スタンプ）法

組織片の新しい割面を，スライドガラスに軽く触れるように捺印する．1枚のスライドガラスに場所を変えて何回も捺印すると，細胞が重ならない，ちょうどよい標本が採取できることになる．湿固定と乾燥固定の両方の処理を行っておくのがよい．免疫組織化学的検査の必要のあるときは，乾燥固定やメタノール固定後，密封できる容器に入れ，冷凍庫に保存しておく．

1. Papanicolaou染色標本をキシレンに入れ，カバーガラスを外す．

2. 表面がキシレンに濡れた状態で，非水溶性封入剤を0.5〜1 mL塗抹面に塗布する．

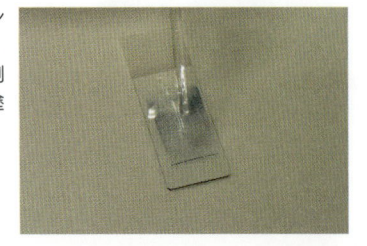

3. 37〜50℃にて一晩封入剤を硬化させ，ピンセットなどで剥がすと，封入剤とともに細胞が剥がれてくる．

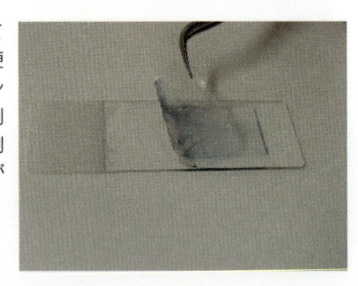

4. 必要な枚数に切り分けることもマーキングしておき，目的細胞の抽出の場合には，50℃の温浴で伸展しながら，別のスライドガラスにのせる．剥離防止剤でコートされたスライドガラスを用いると剥がれにくい．

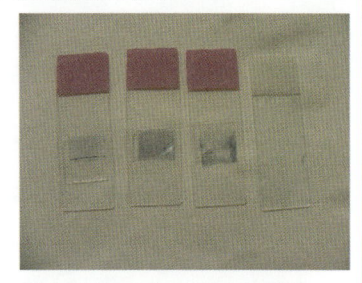

転写により，3枚に分割された標本

5. 乾燥させ，キシレンにて封入剤を溶かし，再封入あるいは脱色して免疫染色などを行う．

写真4-6　細胞転写法

## 8）液体（液状）処理法

子宮頸部をブラシで擦過した場合に，ブラシを専用保存液に入れ細胞を浮遊させ，集細胞を行い塗抹標本を作製する方法である．保存液は数社から販売されており，会社により集細胞法の機器や原理が異なる．細胞診断用に使用した残余検体を遺伝子解析に活用できる，細胞が均等に塗抹されるなどの利点がある．細胞の保存性がよいので，液状検体にも応用される．

## 9）細胞転写法（写真4-6）

細胞診標本のなかの標的細胞を取り出したい場合や，細胞診材料がPapanicolaou染色標本1枚のみで，免疫染色を行いながらもPapanicolaou染色標本としても保存したい場合などに有用な方法である．

> CP：conventional preparation．
> 従来法に対し，液体（液状）処理法としてベセスダシステム2001より用いられた用語．

> LBC：liquid-based cytology．
> 液体（液状）処理法で作製された標本による細胞診という意味で使われ始めた用語．

# V 固定法

良好な，あるいは良質な標本は，固定操作によって決定されるといっても過言でない．目的に合った固定をしないと，その後の染色もすべてうまくいかなくなってしまう．

細胞診材料の固定法には，湿潤固定法（湿固定法），乾燥固定法，コーティング固定法の3種類がある．

## 1　湿固定法

　細胞診における原則的な固定法であり，Papanicolaou（パパニコロウ）染色は当然のことながら，Alcian blue 染色や PAS 反応などを湿固定で行う場合には（これらの染色は乾燥固定で行うことも可能である．その場合には塗抹後ただちに乾燥させ，メタノールにて固定する）ただちに固定する．生乾きの状態で固定すると，核内クロマチンや核膜の微細な観察ができなくなるからである．

　湿固定法とは，検体をスライドガラスに塗抹し，ただちに固定液に入れる固定方法をいい，固定液に入れるまでの間に塗抹面を絶対に乾燥させてはいけない（ただし，脂質，特殊な酵素の検出の場合を除く）．冬期，暖房で室内が乾燥しているような場所では，特に手早く操作しなければならない．

　湿固定法では，細胞の核内，細胞質内の有形物質は液相の中で浮遊しているが，固定液が浸透すると液相の脱水とともに核のクロマチンなどの一部は核膜に向かい，他は互いに凝集しあって粗大な凝集顆粒となって出現する．これらはヘマトキシリンによって鮮明に染まるようになり，したがって核内構造が克明にみえてくるのがこの固定法の特徴であり，悪性を特徴づける核の変化を見極めるのに好都合である．また，Papanicolaou 染色の特徴として，細胞質の染色性により細胞の種分けができることにある．特に扁平上皮細胞の成熟度や細胞変性などが克明に観察できる．

　固定液は，Papanicolaou 染色の原法では 95％エタノール・エーテル等量混合液であったが，エーテルの毒性が強いため現在では 95％エタノールが単独で用いられている．エーテルは細胞膜や核膜などの膜構造を溶解し，エタノールの浸透を助ける補助的な役割を果たすと考えられていた．他の固定液に比べてエタノールの浸透はかなり速いが，固定時間は少なくとも 10 分以上は必要であり，できれば 30 分以上が望ましい．1 週間くらいは固定液中に標本を放置してもよいが，この場合，染色性が若干低下するので染色に注意しなければならない．しかし，診断にはさしつかえないものである．

## 2　乾燥（後）固定法

　Giemsa 染色，May-Grünwald-Giemsa 染色（メタノール固定不要），peroxidase 反応，蛍光抗体法や酵素抗体法などのためには，ドライヤーや扇風機の冷風などで短時間に風乾固定する．蛍光抗体法のためのスライドガラスは，密封できる箱に入れて，−80℃以下の冷凍庫に保存する．

　乾燥による固定は血液検査の領域で古くから行われていた固定法で，塗抹面が乾燥したあとで固定液に入れる．固定液は主としてメタノールを用いる．風乾固定を徐々に行い乾燥させると，細胞が塊状に収縮して核が一様に濃染してしまうので，できるだけ素早く乾燥固定するのがよい．この固定法では細胞が扁平化し，有形物質がそのままの状態でスライドガラス面に固着してしまっているので，固定液に入れても湿固定の場合と違って有形物質が移動，凝集することはない．したがって，核内構造は湿固定に比してクロマチンの凝集像がみ

られず，不鮮明な印象を与える．しかし，この方法に熟練すれば形態観察に支障はない．特に造血器疾患の細胞学的検査は，古来から末梢血液像と骨髄穿刺の塗抹像との対応によって発展してきた染色法であり，大変有用である．

## 3　コーティング固定法

採取した塗抹標本を郵送またはその他の方法によって専門施設に送らなければならないとき，標本の乾燥が問題になる．一度固定した標本でも，乾燥した場合，時間の経過とともに核内構造が不鮮明となったり，細胞質の染色性の低下が起こる．このような場合にコーティング固定が用いられる．最近では，標本を未染色状態で運んだり，郵送しなければならない場合には，便利な方法として推奨されている．

コーティング固定液として，イソプロピルアルコールとポリエチレングリコールの混合液が用いられる．イソプロピルアルコールは分子量が大きく，脱水性が急激でなく，乾燥もやや遅いという性格をもっている．

コーティング固定した未染色塗抹標本は，乾燥状態で4～5日くらいまでは細胞の形態維持がよく，染色性も保たれる．スプレー式のコーティング固定を行う場合は，スライドガラスから10～15 cm離して，1～2秒噴霧する．粘液の多い検体や厚い塗抹の場合は，2回噴霧する．水分が多い検体のときは，塗抹後，短時間放置し，塗抹周辺が少し乾燥する程度の生乾きのうちに噴霧する．

染色前には，一度通常の固定液（95％エタノール）で再固定したあと，90％，70％アルコールで親水操作をし，コーティング液を洗い落とす．Papanicolaou染色では，ヘマトキシリン核染色で約1分くらい，EA-50，OG-6などでは約30秒くらい，通常より長く染色するのがよい．Giemsa染色ではやや濃染の傾向がある．

## 4　固定液

Papanicolaou染色の固定液は95％エタノールが最も一般的で，ほかに，染色法に応じてメタノール，20％ホルマリン，ホルマリン蒸気固定，ブアン固定液（ピクリン酸飽和水溶液75 mL＋ホルマリン25 mL＋氷酢酸5 ml），カルノア固定液（90％エタノール60 mL＋クロロホルム60 mL＋氷酢酸10 mL）などが用いられる．

固定液中で塗抹スライドガラスから剥離した細胞が他のスライドガラスに混入する，いわゆるコンタミネーション（contamination）を起こすことがあるので，毎日1回は必ず濾過しなければならない．これらを防止するには，各種の細胞診材料別（婦人科材料，喀痰材料，体腔液，尿沈渣材料，その他）に固定液をそれぞれ用意しておく必要がある．粘稠性材料同士ではコンタミネーションは起こりにくいが，粘稠性材料と液状材料を塗抹したスライドガラスを混在させて固定した場合や，水分が多い液状材料（体腔液，尿沈渣材料）同士では起こりやすい．特に，悪性腫瘍細胞の多く含まれる体腔液材料を固定する

> **固定作用のある細胞保存液**
> サコマノ液（50％エタノール・2％ポリエチレングリコール）や各種LBC溶液などがある．

場合には，別途固定から染色までを行う，あるいは濾過直前の染色液を使用し，染色後はただちに濾過するなどの注意が必要である．コンタミネーションが起こり，がんのない患者に対し陽性と判定し処置が行われると，患者に大きな負担をもたらすこととなり，また，法的な処罰が科せられる可能性がある．

## Ⅵ 染色法

細胞診標本の染色の良否は診断を左右する．染色結果（標本の濃染，脱色しすぎ，脱水不足など）で，良性細胞を悪性細胞に，また悪性細胞を良性細胞に見誤ることがある．

がん細胞のスクリーニングのための染色は，通常 Papanicolaou 染色および Giemsa 染色が行われる．

Papanicolaou 染色は細胞の光線の透過性が優れ，多少の重なり合った細胞でも観察が可能であり，核内構造がよく観察できる．Papanicolaou 染色のもう一つの特徴は，細胞質の多染性である．重層扁平上皮の基底細胞から表層細胞にいたるまでの各細胞層を，それぞれライト緑，エオジン，オレンジ G によって染め分ける．特に角化傾向を示す扁平上皮細胞の細胞質は，オレンジ G やエオジンに強染する．

Giemsa 染色は細胞質の観察に適するが，核の構造の観察には不便である．しかし，血液疾患や悪性リンパ腫の診断に用いられ，血液標本を見慣れた臨床医には好まれる．両者の特徴を**表 4-3** に示した．

特殊染色は，目的に応じて PAS 反応，Alcian blue 染色，mucicarmine 染色，Grocott 染色など，病理標本と同様に行うことが可能である．さらには免疫細胞化学染色を行うことにより，細胞同定や組織型判定・原発巣の推定が可能となることがある（**表 4-4，-5**）．

### 1 Papanicolaou（パパニコロウ）染色

パパニコロウ（Papanicolaou，1941 年）がショール（Shorr，1940 年）の染色法を改良した方法を発表したことに始まり，種々の改良法が試されてきたが，染色結果は大きく変わらない．細胞診標本観察のうえで基本となる染色法である．

Papanicolaou 染色は，化学的親和性にて核と細胞質を染め分け，細胞質の構築の密度と染色液の色素分子の大きさで細胞質を染め分ける．分子量の小さいオレンジ G は，細胞密度の高い表層細胞が染色され，角化の強さによりオレンジ G も強く染まる．分子量の大きい中層〜深層細胞はライト緑で染色される．オレンジ G もエオジンアズール（EA）も 95％エタノール溶液であり，細胞の透過性が良好となるため，重なった細胞集団でもよい透徹性で観察できることも特徴のひとつである．ここでは Walter Reed Army Hospital（ウォルター・リード陸軍病院）変法（1968 年）をもとにした染色法を記述する．

表 4-3　Papanicolaou 染色と Giemsa 染色の特徴

|  | Papanicolaou 染色 | Giemsa 染色 |
| --- | --- | --- |
| 固定 | 95%エタノール湿固定 | 乾燥させ，メタノール固定 |
| 細胞の大きさ | Giemsa 染色より小型 | 乾燥により大きくみえる |
| クロマチン | クロマチン網がみやすい | 乾燥固定のため分布が均一 |
| 核小体 | 赤染し目立つことがある | 大型でも Papanicolaou 染色ほど目立たない |
| 細胞質の顆粒 | 観察しにくい | 観察しやすい |
| 角化細胞の検索 | 染め分けられる | 染め分けられない |
| 細胞の保持 | 剥がれやすい | よい |
| 血液系細胞の観察 | 観察しにくい | 観察しやすい |

表 4-4　染色法の選択

| 染色目的 | 各種の染色法 | 染色の意義 |
| --- | --- | --- |
| 一般染色 | Papanicolaou 染色 | 色調の変化は扁平上皮系細胞で分化度，ホルモン活性などを反映 |
| 血液細胞系 | Giemsa 染色<br>May-Grünwald-Giemsa 染色 | 白血球，白血病細胞の鑑別，捺印（スタンプ）標本，乾燥固定のため細胞剥離がなく，細胞数の少ない検体に有用 |
| 粘液 | PAS 反応，Alcian blue 染色<br>mucicarmine 染色 | 体腔液などで腺がん細胞と他の紛らわしい細胞との鑑別 |
| 脂肪 | Sudan Ⅲ 染色，Nile blue 染色<br>oil red O 染色 | 脂肪肉腫の診断 |
| 核酸（DNA・RNA） | methyl green-pyronin 染色 | 形質細胞の細胞質（リボソーム）が染色されるため，骨髄腫には有用 |
| 核小体 | brilliant-cresyl-blue 染色<br>Mann 染色 | 核小体の形態，構造観察による細胞鑑別 |
| 貪食能 | 墨汁試験 | 組織球と他の紛らわしい細胞との鑑別 |
| 免疫染色 | 蛍光抗体法<br>ABC 法，LSAB 法，ポリマー法など | 特殊染色では染色不可能な抗原，ホルモンなどの検出 |
| その他<br>　ヘモジデリン<br>　メラニン顆粒<br>　好銀顆粒<br>　微生物 | Berlin blue 染色<br>Masson-Fontana 染色<br>Grimelius 染色<br>Grocott 染色，Ziehl-Neelsen 染色，mucicarmine 染色 | 赤血球破壊の推定<br>腫瘍の診断，確認<br><br>真菌，*Pneumocystis jirovecii*，*Cryptococcus*，結核菌 |

表 4-5　体腔液中の悪性細胞の原発巣推定に有用な免疫染色

原発巣や腫瘍の組織型判定に有用なマーカー

| | |
| --- | --- |
| 肺の腺がん | TTF1, napsinA |
| 肺の扁平上皮がん | p40 |
| 甲状腺がん | TTF1, サイログロブリン |
| 尿路上皮がん | uroplakin Ⅲ |
| 腸管由来の腫瘍 | CDX-2 |
| 前立腺がん | PSA, PAP |
| 卵巣がん | CA125 |
| 悪性中皮腫 | calretinin |

CK（サイトケラチン）7 と 20 の有用性

| | CK7＋ | CK7－ |
| --- | --- | --- |
| CK20＋ | 卵巣がん（粘液性）<br>（膵がん，尿路上皮がんなどはときに有用） | 大腸がん<br>胃がん |
| CK20－ | 卵巣がん（非粘液性）<br>乳がん<br>肺がん<br>子宮類内膜がん | 前立腺がん<br>腎細胞がん<br>肝細胞がん |

> 染色法

①湿固定：95％エタノール，15〜30分以上
②80％→70％→50％エタノールに各10回出入（dip）させる
③流水水洗　20〜30秒，蒸留水
④核染色：ギル（Gill）のヘマトキシリン，2〜4分
⑤流水洗浄：3〜5回，dipさせる
⑥分別：0.25〜0.5％塩酸水溶液あるいは0.5〜1％塩酸・70％エタノールに10〜20回，dipさせる（1〜2分）
⑦流水水洗：2〜3分（塩酸を洗い落とす）
⑧蒸留水：数回，dipさせる
⑨50％→70％→80％→95％エタノールに各10回，ゆっくりdipさせる
⑩オレンジG（OG-6）：2分
⑪95％エタノール：2槽，各5〜10回，ゆっくりdipさせる
⑫エオジンアズール（EA-50）：2分
⑬95％エタノール：2槽，100％エタノール：2槽，各10回，ゆっくりdipさせる
⑭キシロール：4槽，各10回，ゆっくりdipさせる

> dip
>
> 標本カゴを0.5〜1秒程度でゆっくり出し入れすることである．

> 染色液

市販品を使用することが多いが，以下に組成を示す．
①ヘマトキシリン液：過去には核染色にはハリス（Harris）のヘマトキシリンが使用されていたが，水銀を含んでいるため，現在は多くの施設で不含水銀（水銀フリーの）ヘマトキシリンであるギル（Gill）のヘマトキシリンが用いられている．ギルのヘマトキシリン（Gill-Ⅱ）の処方は，ヘマトキシリン末2 g＋蒸留水730 mL＋硫酸アルミニウム（18水酸基）17.6 g＋ヨウ素酸ナトリウム0.2 g＋エチレングリコール250 mL＋氷酢酸20 mLである．ヘマトキシリンの量などの違いによりGill-Ⅲ，Ⅴなども存在する．
②OG-6：95％エタノール950 mL＋10％オレンジG水溶液50 mL＋リンタングステン酸0.15 g．
③EA-50：その組成は以下のa液180 mL＋b液180 mL＋c液40 mL＋リンタングステン酸2.4 gである．
a液：10％ライト緑SF黄水溶液2 mL＋95％エタノール198 mL
b液：10％エオジンY水溶液10 mL＋95％エタノール190 mL
c液：10％ビスマルクブラウンY水溶液2.5 mL＋65％エタノール47.5 mL

> 注意点

①固定液は，原法では95％エタノール・エーテル等量混合液となっているが，エーテルは揮発性で有害であることと，95％エタノール単独でも結果は変わらないため，95％アルコールを使用している施設がほとんどである．
②EA-50のほかにEA-31，EA-65・3cやEA-65・3dがあり，一般に婦人科領域でEA-31，EA-50，喀痰・消化管などでEA-65が適しているといわ

れているが，通常 EA-50 を用いる．
③エタノール下降系列とヘマトキシリンでは，特に細胞の剥離が起こりやすいので，しばしば濾過するか取り替えなければならない．
④染色結果を最も左右するのは湿固定のところであり，固定前の乾燥は厳禁である．

### 染色結果
核──青紫色．核縁，湿固定のためクロマチン網が微細に染め出される
扁平上皮の細胞質──表層細胞は朱色～黄橙色～桃色，中層細胞は淡青色～淡緑色
腺上皮の細胞質──淡青色～緑色，EA に含まれるビスマルクブラウンでは，類脂質が淡黄褐色に染色される．

## 2 May-Grünwald-Giemsa〔メイ・グリュンワルド・ギムザ（パッペンハイム）〕染色

パッペンハイム（Pappenheim）が，メイ・グリュンワルド液とギムザ液とを併用する染色法を発表した（1911 年）のが始まりである．体腔液やリンパ節などの材料には欠かせない染色である．乾燥固定のため，クロマチン網の観察には Papanicolaou 染色のほうが優れているが，細胞質顆粒の観察や血液疾患の判定には有用であり，細胞剥離も少ないなどの利点もある．

### 染色法
①乾燥固定（急速に）
②メタノール固定：3 分
③メイ・グリュンワルド染色液をピペットで盛る：3 分
④同量のリン酸緩衝液を加え，スライドガラス上で混和させる：1 分
⑤流水水洗：30 秒～1 分，裏面を拭く
⑥ギムザ希釈液を盛る：15～20 分
⑦水洗
⑧冷風などにより乾燥
⑨キシロール透徹，封入

### 注意点
①塗抹した日に染色する．
②ギムザ希釈液の染色は，鏡検しながら行う．染めすぎても，水を盛っておけば脱色されるので，適当なところで止める．
③ギムザ希釈液は，リン酸緩衝液（pH6.0～7.2）1～2 mL に，原液 1 滴を混合して用いる．ホルマリン固定組織材料のときは，pH4.0～4.5 くらいの酸性のもののほうがよい．
④ギムザ液はアズールⅡ-エオジン 3 g＋アズールⅡ 0.8 g＋グリセリン 200 mL＋中性メタノール 200 mL の混合液であるが，市販のものを用いることがほとんどである．

⑤メイ・グリュンワルド液は，0.1％エオジンと0.1％メチレン青を混合してできた沈殿物を水で洗い，乾燥させたエオジン酸メチレン青をメタノールで飽和するまで溶解した液であるが，これも市販のものを用いる．
⑥メイ・グリュンワルド液にもギムザ液にもメタノールは含まれるため，処理後のメタノールを省略することは可能である．

染色結果
核──紫色
核小体──淡紅色〜淡青色
細胞質──淡青色〜青藍色
幼若な細胞ほど青味が強い．

## 3　PAS反応

組織切片と同じ方法でよい．固定液として95％エタノール，カルノア液，ブアン液などで湿固定するか，乾燥固定（乾燥後メタノール固定）でもよい．粘液，多糖類，真菌，細菌などが染まる．

染色法
①流水で固定液を除去
②蒸留水
③0.5％過ヨウ素酸水溶液：5分
④流水水洗：5分
⑤蒸留水
⑥シッフ試薬：15〜30分
⑦亜硫酸水：3回，各2分
⑧流水水洗：5分
⑨蒸留水
⑩マイヤーのヘマトキシリンで核染色：約2分
⑪色出し（流水）：5分
⑫脱水，透徹，封入

染色液
0.5％過ヨウ素酸水溶液，シッフ試薬，亜硫酸

注意点
①過ヨウ素酸水溶液で酸化しすぎない．
②シッフ試薬は淡い桃色に変化したら使用しない．
③ヘマトキシリン液は過ヨウ素酸で酸化されることにより染まりやすくなっていることと，陽性所見をみやすくするために，通常のH-E染色よりも短時間で染色する．
④PAS反応後は分別液や脱色液などに浸すことを避けるため，核染色はマイヤーのヘマトキシリンを使用し，水洗による色出しを行う．

> 染色結果

多糖類——紫紅色，顆粒状
粘液——紫紅色，滴状またはびまん状

## 4　Alcian blue（アルシアン青）染色

　pH2.5のアルシアン青溶液は，酸性粘液多糖類中のカルボキシル基・硫酸基と結合する．pH1.0以下では硫酸基のみと結合する．粘液を選択的に染めることができる．固定液は，95％エタノール，100％エタノール，ブアン液がよい．

> 染色法（pH2.5）

①流水で固定液を除去
②蒸留水
③アルシアン青液：10〜20分
④蒸留水
⑤ケルンエヒトロート（5分）あるいはマイヤーのヘマトキシリンで核染色（2分），色出し
⑥脱水，透徹，封入

> 染色液

0.5％アルシアン青液

> 注意点

①核染色：青色とのコントラストはケルンエヒトロートの赤であるが，ヘマトキシリンのほうが細胞の観察は容易である．
②ヘマトキシリンを使用する場合には，核染色の時間を短めにするのがよい．
③染色結果は弱陽性になりやすい．

> 染色結果

酸性粘液多糖類——青色

## 5　mucicarmine（ムチカルミン）染色

　上皮性粘液を選択的に染めることができる．固定液は，95％エタノール，100％エタノール，カルノア液などがよい．

> 染色法

①流水で固定液を除去
②蒸留水
③マイヤーのヘマトキシリンで核染色3分，色出し
④蒸留水
⑤ムチカルミン液：10分
⑥蒸留水
⑦脱水，透徹，封入

> 染色液

10倍希釈ムチカルミン液

### 注意点
①ムチカルミン液は使用時10倍希釈とする．
②核染色はムチカルミン液のあとでもよい．
③ヘマトキシリンは分別のいらないものがよい．

### 染色結果
上皮性粘液——桃色

## 6 oil red O（オイル赤O）染色

脂肪のほとんどが染色できる．固定はホルマリン蒸気固定がよい．

### 染色法：Lillieの方法
①水洗後，60％イソプロパノールに浸漬：約1分
②オイル赤O染色液：15分
③60％イソプロパノールで分別
④50％アルコール
⑤流水水洗：1～2分
⑥マイヤーのヘマトキシリンで核染色3分，色出し
⑦蒸留水2槽
⑧グリセリンなど水溶性封入剤で封入

### 染色液
オイル赤O染色液
マイヤーのヘマトキシリン

### 注意点
①染色液は使用前に濾過する．
②ヘマトキシリンは分別のいらないものがよい．

### 染色結果
複合脂質（リン脂質・糖脂質）——赤色
単純脂質・脂肪酸——赤橙色

> **中性脂肪の染色**
> 中性脂肪の染色としては他にSudanⅢ染色，Nile blue染色などがあげられるが，分子量が大きく脂肪溶性の高いoil red O染色が用いられることが多い．

## 7 Shorr（ショール）染色

Shorrが，腟スメアでホルモン状態の判定のために開発した染色法である．この染色法は，迅速細胞診に応用されている．

### 染色法
①95％エタノール固定：1～2分
②70％，50％エタノールに各5～10回出没させる
③蒸留水になじませる
④核染色：ギルのヘマトキシリン，2～4分
⑤0.05～0.25％塩酸水に3～4回出没させ，分別
⑥流水水洗：1分
⑦50％エタノールに5～10回出没させる

⑧ショール染色液：1〜2分
⑨70%，95%（2槽）エタノールで分別
⑩イソプロピルアルコール（2漕）に5〜10回出没させて脱水
⑪キシロール（4槽）に5〜10回出没させて透徹

<染色液>

ショール染色液：50%エタノールにビーブリッヒスカーレット（別名 acid red 66）0.5 g，オレンジ G 0.25 g，ファーストグリーン FCF 0.075 g，リンタングステン酸 0.5 g，リンモリブデン酸 0.5 g を溶かし，氷酢酸 1.0 mL を加える．

<染色結果>

角化表層扁平上皮細胞の細胞質──黄〜橙〜淡赤色
中層・深層扁平上皮細胞の細胞質──青緑色〜濃青緑色
非角化表層扁平上皮細胞および腺上皮細胞の細胞質──淡青緑色

## 8　RNA染色〔methyl green-pyronin（メチル緑・ピロニン）染色〕

DNAとRNAとを対照的に染めることができる．固定はカルノア固定がよい．

<染色法>

① 流水で固定液を除去後，蒸留水
② 0.1 M 酢酸緩衝液（pH4.2）：3分
③ メチル緑・ピロニン液：25分
④ 0.1 M 酢酸緩衝液（pH4.2）ですすぐ（2槽）：各1〜2秒
⑤ 余分な水分を濾紙で吸い取る
⑥ 第3級ブチルアルコールで手早く脱水（2槽）：各2〜3秒
⑦ 透徹，封入

<染色液>

メチル緑・ピロニン液
3級ブタノール（ブチルアルコール）

<注意点>

① メチル緑・ピロニン液は市販品を用いるのが簡便である．作製するのであれば，メチル緑はクロロホルムで精製し，メチル紫成分を除去する必要がある．
② 脱水中に色素の脱色が起こりやすい．
③ 核酸の特異的染色法ではない．

<染色結果>

DNA（細胞核）──青〜緑色
RNA（核内の RNA あるいは細胞質内の粗面小胞体）──淡紅色
形質細胞は細胞質に粗面小胞体が発達しているため，多発性骨髄腫，形質細胞腫などの診断には有用である．

## 9 核小体〔brilliant-cresyl-blue（ブリリアントクレシル青）〕染色

ブリリアントクレシル青が核小体内の物質と親和性をもつことを利用した超生体染色である．生鮮細胞を未固定で染色する．

**染色法**
①ブリリアントクレシル青液をスライドガラスに塗抹し，乾燥させる
②検体を適量とり，カバーガラスで軽くおさえて観察

**染色液**
1％ブリリアントクレシル青
純アルコール液

**注意点**
①超生体染色なので時間とともに染色も進行し，核との共染が起こってくる．
②色素膜を均等につくり，核小体が浮き上がったように染める．

**染色結果**
核小体——青色

## 10 X染色質〔X-chromatin（セックスクロマチン）〕染色

口腔粘膜を擦過してスライドガラスに塗抹し，染色して鏡検する方法である．方法は簡単で，細胞がもつX染色体の個数を知ることができるので，性器異常患者の染色体検査施行前におけるスクリーニングや集団調査などに用いられる．細胞がX染色体を2個以上もつ場合に1個は遺伝的に不活性で，分裂間期の細胞核では，核膜近くに凝縮して存在する小体（X染色質）として観察される．細胞がn個のX染色質をもっていると，最大でn−1個のX染色質をもつ細胞が観察されることになるので，それによってX染色体の個数を知ることができる．

**染色法**
①95％エタノール，湿固定：15分
②蒸留水：5分
③1％クレシル・エヒト・バイオレット水溶液：7分
④95％エタノール：2回
⑤無水アルコール：5分
⑥キシロール透徹，封入

**染色液**
1％クレシル・エヒト・バイオレット水溶液は，水溶性クレシル・エヒト・バイオレットを用いる（アルコール溶性のものもあるので注意）．

**染色結果**
核膜に接して，紫色に染まる．

## 11 免疫細胞化学染色

免疫染色とは，抗体を用いて，組織標本中の抗原を検出する（組織化学的）

手法のことである．正確には，免疫細胞化学染色である．なお，保険診療に用いる場合，診療報酬上は「免疫抗体法」とされている．抗体の特異性を利用して組織を"染め"わけ，抗原の存在および局在を顕微鏡下で観察できる．この方法は，基本的には抗原抗体反応（免疫反応）と可視化の2つのプロセスよりなっている．具体的には，組織標本中の抗原（または抗体）に対して抗体（または抗原）を含む液を一定時間反応させることによって，抗原と抗体を結合させて免疫複合体を形成させる．その際，反応させる抗体などに前もって可視化できるように細工をしておく必要がある．蛍光抗体法，酵素抗体法は，組織・細胞内の抗原物質の局在を，それと対応する標識抗体で，抗原抗体反応を利用して観察する方法である．湿固定が基本で，乾燥させると特異的反応が起こらないので注意が必要である．特殊な抗体以外，固定は95%エタノールが使用され，ホルマリン固定の組織検体よりも良好な染色性を示すことがある．染色手順は組織切片と同様であるが，細胞診標本には血清成分が含まれるため，正常動物血清での前処理を行うとよい．細胞診の免疫細胞化学染色では，細胞内の局在が組織片よりも詳細かつ明瞭に観察できる長所もある．

## 12 自動染色装置

　自動染色装置は多数の会社から販売され，多くの施設に普及している．処理能力や機器の大きさに配慮し，施設に合った機種を選べばよい．染色の色調は診断する病理医の好みがあるので，染色時間は販売会社の推奨プログラム通りに進めるのではなく，まずは条件検討を行う必要がある．染色から封入までの一連の作業を行う機種の場合には，細胞診標本は組織切片よりも封入剤の量を多くする必要がある場合が多く，施設の細胞診標本の平均的な厚みも加味しての検討が必要である．染色液はメーカー推奨の市販のものがあると考えられるが，自家調製染色液も含め，応用は可能である．基本となるPapanicolaou染色やH-E染色だけでなく，特殊染色を行うことが可能な機種も存在する．

　免疫染色に関しては，前処理からの一連の工程が完全自動化された装置はすでに広く普及している（免疫染色に関しては，第3章 XI特殊染色 14 免疫組織化学染色（306ページ〜）も参考とされたい）．細胞診の免疫染色には動物血清でのブロッキングを行うとよいことや，加熱処理の必要時間は組織標本とは若干異なることより，細胞診標本用のプログラムを組むことが望ましい．

　塗抹の厚さや検体の種類によって色素の入りやすさが異なることなどに配慮しながら行う染色や，厚い塗抹部分には封入剤を多く使わなければならない封入など，病理細胞診の標本染色は，高い技術を有した"人"による作業のほうがはるかに優れている．自動染色・封入装置を使用する利点は，①業務の効率化，②密閉された空間での自動作業による有機溶剤などの毒性化学物質の曝露の軽減，③精度の安定などがあげられる．

　機器の日常管理，点検表の確認，試薬や抗体の選択・希釈・保存方法，コントロールをどのように作製・管理するかなど，臨床検査技師が行わなければな

らない業務の一環として，機器管理と品質管理はますます重要となっている．

## VII 遺伝子解析

　コンパニオン診断は，がん患者に対する抗がん剤分子標的薬の薬効や副作用の個人差を検査により予測することで，最適な投薬を補助することを目的として実施される．コンパニオン診断は，検査法に制限はなく，遺伝子診断，遺伝子発現検査，蛋白質や代謝物質などの血液成分検査，尿検査，組織検査，画像検査（MRIなど）が用いられることが考えられる．病理組織あるいは細胞診材料を用いたコンパニオン診断は実用化しており，免疫染色や遺伝子解析などの手法が確立している．沈渣を使用した遺伝子解析，Papanicolaou染色標本を脱色したFISH法や，細胞診標本から標的細胞をレーザーマイクロダイセクションなどで収集しての遺伝子抽出など，細胞診材料での遺伝子抽出方法は多彩である．

> **レーザーマイクロダイセクション**
> レーザーマイクロダイセクション法は，レーザー光を用いて顕微鏡下で特定の組織ないし細胞を切削し，回収する方法である．波長が10μm程度の赤外レーザーである炭酸ガスパルスレーザーを利用して局所的に加熱して細胞を融解転写する方法と，波長の短い337nmの紫外レーザーである窒素パルスレーザーを用いて目的の細胞以外の部分を非加熱破壊し，細胞を飛ばして回収する方法がある．

## VIII 細胞診各論

### 1　婦人科領域の細胞診

　細胞学的検査（細胞診）は子宮頸がんを減少させることを目的に始められた．現在においてもその役割に変化はなく，「子宮頸がんの死亡率減少効果を示す相応な証拠が示され，対策型検診及び任意型検診として，細胞診による子宮頸がん検診の実施が勧められている」．これは，細胞診で浸潤性扁平上皮がんの前がん病変である異形成，非浸潤がんである上皮内がんの細胞をみつけることが，がんの早期発見，早期治療につながるためである．

#### 1）解剖組織と細胞採取部位および主な出現細胞（図4-7）
#### (1) 子宮頸部擦過法

　子宮頸がんの大部分は，子宮腟部の外子宮口付近にある扁平・円柱上皮接合部（SCJ）とよばれる，重層扁平上皮のおおう子宮腟部と単層円柱上皮のおおう子宮頸管内膜の接合部より好発する．したがって，細胞採取もこの部位より綿球，ヘラ，ブラシを用いて行われる．出現細胞は，扁平上皮細胞（**写真4-7～-9**），頸管腺細胞（**写真4-10**），扁平上皮化生細胞および炎症細胞がみられる（**図4-4**）．

SCJ：squamo-columnar junction

#### (2) 頸管内膜擦過法

　頸部腺がんの発見を目的とする場合には子宮頸管内から，ブラシで頸管内腔を擦過して細胞を採取する．出現細胞は，頸部腺細胞が主体であるが，扁平上皮化生細胞や扁平上皮細胞および子宮内膜細胞が混入してみられることもある．

#### (3) 子宮内膜吸引法と子宮内膜ブラシ擦過法

　子宮内膜がんの発見を目的とした場合には，先端に孔のついたカニューレを

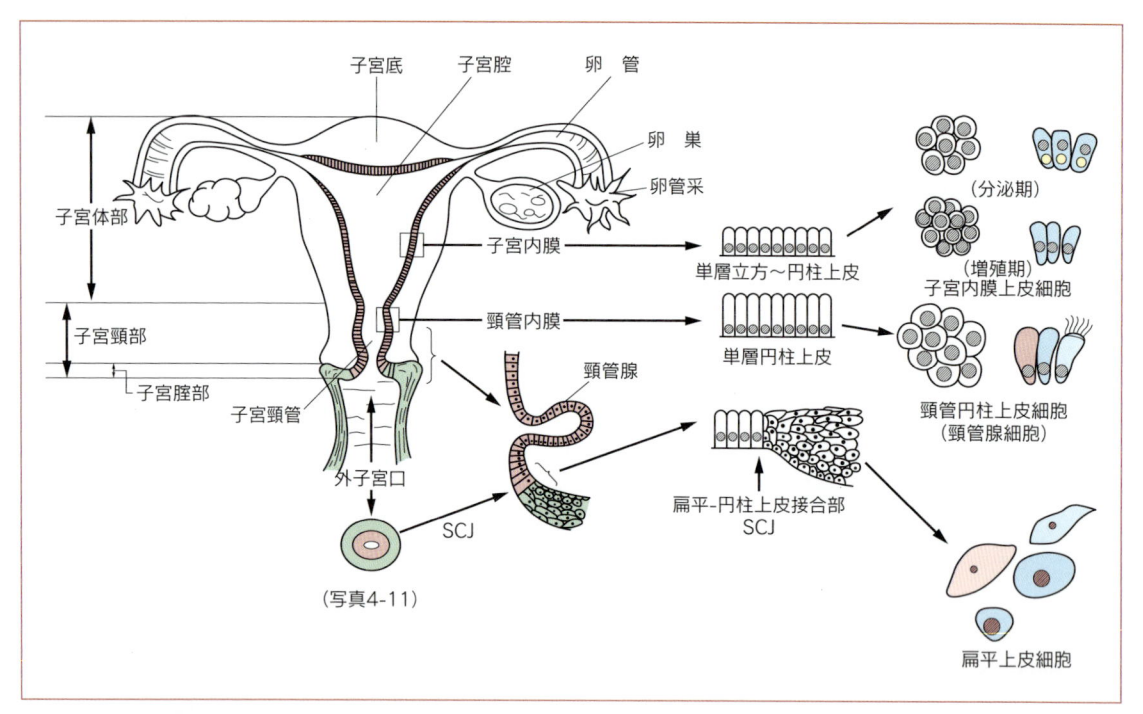

図4-4 女性生殖器の部位別構成，組織と細胞

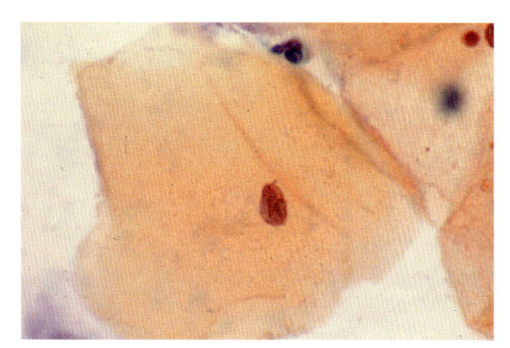

**写真4-7 扁平上皮細胞**
子宮頸部擦過（×100）．
表層細胞．表層細胞の定義は「濃縮核」を有する細胞である．

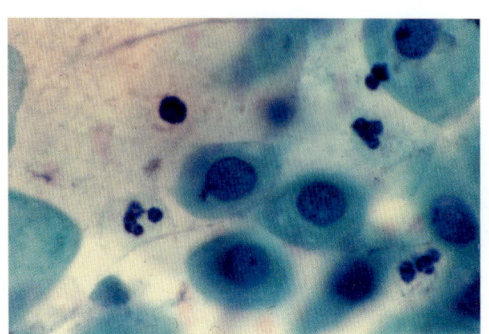

**写真4-8 扁平上皮細胞**
子宮頸部擦過（×100）．
中層細胞．中層細胞の定義は「10 μmの核」を有する細胞である．表層細胞に近い大型細胞～傍基底細胞に近い小型細胞までが中層細胞となる．好中球を10 μmとして比較する．

**写真4-9 扁平上皮細胞**
子宮頸部擦過（×100）．
傍基底細胞（深層細胞）．傍基底細胞は好中球の3～4個大の小型細胞である．月経周期がある時期は出現をみない．閉経後数年を経過すると出現をみる．傍基底細胞のみが出現する様子を「萎縮像」とよぶ．

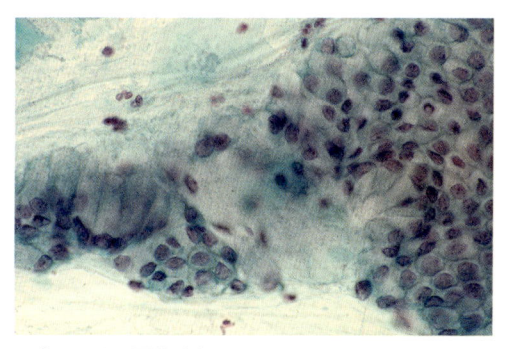

**写真 4-10 頸管腺細胞（頸管内膜細胞，頸管円柱上皮細胞）**
子宮頸部擦過（×40）.
解剖学的には頸管内膜細胞，形態的には頸管円柱上皮細胞ともよばれる．頸管粘液を産生する細胞で，細胞質に粘液を有する細胞もみられる．

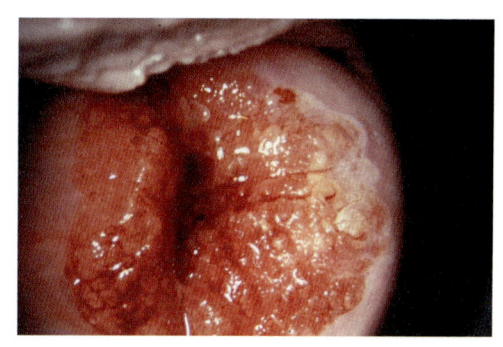

**写真 4-11 外子宮口と扁平・円柱上皮接合部（SCJ）**
コルポスコープ写真．中心部の赤色部を子宮腟部びらんとよび，頸管腺細胞が存在する．周囲の白色部には扁平上皮細胞が存在する．赤色部と白色部の境界部を SCJ とよぶ．

子宮内腔に挿入して吸引し子宮内膜細胞を採取する子宮内膜吸引法と，専用のブラシを挿入して子宮内膜を擦過し採取する子宮内膜ブラシ擦過法がある．

## 2）非腫瘍性疾患と細胞診
### (1) 子宮腟部びらん
　思春期を過ぎるとエストロゲンの作用によって子宮は肥大し，その際頸管の内側が外反し1層の円柱上皮でおおわれた頸管部が外子宮口より外に顔を出す．その部分は赤色調を呈し，びらん様にみえるため，子宮腟部びらんとよばれるが，実際には仮性（偽）びらんである．円柱上皮は扁平上皮よりも抵抗が弱く，炎症（子宮頸管炎）を起こしやすいだけではなく，子宮頸がんの原因となるヒトパピローマウイルス（HPV）の感染も受けやすい．この赤色調にみえる円柱上皮領域と白色にみえる扁平上皮領域の境界部が扁平・円柱上皮接合部（SCJ）である（**写真 4-11**）．

### (2) 扁平上皮化生
　外子宮口より外方に顔を出した円柱上皮が生体防御のため扁平上皮に変化する現象を扁平上皮化生という．扁平上皮化生は，最初に円柱上皮の下に予備細胞が出現し，次いで予備細胞は多層化し（予備細胞増生：reserve cell hyperplasia），次第に重層扁平上皮の性格と形態を示す．細胞診では，細胞質に突起状の構造を有する扁平上皮化生細胞がみられる（**写真 4-12**）．

### (3) 修復（再生）細胞
　上皮（扁平上皮，腺上皮など）が欠損した場合に，正常な上皮でおおわれるまでの間，一時的に上皮の代わりに欠損部を補う細胞である．細胞診では広い細胞質と核小体の目立つ細胞がみられる（**写真 4-13**）．

### (4) デーデルライン桿菌と自浄作用
　デーデルライン桿菌は，腟内に常在するグラム陽性桿菌で，中層型扁平上皮

HPV：human papilloma virus

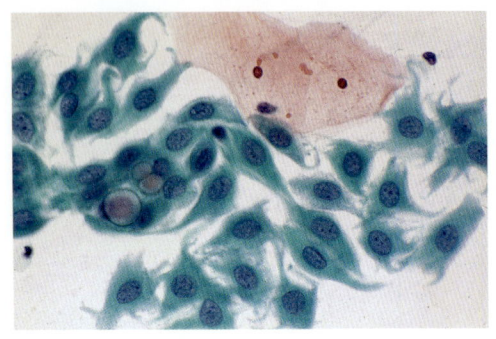

**写真 4-12　扁平上皮化生細胞**
子宮頸部擦過（×40）.
細胞質に突起様の構造を有する細胞をわが国では扁平上皮化生細胞とよんでいる．濃縮核を有する表層細胞もみられる．

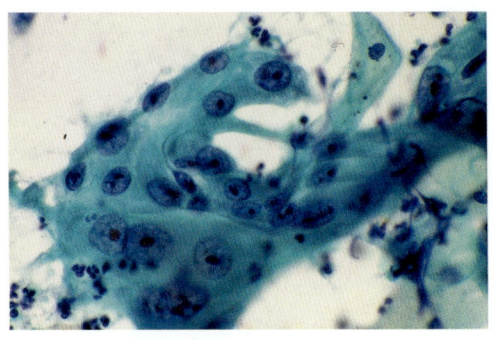

**写真 4-13　修復（再生）細胞**
子宮頸部擦過（×40）.
上皮の欠損部をおおう細胞である．広い細胞質と「目立つ核小体」が特徴的である．

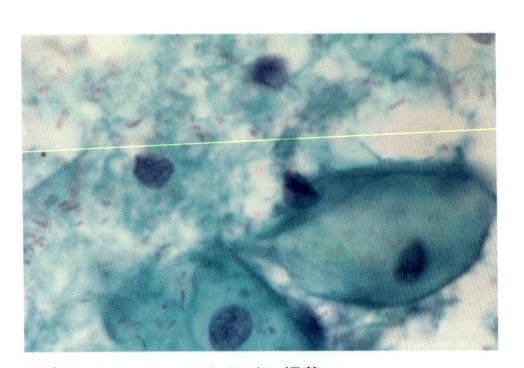

**写真 4-14　デーデルライン桿菌**
子宮頸部擦過（×100）.
中層細胞のグリコーゲンを利用し乳酸を産生する．中層細胞の細胞質は破壊されている．

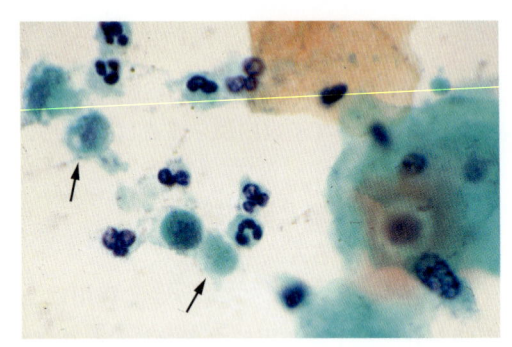

**写真 4-15　トリコモナス**
子宮頸部擦過（×100）.
細胞質に赤色顆粒を有している（矢印）．また，扁平上皮細胞には炎症性の細胞変化である，核周囲明暈がみられる．

細胞の細胞質内のグリコーゲンを乳酸に変え，腟内のpHを酸性に保ち自浄作用を行っている（**写真 4-14**）．

### (5) トリコモナス腟炎

　トリコモナス原虫は大きさ10～25μmで，西洋梨状の形態を呈し，Papanicolaou染色で灰青色に染まる．偏在する小さな核をもち，赤色の顆粒がみられることもある．鞭毛，波動膜などの細かい構造はわからない．多数の好中球出現や，扁平上皮細胞の細胞質の炎症性変化（核周囲明暈，オレンジG好染性，多染性）を伴うことが多い（**写真 4-15**）．

### (6) 腟カンジダ

　Papanicolaou染色で淡赤褐色に染まってみられる酵母様真菌の一種で，仮性菌糸を出す．中層型扁平上皮細胞の集塊に入り込むようにみられることが多い．現在は常在菌と考えられ，症状がない場合は，炎症細胞の出現も目立たず，細胞の炎症性変化もみられない（**写真 4-16**）．

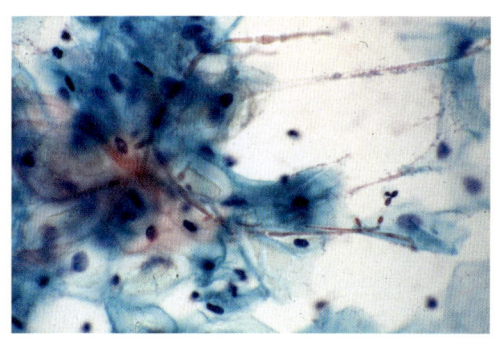

**写真4-16　カンジダ**
子宮頸部擦過（×100）．
仮性菌糸，胞子が赤色に染まっている．カンジダは扁平上皮細胞に絡むように出現することが多い．

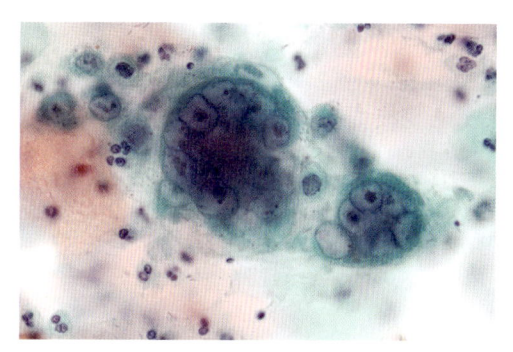

**写真4-17　ヘルペス感染細胞**
子宮頸部擦過（×100）．
スリガラス様の核を有する多核細胞がみられる．核内に封入体を有する細胞も混在している．

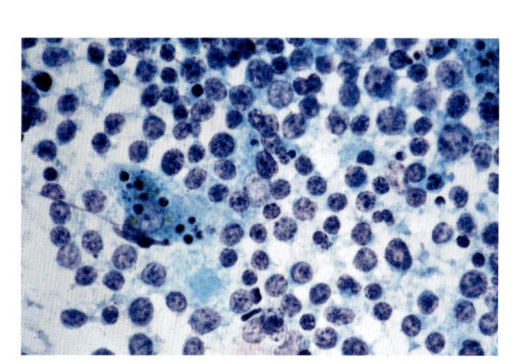

**写真4-18　濾胞性頸管炎**
子宮頸部擦過（×100）．
高齢者にみられることがある．多数の大小さまざまな成熟リンパ球に混じって貪食組織球がみられる．

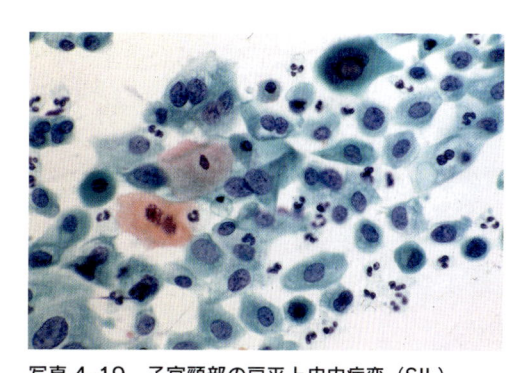

**写真4-19　子宮頸部の扁平上皮内病変（SIL）**
子宮頸部擦過（×40）．
SILの細胞像であるが，LSIL由来細胞に相当する細胞とHSIL由来細胞に相当する細胞が混在している．

### (7) 単純ヘルペスウイルス感染症

herpes simplex virus II 型に起因する．多核化した上皮細胞が出現し，核はスリガラス状に変化している．ときに核内に好酸性の封入体がみられる（**写真4-17**）．

### (8) 濾胞性頸管炎（リンパ球性頸管炎）

萎縮性腟炎の慢性化に起因して起こることが多い．多数の大小さまざまな成熟リンパ球に混じって貪食組織球がみられる．閉経期以降の高齢者に多い（**写真4-18**）．

### (9) その他の炎症

ガードネレラ属（コリネバクテリウム，ヘモフィルス）菌は非特異性腟炎の起因菌であろうといわれている．この短桿菌が扁平上皮の上に集簇した細胞をクルーセル（clue-cell）とよぶ．まれに子宮結核がみられることがあり，類上皮細胞，ラングハンス巨細胞が出現する．

### 3）子宮頸部の扁平上皮内病変

　ベセスダシステム（Bethesda system）では，子宮頸がんの発がん過程をHPV感染と密接に関連づけ，HPV感染所見から上皮内がんまでを一連の病変としてとらえ，これらの病変を扁平上皮内病変（SIL）とよんでいる．さらにSILをLSIL（軽度扁平上皮内病変）とHSIL（高度扁平上皮内病変）に分けている（**写真4-19**）．

　古くは，病理組織学的に扁平上皮内の異型細胞と核分裂像の出現部位が基底層からどの位置まで存在するかにより，軽度異形成（mild dysplasia），中等度異形成（moderate dysplasia），高度異形成（severe dysplasia）と区分し，上皮内の全層に異型細胞の出現と核分裂像を認める病変を上皮内がん（CIS）と診断していた．細胞診も病理学的分類に対応した細胞判定としてClass分類が用いられていた．その後，病理診断はCIN分類の概念を経て，SIL分類の概念に至っている．細胞診のベセスダシステム，Class分類，および病理診断のCIN分類，SIL分類の対比を**表4-6**に示す．

SIL：squamous intraepithelial lesion

LSIL：low grade squamous intraepithelial lesion

HSIL：high grade squamous intraepithelial lesion

CIS：carcinoma in situ

CIN：cervical intraepithelial neoplasia

**表4-6　ベセスダシステム，Class分類，CIN分類，SIL分類の対比**

| 細胞診 | ベセスダシステム | NILM | LSIL | HSIL | | SCC |
|---|---|---|---|---|---|---|
| | | ASC-US・ASC-H | | | | |
| | Class分類 | ClassⅠ.Ⅱ | ClassⅢa | ClassⅢb | ClassⅣ | ClassⅤ |
| 病理 | CIN分類 | | CIN 1 | CIN 2 | CIN 3 | |
| | SIL分類 | | LSIL | HSIL | | |

| ベセスダシステム用語説明と病変の分類 | |
|---|---|
| NILM | negative for intraepithelial lesion or malignancy：陰性 |
| LSIL | low grade squamous intraepithelial lesion：軽度扁平上皮内病変（HPV感染，軽度異形成） |
| HSIL | high grade squamous intraepithelial lesion：高度扁平上皮内病変（中等度異形成，高度異形成，上皮内がん） |
| SCC | squamous cell carcinoma：扁平上皮がん |
| ASC-US | atypical squamous cells of undetermined significance：意義不明な異型扁平上皮細胞（階層に属さない） |
| ASC-H | atypical squamous cells cannot exclude HSIL：HSILを除外できない異型扁平上皮細胞（階層に属さない） |

| Class分類病変の分類 | |
|---|---|
| ClassⅠ.Ⅱ | 陰性，良性細胞異型 |
| ClassⅢa | 軽度異形成，中等度異形成 |
| ClassⅢb | 高度異形成 |
| ClassⅣ | 上皮内扁平上皮がん |
| ClassⅤ | 扁平上皮がん |

| CIN分類用語説明と病変の分類 | |
|---|---|
| CIN | cervical intraepithelial neoplasia |
| CIN 1 | 軽度異形成 |
| CIN 2 | 中等度異形成 |
| CIN 3 | 高度異形成，上皮内扁平上皮がん |

SIL：squamous intraepithelial lesions.
LSIL：低リスクHPV関連病変と高リスクHPV関連病変の双方が含まれる，発がんリスクの異なるヘテロな病変群．CIN1・軽度異形成におおむね対応．
HSIL：ほとんどが高リスクHPVに関連しており，モノクローナルな増殖性病変を想定．CIN2・中等度異形成およびCIN3・高度異形成/上皮内がんにおおむね対応．

### (1) LSIL（軽度扁平上皮内病変）

　LSIL には HPV 感染と軽度異形成が含まれている．LSIL に由来する細胞は，扁平上皮細胞の表層ないし中層細胞大の扁平上皮細胞で，核クロマチンの軽度濃染と肥大核を有する核異型細胞である．HPV 感染細胞所見であるコイロサイト（koilocyte，核周囲空洞化）を伴うことが多い（**写真 4-20**）．

### (2) HSIL（高度扁平上皮内病変）

　HSIL には中等度異形成，高度異形成，上皮内がんが含まれる．

①中等度異形成に由来する細胞は，扁平上皮細胞の中層〜傍基底細胞大の扁平上皮細胞で，核異型を伴う．

②高度異形成と上皮内がんに由来する細胞は，扁平上皮細胞の傍基底細胞大で，核異型を伴う．高度異形成由来細胞と上皮内がん由来細胞の鑑別は，細胞質径に対する核径が8割以上ある場合，核に緊満感がある場合に上皮内がん由来細胞と判断される（**写真 4-21，22**）．

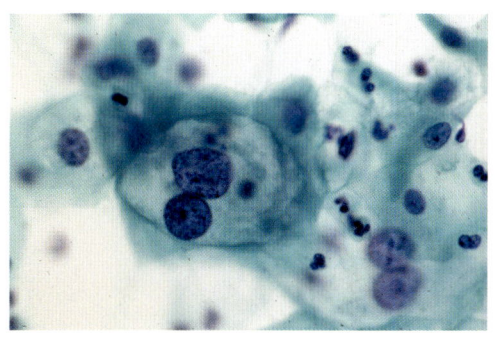

**写真 4-20　LSIL 由来細胞**
子宮頸部擦過（×100）．
扁平上皮細胞の表層ないし中層細胞大の扁平上皮細胞で，核クロマチンの軽度濃染と肥大核を有する核異型細胞である．HPV 感染細胞所見であるコイロサイトを伴う．

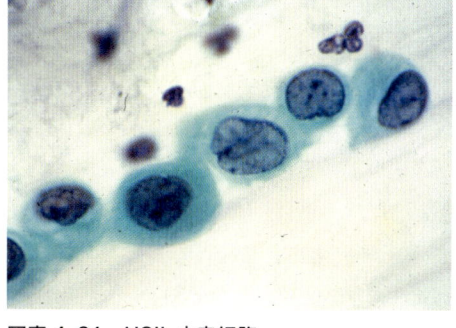

**写真 4-21　HSIL 由来細胞**
子宮頸部擦過（×100）．
高度異形成由来細胞．中層〜傍基底細胞大の扁平上皮細胞で，核異型を伴っている．

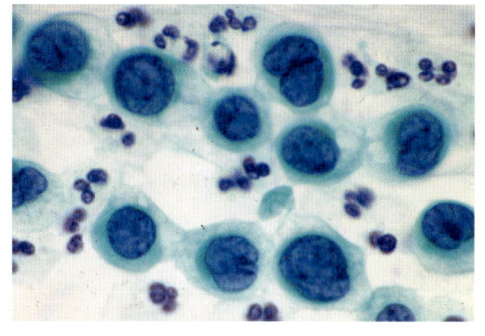

**写真 4-22　HSIL 由来細胞**
子宮頸部擦過（×100）．
上皮内がん由来細胞．高度異形成由来細胞と上皮内がん由来細胞の鑑別は，細胞質径に対する核径が8割以上ある場合，核に緊満感がある場合に上皮内がん由来細胞と判断される．

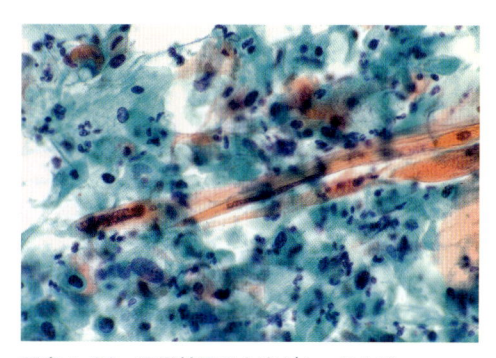

**写真 4-23　浸潤性扁平上皮がん，角化型**
子宮頸部擦過（×40）．
奇怪な細胞をみる．核は濃縮，濃染性で，核小体は確認しがたい．

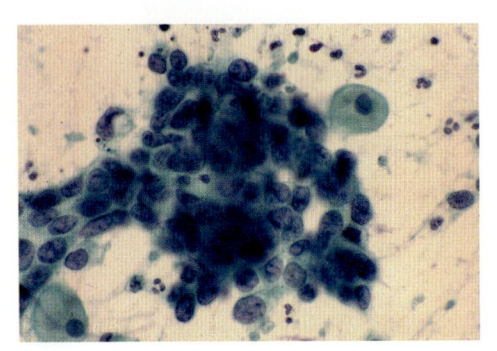

**写真 4-24　浸潤性扁平上皮がん,非角化型**
子宮頸部擦過(×40).
扁平上皮細胞の基底〜傍基底細胞大のがん細胞が主体を占める.合胞状の細胞集塊で出現することが多い.

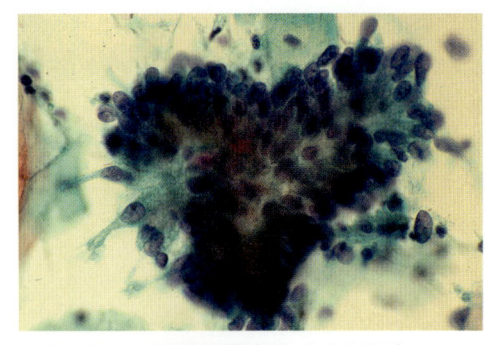

**写真 4-25　子宮頸部腺がん,上皮内腺がん**
子宮頸部擦過(×40).
高円柱状の腫瘍細胞が,羽毛様細胞配列と表現される細胞集塊で出現している.

## 4) 浸潤性扁平上皮がん

子宮頸部の浸潤性扁平上皮がんは,角化型と非角化型に大別されている.浸潤がんとは,がん細胞が基底膜を破り間質に浸潤した状態をいう.

### (1) 角化型

多彩ながん細胞の出現をみる.有尾型(オタマジャクシ細胞),蛇型(ヘビ様細胞),紡錘型(線維状細胞)と表現される奇怪な形を示すがん細胞がみられ,脱核したがん細胞(幽霊細胞,ghost cell)もみられる.細胞質もオレンジG,エオジン,ライト緑などの多彩な色調を示す.核は濃縮,濃染性で,核小体は確認しがたい(**写真 4-23**).

### (2) 非角化型

扁平上皮細胞の基底〜傍基底細胞大のがん細胞が主体を占める.合胞状の細胞集塊で出現することが多いが,孤立散在性にも出現する.角化型扁平上皮がんと比較すると単調な様子である.背景に壊死物質を伴うことも多い(**写真 4-24**).

## 5) 子宮頸部腺がん

頸部腺がんの発生頻度は,子宮頸がん全体の約5%といわれている.発がんにHPVが関与するものと関与しないものがある.内頸部型腺がんとよばれる腺がんが多く,がん細胞の細胞質に粘液がみられる場合もある.非浸潤がんである上皮内腺がん(AIS)の段階において,細胞診で発見される場合もある(**写真4-25**).内頸部型腺がんの細胞像は,組織像を反映した高円柱状のがん細胞が柵状配列を呈する集塊でみられることが多い.上皮内腺がんは,浸潤性腺がんよりも濃染した核を有する場合が多く,細胞も長円柱状を呈する.このがん細胞が,核のオーバーラップや羽毛様細胞配列と表現される細胞集塊で出現した場合,細胞診でも上皮内腺がんと判定できる.

AIS : adenocarcinoma *in situ*

表 4-7　肺がん検診における喀痰細胞診の判定基準と指導区分（2016 改訂）

| 判定区分 | 細 胞 所 見 | 指 導 区 分 |
|---|---|---|
| A | 喀痰中に組織球を認めない | 材料不適，再検査 |
| B | 正常上皮細胞のみ<br>基底細胞増生<br>軽度異型扁平上皮細胞<br>線毛円柱上皮細胞 | 現在異常を認めない<br>次回定期検査 |
| C | 中等度異型扁平上皮細胞<br>核の増大や濃染を伴う円柱上皮細胞 | 再塗抹または 6 カ月以内の再検査 |
| D | 高度（境界）異型扁平上皮細胞または悪性腫瘍が疑われる細胞を認める | ただちに精密検査 |
| E | 悪性腫瘍細胞を認める | |

注　1）喀痰 1 検体の全標本に関する総合判定であるが，異型細胞少数例では再検査を考慮する．
　　2）全標本上の細胞異型の最も高度な部分によって判定する．
　　3）扁平上皮細胞の異型度の判定は異型扁平上皮細胞の判定基準，および細胞図譜を参照して行う．
　　4）再検査が困難な時には，次回定期検査の受診を勧める．
　　5）D・E 判定で精密検査の結果，がんが発見されない場合には常に厳重な追跡を行う．

（日本肺癌学会編：肺癌取扱い規約 第 8 版．金原出版，2017．より）

### 6）類内膜腺がん（子宮体がん）

近年，わが国では生活習慣の欧米化に伴い，類内膜腺がんが増加している．

病理組織学的には類内膜腺がんが最も多く，組織分化度で G1，G2，G3 に分けられる．類内膜腺がんは内膜異型増殖症を伴うことが多く，内膜異型増殖症が前がん病変と考えられている．内膜異型増殖症とは関係なく発生する，漿液性腺がんや明細胞性腺がんは高齢者に多い．

## 2　呼吸器領域の細胞診

肺がん検診には，胸部 X 線撮影と喀痰細胞診の併用が有効とされている．扁平上皮がんは比較的太い気管支に発生し，喀痰細胞診で発見されることも多く，さらに比較的早期がんや，胸部 X 線撮影ではみつからないがんが発見されることもあり，喀痰の細胞診の果たす役割は大きい．腺がんは肺の末梢部に発生することが多く，胸部 X 線撮影が有効となることが多い．

集団検診では，喀痰細胞診の判定基準と指導区分がある（**表 4-7**）．

喀痰細胞診の顕微鏡検査時，最初にすべきことは，組織球（肺胞細織球・塵埃細胞）（**写真 4-26**）が標本中に存在するか否かの確認である．組織球が存在する場合は喀痰としての評価ができるが，存在しない場合は唾液成分や鼻汁の可能性があり，材料不適となる．

### 1）細胞診検体の採取法

①喀痰検査：3 回以上の喀痰連続検査が有効とされている．蓄痰法とよばれる

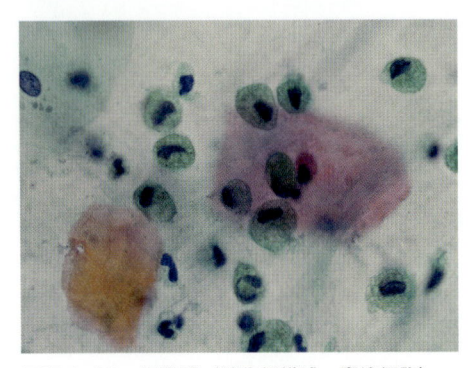

**写真 4-26　組織球（肺胞組織球・塵埃細胞）**
喀痰（×100）.
淡い泡沫状の細胞質を有する細胞である．細胞質に異物を貪食している細胞もみられる．

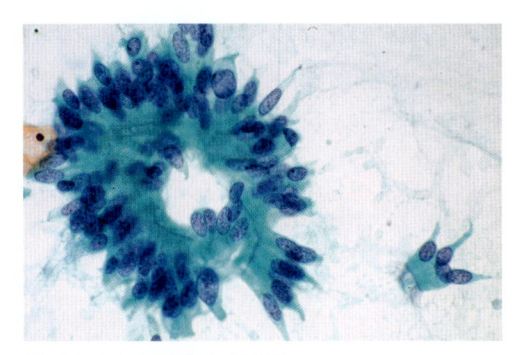

**写真 4-27　気管支上皮細胞**
気管支擦過（×100）.
擦過材料では気管支上皮（多列線毛上皮）由来の細胞がみられることがある．線毛を有する気管支上皮細胞が細胞集塊で出現している．

喀痰保存液を使用する場合も多い．
②気管支擦過法：気管支鏡下に病巣部を擦過する．
③気管支洗浄法：生理食塩水などで気管支腔，肺胞を洗浄し細胞を回収する．
④穿刺細胞診：経気管支的に針穿刺を行う方法と，CT ガイド下に経皮的針穿刺を行う場合がある．

## 2）検体の種類と出現細胞

### (1) 喀痰

通常の喀痰標本中には，肺胞組織球，扁平上皮細胞，炎症細胞以外の細胞の出現は少ない．気管支炎，喘息患者で気管支由来の線毛上皮などをみることがある．

### (2) 気管支擦過，針穿刺

気管支擦過，針穿刺では，気管支上皮由来の線毛円柱上皮を認めることは多い（**写真 4-27**）．

## 3）非腫瘍性肺疾患と細胞診

### (1) 感染症

単純ヘルペスウイルスやサイトメガロウイルス感染細胞は喀痰でも発見されることがある．真菌症，結核などは喀痰での発見は困難であり，病巣部の気管支鏡下擦過，穿刺，気管支洗浄材料が必要となる．

ヘルペス感染は，単純ヘルペスウイルス（human herpes simplex I 型）に起因する．感染細胞は，スリガラス状の核と多核化した細胞がみられる．サイトメガロウイルス感染細胞は，単核で大きな好塩基性の核内封入体が特徴的である．一般的な真菌症では特有の菌糸，胞子，芽胞をみる（**写真 4-28**）．
*Pneumocystis jirovecii* の菌体は Papanicolaou 染色では分かりにくく，Grocott 染色が有効であるが（**写真 4-29**），Giemsa，toluidine blue 染色などで

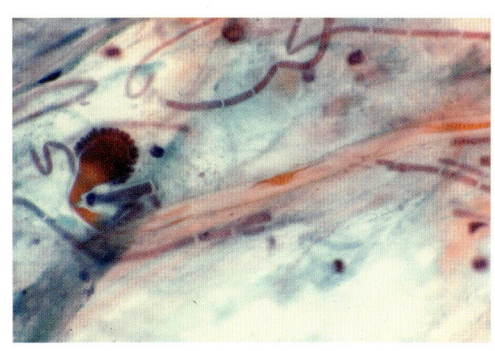

**写真 4-28　アスペルギルス**
腫瘤穿刺（×40）．
太い菌糸と，「ねぎぼうず」とよばれる胞子部がみられる．

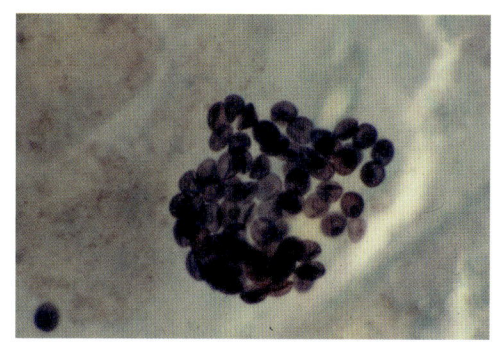

**写真 4-29　*Pneumocystis jirovecii***
喀痰，Grocott 染色（×100）．
赤血球様の小型菌体がみられる．

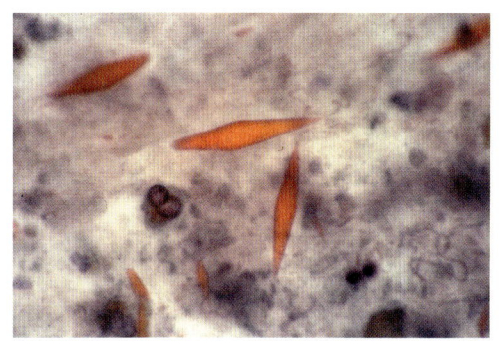

**写真 4-30　シャルコー・ライデン結晶**
喀痰（×100）．
好酸球の顆粒が，光輝性の菱形六面体に結晶化したものである．

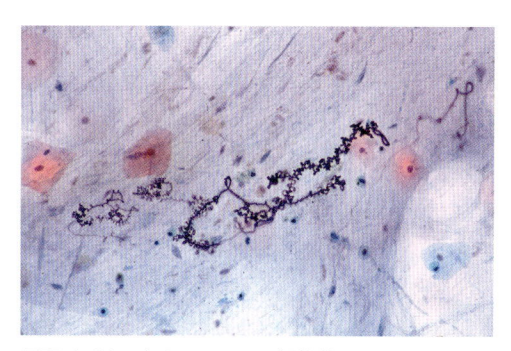

**写真 4-31　クルシュマンの螺旋体**
喀痰（×40）．
中心部の紫に染まる芯を粘液が取り巻き，螺旋様構造を示す．

も証明できる．結核症では，壊死物質（乾酪壊死）と類上皮細胞の出現頻度は高く，ときにラングハンス巨細胞の混在をみる．

### (2) その他

シャルコー・ライデン結晶は，気管支喘息の患者に多くみられるとされている．好酸球の顆粒が光輝性の菱形六面体に結晶化したものである（**写真4-30**）．クルシュマンの螺旋体は気管支腺内の粘液が喀出されたもので，螺旋状物質である（**写真4-31**）．アスベスト小体（石綿小体，含鉄小体）は3〜100μmの大きさで，石綿繊維を中心とし，周辺に鉄を含有する粘液多糖類を主成分とした物質がおおっている．鉄亜鈴状，棍棒状，紡錘状の形をしている．アスベストは断熱材として広く使用され，中皮腫や肺がんの発がん物質と考えられている（**写真4-32**）．また，喀痰中には虫卵のほか食物残渣，花粉などの混入がみられる．

### 4）肺がんの細胞診

肺がんの組織分類を大別すると，扁平上皮がん，腺がん，小細胞がん，その

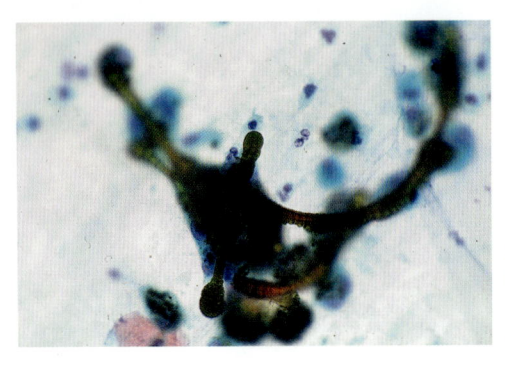

**写真 4-32　アスベスト小体**
喀痰（×100）.
石綿繊維を中心とし，周辺に鉄を含有する粘液多糖類を主成分とした物質がおおっている.

他である．細胞診でも推定組織型の判断が要求される場合もある．
### (1) 扁平上皮がん
　扁平上皮がんには角化型と非角化型がある．
①角化型扁平上皮がんでは，無核の扁平上皮細胞（幽霊細胞，ghost cell）を伴うことが多く，オレンジG光輝性のオタマジャクシ細胞（tadpole cell），ヘビ様細胞（snake cell），紡錘型細胞（fiber cell）とよばれる奇怪ながん細胞を認め，ときにがん真珠をみる．核は濃染性で，核内構造がはっきりしない場合が多い．
②非角化扁平上皮がんでは，基底〜傍基底細胞型のがん細胞が細胞集塊で出現する場合が多く，擦過標本や穿刺材料では腺がんと鑑別が困難な場合もある．腺がんとの鑑別は，細胞集塊を構成するがん細胞は層状重積性で，腺がんでみられる細胞配列や構造を欠くことに着目した判定が必要である．
### (2) 腺がん
　肺腺がんには多くの組織型がある．一般的な腺がん細胞の特徴について説明する．
　腺がんは細胞集塊で出現することが多く，喀痰では，乳頭状細胞集塊，腺腔様構造を含む細胞集塊として出現する場合が多い（**写真 4-33**）．擦過材料や針穿刺材料では，単層シート状の細胞集塊で出現することが多い（**写真 4-34**）．腺がん細胞の核は扁平上皮がん細胞と比較すると，繊細な核クロマチンを有し，濃染することは少なく，明瞭な核小体がみられる場合も多い．頻度は低いが，粘液性腺がんでは細胞質に粘液がみられる．
### (3) 小細胞がん
　小細胞がんの治療は化学療法が第一選択である．治療を左右することもあり，細胞像の把握は大切である．
　小細胞がんの特徴は，小型で裸核様のがん細胞が，結合性のルーズな細胞集団として出現することである．小型の壊死物質を伴うことも多い．喀痰では鋳型状，リボン状，対細胞などの特徴的な細胞配列で出現することが多い．擦過材料や針穿刺材料では，塗抹時のアーチファクトで細胞が壊れている場合もある．がん細胞の細胞質は狭小なため裸核様にみえ，核クロマチンは繊細で核内

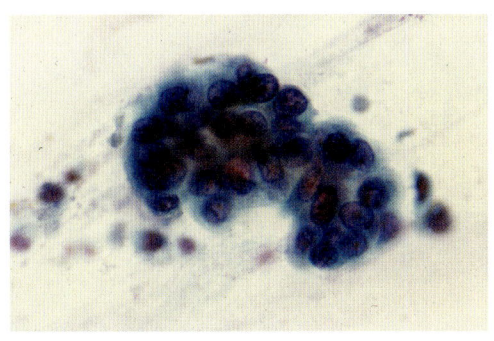

**写真 4-33 腺がん**
喀痰（×40）．
腺がん細胞は，細胞集塊で出現する場合には腺様の立体的な細胞集塊で出現することが多い．写真 4-28 と同一例．

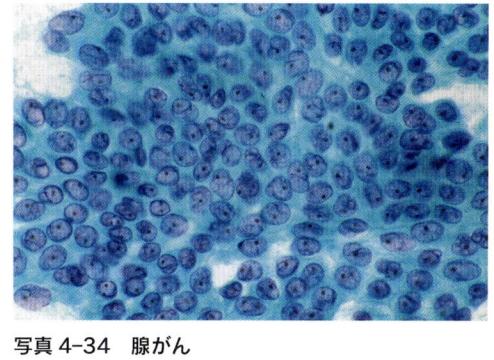

**写真 4-34 腺がん**
気管支ブラシ擦過（×40）．
比較的高分化腺がんは，ブラシ擦過材料など直接細胞を採取する方法では単相で平面的なシート状細胞配列で出現することが多い．

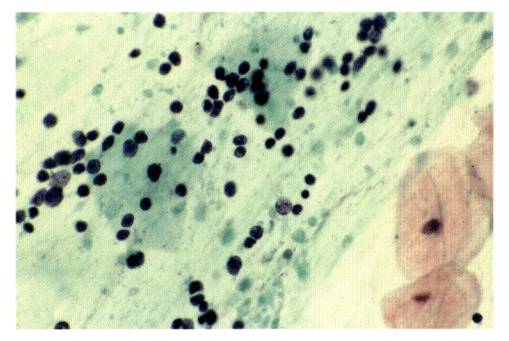

**写真 4-35 小細胞がん**
喀痰（×40）．
小型裸核様のがん細胞である．周囲にある扁平上皮細胞と比較すると，細胞の小ささがわかる．

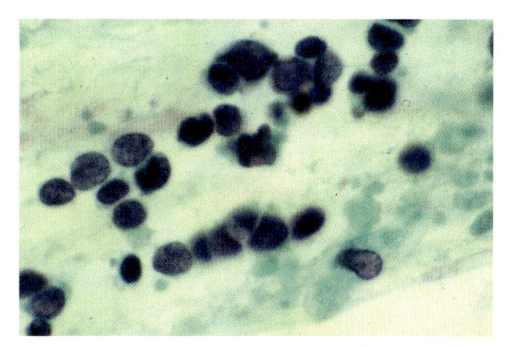

**写真 4-36 小細胞がん**
喀痰（×100）．
繊細な核クロマチンが核内に充満する．

に密に分布する．核縁は薄くみえないこともあり，核小体は小型で不明瞭である（**写真 4-35，-36**）．

### (4) その他の腫瘍

太い気管支腺発生の腫瘍は唾液腺型腫瘍とよばれ，カルチノイド，腺様囊胞がん，粘表皮がんがあるが，剥離細胞として喀痰に出現することはまれで，穿刺材料が細胞診の対象となる．肺には転移性腫瘍も多く，原発性か転移性かの鑑別が必要となる場合もある．

## 3 消化器領域の細胞診

以前は消化管の細胞診が行われていた時期もあるが，現在は内視鏡の届く部位は組織採取が可能であり，細胞診は少なくなった．胆汁や膵液などの細胞診が消化器細胞診の主流であるが，超音波内視鏡が使用されるようになり，経消化管的に膵腫瘍穿刺や胃粘膜下腫瘍穿刺などが増加している．

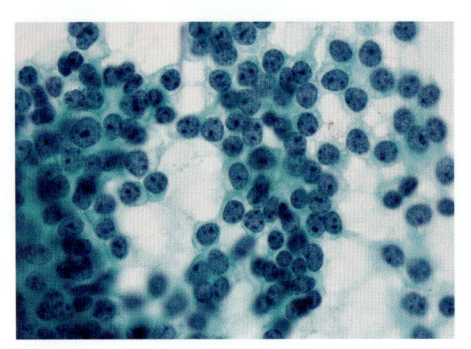

写真 4-37　神経内分泌腫瘍
超音波内視鏡下膵臓穿刺吸引（×100）．
泡沫状ないしレース様細胞質に，偏在性の核と粗い核クロマチンを有する細胞である．

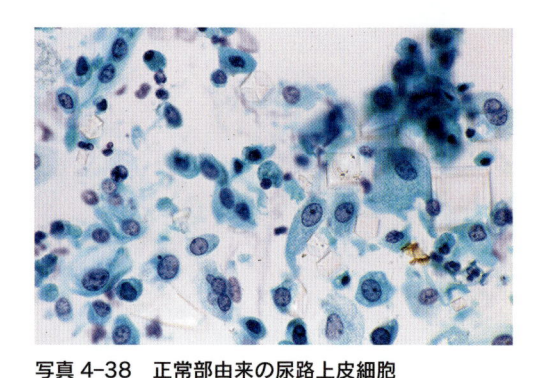

写真 4-38　正常部由来の尿路上皮細胞
膀胱洗浄尿（×40）．
膀胱の表面をおおう細胞や中層，深層細胞が出現している．多彩な様子である．膀胱結石患者尿でみられることもある．

## 1）細胞診検体の採取法
### (1) 膵液
①PS テスト（パンクレオザイミン・セクレチンテスト）：現在ほとんど行われていない．
②ERCP 法（内視鏡的逆行性胆管膵管造影）時に膵液採取および膵管ブラシ擦過

### (2) 胆汁
①PTC 法（経皮経肝胆管造影）時の胆汁採取
②PTCD 法（経皮経肝胆管ドレナージ）を経由して胆汁採取

### (3) 肝，胆，膵の腫瘍
①超音波ガイド下針穿刺
②超音波内視鏡下針穿刺
③CT ガイド下針穿刺

ERCP：endoscopic retrograde cholangiopancreatography

PTC：precutaneous transhepatic cholangiography

PTCD：percutaneous transhepatic cholangio-drainage

## 2）消化器領域の腫瘍と細胞診
### (1) 膵腫瘍
　がんでは膵管から発生する腺がん，腺房より発生する腺房細胞がんがあるが，多くは膵管がんである．以前は島腫瘍とよばれた内分泌腫瘍は，神経内分泌腫瘍（NET）として取り扱われるようになった（写真 4-37）．若年女性での発生が多い solid pseudopapillary neoplasm もある．

### (2) 胆道がんと胆嚢がん
　腺がんが多いが，腺扁平上皮がんや，扁平上皮がんの発生もある．

### (3) 肝腫瘍
　原発性腫瘍として肝細胞がんと肝内胆管がんがあり，分化型肝細胞がんでは，肝細胞に類似したがん細胞が索状細胞集塊でみられる．低分化型肝細胞がんでは細胞異型が強く悪性細胞と判断するのは容易であるが，肝細胞がんと判

NET：neuroendocrine tumor

断するのはむずかしい．肝内胆管がんは腺がんが多い．また，転移性腫瘍が細胞診の対象となることも多い．

## 4　泌尿器領域の細胞診

膀胱腫瘍を対象とした尿細胞診が主体であり，特に内視鏡で見落とされがちな平坦型（非乳頭状腫瘍）の診断に有用である．

### 1）細胞診検体の採取法
(1) 膀胱・尿路系：一般には新鮮な自然排出尿を使用する．
①自然排出尿
②カテーテル尿
③膀胱洗浄液
④ブラシ擦過
⑤尿管カテーテル尿

### 2）出現細胞

健常人の自然排出尿中には上皮細胞の出現は少なく，少数の扁平上皮細胞をみる程度である．カテーテル尿，膀胱洗浄液，尿路結石患者尿で，多数の尿路上皮細胞が大小さまざまで多彩な様子を示して出現することがある（写真4-38）．

### 3）膀胱腫瘍の細胞診

膀胱に発生する腫瘍の大部分は尿路上皮腫瘍である．尿路上皮腫瘍は肉眼的に乳頭型，結節型，平坦型，潰瘍型，混合型，分類不能型に細分類されるが，乳頭型と平坦型に大別することもある．尿路上皮がんは病理組織学的に，異型度により低異型度尿路上皮がんと高異型度尿路上皮がんに大別される．

①乳頭型発育を示す尿路上皮腫瘍は，乳頭腫や乳頭状発育を示す低異型度尿路上皮がんが多い．これらの腫瘍から自然尿中には細胞は剥離しにくく，またがん細胞であっても細胞異型が目立たないので，細胞診での判断がむずかしい．しかし内視鏡での観察は容易であり，内視鏡による検査が診断の要となる（写真4-39）．

②平坦型に発育する尿路上皮がんは内視鏡での観察がむずかしいが，がん細胞が尿中に剥離しやすく，さらに細胞異型の目立つ型が多く，尿細胞診が診断の要となる（写真4-40）．

尿細胞診で注意すべきは，尿路結石や，カテーテル尿，膀胱洗浄液，膀胱擦過材料で尿路上皮細胞が細胞集塊で出現する場合があり，乳頭状腫瘍との鑑別が必要となる場合もある．

## 5　体腔液の細胞診

病的に貯留する胸水，腹水，心囊水の穿刺吸引材料が細胞診の主な対象であ

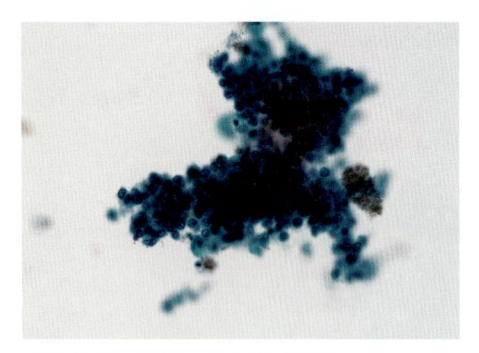

**写真 4-39　低異型度尿路上皮がん**
膀胱洗浄液（×40）．
核異型の目立たない細胞が乳頭状細胞集塊で出現している．乳頭型発育を示す腫瘍に多くみられる．細胞診での良悪性の判断がむずかしい．

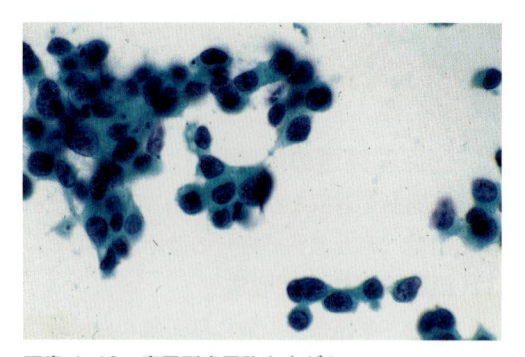

**写真 4-40　高異型度尿路上皮がん**
自然尿（×40）．
核異型の目立つがん細胞が散在性および細胞の塊として出現している．細胞像から悪性と判断するのは容易である．平坦型に発育する尿路上皮がんで多くみられる．

るが，開胸時胸水，開腹時腹水や体腔の洗浄液が対象となることも多い．体腔液細胞診の目的は，貯留の原因が腫瘍性か非腫瘍性か，腫瘍性であれば原発巣の推定が可能かにある．腫瘍性疾患の場合，原発性腫瘍（悪性中皮腫）は少なく，大部分が転移性腫瘍である．胸水，腹水とも腺がんが大半を占める．

　原発臓器との関係をみると，①男性胸水では，肺がん，胃がん，食道がん，②女性胸水では，乳がん，肺がん，胃がん，③男性腹水では，胃がん，膵がん，胆道がん，結腸がん，④女性腹水では，卵巣がん，膵がん，胃がん，胆道がん，結腸がんの順である．

## 1）検体採取法と注意
①通常は注射針やカテラン針を使用し，穿刺吸引を行う．
②検体は必ず抗凝固剤（EDTA，ヘパリン，二重シュウ酸塩など）入りの試験管に採取する．

## 2）体腔液中の良性細胞
　白血球，赤血球，中皮細胞，大食細胞などがみられる．中皮細胞は胸腔，腹腔，心囊腔全漿膜面を被覆する中胚葉由来の上皮で，単層の扁平上皮である．

### (1) 静止状態の中皮細胞
　開胸，開腹時の洗浄液でみられることがある．単層扁平上皮で，アルシアン青，コロイド鉄で染色される表面被覆物質がみられる．細胞質はPapanicolaou染色でライト緑の色調をとり，核周囲が厚く，辺縁部は薄くレース状である（**写真4-41**）．

### (2) 反応性中皮細胞
　組織学的に，立方上皮化，ときに円柱上皮化し，重層化，乳頭状の増殖を示すこともある．細胞診では，反応性中皮細胞は小細胞集塊や孤立散在性に出現する．細胞質の中心性に円形核を有し核小体が目立つことも多い．2核細胞や

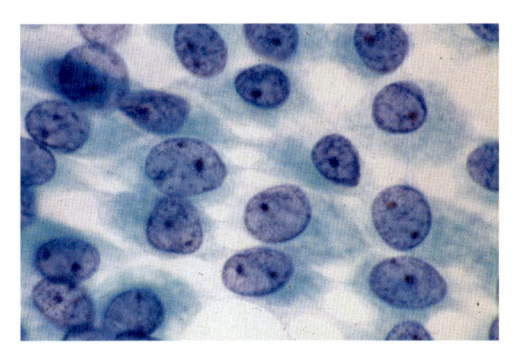

**写真 4-41 静止状態の中皮細胞**
開腹時洗浄液（×100）.
単層扁平上皮で，細胞質はレース状で薄い.

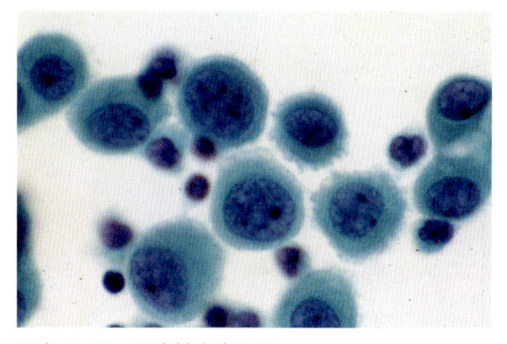

**写真 4-42 反応性中皮細胞**
腹水穿刺（×100）.
細胞質が厚いためライト緑に濃く染まる．細胞質辺縁部の微絨毛様の構造が中皮細胞を特徴づけている．

多核細胞がみられることもある（**写真 4-42**）．

#### (3) 大食細胞（組織球）

体腔液中で貪食能をもつ単核細胞である．大きさは大小さまざまで，細胞質には大小の空胞が多数認められ，網目状，レース状，泡沫状を呈することが多く，ライト緑に淡染する．ヘモジデリンや赤血球の崩壊物を貪食していることがある．細胞質内に大きな空胞ができ，核を一方に押しつけた状態で印環細胞状を呈することがあり，印環細胞がんと紛らわしいことがある．

### 3）体腔液中の悪性細胞

#### (1) 悪性中皮腫

アスベスト吸引が原因とされる体腔原発性腫瘍である．病理組織学的には，上皮型と肉腫型，混合型に分けられる．体腔液細胞診の対象となるのは上皮型で，混合型であっても体腔液中に出現するのは上皮型部分に由来する細胞である．腫瘍により産生されるヒアルロン酸のため，体腔液が粘稠性を示すことがある．

上皮型中皮腫細胞の特徴は，①中皮細胞に類似した腫瘍細胞が乳頭状細胞集塊で出現する．②細胞集塊とともに数個の細胞集団で出現する細胞や孤立散在性に出現する細胞もみられる．③腫瘍細胞の大きさ，核の大きさ，形がほぼ一様で，腺がん細胞に比して多形性に乏しい（**写真 4-43, -44**）．免疫細胞化学染色でカルレチニン陽性である．

#### (2) 腺がん

原発臓器と組織型により多彩であるが，比較的分化のよい腺がんでは，がん細胞が腺様の細胞集塊（乳頭状，球状，腺腔様構造）で出現する（**写真 4-45**）．低分化腺がんでは，がん細胞は孤立散在性に出現する．低分化腺がんの代表ともいえる印環細胞がんでは，特徴的ながん細胞をみる（**写真 4-46**）．腺がんには細胞質に粘液やグリコーゲンを有するものがあり，PAS 反応や Alcian blue 染色が有用となる．多くの場合，腺がん細胞の判定は可能であっても，原発臓

VIII 細胞診各論

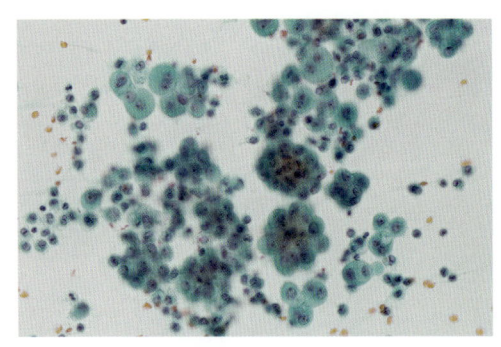

**写真 4-43　悪性中皮腫**
胸水穿刺（×40）.
腫瘍細胞が乳頭状細胞集塊および散在性に多数出現している.

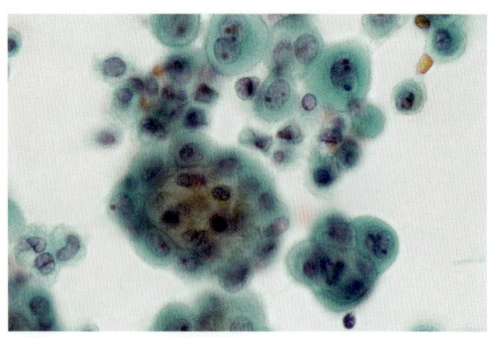

**写真 4-44　悪性中皮腫**
胸水穿刺（×100）.
反応性中皮細胞と比較しても目立った細胞異型を欠く.

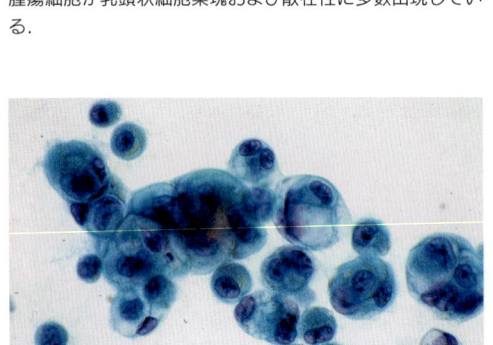

**写真 4-45　腺がん（結腸がん）**
腹水穿刺（×40）.
比較的分化のよい腺がんでは，がん細胞が腺様の細胞集塊で出現する.

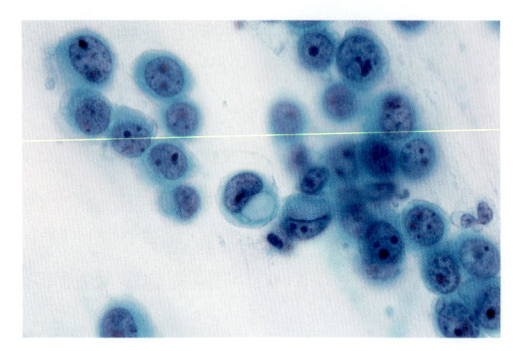

**写真 4-46　印環細胞がん**
腹水穿刺（×100）.
低分化腺がんの代表でもある．細胞質に粘液を有する.

器の推定は困難であり，免疫細胞化学染色の抗体の組み合わせでの判断が必要となる．

　腹膜偽粘液腫は，卵巣，虫垂の粘液性腫瘍から発生するまれな病態である．腫瘍により産生された粘液で腹腔内が充満される．腹水はきわめて粘稠となり，針穿刺吸引法では検体の採取が困難である．

**(3) 扁平上皮がん**

　体腔中に出現する扁平上皮がん細胞は腺がんと比較すると頻度が少なく，さらに扁平上皮がんの特徴でもある角化細胞がみつかることは少ない．ときにがん細胞の細胞質にライト緑に濃染性がみられる場合や，細胞質に年輪状（層状）の構造を示すがん細胞の出現から扁平上皮がんを推定できる場合もある．

**(4) 小細胞がん**

　裸核様のがん細胞が孤立散在性，数個の細胞からなる小集団で出現する場合が多い．相互封入像（木目込み細工状の結合）を示すことや，ロゼット形成を認めることもある．がん細胞の核クロマチンは微細で均等で密に分布し，濃染してみえる．

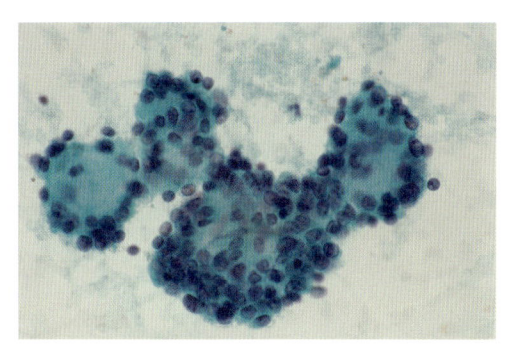

**写真 4-47　腺様囊胞がん**
耳下腺腫瘍穿刺（×20）．
小型裸核様の腫瘍細胞が球状の粘液様物質を取り囲む特徴的な細胞像がみられる．

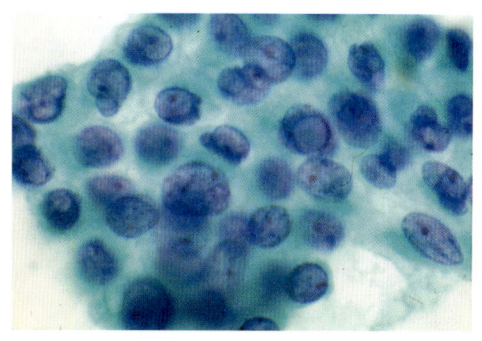

**写真 4-48　乳頭がん**
甲状腺腫瘍穿刺吸引（×100）．
乳頭がんの診断基準は細胞所見に準じている．①スリガラス様核，②核内細胞質封入像，③核溝，④核のオーバーラップ．以上すべての所見がみられる．

### (5) 非上皮性腫瘍

悪性リンパ腫，白血病，骨髄腫などの造血器由来の腫瘍細胞が体腔液中に認められることがある．頻度は低いが肉腫細胞の出現もある．

## 6　脳脊髄液の細胞診

脳脊髄液は全量で 100〜500 mL，採取は腰椎穿刺で行われる．腫瘍が脳室壁，脳クモ膜，硬膜に浸潤し，髄液中に浮遊した場合に細胞診で腫瘍細胞を認める．注意すべきは検体処理時であり，脳脊髄液は蛋白濃度が低く浸透圧が高いため，細胞内に脳脊髄液が浸透し細胞が緊満状態にある．通常の遠心沈殿法の回転速度と時間では細胞が破裂する危険があるため，回転速度を 800 rpm に落とし，時間も 3 分程度に調整するか，検体内にアルブミンなどの蛋白を添加し，浸透圧を調整して細胞変性を防止する方法もある．

### 1）脳腫瘍，がん性髄膜炎と細胞診

転移性腫瘍細胞としては，白血病細胞や非 Hodgkin リンパ腫の頻度が高く，小細胞がんや腺がんなどがみられる．腺がんでは乳がんの小葉がんが多い．

頭蓋内腫瘍では，神経膠細胞腫，膠芽腫，髄芽腫，脈絡叢乳頭腫，上衣腫などがみられることがある．

## 7　穿刺細胞診

細い針での穿刺吸引細胞診が行われる臓器として，唾液腺，甲状腺，リンパ節，乳腺などがある．実質臓器であればその大部分の臓器が穿刺細胞診の対象となりうるが，卵巣や脾臓は穿刺による破裂の危険から禁忌とされている．

### 1）唾液腺

唾液腺に発生する腫瘍すべてが細胞診の対象となる．切開生検が不可能な場

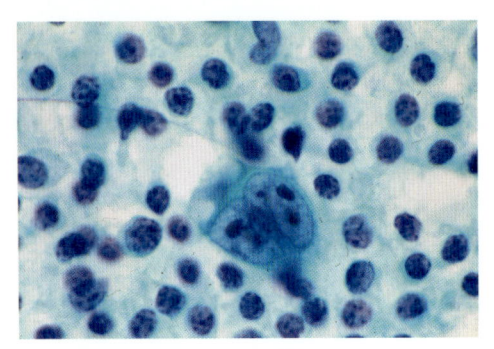

**写真 4-49　Hodgkin リンパ腫**
リンパ節穿刺吸引（×100）．
小型のリンパ球とともに巨細胞，ホジキン細胞がみられる．

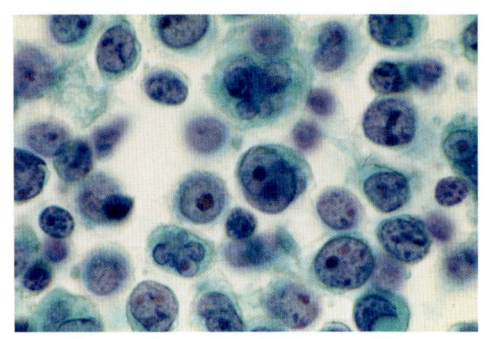

**写真 4-50　非 Hodgkin リンパ腫**
リンパ節穿刺吸引（×100）．
大型リンパ球様細胞に著しい核異型がみられる．

合もあり，細胞診に術前診断が委ねられることもある．多形腺腫や腺様囊胞がん，粘表皮がんなどは特徴的な細胞像を示す（**写真 4-47**）．

### 2）甲状腺

　甲状腺の穿刺細胞診の歴史は古く，病変に対する細胞像も確立されている．
　とりわけ乳頭がんは細胞所見を重視した判定が行われるため，細胞診での診断的価値は高い（**写真 4-48**）．濾胞腺腫と濾胞がんの鑑別は被膜浸潤，脈管侵襲など組織診断が基準であるため，細胞診では「濾胞性腫瘍」と判断し良悪性の判定は行わない．

### 3）リンパ節

　リンパ節腫大の原因が何であるかを目的に穿刺細胞診が行われる．反応性腫大であれば，非特異的な反応か特異的な反応かの判断と，特異的であれば，亜急性壊死性リンパ節炎やネコひっかき病，結核など病変を推定できる場合もある．細胞診が治療方針を左右する場合もある．悪性であれば，悪性リンパ腫かがんの転移かの判断が必要となる．悪性リンパ腫の場合は遺伝子検査などの対象となり，がんの転移の場合は原発巣の検索が行われる．

### 4）乳腺

　乳腺の穿刺細胞診も比較的歴史があり，病変に対する細胞像も確立されている．良悪性のはっきりした腫瘍や病変もあるが，細胞異型の弱いがんや，細胞異型の目立つ良性病変も知られている．たとえば，線維腺腫では細胞像でも十分推定可能であるが，乳頭腫と乳頭状腺がんの鑑別はむずかしい場合が多く，「乳頭状腫瘍」と枠を広げた判断をする場合もある．特に乳腺症と非浸潤性乳管がんの鑑別は困難である場合が多い．臨床的に病変の性格を考慮した細胞診の利用が望まれる．

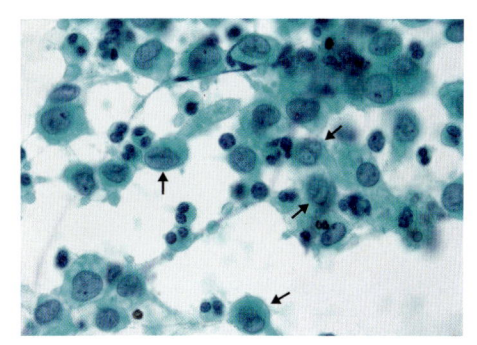

**写真 4-51 ランゲルハンス細胞性組織球症**
右大腿骨腫瘍捺印（×100）．
ランゲルハンス細胞とよばれる「核に切れ込み」や「立体的な異型」を有する細胞の確認にはPapanicolaou染色標本が有用である．

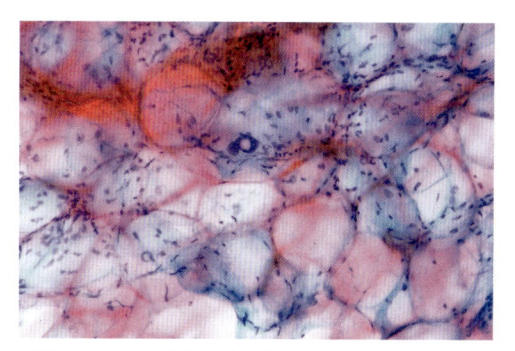

**写真 4-52 脂肪肉腫（脂肪腫様脂肪肉腫）**
大腿部腫瘍穿刺（×20）．
特徴的な細胞像から細胞診で判定可能である．

## 8 非上皮性腫瘍の細胞診

非上皮性腫瘍には良性と悪性があり，後者は肉腫とよばれる．種類が多く，良性・悪性だけではなく，中間悪性・低悪性腫瘍もある．さらに，良性・悪性の区別がむずかしいものが多いとされるが，細胞像が特徴的な腫瘍も少なくない．線維化を伴う腫瘍などで針穿刺による細胞採取が困難である腫瘍もあり，その場合には切開生検が行われる．

### 1）骨腫瘍

術中迅速組織診断では診断が困難なことが多い．ランゲルハンス細胞性組織球症（**写真 4-51**）や形質細胞腫の判定は細胞診での判定が比較的容易である．軟骨腫と軟骨肉腫の鑑別は細胞診のほうが病理組織診断よりも容易であることもある．骨肉腫は一部の特殊な骨肉腫を除き，悪性と判定することは可能である．脊索腫やEwing肉腫は推定可能である．

### 2）軟部腫瘍

良性腫瘍であるが細胞異型の目立つ細胞が混在する結節性筋膜炎や神経鞘腫の一部に注意が必要な腫瘍もあるが，特徴的な細胞像を示し細胞診で推定可能な腫瘍もあり，脂肪肉腫（**写真 4-52**），横紋筋肉腫，滑膜肉腫，類上皮肉腫，胞巣状軟部肉腫，Ewing肉腫，明細胞肉腫などがある．細胞診で良悪性の判定が困難である腫瘍は低悪性度肉腫でもあり，孤立性線維性腫瘍，粘液線維肉腫，低悪性度線維粘液肉腫がこれに相当する．

# IX スクリーニングの目的と実際

細胞診のスクリーニング（screening）とは，子宮頸部擦過や喀痰などから，異常（異型）細胞や病的物質をみつけだすことである．異常（異型）細胞とは

「正常でない細胞, あるいは普通とは変わった形の細胞」であり, がんの早期発見を目的とする場合が多い. 病的物質として感染症などの病因がみつかる場合もある.

スクリーニングの第一目的は, 前がん病変にある細胞や初期がんの細胞をみつけることにあるが, 喀痰や体腔液では進行がんが対象となる場合もある.

悪性細胞, 特にがん細胞の特徴として, ①核の増大(細胞質径に対する核径比の増大)と大小不同, ②核形の不整と多形性, ③核クロマチンの濃染, ④核クロマチンの形態と分布の異常, ⑤核縁の肥厚と不整, ⑥核小体の形状異常と増大, 数の増加, ⑦核分裂像, ⑧細胞質の変化, 封入物, 異常空胞など, ⑨細胞集塊での特徴ある細胞配列, などが一般的にあげられている. しかし, 悪性細胞の判定は各臓器, 組織, 採取法, 固定法, 染色法などを考慮に入れて, 各論的に行う必要がある.

## 1 スクリーニングの実際

スクリーニングの最も大切なことは, 悪性細胞またはそれを疑わせる細胞を見落とさずチェックすることで, 実際にはいかに効率よく選別するかということが問題となる. 一般的な順序と注意点は, 以下のようにまとめることができる.

① スクリーニング開始前には, 依頼内容の確認と, 検体の種類, 採取法, 染色法を確認する.
② 材料が適切であるかどうか, 塗抹, 固定, 染色が適切かどうかを確認する.
③ 標本を弱拡大(対物 10×)でスクリーニングし, 異常所見を伴う細胞(大きい細胞, 奇妙な形の細胞, 大きい核, 不整形核, 濃くみえる核, 細胞集塊)をチェックする.
④ チェックした細胞は, 強拡大(対物 40×)で詳細な観察を行う.

### 1) 大型核

Papanicolaou 染色で赤血球を 5 μm, 好中球を 10 μm 前後, Giemsa 染色で赤血球を 7 μm, 好中球を 15 μm 前後とし, 標的細胞と比較する大きさの目安にする.

扁平上皮細胞では, 表層, 中層, 傍基底層により大きさが異なるので, 細胞質径に対する核径比で比較する. 傍基底層で 1/2 以上, 中間層型で 1/3 以上, 表層型で 1/5 以上は異常と判断する. 腺上皮細胞では細胞質径 30 μm, 核径 20 μm 以上はチェックする.

小型で単調な細胞が出現する悪性腫瘍もあり, 注意しなければいけないものに, 肺の小細胞がんや非 Hodgkin リンパ腫, 神経内分泌腫瘍がある.

### 2) 核形

核に溝, 切れ込み, ねじれなどの不整や, 腎形, 三日月形など形態に不整が

ある場合はチェックする．

### 3）核クロマチン

核クロマチンの濃淡だけではなく，核クロマチンの形態（細いか粗いか，顆粒の状態，凝集の様子，分布の様子）も観察する．扁平上皮系の異型細胞やがん細胞では核クロマチンが粗く，不整凝集を示し分布にも偏りがあり，さらに核全体が濃くみえる傾向にある．腺系の異型細胞やがん細胞では核クロマチンは細かく，融解状を示したり，核内に均等に分布し，核全体的には淡染する傾向がある．

### 4）核小体

悪性細胞では大型化，数の増加，形態の不整がみられる傾向にある．ただし，修復（再生）細胞など活動のさかんな細胞でも核小体の大型化や数の増加をみる．

### 5）核分裂

3極以上の多極分裂（異常分裂）は悪性細胞である可能性が高い．通常の核分裂像は分裂能のある細胞にはみられるが，数の多い場合には注意が必要となり，悪性を疑う所見の1つとなる．

### 6）多核細胞

多核細胞は悪性細胞である可能性が高い．また，悪性腫瘍のなかには多核細胞の出現を特徴とするものがあり，悪性中皮腫，Hodgkinリンパ腫，肉腫の一部がある．しかし，ウイルス感染細胞でも多核細胞がみられる．

### 7）対細胞（pair cell）と細胞相互封入（cannibalism）

2つの細胞の核が隣接する像や，1つの細胞が他の細胞を取り込んだようにみえる像をいう．これはがん細胞に多くみられるが，増殖のさかんな良性腫瘍でもみられる．

### 8）細胞集塊

細胞集塊は細胞の良悪性を判定するうえでの重要な所見を有している場合が多い．また，がんの組織型や分化度などを類推できる場合もあり，細胞集塊をみつけたら必ず構築と細胞異型を詳細に観察する．

## 2　細胞判定区分と細胞診断

細胞診の判定の結果はPapanicolaouによる5段階分類法が古くから広く使われてきた．

### 1）Papanicolaou 分類
ClassⅠ：異型細胞は認められない（陰性）
ClassⅡ：異型細胞は認められるが悪性は考えられない（陰性）
ClassⅢ：悪性と断定できないが悪性も否定できない（疑陽性）
ClassⅣ：悪性が強く疑われる異型細胞が認められる（陽性）
ClassⅤ：悪性細胞を認める（陽性）

### 2）3段階の細胞判定区分
次に登場したのが陰性（negative），疑陽性（suspicious），陽性（positive）に分ける3段階の判定様式である．子宮頸部細胞診以外の臓器では，5段階の代わりにこの3段階分類を用いるのが一般的である．
陰　性：パパニコロウ分類のClassⅠとⅡが相当
疑陽性：パパニコロウ分類のClassⅢとⅣが相当
陽　性：パパニコロウ分類のClassⅣとⅤが相当

### 3）ベセスダシステム
ベセスダシステム2001は，婦人科子宮頸部の細胞診の分類で，従来の異形成によるClass分類ではなく扁平上皮内病変（SIL）を用いていて，さらにSILをLSIL（軽度異型扁平上皮内病変）とHSIL（高度異型扁平上皮内病変）に分けている．このシステムが国際的に流布する状況から，2007年に日本産婦人科医会（旧日本母性保護医協会）が日母分類（class分類）を廃止することを決定した．

## 3　細胞検査士の責務
細胞診における技師（細胞検査士）の業務は，検体前処理，標本作製とスクリーニングである．スクリーニングで悪性および異型細胞をみつけだし，最終診断は医師（病理医，細胞診専門医）が行う．言い方を変えると，細胞検査士は医師にみせる必要のない標本を決定する業務ともいえる．スクリーニングで異型細胞やがん細胞が見落とされた場合，その症例は陰性として報告され，場合によっては治療の機会が遅れたり，失われたりすることにもなる．さらに近年では，細胞採取の現場（on site）にて採取された検体が適切であるかを顕微鏡下で判断することも多くなった．細胞検査士個人の質の向上，精度の向上だけではなく，部署として精度保証のシステムづくりも必要である．

# 索 引

## 和文索引

### あ

アザラシ肢症 ……………………………5
アザン・マロリー染色…………252
アジソン病………………… 19, 115
アステロイド小体………………34
アスベスト…………………………372
アスベスト吸引 ………………379
アスベスト小体……282, 373, 374
アスペルギルス…………………373
アゾカルミンG液 ……………254
アゾフロキシン…………………256
アゾ色素法………………………306
アテローム板 …………………………62
アデニン………………………………4
アトピー性皮膚炎 ……………………38
アナフィラキシーショック ………38
アナフィラキシー型 ………………37
アナフィラトキシン ………………29
アニリン・アルコール液………254
アニリン青・オレンジG混合液
　………………………………254
アニリン青液 …………………256
アビジン……………………………309
アビジン・ビオチン・酵素複合体法
　…………………………………309
アビジン溶液 …………………318
アポトーシス…………………6, 11
アミノ酸代謝異常 …………………18
アミラーゼ消化液 ……………265
アミロイド………………9, 18, 278
アミロイドーシス …………18, 278
アミロイド沈着 ……………………62
アミロイド変性 ……………………9
アミン類 …………………………29
アルカプトン尿症 …………………18
アルカリ・コンゴー赤液………280
アルカリホスファターゼ………310
アルカリホスファターゼ・抗アルカ
　リホスファターゼ法…………309

アルカリ・塩化ナトリウム・エタ
　ノール液………………………279
アルキル水銀中毒 ……………167
アルコール性肝障害 ……………97
アルサス反応 ……………………38
アルサス反応型 …………………38
アルシアン青 ……………………263
アルシアン青液 pH 1.0 ………266
アルシアン青液 pH 2.5 ………266
アルシアン青染色 ……… 266, 358
アルデヒド・フクシン液………297
アルデヒド・フクシン染色……256
アルデヒド基
　……………263, 269, 276, 296, 298
アレルギー …………………………37
アレルギー性肉芽腫性血管炎…197
アレルギー性鼻炎 …………………38
アンモニア銀液 …………………261
アンモニア血症 …………………17
亜急性甲状腺炎 ………………110
亜急性細菌性心内膜炎 ………58
亜硫酸水 …………………………265
悪液質 ……………………………48
悪性関節リウマチ ……………178
悪性黒色腫
　………………19, 50, 179, 285, 286
悪性細胞 ………………………384
悪性細網症 ……………………155
悪性上皮性腫瘍 …………………43
悪性腫瘍 ……………………43, 44
悪性腎硬化症 …………………121
悪性中皮腫 ……………………379
悪性非上皮性腫瘍 ………………43
圧挫検体 ………………………343
圧挫法 …………………………346
圧迫萎縮 …………………………12
圧力鍋法 ………………………312

### い

イオンスパッタコーティング法
　………………………………329

イオン交換樹脂 ………………213
イニシエーション ………………51
インスリン依存性糖尿病………15
インスリン非依存性糖尿病……15
医療事故防止対策 ……………333
胃 …………………………………82
胃ポリープ ………………………83
胃がん ………………………50, 85
胃がんの肉眼的分類 ……………86
胃潰瘍 ……………………………83
異型細胞 ………………………383
異型性 ……………………………44
異種移植 …………………………41
異所性ホルモン産生腫瘍………104
異常細胞 ………………………383
異染性 ………………… 9, 239, 263
異倍体 ……………………………48
萎縮 …………………………12, 6
移植 …………………………38, 41
移植片対宿主反応 ………………41
遺伝暗号 …………………………4
遺伝子 ………………… 3, 4, 319
遺伝子解析 ……………………363
遺伝子情報 ………………………4
遺伝子抽出 ……………………363
遺伝性ムコ多糖症 ………15, 165
遺伝性ムコ多糖症Ⅰ型 ………174
遺伝性ムコ多糖症Ⅳ型 ………174
遺伝性出血性血管拡張症………66
石綿小体 ………………………373
一次性ショック …………………25
一次性糖尿病 ……………15, 117
一次的治癒 ………………………13
一般細菌 ………………………288
一般染色 ………………………244
色出し …………………………248
印環細胞がん ……………… 8, 380
陰性コントロール ……………311

## う

ウィルソン病·················· 21, 165
ウィルヒョウ転移······················85
ウィルムス腫瘍··················51, 128
ウイルス血症····························6
ウイルス性肝炎························95
ウイルス性腸炎························89
ウイルス性脳炎·······················158
ウイルス性肺炎························71
ウイルス性皮膚疾患··················188
ウェゲナー肉芽腫症··················197
ウルトラミクロトーム···············326
ウンナ・パッペンハイム染色···277
うっ血······························22
うっ血性肝硬変症················22, 98
うっ血性梗塞·························24

## え

エイズ································40
エオジン······························250
エオジン好性··················239, 251
エストロゲン受容体···················320
エチレンジアミン四酢酸液······216
エドワード症候群······················55
エポキシ樹脂············216, 217, 325
エポキシ樹脂液·······················325
エラスチカ・ワンギーソン染色
····························256, 257
壊死·····························6, 10
壊死性炎······························32
壊死性血管炎·························195
壊死性細動脈炎························63
壊疽··································11
壊疽性炎······························32
液化壊死······························11
液状検体·······················343, 345
液性滲出物···························27
液体（液状）処理法········340, 350
液体窒素······························234
炎症······················26, 29, 31
炎症の転帰···························27
炎症性細胞···························28

## お

オイル赤O染色··············273, 359
オイル赤O染色液·····················274
オートクレーブ法·····················312
オーラミンO液·······················294
オカルトがん···························48
オスミウム酸液
···············205, 210, 325, 329
オスラー・ウェーバー・ランデュ病
········································66
オルセイン液··························300
オルセイン染色·······················256
オルトクロマジー·····················239
オルト液······················205, 211
オレンジG····························353
黄色腫症······························17
黄体嚢胞···························136
黄疸··································20
横紋筋肉腫···························280
温浴槽法······························312

## か

カーボワックス················216, 217
カゼイン溶液·························315
カタル性炎·····························32
カテコラミン·························116
カバーガラス·························243
カラッチのヘマトキシリン液···250
カラッチ液···························249
カルシウム··············21, 282, 283
カルシウム代謝異常···················21
カルダセウィッチ法·········207, 241
カルチノイド腫瘍······················93
カルノア液····················205, 209
カルボキシル基·······266, 296, 298
カンジダ····························367
ガムナ・ガンディ結節···············20

ガラスナイフ·························326
がんの早期発見················339, 383
がんの判定···························339
がん遺伝子······················51, 52
がん性リンパ管症······················85
がん性胸膜炎···························47
がん性心嚢炎···························47
がん性髄膜炎·························381
がん性腹膜炎···························47
がん胎児性抗原················49, 320
がん抑制遺伝子············50, 51, 52
下垂体後葉···························104
下垂体後葉産生ホルモン············104
下垂体性クッシング症候群······107
下垂体前葉···························105
下垂体前葉機能低下症···············108
下垂体前葉産生ホルモン············105
下部尿路······························129
下部尿路腫瘍·························129
化学発がん物質························50
化学物質排出把握管理促進法···336
化生······························6, 13
化膿性炎······························32
可逆的な傷害····························6, 7
可逆的な変化····························6, 7
可視化······························310
加熱処理······························312
架橋固定······················202, 206
家族性黒内障性白痴···················165
家族性大腸腺腫症················53, 91
過ヨウ素酸···················263, 269
過ヨウ素酸シッフ反応······263, 271
過ヨウ素酸メセナミン銀染色
····························262, 269
過形成································12
過酸化水素···························310
過酸化水素加メタノール············314
過酸化水素水·························314
過敏症································37
過敏性肺炎···························38
回転式ミクロトーム···············221
解離性大動脈瘤························65
潰瘍性心内膜炎························58
潰瘍性大腸炎··················38, 90
外因··································3

| | | |
|---|---|---|
| 外因性気管支喘息 | 38 | |
| 外来性色素 | 284 | |
| 角化症 | 186 | |
| 角質変性 | 9 | |
| 拡張 | 57 | |
| 核クロマチン | 385 | |
| 核右方移動 | 141 | |
| 核左方移動 | 141 | |
| 核酸 | 276 | |
| 核酸代謝異常 | 17 | |
| 核小体 | 385 | |
| 核小体染色 | 361 | |
| 核DNA | 4 | |
| 喀痰 | 341, 372 | |
| 喀痰検査 | 371 | |
| 喀痰細胞診 | 371 | |
| 褐色硬化 | 22 | |
| 褐色細胞腫 | 117 | |
| 滑走式ミクロトーム | 221 | |
| 川崎病 | 64 | |
| 肝芽腫 | 100 | |
| 肝外胆管がん | 102 | |
| 肝硬変症 | 98, 100, 252 | |
| 肝細胞がん | 99, 376 | |
| 肝臓 | 93 | |
| 冠動脈性心疾患 | 59 | |
| 乾燥 | 229 | |
| 乾燥固定 | 236, 356, 357 | |
| 乾燥固定法 | 350, 351 | |
| 貫壁性梗塞 | 59 | |
| 間質性腎炎 | 127 | |
| 間質性肺炎 | 72, 252 | |
| 間接染色 | 239 | |
| 寛解 | 28 | |
| 感染 | 6 | |
| 感染症 | 6 | |
| 感染性心内膜炎 | 58 | |
| 感染性動脈炎 | 64 | |
| 感染防止 | 233, 334 | |
| 感染予防 | 334 | |
| 管腫 | 66 | |
| 管理濃度 | 336 | |
| 関節 | 177 | |
| 関節リウマチ | 38, 177, 190 | |
| 環状染色体 | 4 | |

| | | |
|---|---|---|
| 含鉄小体 | 373 | |
| 眼球黒色症 | 180 | |

### き

| | | |
|---|---|---|
| キシレン | 219, 241 | |
| キシレン代替剤 | 219, 241, 242 | |
| キニン類 | 29 | |
| ギムザ染色 | 290 | |
| ギムザ染色液 | 290 | |
| ギラン・バレー症候群 | 166 | |
| ギルのヘマトキシリン | 355 | |
| ギル液 | 249 | |
| 気管支の炎症 | 68 | |
| 気管支拡張症 | 68 | |
| 気管支擦過 | 341, 372 | |
| 気管支擦過法 | 372 | |
| 気管支上皮細胞 | 372 | |
| 気管支洗浄液 | 341 | |
| 気管支洗浄法 | 371 | |
| 気管支喘息 | 68 | |
| 気管支肺炎 | 70 | |
| 奇形 | 3, 5 | |
| 奇形腫 | 132 | |
| 寄生虫性肝硬変症 | 98 | |
| 寄生虫性腸炎 | 89 | |
| 基礎医学 | 1 | |
| 基本染色 | 244 | |
| 器質化 | 27 | |
| 機能障害 | 26 | |
| 偽ペルオキシダーゼ活性 | 313 | |
| 偽膜性炎 | 32 | |
| 逆位 | 4 | |
| 吸収フィルタ | 311 | |
| 急性リンパ性白血病 | 144 | |
| 急性胃潰瘍 | 84 | |
| 急性炎症 | 30 | |
| 急性化膿性髄膜炎 | 158 | |
| 急性灰白髄炎 | 159 | |
| 急性肝炎 | 96 | |
| 急性骨髄性白血病 | 143 | |
| 急性細菌性心内膜炎 | 58 | |
| 急性心筋梗塞 | 59 | |
| 急性腎不全 | 127 | |
| 急性前骨髄球性白血病 | 144 | |

| | | |
|---|---|---|
| 急性尿細管壊死 | 125 | |
| 急性肺炎 | 70 | |
| 急性副腎不全 | 115 | |
| 急性GVHD | 41 | |
| 巨細胞性動脈炎 | 64 | |
| 巨細胞性封入体病 | 159 | |
| 巨人症 | 107 | |
| 拒絶 | 41 | |
| 拒絶反応 | 41 | |
| 虚血 | 6, 7, 22 | |
| 虚血性心筋症 | 60 | |
| 虚血性心疾患 | 59 | |
| 虚血性腸疾患 | 88 | |
| 狂牛病 | 160 | |
| 狂犬病 | 159 | |
| 供与者 | 41 | |
| 狭心症 | 59 | |
| 胸腔洗浄液 | 341 | |
| 胸水 | 377 | |
| 胸腺腫 | 79 | |
| 胸膜 | 79 | |
| 胸膜中皮腫 | 79 | |
| 強皮症 | 192 | |
| 行政解剖 | 330 | |
| 凝固壊死 | 10, 11 | |
| 凝固固定 | 202, 209 | |
| 切り出し | 211, 233 | |
| 金属イオン蒸着 | 329 | |
| 金属塩法 | 306 | |
| 菌血症 | 6 | |
| 菌状息肉症（腫） | 153 | |
| 筋ジストロフィ | 173 | |
| 筋線維 | 172 | |
| 銀還元性 | 285 | |
| 銀還元性細胞 | 287 | |
| 銀親和性 | 285 | |
| 銀親和性細胞 | 287 | |

### く

| | | |
|---|---|---|
| クエン酸鉛 | 327 | |
| クエン酸鉛溶液 | 327 | |
| クエン酸緩衝液 | 314 | |
| クッシング症候群 | 114 | |
| クッシング病 | 107 | |

クラインフェルター症候群 …………4, 131
クリオスタット …………235
クリューバー・バレラ染色 ……302
クルーケンベルグ腫瘍…………86
クルシュマン螺旋体 …………68, 373
クル病…………175
クレシル紫…………302
クレシル紫液…………303
クレシル紫染色…………302
クレチン病…………109
クローン病…………89
クロスローラーベアリング方式のミクロトーム …………222
クロム酸…………296, 298
クロモグラニンA…………320
クロロホルム…………219
グアニン…………4
グラヴィッツ腫瘍…………127
グラム陰性菌…………291
グラム染色…………291
グラム陽性菌…………291
グリア…………301
グリア線維性酸性蛋白…………320
グリコーゲン……8, 14, 262, 265
グリコーゲン蓄積症…………8
グリコーゲン変性…………8
グリッドメッシュ…………326
グリドリー染色…………296
グルタルアルデヒド液 …………205, 208, 325, 329
グロコット染色…………298
くも膜下出血…………162
空胞変性…………8
偶発がん…………48
組換え…………4

### け

ケミカルメディエータ…………29
ケルンエヒトロート液 …………259, 261, 267, 275, 282, 286, 288, 301
ケル変法…………294

ケロイド…………13
外科病理学…………2
形質細胞…………28, 36, 277
形質細胞性腫瘍…………152
系統解剖…………330
珪肺…………76
珪肺結節…………76
蛍光抗体法…………247, 307, 351, 354
蛍光色素…………310, 321
蛍光染色…………247, 293
経皮的針生検…………341
軽度異型扁平上皮内病変…………386
軽度扁平上皮内病変…………368
頸管腺細胞…………365
頸管内膜擦過法…………363
頸部腺がん…………363
劇症肝炎…………96
劇物…………336
欠失…………4
血液型不適合輸血…………38
血管の腫瘍…………66
血管炎…………64
血管腫…………181
血管透過性亢進…………29
血管内皮細胞…………29
血行性転移…………46
血行静止…………22, 23
血色症…………21
血色素性色素…………284
血清病型…………38
血栓…………23
血栓症…………23
血栓性血小板減少性紫斑病……149
血栓性静脈炎…………65
血鉄症…………21
結核菌…………33, 292
結核結節…………33, 74
結核症…………33
結合組織…………252
結節性甲状腺腫…………108
結節性多発動脈炎…………195
結腸がん…………381
結膜がん…………181
結膜嚢腫…………181
検体処理…………343

検体取り違い防止…………333
顕微鏡的多発血管炎…………196
原発性アルドステロン症…………114
原発性糸球体疾患…………121
原発性滲出液リンパ腫…………153
原発性胆汁性肝硬変症…………38, 98
原発性貪食機能異常症…………39
原発性副甲状腺形成過形成…………112
原発性免疫不全症候群…………39
原発巣…………46

### こ

コーティング…………329
コーティング固定法……350, 352
コッサ反応…………283
コドン…………4
コルマンフォイルゲン試薬 …………296, 297
コレステロール…………272
コロイド鉄反応…………263
コンゴー赤染色…………279
コンタミネーション…………352
コンドロイチン硫酸…………262
コンパニオン診断…………363
コン症候群…………114
ゴム腫…………33
ゴモリの aldehyde fuchsin 染色 …………256
古典的経路…………30
呼吸器材料…………341
固定…………202, 233, 236
固定ムラ…………202
固定液…………352
固定後凍結切片作製法……233, 236
固定法…………350
固定前凍結切片作製法…………233
枯草熱…………38
個体の死…………28
口腔…………80
甲状腺…………108, 382
甲状腺ホルモン…………108
甲状腺がん…………50, 111
甲状腺の炎症…………110
甲状腺機能亢進症…………109

| | | |
|---|---|---|
| 甲状腺産生ホルモン………………108 | 合成色素………………………237 | 細胞検査士………………339, 386 |
| 甲状腺腫………………………108 | 黒色腫…………………………181 | 細胞集塊…………………………385 |
| 甲状腺腺腫……………………111 | 骨………………………………173 | 細胞傷害……………………………7 |
| 好塩基球…………………………28 | 骨の無腐性壊死………………175 | 細胞傷害型………………………38 |
| 好銀性細胞……………………287 | 骨格筋…………………………172 | 細胞診………………199, 200, 339 |
| 好銀線維………………………260 | 骨巨細胞腫……………………177 | 細胞診検査手順………………342 |
| 好酸球……………………………28 | 骨腫瘍…………………176, 383 | 細胞診検体……………………340 |
| 好酸球性多発血管性肉芽腫症…197 | 骨髄……………………………141 | 細胞性免疫………………………74 |
| 好酸球増多症…………………141 | 骨髄異形成症候群……………145 | 細胞性免疫型……………………38 |
| 好酸性変性………………………9 | 骨髄炎…………………………175 | 細胞・組織傷害…………………26 |
| 好中球……………………………28 | 骨髄線維症……………………146 | 細胞相互封入…………………385 |
| 抗原決定基のマスキング……312 | 骨折……………………………174 | 細胞転写法……………………350 |
| 抗原抗体反応…………306, 308 | 骨粗鬆症………………………175 | 細胞判定区分…………………386 |
| 抗原性賦活化…………………311 | 骨軟化症………………………175 | 細網症…………………………154 |
| 抗原提示細胞……………………37 | 骨軟骨異栄養症………………174 | 細網線維…………252, 253, 260 |
| 抗好中球細胞質抗体…………195 | 骨肉腫…………………………176 | 細網内皮系………………………31 |
| 抗酸菌……………………292, 293 | 混合腫瘍…………………………80 | 酢酸アルコール………………254 |
| 抗体……………………………311 | 混濁腫脹……………………………7 | 酢酸イソアミル………………329 |
| 抗体希釈液……………………315 | | 酢酸ウラン……………………327 |
| 抗利尿ホルモン………………104 | **さ** | 酢酸ウラン溶液………………327 |
| 肛門疾患…………………………93 | サイトケラチン………………320 | 擦過物……………………343, 345 |
| 後固定液………………………325 | サイトメガロウイルス感染細胞 | 産業廃棄物……………………336 |
| 後天性免疫不全症候群…………40 | …………………………………372 | 酸化プロピレン………………325 |
| 後天性溶血性貧血………………38 | サイログロブリン……………108 | 酸化ヘマチン…………………241 |
| 紅斑……………………………185 | サフラニン O 溶液……………292 | 酸化法…………………………306 |
| 高カルシウム血症………………21 | サルコイドーシス………………34 | 酸性フクシン…………………256 |
| 高血圧症…………………………26 | ザルトリウス型ミクロトーム…222 | 酸性ムコ多糖…………………262 |
| 高血圧性心機能不全……………26 | ザンボーニ液……205, 208, 210 | 酸性色素……………………237, 238 |
| 高血圧性脳出血…………………26 | 再生…………………………6, 13 | 酸性粘液………………263, 266, 268 |
| 高脂血症…………………………16 | 再生上皮………………………365 | 酸性粘液多糖類………262, 266, 268 |
| 高窒素血症………………………17 | 再生上皮細胞…………………366 | 残余窒素…………………………17 |
| 高度異型扁平上皮内病変……386 | 再疎通……………………………23 | |
| 高度扁平上皮内病変…………368 | 再燃………………………………28 | **し** |
| 高尿酸血症………………………17 | 細菌性腸炎………………………89 | シアロムチン…………………263 |
| 高分化……………………………44 | 細菌性皮膚疾患………………187 | シーハン症候群………………106 |
| 高 LDL コレステロール血症……16 | 細動脈硬化症……………………63 | シェーグレン症候群……………38 |
| 格子線維………………………260 | 細動脈硬化性腎硬化…………121 | シェーンライン・ヘノッホ紫斑病 |
| 梗塞………………………………24 | 細胞がん遺伝子…………………51 | ……………………………38, 197 |
| 喉頭ポリープ……………………67 | 細胞異型…………………………44 | シッフ試薬………263, 264, 276 |
| 喉頭がん…………………………67 | 細胞学的検査……………199, 200 | シトシン……………………………4 |
| 酵素抗体法………………247, 307, 351 | 細胞学的検査法………………339 | シナプス………………………103 |
| 酵素組織化学染色………286, 305 | 細胞学的診断法………………339 | シャルコー・ライデン結晶 |
| 膠原細線維……………………260 | 細胞学的塗抹検査法…………339 | ……………………………68, 373 |
| 膠原線維…………………9, 252, 253 | 細胞間質の変性……………………9 | シャンツェ型ミクロトーム……222 |
| 膠原病…………………………189 | | |

索 引 391

| | | |
|---|---|---|
| シュウ酸症 18 | 自己免疫疾患 41, 189 | 縦隔 79 |
| ショール染色 359 | 自動遠心塗抹法 348, 349 | 宿主 41 |
| ショック 25 | 自動固定包埋装置 219 | 粥状硬化症 59, 62 |
| ジアスターゼ消化液 265 | 自動細胞収集装置 349 | 粥状硬化性動脈瘤 65 |
| ジアミノベンチジン 310 | 自動細胞収集法 344 | 出血 23 |
| 子宮外妊娠 136 | 自動染色装置 244, 362 | 出血性炎 32 |
| 子宮筋層 135 | 自動封入装置 243 | 出血性梗塞 24 |
| 子宮頸がん 363 | 耳垢腺腫 183 | 出血性素因 147 |
| 子宮頸部 133 | 色素 237 | 術中迅速診断 232 |
| 子宮頸部擦過 340 | 色素性肝硬変症 98 | 術中迅速診断標本 251 |
| 子宮頸部擦過法 363 | 色素性母斑 19 | 術中迅速組織検査 200 |
| 子宮頸部上皮内腫瘍 133 | 軸索 302 | 循環障害 21 |
| 子宮頸部腺がん 370 | 軸索変性 172 | 初期がん 383 |
| 子宮体がん 135, 371 | 疾患 2 | 初期硬結 33 |
| 子宮腟部びらん 365 | 疾病 2 | 女性化乳房 139 |
| 子宮内膜 134 | 疾病の成立 2 | 小細胞がん 374, 376, 380 |
| 子宮内膜ブラシ擦過法 363 | 湿固定 357 | 小細胞性リンパ腫 151 |
| 子宮内膜がん 363 | 湿固定法 350, 351 | 小腸 87 |
| 子宮内膜吸引法 363 | 湿潤固定 236 | 小腸がん 91 |
| 子宮内膜細胞 340 | 湿潤固定法 350 | 小葉性肺炎 70 |
| 子宮内膜症性囊胞 136 | 湿疹 184 | 昇汞 211 |
| 司法解剖 330 | 実験病理学 2 | 消化性潰瘍 83 |
| 死 3 | 写真用酸性硬膜定着液 261 | 消耗性色素 19 |
| 死体解剖 330 | 若年性糖尿病 15 | 消耗性心内膜炎 58 |
| 死体解剖保存法 330 | 手術組織検査 200 | 硝酸銀 270, 285, 298 |
| 死亡 2 | 主要組織適合遺伝子複合体 41 | 硝酸銀液 288 |
| 糸球体腎炎 121, 124, 252, 269 | 腫脹 26 | 硝酸銀酸性液 295 |
| 刺激型 38 | 腫瘍 38, 42 | 硝子化 9 |
| 脂質 15, 271 | 腫瘍ウイルス 51 | 硝子化細動脈硬化 63 |
| 脂質異常症 16 | 腫瘍抗原 48 | 硝子質 9 |
| 脂質代謝異常 15 | 腫瘍随伴症候群 48 | 硝子滴変性 8 |
| 脂肪 8 | 腫瘍発生 50 | 硝子変性 9 |
| 脂肪肝 272 | 受容者 41 | 漿液性炎 31 |
| 脂肪酸 272 | 樹状突起 301 | 上咽頭腫瘍 67 |
| 脂肪織炎 27 | 集細胞法 344 | 上気道 67 |
| 脂肪腫様脂肪肉腫 383 | 集団検診 371 | 上皮型中皮腫細胞 379 |
| 脂肪肉腫 272, 383 | 十二指腸がん 91 | 上皮小体 111 |
| 脂肪変性 8, 62 | 充血 22 | 上皮成長因子受容体 321 |
| 視覚器 179 | 重クロム酸カリウム 211 | 上皮性腫瘍 43 |
| 視床下部 104 | 重クロム酸カリウム・塩酸液 281 | 上皮性粘液 267 |
| 歯牙 80 | 重金属標識抗体法 307 | 上皮内がん 82, 368 |
| 紫外線 50 | 重鎖病 146 | 上皮内腺がん 371 |
| 自家移植 41 | 重症筋無力症 38 | 常染色体優性遺伝 4 |
| 自家蛍光 311 | 重染色 239 | 常染色体劣性遺伝 4 |
| 自己 35 | 絨毛がん 132, 136 | 静脈の病変 65 |

| 静脈血栓症 | 65 |
|---|---|
| 食事アレルギー | 38 |
| 食道 | 81 |
| 食道がん | 81 |
| 食道静脈瘤 | 81 |
| 白子症 | 18 |
| 心筋炎 | 58 |
| 心筋梗塞 | 59, 252 |
| 心筋症 | 61 |
| 心室中隔欠損 | 56 |
| 心臓 | 55 |
| 心臓の炎症 | 58 |
| 心臓の腫瘍 | 61 |
| 心臓性肝硬変症 | 22 |
| 心臓性高血圧症 | 26 |
| 心臓病細胞 | 22, 282 |
| 心内膜炎 | 58 |
| 心内膜床欠損 | 56 |
| 心囊水 | 377 |
| 心囊病変 | 62 |
| 心肥大 | 57 |
| 心不全 | 57 |
| 心房中隔欠損 | 56 |
| 伸展 | 229 |
| 神経芽腫 | 117 |
| 神経原線維 | 301, 304 |
| 神経原線維変化 | 304 |
| 神経膠細胞 | 156, 301 |
| 神経膠線維 | 301 |
| 神経細胞 | 156, 301 |
| 神経性萎縮 | 12 |
| 神経性高血圧症 | 26 |
| 神経節芽腫 | 117 |
| 神経節腫 | 117 |
| 神経線維 | 156 |
| 神経線維腫症 | 51 |
| 神経組織 | 301 |
| 神経特異エノラーゼ | 320 |
| 神経突起 | 301 |
| 神経内分泌顆粒 | 285, 287 |
| 神経内分泌腫瘍 | 285, 287, 376 |
| 侵入性胞状奇胎 | 136 |
| 真菌 | 295 |
| 真菌性腸炎 | 89 |
| 真空蒸着法 | 330 |

| 真珠腫 | 183 |
|---|---|
| 浸潤性尿路上皮がん | 130 |
| 浸潤性扁平上皮がん | 370 |
| 浸潤性扁平上皮がん角化型 | 369 |
| 浸潤性扁平上皮がん非角化型 | 370 |
| 進行がん | 48, 384 |
| 進行性染色 | 238 |
| 進行性染色液 | 249 |
| 進行麻痺 | 33 |
| 深在性真菌症 | 35 |
| 新生物 | 42 |
| 滲出液 | 24 |
| 親水 | 240, 241 |
| 親水性封入剤 | 243, 272 |
| 人体病理学 | 2 |
| 迅速細胞診 | 359 |
| 迅速脱灰液 | 215 |
| 腎 | 120 |
| 腎がん | 127 |
| 腎盂がん | 131 |
| 腎盂腎炎 | 126 |
| 腎芽腫 | 128 |
| 腎結核 | 127 |
| 腎梗塞 | 121 |
| 腎硬化症 | 26 |
| 腎細胞がん | 272 |
| 腎糸球体基底膜 | 269 |
| 腎糸球体病変 | 122 |
| 腎生検 | 269 |
| 腎性高血圧症 | 26 |
| 腎皮質壊死 | 121 |
| 腎不全 | 127 |
| 塵埃細胞 | 371, 372 |
| 蕁麻疹 | 38 |

## す

| スーサ液 | 205, 211 |
|---|---|
| スクリーニング | 339, 343, 383, 384 |
| スクレイピー | 159 |
| スタージ・ウェーバー病 | 66 |
| スタンプ検体 | 343 |
| スタンプ法 | 349 |
| ステロイド | 272 |

| ステロイドホルモン | 113 |
|---|---|
| ストレプトアビジン | 309 |
| スピロヘータ | 294 |
| スルフォムチン | 263 |
| ズダン黒B染色 | 274 |
| ズダン黒B染色液 | 275 |
| ズダンIII染色 | 272 |
| ズダンIII染色液 | 273 |
| すり合わせ法 | 345, 346 |
| 水腫性変性 | 8 |
| 水疱性疾患 | 185 |
| 水溶性包埋剤 | 233 |
| 膵壊死 | 10 |
| 膵液 | 376 |
| 膵腫瘍 | 102, 103, 376 |
| 膵臓 | 102 |
| 膵臓ランゲルハンス島 | 117 |
| 膵臓ランゲルハンス島ホルモン | 117 |
| 膵臓関連材料 | 342 |
| 髄鞘 | 156, 302, 303 |
| 髄鞘・Nissl小体の染色法 | 303 |
| 髄膜炎 | 158 |
| 趨化因子 | 28 |

## せ

| セザリー症候群 | 153 |
|---|---|
| セックスクロマチン染色 | 361 |
| セミノーマ | 131 |
| セルブロック法 | 344, 348 |
| セロイジン | 216, 217 |
| セロイジン・パラフィン | 217 |
| セロイド | 19 |
| セロイド色素 | 284 |
| ゼラチン | 216, 217 |
| 生検 | 200 |
| 生殖器 | 131 |
| 生体色素代謝異常 | 19 |
| 生体組織検査 | 200 |
| 生体内色素 | 284 |
| 正常動物血清 | 315 |
| 正染性 | 239 |
| 成人T細胞白血病/リンパ腫 | 153 |
| 西洋ワサビペルオキシダーゼ | 310 |

| | | |
|---|---|---|
| 性感染症 …… 40 | 前がん病変 …… 383 | 多核細胞 …… 385 |
| 星芒体 …… 34 | 前駆細胞性リンパ腫 …… 151 | 多形性腺腫 …… 80 |
| 精上皮腫 …… 131 | 前固定液 …… 325 | 多結節性甲状腺腫 …… 108 |
| 精巣腫瘍 …… 131 | 前立腺がん …… 50, 132 | 多段階がん発生説 …… 53 |
| 赤色梗塞 …… 24 | 前立腺肥大症 …… 132 | 多糖類 …… 262 |
| 赤白血病 …… 144 | | 多嚢胞性嚢胞 …… 136 |
| 赤痢アメーバ …… 263 | **そ** | 多倍体 …… 48 |
| 脊髄癆 …… 33 | | 多発がん …… 44 |
| 石灰化 …… 283 | ゾリンガー・エリソン症候群 …… 84 | 多発血管性肉芽腫症 …… 197 |
| 石灰沈着 …… 21 | 組織異型 …… 44 | 多発性筋炎 …… 193 |
| 石灰変性 …… 62 | 組織球 …… 28, 378 | 多発性硬化症 …… 166 |
| 接触皮膚炎 …… 38, 185 | 組織球症 …… 154 | 多発性骨髄腫 …… 145, 277 |
| 節外性辺縁帯 B 細胞性リンパ腫 | 組織検体 …… 345 | 多発性内分泌腫瘍症 …… 51 |
| 　MALT 型 …… 151 | 組織細胞傷害 …… 6 | 多発性内分泌腺腫症 …… 104 |
| 節性および脾の辺縁帯 B 細胞リンパ | 組織修復 …… 31 | 多脾症候群 …… 55 |
| 　腫 …… 152 | 組織小片 …… 345 | 唾液 …… 265 |
| 節性脱髄 …… 172 | 組織診 …… 199, 200 | 唾液腺 …… 80, 381 |
| 先端巨大症 …… 107 | 疎血 …… 22 | 大食細胞 …… 378 |
| 先天性リソソーム病 …… 17 | 疎水性封入剤 …… 243 | 大血管転位 …… 56 |
| 先天性巨大結腸症 …… 87 | 早期食道がん …… 81 | 大腸 …… 87 |
| 先天性形態異常 …… 5 | 走査型電子顕微鏡 …… 324 | 大腸がん …… 91 |
| 先天性心疾患 …… 55 | 走査型電子顕微鏡標本作製法 …… 328 | 大腸がん発生過程 …… 53 |
| 先天性代謝異常 …… 3 | 挿入 …… 4 | 大動脈解離 …… 65 |
| 先天性風疹症候群 …… 5 | 創傷修復 …… 13 | 大動脈狭窄症 …… 56 |
| 穿刺吸引 …… 340 | 創傷治癒 …… 6, 13, 31 | 大葉性肺炎 …… 71 |
| 穿刺吸引材料 …… 342 | 造血臓器 …… 141 | 大理石病 …… 174 |
| 穿刺吸引物 …… 343 | 増殖 …… 12 | 代謝 …… 14 |
| 穿刺細胞診 …… 372, 381 | 増殖性炎 …… 32 | 体外性色素 …… 284 |
| 洗浄液 …… 341 | 増殖性間質炎 …… 33 | 体腔液 …… 341 |
| 染色 …… 237 | 増殖性細動脈硬化 …… 63 | 体質性黄疸 …… 19 |
| 染色体 …… 3, 4 | 増生 …… 6, 12 | 体内性色素 …… 284 |
| 染色体異常症 …… 4 | 臓器標本 …… 333 | 対細胞 …… 385 |
| 栓子 …… 24 | 側頭動脈炎 …… 64 | 退行性染色 …… 238 |
| 腺がん …… 263, 266, 374, 375, 380 | 側副循環 …… 25 | 退行性染色液 …… 249 |
| 腺様嚢胞がん …… 381 | 塞栓 …… 24 | 胎児性がん …… 131 |
| 線維性結合組織 …… 252 | 塞栓症 …… 24 | 胎児性抗原 …… 48 |
| 線維性甲状腺腫 …… 110 | 続発性副甲状腺過形成 …… 112 | 胎児性軟骨異発育症 …… 173 |
| 線維性瘢痕 …… 27 | 続発性免疫不全症候群 …… 39 | 胎生循環 …… 55 |
| 線維素 …… 280 | | 耐糖能試験 …… 15 |
| 線維素性炎 …… 32 | **た** | 第二経路 …… 30 |
| 線状脂肪沈着 …… 62 | | 高安動脈炎 …… 64 |
| 遷延 …… 2 | ターナー症候群 …… 4, 55 | 脱アルコール …… 218, 219 |
| 全身性エリテマトーデス …… 38, 191 | タンニン酸処理 …… 329 | 脱アルコール剤 …… 219 |
| 全身性黄色腫症 …… 17 | ダイヤモンドナイフ …… 326 | 脱キシレン …… 240, 241 |
| 全身性硬化症 …… 192 | ダウン症候群 …… 4, 5, 55 | 脱パラフィン …… 240, 241 |

| | | |
|---|---|---|
| 脱灰 | 213 | |
| 脱灰促進法 | 213 | |
| 脱脂 | 213 | |
| 脱水 | 218, 240, 325, 329 | |
| 脱水剤 | 218 | |
| 脱髄疾患 | 303 | |
| 脱髄性疾患 | 166 | |
| 脱疽 | 11 | |
| 胆管細胞がん | 101 | |
| 胆汁 | 376 | |
| 胆道がん | 50, 101, 376 | |
| 胆道系 | 101 | |
| 胆囊 | 101 | |
| 胆囊がん | 101, 376 | |
| 単球 | 28 | |
| 単純ヘルペスウイルス感染症 | 367 | |
| 単純脂質 | 271 | |
| 単純性潰瘍 | 91 | |
| 単純多糖類 | 262 | |
| 単染色 | 239 | |
| 単体奇形 | 5 | |
| 蛋白質・アミノ酸代謝異常 | 17 | |
| 蛋白質代謝終末産物 | 17 | |
| 蛋白分解酵素処理 | 312 | |
| 短絡路 | 25 | |
| 男性生殖器 | 131 | |
| 弾性線維 | 252, 253, 256, 299, 300 | |

## ち

| | |
|---|---|
| チール・ネールゼン染色 | 292 |
| チールの石炭酸フクシン液 | 293 |
| チオニン | 302 |
| チミン | 4 |
| チョコレート囊胞 | 136 |
| チロシン症 | 18 |
| 治癒 | 2 |
| 遅延型 | 38 |
| 遅発性ウイルス感染症 | 159 |
| 置換 | 325, 329 |
| 蓄膿 | 27 |
| 蓄膿症 | 32 |
| 腟カンジダ | 366 |
| 中心性色質融解 | 302 |

| | |
|---|---|
| 中枢神経系 | 156 |
| 中性ホルマリン | 205, 207 |
| 中性ホルマリン水溶液 | 270 |
| 中性緩衝ホルマリン | 202, 205, 207 |
| 中性脂質 | 15 |
| 中性脂肪 | 271 |
| 中性脂肪の染色 | 359 |
| 中性粘液 | 263 |
| 中毒疹 | 185 |
| 中毒性疾患 | 166 |
| 中皮細胞 | 377, 379 |
| 中皮腫 | 373 |
| 重複 | 4 |
| 重複がん | 44 |
| 超音波内視鏡下穿刺吸引細胞診 | 342, 343 |
| 超薄切 | 326 |
| 超薄切ミクロトーム | 326 |
| 貼付 | 229 |
| 腸上皮化生 | 13, 82 |
| 腸腺腫症 | 91 |
| 聴器 | 183 |
| 直接染色 | 239 |
| 直接塗抹法 | 345 |

## つ

| | |
|---|---|
| ツェーデル油 | 219 |
| ツェンカー液 | 205, 211 |
| ツベルクリン反応 | 38 |
| 痛風 | 17 |

## て

| | |
|---|---|
| テトランダー型ミクロトーム | 222 |
| デーデルライン桿菌 | 365, 366 |
| デスミン | 320 |
| デュシェンヌ型筋ジストロフィ | 173 |
| デラフィールド液 | 249 |
| 低カルシウム血症 | 21 |
| 低酸素 | 6 |
| 低脂血症 | 16 |
| 低分化 | 44 |

| | |
|---|---|
| 低分化腺がん | 380 |
| 適応 | 2, 6 |
| 鉄 | 282 |
| 鉄欠乏性貧血 | 20 |
| 鉄代謝異常 | 19 |
| 天然性色素 | 237 |
| 点突然変異 | 4 |
| 転移 | 46 |
| 転移好発臓器 | 47 |
| 転移好発部位 | 47 |
| 転移性肝がん | 100 |
| 転移性骨腫瘍 | 177 |
| 転移性腫瘍 | 181 |
| 転移性肺がん | 78 |
| 転座 | 4 |
| 転写 | 4 |
| 電気脱灰法 | 213 |
| 電子レンジ法 | 312 |
| 電子顕微鏡 | 324 |
| 電子染色 | 327 |

## と

| | |
|---|---|
| トリコモナス | 366 |
| トリコモナス原虫 | 366 |
| トリコモナス腟炎 | 366 |
| トリス塩酸緩衝液 | 315 |
| トルイジン青 | 302 |
| トルイジン青染色 | 268 |
| トルイジン青染色液 | 326 |
| トルエン | 219 |
| ドーパ反応 | 286 |
| ドライアイス | 234 |
| 塗抹法 | 345 |
| 鍍銀法 | 260 |
| 透過型電子顕微鏡 | 324 |
| 透過型電子顕微鏡標本作製法 | 324 |
| 透徹 | 240, 242 |
| 凍結切片 | 251, 272, 318 |
| 凍結切片標本作製法 | 232 |
| 凍結包埋 | 233 |
| 凍結包埋ブロック | 234 |
| 凍結用包埋剤 | 233 |
| 疼痛 | 26 |
| 等張ホルマリン | 205, 207 |

糖原 …………………………………… 14
糖原病 ………………………………… 14
糖鎖がん抗原 ………………………… 49
糖脂質 …………………………… 262, 272
糖質 …………………………………… 14
糖質代謝異常 ………………………… 14
糖蛋白 ………………………………… 262
糖尿病 ……………………… 8, 15, 117
糖負荷試験 …………………………… 15
同種移植 ……………………………… 41
動脈炎 ………………………………… 64
動脈管開存 …………………………… 57
動脈硬化症 …………………………… 62
動脈瘤 ………………………………… 65
銅 ……………………………………… 21
銅代謝異常 …………………………… 21
特異性炎 ……………………………… 33
特殊染色 ………………………… 244, 252
特定化学物質の環境への排出量の把
　握等および管理の改善の促進に関
　する法律 …………………………… 336
特定化学物質等障害予防規則 … 336
特発性血小板減少性紫斑病
　……………………………… 38, 148
特発性門脈高血圧症 ……………… 155
毒物 …………………………………… 336
毒物及び劇物取締法 ……………… 336

## な

ナイル青染色 ………………………… 275
ナイル青染色液 ……………………… 276
ナチュラルキラー細胞 ……………… 37
内因 …………………………………… 3
内因性ビオチンのブロッキング
　………………………………………… 313
内因性ペルオキシダーゼ活性 … 312
内因性酵素活性 ……………………… 311
内因性酵素活性のブロッキング
　………………………………………… 312
内視鏡的逆行性胆管膵管造影 … 342
内分泌細胞 ………………………… 287, 288
内分泌性高血圧症 …………………… 26
内分泌腺 ……………………………… 103
内膜下梗塞 …………………………… 59

捺印検体 ……………………………… 343
捺印法 ………………………………… 349
軟骨肉腫 ………………………… 177, 266
軟骨発育不全症 ……………………… 173
軟性神経線維腫 ……………………… 179
軟部腫瘍 ………………………… 178, 383

## に

ニッスル小体 …………………… 301, 303
ニューロフィラメント ……………… 320
ニューロン …………………………… 301
二次性ショック ……………………… 25
二次性糖尿病 …………………… 15, 117
二次的治癒 …………………………… 13
二重固定 ……………………………… 325
二重体 ………………………………… 5
二重免疫染色法 ……………………… 308
二重免疫組織化学染色法 ………… 308
日本脳炎 ……………………………… 159
逃げ角 …………………………… 223, 224
肉芽腫 ………………………………… 32
肉芽腫性炎 …………………………… 32
肉芽組織 …………………………… 13, 27
肉豆蔲肝 ……………………………… 22
肉変化 ………………………………… 27
乳がん …………………………… 140, 50
乳腺 ………………………… 131, 139, 382
乳腺炎 ………………………………… 139
乳腺症 ………………………………… 139
乳頭がん ……………………………… 381
乳頭部がん …………………………… 91
尿 ……………………………………… 342
尿管がん ……………………………… 131
尿毒症 …………………………… 17, 127
尿毒症性肺炎 ………………………… 73
尿崩症 ………………………………… 105
尿路上皮がん ………………………… 378
尿路上皮細胞 ………………………… 376
妊娠黄体 ……………………………… 136
認知症 ………………………………… 33

## ぬ

ヌクレアファースト赤液
　……… 259, 261, 267, 275, 282,
　　　　　　　286, 288, 301

## ね

ネフローゼ症候群 …………………… 124
ネルソン症候群 ……………………… 107
熱重合 ………………………………… 325
粘液腫 ………………………………… 9
粘液水腫 ……………………………… 109
粘液変性 ……………………………… 8
粘稠性検体 ……………………… 343, 345
粘膜内がん …………………………… 47

## の

脳血管障害 …………………………… 160
脳梗塞 ………………………………… 162
脳腫瘍 …………………………… 168, 381
脳出血 ………………………………… 160
脳脊髄液 ……………………………… 341
脳軟化症 ……………………………… 24
脳膿瘍 ………………………………… 158
脳浮腫 ………………………………… 164
農夫症 ………………………………… 38
膿血症 …………………………… 6, 28
膿疱性疾患 …………………………… 185
膿瘍 ……………………………… 27, 32

## は

ハーラー症候群 ……………………… 174
ハイドロキノン・硫酸ナトリウム液
　……………………………………… 305
ハリス液 ……………………………… 249
ハンセン病 …………………………… 33
ハンチントン舞踏病 ………… 3, 167
バーキットリンパ腫 ……… 152, 272
バージャー病 ………………………… 64
バイオハザード対策 ……… 332, 334
バセドウ病 ……………………… 38, 108

| | | |
|---|---|---|
| バレット潰瘍 | 81 | |
| バンチ症候群 | 155 | |
| パーキンソン病 | 167 | |
| パトー症候群 | 55 | |
| パラフィン | 216, 217 | |
| パラフィン自動分注包埋センター | 220 | |
| パラフィン伸展器 | 229, 230 | |
| パラフィン浸透 | 219 | |
| パラフィン包埋 | 217, 220 | |
| パラフィン溶融器 | 229, 230 | |
| パラホルムアルデヒド液 | 205, 208 | |
| 刃角 | 223 | |
| 破壊性胞状奇胎 | 136 | |
| 播種 | 46 | |
| 播種性血管内凝固症候群 | 149, 280 | |
| 肺アスペルギルス症 | 76 | |
| 肺クリプトコックス症 | 76 | |
| 肺サルコイドーシス | 75 | |
| 肺がん | 77, 373 | |
| 肺がん検診 | 371 | |
| 肺のがん性リンパ管炎 | 78 | |
| 肺の腫瘍 | 77 | |
| 肺の循環障害 | 69 | |
| 肺気腫 | 69 | |
| 肺虚脱 | 68 | |
| 肺結核症 | 74 | |
| 肺高血圧症 | 69 | |
| 肺梗塞 | 69 | |
| 肺出血 | 69 | |
| 肺小細胞がん | 374, 375 | |
| 肺静脈還流異常 | 56 | |
| 肺真菌症 | 75 | |
| 肺水腫 | 69 | |
| 肺腺がん | 374, 375 | |
| 肺線維症 | 76 | |
| 肺塞栓症 | 65, 69 | |
| 肺扁平上皮がん | 374 | |
| 肺胞組織球 | 371, 372 | |
| 敗血症 | 6, 28 | |
| 廃棄物処理 | 336 | |
| 梅毒 | 33, 188 | |
| 梅毒性動脈瘤 | 65 | |
| 媒染剤 | 239 | |

| | | |
|---|---|---|
| 媒染色 | 239 | |
| 白質変性症 | 165 | |
| 白色梗塞 | 24 | |
| 白体嚢胞 | 136 | |
| 白皮症 | 18 | |
| 白血球減少 | 31 | |
| 白血球減少症 | 141 | |
| 白血球増加 | 31 | |
| 白血球増加症 | 141 | |
| 白血球遊走 | 30 | |
| 白血病 | 142 | |
| 剥離防止スライドガラス | 229, 230 | |
| 剥離防止剤 | 229 | |
| 薄切 | 221, 224, 233, 235 | |
| 橋本甲状腺炎 | 110 | |
| 橋本病 | 38, 110 | |
| 発がん | 50 | |
| 発がん物質 | 50 | |
| 発色 | 310 | |
| 発熱 | 26, 31 | |
| 針穿刺 | 372 | |
| 反応性増殖 | 31 | |
| 反応性中皮細胞 | 378, 379 | |
| 汎心臓炎 | 59 | |
| 瘢痕組織 | 13 | |
| 繁殖性炎 | 32 | |
| 伴性遺伝 | 4 | |

## ひ

| | | |
|---|---|---|
| ヒアルロン酸 | 262 | |
| ヒトパピローマウイルス | 365 | |
| ヒト絨毛性ゴナドトロピン | 320 | |
| ヒト上皮成長因子受容体2型 | 321 | |
| ヒドロキノン・亜硫酸ナトリウム液 | 288 | |
| ヒルシュスプルング病 | 87 | |
| ビオチン | 309 | |
| ビオチン溶液 | 318 | |
| ビクトリア青液 | 259, 301 | |
| ビクトリア青染色 | 256, 258, 300 | |
| ビクトリア青・H-E 染色 | 259 | |
| ビメンチン | 320 | |
| ビリルビン | 19, 284 | |

| | | |
|---|---|---|
| ビリルビン代謝 | 20 | |
| ビリルビン代謝異常 | 19 | |
| ピクリン酸 | 209 | |
| びまん性大細胞型B細胞性リンパ腫 | 152 | |
| びまん性肺胞傷害 | 72 | |
| びまん性汎細気管支炎 | 68 | |
| 日和見感染 | 75 | |
| 皮膚がん | 50 | |
| 皮膚悪性腫瘍 | 187 | |
| 皮膚炎 | 184 | |
| 皮膚筋炎 | 193 | |
| 皮膚真菌症 | 187 | |
| 皮膚粘膜リンパ節症候群 | 64 | |
| 皮様嚢腫 | 181 | |
| 非アルコール性脂肪性肝炎 | 97 | |
| 非ステロイド抗炎症薬 | 89 | |
| 非血色素性色素 | 284 | |
| 非細菌性血栓性心内膜炎 | 58 | |
| 非自己 | 35 | |
| 非腫瘍性肺疾患 | 372 | |
| 非上皮性腫瘍 | 43, 380 | |
| 非浸潤性乳頭状尿路上皮腫瘍 | 129 | |
| 非浸潤性平坦状尿路上皮腫瘍 | 129 | |
| 非定型的白血病 | 144 | |
| 非定型疣贅性心内膜炎 | 58 | |
| 非特異性甲状腺炎 | 111 | |
| 非特異反応のブロッキング | 313 | |
| 非臨床がん | 48 | |
| 非 Hodgkin リンパ腫 | 150, 382 | |
| 肥大 | 6, 12 | |
| 肥大心 | 57 | |
| 肥満症 | 17 | |
| 脾炎 | 156 | |
| 脾腫 | 156 | |
| 脾臓 | 155 | |
| 微小がん | 47 | |
| 微小循環 | 27 | |
| 微小浸潤扁平上皮がん | 133 | |
| 鼻咽頭腫瘍 | 67 | |
| 鼻腔 | 67 | |
| 引きガラス法 | 347 | |
| 引き角 | 224 | |
| 氷晶 | 234 | |

標識ストレプトアビジン・ビオチン法 ……………………………… 309
標識酵素 ……………………………… 310
病因 ……………………………………… 3
病因解析病理学 …………………………… 2
病気 ……………………………………… 2
病巣感染 ………………………………… 6
病的角化 ………………………………… 9
病理解剖 …………………………… 2, 3, 330
病理解剖学的検査 ……………… 199, 200
病理解剖手順 …………………………… 332
病理解剖報告書 ………………………… 333
病理学 ………………………………… 1
病理形態学 …………………………… 1
病理組織学的検査 ……………… 199, 200
病理組織標本作製 ……………………… 200
貧血 ……………………………… 22, 31, 146
貧血性梗塞 ……………………………… 24

## ふ

ファロー四徴症 ………………………… 56
フィブリン ……………………………… 280
フィブリノイド壊死 …………………… 63
フィブリノイド変性 …………………… 62
フィルタ法 ……………………………… 344
フェニルケトン尿症 …………………… 18
フェリチン ……………………………… 19
フェロシアン化カリウム・塩酸混合液 ……………………………… 282
フォイルゲン反応 ……………………… 276
フォンタナのアンモニア銀液 … 285
フッカー・コンのクリスタル紫液 ……………………………… 292
フッカー・コン法 ……………………… 291
ブアン液 ……………………… 205, 210
ブラ ……………………………………… 69
ブリリアントクレシル青染色 … 361
ブレブ …………………………………… 69
ブランク・リクロ液 …………………… 215
プリオン ……………………………… 159
プリオン病 …………………………… 159
プローブ ……………………………… 320
プログレッション ……………………… 51
プロゲステロン受容体 ………………… 320

プロスタグランジン類 ………………… 29
プロテアーゼ ………………………… 312
プロテアーゼ・タイプ XXIV 溶液 ……………………………… 315
プロテイナーゼ ……………………… 312
プロテイナーゼ K 溶液 ……………… 315
プロテイン銀液 ……………………… 304
プロテオグリカン ……………………… 262
プロナーゼ溶液 ……………………… 315
プロピレンオキシド …………………… 325
プロモーション ………………………… 51
不可逆的傷害 …………………………… 6
不顕性がん ……………………………… 48
負傷防止 ……………………………… 334
浮腫 ……………………………………… 24
婦人科材料 …………………………… 340
風乾固定 ……………………………… 351
封入 ………………………………… 240, 243
封入剤 ………………………………… 243
吹きつけ法 …………………………… 346
副甲状腺 ……………………………… 111
副甲状腺の腫瘍 ……………………… 112
副甲状腺機能亢進症 ………………… 113
副甲状腺機能低下症 ………………… 113
副甲状腺産生ホルモン ……………… 111
副腎髄質 ……………………………… 116
副腎髄質の腫瘍 ……………………… 117
副腎性器症候群 ……………………… 115
副腎皮質 ……………………………… 113
副腎皮質機能亢進症 ………………… 114
副腎皮質機能低下症 ………………… 115
副腎皮質産生ホルモン ……………… 113
副鼻腔 …………………………………… 67
腹腔洗浄液 …………………………… 341
腹水 …………………………………… 377
腹膜 …………………………………… 102
腹膜偽粘液腫 ………………………… 380
複合脂質 ……………………………… 271
複合脂質代謝異常 …………………… 17
複合多糖類 …………………………… 262
物質代謝異常 ………………………… 14
分別 …………………………………… 248

## へ

ヘキサメチレンテトラミン …… 270
ヘパリン ……………………………… 262
ヘマチン ……………………………… 284
ヘマテイン …………………………… 249
ヘマトイジン ………………………… 284
ヘマトキシリン ………………… 249, 351
ヘマトキシリン・エオジン染色 ……………………………… 247
ヘマトキシリン液 …………………… 355
ヘマトキシリン好性 ………… 239, 251
ヘモクロマトーシス ………… 21, 282
ヘモグロビン …………………… 19, 284
ヘモグロビン代謝異常 ……………… 19
ヘモジデリン ……………… 20, 282, 284
ヘモジデローシス …………… 21, 282
ヘリー液 …………………… 205, 211
ヘルパー T 細胞 ……………………… 40
ヘルペスウイルス感染細胞 ……………………………… 367, 372
ベーチェット病 ……………………… 91
ベセスダシステム ……………… 368, 386
ベルリン青染色 ……………………… 282
ベロケイ法 ………………… 207, 242
ベンゾール …………………………… 219
ペルオキシダーゼ・抗ペルオキシダーゼ法 ……………………… 309
平滑筋アクチン ……………………… 320
平滑筋腫 ……………………………… 135
平滑筋肉腫 …………………………… 87
閉塞性血栓性血管炎 ………………… 64
閉塞性胆汁性肝硬変症 ……………… 98
変質性炎 ……………………………… 31
変性 ………………………………… 6, 7, 10
変性疾患 ……………………………… 167
扁平黄色腫 …………………………… 179
扁平上皮がん …………… 133, 183, 380
扁平上皮化生 …………………… 13, 365
扁平上皮化生細胞 …………………… 366
扁平上皮細胞 ………………………… 364
扁平上皮内病変 ………………… 367, 368
偏光顕微鏡 …………………………… 279

## ほ

ホジキンリンパ腫……………………153
ホモシスチン尿症……………………18
ホルマザン色素法……………………306
ホルマリン
　………202, 204, 205, 206, 336
ホルマリン色素
　………………207, 241, 242, 284
ホルマリン・鉄ミョウバン液……261
ホルムアルデヒド…204, 206, 336
ホルモン………………………50, 103
ボディアン染色………………………304
ポアフィルタ法………………………348
ポリープ状潰瘍性心内膜炎……58
ポリオ……………………………………159
ポリクローナル抗体…………………311
ポリマー試薬…………………………309
ポリマー法………………309, 313, 354
ポルフィリン……………………19, 284
ポルフィリン代謝異常…………………19
ポンソー・キシリジン………………256
補体………………………………………30
補体系……………………………………30
母斑………………………………………186
包埋………………………………216, 325
包埋ブロック作製…………………220
包埋剤……………………………………216
放射性同位元素標識抗体法……307
放射線………………………………………50
放射線肺炎………………………………72
放出ホルモン…………………………104
放線菌……………………………………298
胞状奇胎…………………………………136
蜂窩織炎……………………………27, 32
蜂窩肺………………………………………76
乏血………………………………………22
剖検…………………………………199, 200
傍神経節…………………………………116
傍神経節腫………………………………183
傍側循環…………………………………25
膀胱腫瘍…………………………130, 377
墨汁試験…………………………………354
発疹………………………………………183

発赤…………………………………………26
本態性高血圧症…………………………26
翻訳…………………………………………4

## ま

マイヤーのヘマトキシリン液
　…………250, 265, 268, 273,
　　　274, 279, 300, 315
マイヤー液……………………………249
マキシモウ液…………………205, 211
マクログロブリン血症………………146
マクロファージ……………………28, 37
マッソン・トリクローム染色…255
マッソン・フォンタナ染色
　………………………………285, 288
マルファン症候群………………65, 174
マロリー・ワイス症候群……………81
マントル細胞リンパ腫……………151
膜侵襲複合体……………………………30
膜性炎……………………………………32
膜性糸球体腎炎…………………269, 271
膜性腎症……………………………269, 271
末期がん…………………………………48
末梢ニューロパチー………………172
末梢神経系……………………………172
末梢性T細胞リンパ腫……………153
慢性アルコール中毒………………167
慢性リンパ性白血病………144, 151
慢性胃潰瘍…………………………84, 85
慢性炎症…………………………………30
慢性肝炎…………………………………97
慢性気管支炎……………………………68
慢性骨髄性白血病…………………144
慢性受動性うっ血肝………………93
慢性腎不全……………………………127
慢性肺うっ血……………………………69
慢性肺炎…………………………………74
慢性副腎不全…………………………115
慢性GVHD………………………………41

## み

ミオグロビン……………………………19
ミオパチー……………………………173

ミクロトーム…………………………221
ミクロトーム刀………………………223
ミノー型ミクロトーム……222, 223
ミュラー液…………………………205, 211
未分化リンパ腫キナーゼ……………321
水俣病……………………………………167
耳茸………………………………………183
脈管侵襲…………………………257, 258, 259

## む

ムコイド変性……………………………9
ムチカルミン液………………………268
ムチカルミン染色…………………267, 358
無為萎縮…………………………………12
無顆粒球症……………………………142
無顆粒細胞症…………………………142
無気肺……………………………………68
無機酸……………………………………215
無機物質…………………………………282
無機物代謝異常…………………………19
無極性色素…………………………237, 238
無水アルコール………………………218
無水エタノール
　………………205, 209, 241, 242
無水硫酸銅……………………………218
無痛横痃…………………………………33
無脾症……………………………………155
無脾症候群………………………………55

## め

メイ・グリュンワルド・ギムザ染色
　……………………………………356
メサンギウム基質……………………269
メセナミン……………………………270
メセナミン銀…………………………298
メセナミン銀液…………………270, 298
メタクリル樹脂………………………216
メタクロマジー…9, 239, 263, 268
メタニール黄液………………………297
メチル緑・ピロニン染色
　……………………………………277, 360
メチル緑・ピロニン染色液……278
メチル緑液……………………………315

メチレン青液 ………………289, 293
メチレン青染色 ………………289
メチレン架橋 ………………206, 312
メッケル憩室 ………………87
メラニン ………………19, 284
メラニン色素 ………………285
メラニン代謝異常 ………………19
メラノーマ ………………50
メンケス病 ………………21, 165
メンケベルク動脈硬化症 ………63
免疫 ………………35
免疫異常 ………………35
免疫応答 ………………36
免疫抗体法 ………………362
免疫細胞化学染色 ………361, 362
免疫染色 ………………306
免疫組織化学染色 ………306, 308
免疫反応 ………………37
免疫不全 ………………39
免疫複合体型 ………………38

## も

モザイク ………………4
モノクローナル抗体 ………311
モルキオ病 ………………174
モレキュラーシーブ ……218, 242
網膜芽（細胞）腫… 50, 51, 53, 181
門脈圧亢進症 ………………94

## や

薬剤性肝障害 ………………97
薬疹 ………………185

## ゆ

ユーイング腫瘍 ………………177
ユング型ミクロトーム ……222, 224
有害物質 ………………335, 336
有機酸 ………………215
有機溶剤中毒予防規則 ………336
有毛細胞白血病 ………………144
疣贅性心内膜炎 ………………58
幽霊細胞 ………………370

誘導脂質 ………………271
融解壊死 ………………10

## よ

陽性コントロール ………………311
溶レン菌感染後糸球体腎炎 ………38
抑制ホルモン ………………104

## ら

ライト緑 ………………353
ライト緑液 ………………298
ラッセル小体 ………………8
ラテントがん ………………48
ラングハンス巨細胞 ………33, 373
ランゲルハンス島構成細胞腫瘍
 ………………120
ラ島 ………………117
癩 ………………33
卵管 ………………136
卵巣 ………………136
卵巣腫瘍 ………………136, 137
卵胞嚢胞 ………………136

## り

リーデル甲状腺腫 ………………110
リウマチ ………………38, 190
リウマチ結節 ………………34
リウマチ性心筋炎 ………38, 59
リウマチ性心疾患 ………………58
リウマチ性心内膜炎 ……58, 59
リウマチ熱 ………………58, 195
リソソーム酵素 ………………15
リピドーシス ………………17
リブマン・サックス心内膜炎 ……58
リポフスチン ………………19, 284
リリー・マイヤー液 ………249
リンタングステン酸ヘマトキシリン
 染色 ………………280
リンパ管炎 ………………27
リンパ球 ………………28
リンパ球減少症 ………………141
リンパ球性頸管炎 ………………367

リンパ球性甲状腺腫 ……………110
リンパ球増多症 ………………141
リンパ形質細胞性リンパ腫 ……152
リンパ行性転移 ………………46
リンパ腫 ………………87, 150
リンパ節 ………………149, 382
リン酸緩衝ホルマリン ………207
リン脂質 ………………272
流産 ………………135
硫酸基 ………………266
両性色素 ………………237, 238
良性腫瘍 ………………43, 44
良性上皮性腫瘍 ………………43
良性腎硬化症 ………………121
良性非上皮性腫瘍 ………………43
臨界点乾燥 ………………329
臨床がん ………………48
臨床医学 ………………1
臨床病理学 ………………2
臨床病理検討会 ………………200

## る

ルクソール・ファースト青液…303
ルゴール液 ………………292
ルポイド肝炎 ………………38
類上皮細胞 ………………33, 74
類線維素変性 ………………9, 62
類内膜腺がん ………………371
類白血病反応 ………………141
類表皮化 ………………13

## れ

レアギン型 ………………37
レーザーマイクロダイセクション
 ………………363
レクチン経路 ………………30
レニン・アンギオテンシン系……26
励起フィルタ ………………310

## ろ

ローダミンB・オーラミンO重染
 色 ………………292, 293

| 項目 | ページ |
|---|---|
| ローダミンB液 | 294 |
| 濾出液 | 24 |
| 濾胞性リンパ腫 | 151 |
| 濾胞性頸管炎 | 367 |
| 老人斑 | 156, 304 |

## わ

| 項目 | ページ |
|---|---|
| ワーラー変性 | 172 |
| ワイゲルトのレゾルシン・フクシン液 | 257 |
| ワイゲルトの鉄ヘマトキシリン液 | 256, 258 |
| ワイゲルト染色 | 256 |
| ワルチン・スタリー染色 | 294 |
| ワルデンストレームマクログロブリン血症 | 146 |
| ワンギーソン液 | 258 |
| 渡辺の鍍銀法 | 245, 260 |

## 数字

| 項目 | ページ |
|---|---|
| 1型糖尿病 | 15, 117 |
| 2型糖尿病 | 15, 117 |
| 2倍体 | 48 |
| 3,3'-diaminobenzidine | 310 |
| 5年生存率 | 47 |
| 13 trisomy | 55 |
| 18トリソミー | 4 |
| 18 trisomy | 55 |
| 21トリソミー | 4 |
| 21 trisomy | 55 |
| Ⅰ型アレルギー | 37 |
| Ⅱ型アレルギー | 38 |
| Ⅲ型アレルギー | 38 |
| Ⅳ型アレルギー | 38 |
| Ⅴ型アレルギー | 38 |

## ギリシャ文字

| 項目 | ページ |
|---|---|
| α-フェトプロテイン | 48, 100, 320 |

## 欧文索引

### A

| 項目 | ページ |
|---|---|
| A型肝炎 | 96 |
| ABC法 | 309, 354 |
| acquired immunodeficiency syndrome | 40 |
| Addison病 | 19, 115 |
| ADH | 104 |
| ADH異常分泌症 | 105 |
| adult T cell leukemia/lymphoma | 153 |
| AFP | 48, 100, 320 |
| AIDS | 40 |
| Alcian blue染色 | 245, 266, 351, 354, 358 |
| ALK | 321 |
| alkaline phosphatase | 310 |
| ALL | 144 |
| allergy | 37 |
| ALP | 310 |
| alpha-fetoprotein | 48 |
| Alzheimer型認知症 | 167 |
| AML | 143 |
| amyloid | 278 |
| ANCA | 195 |
| ANCA関連血管炎症候群 | 195 |
| antidiuretic hormone | 104 |
| antigen presenting cell | 37 |
| anti-neutrophil cytoplasmic antibody | 195 |
| APC | 37 |
| *APC*遺伝子 | 91 |
| APL | 144 |
| apoptosis | 6 |
| ASD | 56 |
| ATLL | 153 |
| atrial septal defect | 56 |
| atypia | 44 |
| autopsy | 199 |
| azan染色 | 252 |
| azan-Mallory染色 | 245, 246, 252, 271 |

### B

| 項目 | ページ |
|---|---|
| B cell lymphoma | 151 |
| Bリンパ球 | 36 |
| B型肝炎 | 96 |
| B細胞リンパ腫 | 151 |
| Banti症候群 | 155 |
| Barrett潰瘍 | 81 |
| Barrett食道 | 81 |
| Basedow病 | 38, 108 |
| *bcl-2*遺伝子 | 11 |
| Behçet病 | 91 |
| Berlin blue染色 | 246, 282, 354 |
| Bethesda system | 368 |
| biopsy | 200 |
| bleb | 69 |
| Bodian染色 | 247, 301, 304 |
| Borrmann分類 | 85, 86 |
| Bouin液 | 210 |
| brilliant-cresyl-blue染色 | 354, 361 |
| bulla | 69 |
| Bürger病 | 64 |
| Burkitt lymphoma | 152 |

### C

| 項目 | ページ |
|---|---|
| C型肝炎 | 96 |
| CA125 | 320 |
| Cajar染色 | 301 |
| cannibalism | 385 |
| carcinoembryonic antigen | 49 |
| carcinoma *in situ* | 368 |
| Carnoy液 | 209 |
| catalyzed signal amplification法 | 310 |
| CD分類 | 36 |
| CD20 | 320 |
| CD3 | 320 |
| CD45RB | 320 |
| CEA | 49, 320 |
| cell block法 | 348 |
| cellular oncogene | 51 |

cervical intraepithelial neoplasia ················· 368
CIN 分類 ················· 368
CIS ················· 368
CJD ················· 159
CK20 ················· 354
CK7 ················· 354
c-kit ················· 321
Class 分類 ················· 368, 386
clinico-pathological conference ················· 200
clioquinol 中毒 ················· 167
CLL ················· 144
CML ················· 144
CO 中毒 ················· 166
codon ················· 4
Congo red 染色 ················· 246, 279
Conn 症候群 ················· 114
contamination ················· 352
CPC ················· 200
cresyl violet 染色 ················· 247, 302
Creutzfeldt-Jakob 病 ················· 159
Crohn 病 ················· 89
*Cryptococcus* ················· 266, 267
Cushing 症候群 ················· 114
Cushing 病 ················· 107
cytology ················· 199

## D

D 型肝炎 ················· 96
DAB ················· 310, 315
DAD ················· 72
dermatomyositis ················· 193
diabetes mellitus ················· 117
DIC ················· 149
diffuse alveolar damage ················· 72
diffuse large B cell lymphoma ················· 152
direct fast scarlet 染色 ················· 279
disseminated intravascular coagulation ················· 149
DLBCL ················· 152
DM ················· 117
DM（皮膚筋炎）················· 193

DNA ················· 4
DOPA 反応 ················· 246, 286
Down 症候群 ················· 4, 55
Duchenne 型筋ジストロフィ ················· 173
Dylon 染色 ················· 279

## E

E 型肝炎 ················· 96
ECD ················· 56
EDTA 液 ················· 216, 315
Edward 症候群 ················· 55
EGFR ················· 321
elastica van Gieson 染色 ················· 245, 256, 257
ENBD ················· 342
endocardial cushion defect ················· 56
enzyme-histochemical staining ················· 305
ER ················· 320
ERCP ················· 342, 376
EUS-FNA ················· 342
EUS-FNAC ················· 342
EVG 染色 ················· 256, 257
Ewing 腫瘍 ················· 177

## F

FAB 分類 ················· 142
Fallot 四徴症 ················· 56
Feulgen 染色 ················· 276
Feulgen 反応 ················· 246
fine needle aspiration ················· 342
FISH 法 ················· 247, 321, 363
fluorescence *in situ* hybridization 法 ················· 247, 321
FNA ················· 342

## G

GA ················· 208
GFAP ················· 320
ghost cell ················· 370
Giemsa 染色 ················· 247, 289, 351, 353, 354

glucose tolerance test ················· 15
glutaraldehyde ················· 208
Goodpasture 症候群 ················· 38
graft versus host disease ················· 41
graft versus host reaction ················· 41
Gram 染色 ················· 247, 291
Grawitz 腫瘍 ················· 127
Gridley 染色 ················· 247, 296
Grimelius 染色 ················· 246, 287, 354
Grocott 染色 ················· 247, 295, 298, 354, 372
GTT ················· 15
Guillain-Barré 症候群 ················· 166
GVH 反応 ················· 41
GVHD ················· 41

## H

hairy cell leukemia ················· 144
Hamman-Rich 症候群 ················· 72, 77
Hansen disease ················· 33
HAV ················· 96
HBs 抗原 ················· 299
HBV ················· 96
hCG ················· 320
H-E 染色 ················· 244, 245, 247, 351
heavy chain disease ················· 146
*Helicobacter pylori* ················· 290, 294
*Helicobacter pylori* 菌 ················· 82
hematoxylin ················· 249
hematoxylin-eosin 染色 ················· 244, 245, 247
HER1 ················· 321
HER2 ················· 321
*HER2/neu* 遺伝子 ················· 322
high grade squamous intraepithelial lesion ················· 368
Hirschsprung 病 ················· 87
histiocytosis X ················· 154
histopathology ················· 199
HIV ················· 40
HLA ················· 41
Hodgkin リンパ腫 ················· 150, 154, 382
Hodgkin lymphoma ················· 153
Holzer 染色 ················· 301

horseradish peroxidase··········310
HPV·································365
HRP·································310
HSIL······················368, 369, 386
HTLV-1 感染····················153
Hucker-Conn 法·················291
human immunodeficiency virus
　····································40
human leukocyte antigen········41
human papilloma virus·········365
Huntington 舞踏病············3, 167
Hurler 症候群····················174

## I

IDDM··························15, 117
idiopathic portal hypertension
　··································155
idiopathic thrombocytopenic
　purpura·························147
IH··································104
immunoenzyme method········306
immunofluorescence method
　··································306
immunohistochemical staining
　··································306
immunostaining···············306
in situ hybridization 法
　··································247, 320
inhibiting hormone············104
insulin dependent diabetes
　mellitus··························15
IPH································155
ISH 法·······················247, 320
ITP································147

## K

Kardasewitsch 法··········207, 241
Kerr 変法·······················294
Ki-67·····························320
Klinefelter 症候群···········4, 131
Klüver-Barrera 染色
　··························247, 301, 303
Kossa 反応················246, 283

Krukenberg 腫瘍················87

## L

Langhans 巨細胞·················74
LBC······························341
LBP·······························340
LCA·····························320
L-DOPA 液······················286
leukemia·························142
liquid based cytology··········350
low grade squamous intraepithe-
　lial lesion······················368
LSAB 法··············309, 313, 354
LSIL······················368, 369, 386
lymphoma······················150

## M

MAC································30
macroglobulinemia············146
major histocompatibility complex
　····································41
malignant rheumatoid arthritis
　··································178
Mallory-Weiss 症候群············81
Mann 染色·······················354
Marfan 症候群··················174
Masson-Fontana 染色
　··················246, 285, 287, 288, 354
Masson trichrome 染色
　··················245, 246, 255, 271
May-Grünwald-Giemsa 染色
　··························351, 354, 356
MDS······························145
Meckel 憩室·······················87
membrane attack complex······30
MEN······························104
Menkes 病······················165
messenger RNA····················4
metachromasia·················239
methyl green-pyronin 染色
　··················246, 276, 277, 354, 360
methylene blue 染色·····247, 289
MHC································41

MIB-1 抗原······················320
microtome······················221
Mönckeberg 動脈硬化症········63
monosomy························55
Morquio 病······················174
mRNA·······························4
MRSA 腸炎························89
mucicarmine 染色
　··············245, 263, 267, 351, 354, 358
Mucor····························298
Müller 液························211
multiple endocrine neoplasia
　··································104
multiple myeloma·············145
myelodysplastic syndrome····145

## N

NASH·····························97
natural killer 細胞··············37
necrosis·····························6
Nelson 症候群··················107
neoplasm··························42
NET······················285, 287, 288
neuroendocrine tumor·········285
NIDDM······················15, 117
Nile blue 染色·······246, 275, 354
Nissl 小体の染色法·······301, 302
NK 細胞···························37
Nocardia························298
nonalcoholic steatohepatitis····97
non-insulin dependent diabetes
　mellitus··························15
NSAIDs····························89
NSE······························320

## O

OCT コンパウンド·············217
oil red O 染色
　··················246, 273, 354, 359
oncogene·························51
orcein 染色···········247, 256, 299
Ortho 液························211
orthochromasia················239

Osler-Weber-Rendu 病 ............ 66

## P

p53 ................................... 320
*p53* 遺伝子 ........................... 53
pair cell ............................. 385
PAM 染色 ........ 245, 246, 262, 269
Papanicolaou ..................... 339
Papanicolaou 分類 ............... 386
Papanicolaou 染色
　............... 351, 352, 353, 354
Papanicolaou 染色法 ........... 339
Pap test ........................... 339
paraformaldehyde 液 ............ 208
Parkinson 病 ...................... 167
PAS 反応 ...... 245, 246, 263, 271,
　　　　　　　　351, 354, 357
Patau 症候群 ........................ 55
patent ductus arteriosus ........ 57
pathology ............................. 1
PBS ................................. 314
PDA .................................. 57
periodate-lysine-paraformalde-
　hyde 液 ........................... 208
periodic acid methenamine silver
　染色 ........................ 262, 269
periodic acid Schiff 反応 ....... 263
peroxidase 反応 .................. 351
PFA 液 ............................. 208
PgR ................................. 320
phosphotungstic acid hematoxylin
　染色 ............................... 280
Pick 病 ............................. 167
Plank-Rychlo 液 .................. 215
PLP 液 ...................... 205, 208
PM ................................... 193
PN ................................... 195
*Pneumocystis jirovecii*
　........................ 298, 372, 373
point mutation ...................... 4
polyarteritis nodosa ............ 195
polymyositis ...................... 193
pore filter 法 ..................... 348
PRTR 法 ........................... 336

PTAH 液 ........................... 281
PTAH 染色 ............ 246, 280, 301
PTCD ............................... 342
PTGBD ............................. 342
pTNM 術後分類 .................... 47

## R

RA ............................ 177, 190
*Rb* 遺伝子 .......................... 50
*Rb* 遺伝子異常 ..................... 53
recombination ....................... 4
releasing hormone .............. 104
RH .................................. 104
rheumatoid arthritis ...... 177, 190
Riedel 甲状腺腫 .................. 110
RNA 染色 .......................... 360

## S

S100 蛋白 .......................... 320
SAH ................................ 162
scanning electron microscope
　.................................... 324
Schönlein-Henoch purpura ... 197
scleroderma ...................... 192
screening ................... 339, 383
SEM ................................ 324
sexually transmitted diseases ... 40
Sheehan 症候群 .................. 106
Shorr 染色 ........................ 359
SIADH ............................. 105
SIL .......................... 368, 386
SIL 分類 ........................... 368
silver impregnation ............ 260
SLE ......................... 122, 191
smear test ........................ 339
squamous intraepithelial lesion
　.................................... 368
SSc ................................. 192
STD .................................. 40
Sturge-Weber 病 .................. 66
subarachnoidal hemorrhage
　.................................... 162
Sudan black B 染色 ...... 246, 274

Sudan Ⅲ染色
　.................... 246, 272, 351, 354
syndrome of inappropriate
　secretion of ADH ............ 105
systemic lupus erythematosus
　.................................... 191
systemic sclerosis .............. 192

## T

$T_3$ ................................. 108
$T_4$ ................................. 108
T リンパ球 .......................... 36
t-ブタノール凍結乾燥法 ......... 329
TBS ................................ 314
TEM ................................ 324
TGA .................................. 56
thioflavin T 染色 ................ 279
thrombotic thrombocytopenic
　purpura ......................... 149
thyroglobrin ..................... 108
thyroxine ......................... 108
T/NK 細胞リンパ腫 .............. 153
TNM 分類 ........................... 47
toluidine blue 染色
　.................... 245, 263, 268, 279
transcription ....................... 4
transfer RNA ........................ 4
translation .......................... 4
transmission electron microscope
　.................................... 324
transposition of the great arteries
　..................................... 56
*Treponema pallidum* ............ 33
triiodothyronine ................. 108
tRNA .................................. 4
TTP ................................. 149
tumor ................................ 42
Turner 症候群 .................. 4, 55

## U

Unna-Pappenheim 染色 ........ 277

## V

van Gieson 染色··················257
ventricular septal defect ·········56
Verocay 法 ···················· 207, 242
Victoria blue 染色
　···245, 247, 256, 258, 299, 300
Victoria blue・H-E 染色·········259
von Recklinghausen 病 ············51
VSD ·····································56

## W

Warthin-Starry 染色 ······· 247, 294
Weigert 染色 ················· 256, 257
Wilms 腫瘍 ···························128
Wilson 病 ······················· 21, 165

## X

X 染色質·······························361
X 染色質染色························361
X 染色体·······························361
X-chromatin 染色 ··················361

## Z

Zamboni 液 ···························210
Ziehl-Neelsen 染色
　······················247, 292, 354
Zollinger-Ellison 症候群···········84

最新臨床検査学講座
病理学／病理検査学　　ISBN978-4-263-22364-2

2016年3月25日　第1版第1刷発行
2025年1月10日　第1版第12刷発行

著者　松原　　修
　　　鴨志田　伸吾
　　　大河戸　光章
　　　小松　京子
　　　古田　則行
発行者　白石　泰夫
発行所　医歯薬出版株式会社
〒113-8612 東京都文京区本駒込1-7-10
TEL (03)5395-7620(編集)・7616(販売)
FAX (03)5395-7603(編集)・8563(販売)
https://www.ishiyaku.co.jp/
郵便振替番号 00190-5-13816

乱丁，落丁の際はお取り替えいたします　　印刷・三報社印刷／製本・皆川製本所
© Ishiyaku Publishers, Inc., 2016. Printed in Japan

本書の複製権・翻訳権・翻案権・上映権・譲渡権・貸与権・公衆送信権(送信可能化権を含む)・口述権は，医歯薬出版(株)が保有します．
本書を無断で複製する行為(コピー，スキャン，デジタルデータ化など)は，「私的使用のための複製」などの著作権法上の限られた例外を除き禁じられています．また私的使用に該当する場合であっても，請負業者等の第三者に依頼し上記の行為を行うことは違法となります．

[JCOPY] ＜出版者著作権管理機構 委託出版物＞

本書をコピーやスキャン等により複製される場合は，そのつど事前に出版者著作権管理機構(電話03-5244-5088, FAX 03-5244-5089, e-mail:info@jcopy.or.jp)の許諾を得てください．